临床骨密度与体成分测量学

余 卫 著

中国协和医科大学出版社

北 京

图书在版编目（CIP）数据

临床骨密度与体成分测量学 / 余卫著. —北京：中国协和医科大学出版社，2022.10
ISBN 978-7-5679-2007-1

Ⅰ.①临…　Ⅱ.①余…　Ⅲ.①骨密度－测量　Ⅳ.①R336

中国版本图书馆CIP数据核字（2022）第121891号

临床骨密度与体成分测量学

著　　者：余　卫
策　　划：杨　帆
责任编辑：沈冰冰
封面设计：许晓晨
责任校对：张　麓
责任印制：张　岱

出版发行　**中国协和医科大学出版社**
　　　　　（北京市东城区东单三条9号　邮编100730　电话010-65260431）
网　　址：www.pumcp.com
经　　销：新华书店总店北京发行所
印　　刷：北京联兴盛业印刷股份有限公司

开　　本：787mm×1092mm　　1/16
印　　张：23.5
字　　数：520千字
版　　次：2022年10月第1版
印　　次：2022年10月第1次印刷
定　　价：158.00元

ISBN 978-7-5679-2007-1

作者简介

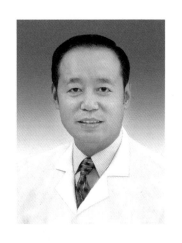

　　余卫教授，1959年出生。1984年9月毕业于中国医科大学医疗系。其后在中国医学科学院北京协和医院放射科工作。1991年获中国协和医科大学医学博士学位。1993年1月至1995年5月赴美国加州旧金山医学院学习并获得博士后证书。1997—1998年应美国加州大学旧金山医学院邀请，任加州大学旧金山医学院放射科客座副教授。1999年晋升中国医学科学院北京协和医院教授，2002年获准中国医学科学院北京协和医院博士生导师资格。

　　从20世纪80年代末至今从事骨关节影像诊断、骨质疏松症临床诊断、骨矿物质含量和体成分测量研究及中国骨质疏松流行病调研工作，并作为第一作者将相应的研究成果发表在国内外专业杂志（包括《JAMA》杂志等）上。曾应世界卫生组织（WHO）邀请分别作为发展中国家的唯一代表和中国的唯一代表、以WHO骨质疏松特别专题组成员身份分别参加了1998年7月和2000年4月在WHO日内瓦总部召开的关于"骨质疏松症预防措施"的国际会议，并参与该会议中期报告和终期报告的起草工作。

　　现任WHO骨质疏松特别专题组委员、美国国际骨放射学会委员、中华医学会骨质疏松和骨矿盐疾病分会顾问、北京医学会骨质疏松和骨矿盐疾病分会副主任委员。曾任2008年北京奥运会综合诊所放射科主任，中华医学会骨质疏松和骨矿盐疾病分会副主任委员、常委、秘书长，《中华放射学杂志》编委，中华医学会放射学分会中青年委员，北京医学会放射学分会秘书。

　　曾获得1998年卫生部科学技术进步一等奖和2003年国家科学技术进步二等奖。

前　言

　　骨质疏松症，涉及的学科较多。随着交叉学科的发展，以及不同学科的学者对其重视程度的不断提高，相关研究内容得以不断扩展与深入。由于骨质疏松症本身的内在复杂性，同道在研究中还存在不少争议，故在临床应用中仍有许多问题亟待解决。特别是作为骨质疏松症重要诊断手段的"骨矿含量测量"以及相关的体成分测量，在国内临床应用中的相应专著相对匮乏。据此，笔者依据多年从事医学影像及骨质疏松症的诊断工作经验，尤其是在骨矿含量测量和体成分测量的实际研究经历，积累了相应的测量研究资料、学习心得与工作体会。在此，特将其一并汇集成册。

　　本书内容，虽以章节形式呈现，但笔者仍将其视为本人在骨质疏松症的骨矿物质含量测量和体成分测量研究工作中的资料检索、文献归纳、读书笔记以及向同道们请教的备忘录。其中，也注重了对相关知识点的更新与小结。

　　由于骨质疏松症和体成分测量分析涉及的学科领域较广，笔者对于相关专科的学识掌握有限，若拙著中有不妥之处，恳请读者慧眼指教，并望以此作为我与读者互学共进的平台。

　　"活到老，学到老"一语，言之易、行之难；愿在行"难"之时，学中求乐，与读者共勉！

　　谨以此书致谢并缅怀引导我在医学影像之路前行的三位已故恩师。

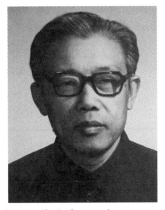

中国医学科学院北京协和医院放射科　解毓璋教授

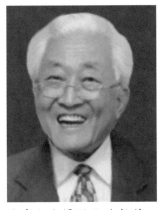

北京积水潭医院放射科王云钊教授

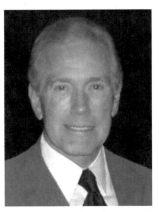

美国加州大学旧金山医学院放射科
Harry K. Genant教授

2022年初夏于北京

目 录

第一章

骨质疏松的骨及骨矿物质含量
（或骨密度）的评估及测量

骨及骨矿物质含量（或骨密度）测量方法有许多，其测量的繁简程度、测量的原理、测量的部位、临床或药物研究的应用范围各不相同，但这些测量方法均依赖射线通过测量部位骨结构后的衰减程度进而推算出相应的骨密度（bone mineral density，BMD）。另有通过超声或磁共振成像等对相应部位的骨结构测量，其测量结果虽不是直接的骨密度测量结果，但与受检部位的骨密度呈不同程度相关性，可间接地反映受检部位骨结构的相关状况。本章拟通过对不同年代X线影像学评估方法、不同的骨及骨密度测量技术或方法及其进展的介绍，强化读者对不同骨及骨密度测量方法的了解、更进一步认识各种骨及骨密度测量方法的利弊，为其临床和/或药物研究工作中的骨及骨密度测量方法的选择及其测量结果的评估奠定基础。

第一节 基于X线影像的评估方法

众所周知，Röntgen早在1895年就发现了X射线，不仅为开创医学影像诊断奠定了基础，还直接影响了其后许多重大的科学发现。因此，1901年Röntgen获得诺贝尔物理学奖。X射线在医学影像诊断中的应用范围不断扩大，骨骼X线影像诊断和评估便是其应用的具体领域之一，其中，基于X线影像的评估则是最早的骨质疏松症评估方法。

基于X线影像的评估方法主要包括两类：一类是受检部位骨结构的形态评估；另一类是受检部位骨结构的密度评估。骨结构的形态评估主要是骨皮质变薄、松化以及骨小梁减少、稀疏等，这种评估方法多是半定量评估。骨结构的密度评估主要是通过X线影像上骨结构影像的黑白程度进行，受检部位X线影像骨结构影像的黑白程度反映X线通过该骨结构被吸收的程度，骨密度越高，其X线影像上的骨结构影像越白，反之，骨密度越低，其X线影像上的骨结构影像越灰或越黑。随着计算机技术的飞速发展及相应技术的不断完善，以往目视的X线影像的骨结构密度评估逐渐转化为计算机辅助评估，多为定量评估。下面将分述不同方法在临床骨质疏松症中的评估作用及限度。

一、X线征象的评估

骨质疏松时其X线征象包括骨结构的密度可弥漫性减低，骨松质密度减低明显者，其骨髓腔的密度与周围软组织密度相似；骨松质区的非承重力方向的骨小梁减少或消失，承重力方向的骨小梁稀疏或相对增粗；骨皮质的骨质疏松可使其皮质变薄及皮质松化。值得指出的是，依靠上述X线征象评估骨质疏松症常不敏感或不特异，主要是因为骨质疏松症骨量减少30%～50%以上时才可出现上述X线征象；另外，X线影像的密度和骨皮质、骨松质或骨小梁结构的显示也与受检部位的X线成像的曝光条件、软组织的多寡等因素有关；X线影像评估医师的主观性或工作经验也不同程度地影响对上述骨质疏松X线征象的辨认及评估。X线征象评估的另一局限性是不能进行定量评估。因此，骨质疏松X线征象评估难以满足临床上对骨质疏松症的早期诊断以及随访观察的客观需求。

二、X线影像骨结构不同分布或测量的评估

如前所述，单独依靠X线征象变化尚不能进行定量评估，进而在单独X线影像评估的基础上，其他依据不同部位的X线影像的不同骨结构测量的半定量或定量评估方法不断推出。这些根据骨骼X线影像对在不同部位骨结构形态变化并分度（或指数）的半定量评估方法主要基于骨松质区的骨小梁分布（股骨近端和跟骨）、骨干皮质厚度（椎体、股骨干和掌骨干）及椎体形态（楔形、凹形和压缩变形）等X线影像上的变化。在此就上述评估方法（椎体骨质疏松及其骨折判定见有关章节）进行简介。

1. 股骨近端Singh指数　1970年Singh等提出了股骨近端Singh指数的概念。该指数是根据股骨近端正位X线影像上骨松质区的骨小梁分布情况进行的骨质疏松评估和程度判定。Singh将正常股骨近端骨小梁分为压力（compressive）组和张力（tensile）组，压力组骨小梁主要是指沿股骨近端内侧骨皮质至股骨头的中上方的承重区分布的骨小梁，张力组骨小梁主要是沿股骨近端股骨颈外上方内侧骨皮质至股骨头的内上方，各骨小梁组详细分布如下（图1-1）。①主级压力组：骨小梁起自股骨颈下方的股骨干内侧骨皮质，略呈放射状向上分布至股骨头。②次级压力组：骨小梁起自小粗隆股骨干内侧骨皮质，弯向外上至大粗隆及股骨颈。③大粗隆组：骨小梁起自大粗隆下方骨皮质内侧，向上止于大粗隆上方。④主级张力组：骨小梁起自大粗隆外下方骨皮质内侧，呈弧形向内上方经股骨颈上部至股骨头下方。⑤次级张力组：骨小梁在主级张力组骨小梁下外方的骨皮质内侧，向内上方止于股骨颈中部。⑥Ward三角：由主级压力组、次级压力组和主级张力组骨小梁相围所成。

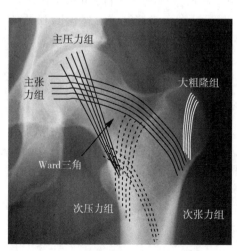

图1-1　正常股骨近端正位X线影像各组骨小梁走行及分布

在股骨近端上述各组骨小梁划分的基础上，Singh等将股骨近端Singh指数具体分度如下。

6度：各组骨小梁均可显示，Ward三角界限不清（图1-2）。

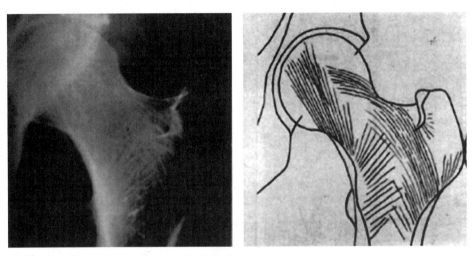

图1-2　Singh指数6度股骨近端X线影像及相应骨内各组骨小梁分布线条（引自文献［2］）

5度：主级张力和主级压力组骨小梁均减少，次级压力组骨小梁不清，Ward三角明显（图1-3）。

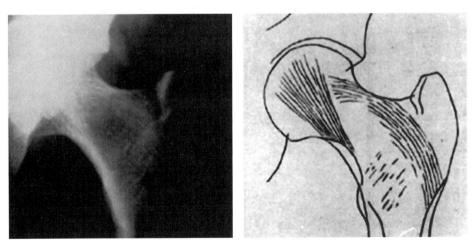

图1-3　Singh指数5度股骨近端X线影像及相应骨内各组骨小梁分布线条（引自文献［2］）

4度：主级张力组骨小梁明显减少，但沿外侧骨皮质至股骨颈上部仍可显示，次级压力组骨小梁完全消失，故Ward三角外上界限消失（图1-4）。

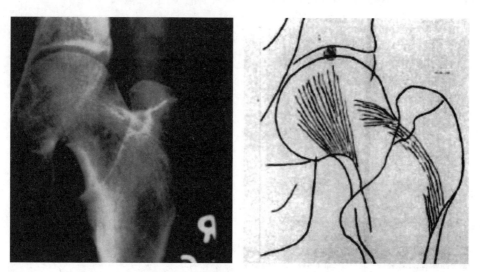

图1-4　Singh指数4度股骨近端X线影像及相应骨内各组骨小梁分布线条（引自文献［2］）

3度：主级张力组骨小梁仅见于股骨颈上方，近大粗隆处主级张力组骨小梁连续性消失（图1-5）。

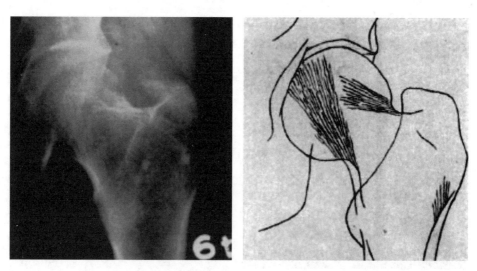

图1-5　Singh指数3度股骨近端X线影像及相应骨内各组骨小梁分布线条（引自文献［2］）

2度：仅显示主级压力组骨小梁，其余各组骨小梁均消失（图1-6）。

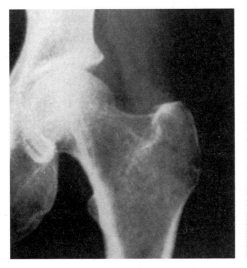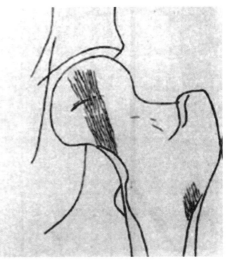

图1-6 Singh指数2度股骨近端X线影像及相应骨内各组骨小梁分布线条（引自文献［2］）

1度：主级压力组骨小梁明显减少，并显示不清（图1-7）。

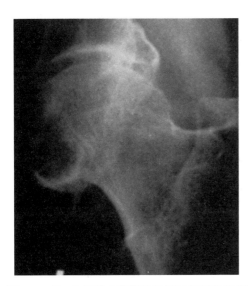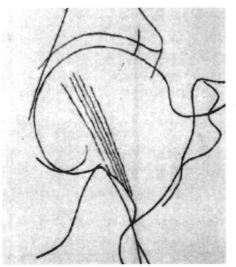

图1-7 Singh指数1度股骨近端X线影像及相应骨内各组骨小梁分布线条（引自文献［2］）

Singh等将4度视为正常与骨质疏松的交界，上述3度及以下判定为骨质疏松，1度最严重。以往的观察发现，Singh指数的严重程度与股骨近端、椎体和腕部骨折的发生相关，但与以往的双光子γ射线吸收测量法（dual-photon absorptiometry，DPA）测量结果的相关性尚未得以证实。

2. 跟骨Jhamaria指数 1983年，Jhamaria等提出跟骨Jhamaria指数。该指数是根据跟骨侧位X线影像，将正常跟骨的骨小梁分为张力组骨小梁和压力组骨小梁，具体分布

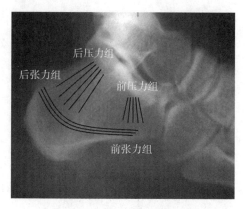

图1-8　正常跟骨侧位X线像各骨小梁组走行及分布

如下（图1-8）。①压力组：分后、前两组。后压力组骨小梁起自跟距关节面下，呈伞状向后分布，止于跟骨后方及跟骨结节前下方；前压力组骨小梁也起自跟距关节面下，但向前分布，止于跟骰关节面下。②张力组：骨小梁起自跟骨结节处，分别向后上和前上分布形成前后两组。后组是沿跟骨后方、与跟腱附着方向相平行的致密骨小梁；前组则是沿跟骨下方平面向前至跟骰关节处。

在跟骨上述各组骨小梁划分的基础上，Jhamaria等将跟骨Jhamaria指数具体分度如下。

Ⅴ度：为正常，各压力组、张力组骨小梁相互交织，显示清晰（图1-9）。

Ⅳ度：后压力组骨小梁中部消失，使后压力组骨小梁分为前、后两束（图1-10）。

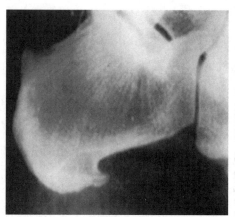
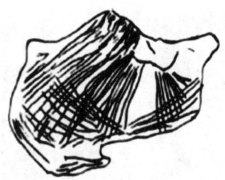

图1-9　Jhamaria指数Ⅴ度跟骨侧位X线影像及相应骨内各组骨小梁分布线条

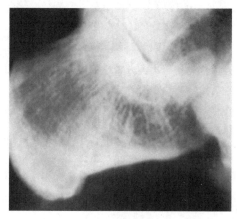
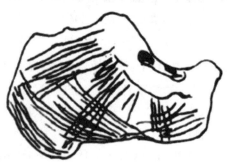

图1-10　Jhamaria指数Ⅳ度跟骨侧位X线影像及相应骨内各组骨小梁分布线条

Ⅲ度：在Ⅳ度变化基础上，后张力组上部分骨小梁消失，仅在Ⅳ度变化的后压力组的前束处可见后张力组骨小梁（图1-11）。

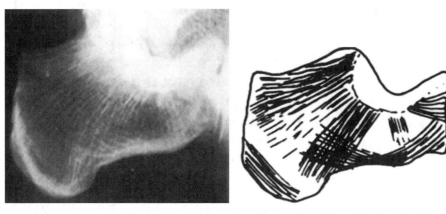

图1-11　Jhamaria指数Ⅲ度跟骨侧位X线影像及相应骨内各组骨小梁分布线条

Ⅱ度：前张力组骨小梁消失，后张力组骨小梁减少（图1-12）。

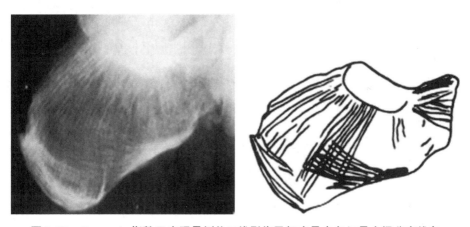

图1-12　Jhamaria指数Ⅱ度跟骨侧位X线影像及相应骨内各组骨小梁分布线条

Ⅰ度：前、后张力组骨小梁完全消失，压力组骨小梁普遍减少，骨密度低于周围软组织（图1-13）。

Jhamaria等将上述Ⅴ度和Ⅳ度定为正常；Ⅲ度是正常与骨质疏松的分界；Ⅱ度为骨质疏松；Ⅰ度为严重骨质疏松。

上述股骨近端Singh指数和跟骨Jhamaria指数的提出均试图将不同程度的骨质疏松状况加以区分，但临床实际工作中，这种方法也受股骨近端X线成像的曝光条件、软组织的多寡和阅片医师的主观因素的影响。笔者曾试图应用该方法进行不同年龄的个体评估，同一个体不同时间的评估和不同个体、不同阅片者的评估，其结果差异均较大。因

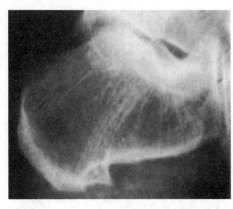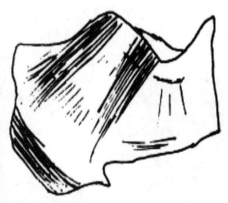

图1-13　Jhamaria指数Ⅰ度跟骨侧位X线影像及相应骨内各组骨小梁分布线条

此，不建议在临床上常规使用该方法进行评估。随着其他定量评估方法不断出现，有关文献也表明，上述股骨近端Singh指数和跟骨Jhamaria指数的半定量评估方法的应用正逐渐减少。

3. 股骨距（femoral calcar）皮质厚度　是指在髋关节正位X线影像上紧接股骨近端小粗隆上方的骨皮质厚度，正常人应大于5mm（图1-14）。Avioli等观察结果表明，股骨颈骨折者此处骨皮质厚度通常小于5mm，说明股骨距皮质厚度与股骨颈骨折相关。因股骨距皮质厚度的测量是以股骨近端小粗隆为参照点，故股骨近端X线正位的投照体位至关重要，下肢的内旋、外展均会使股骨近端小粗隆的显示有所不同，进而会影响其股骨距皮质厚度的测量。

4. 掌骨皮质厚度　掌骨皮质厚度的理论基础是假设掌骨是纯圆柱形，圆柱的两侧视为骨皮质，并进行测量计算。在手正位X线影像上可直接测量第1、第2、第3掌骨骨干中部两侧骨皮质厚度和骨干的横径，也可测量第1、第2、第3掌骨中部骨干横径和其髓腔宽度，两者的厚度相减便得出骨皮质厚度。另外，根据这些测量结果计算出掌骨指数（metacaple index，MI）和掌骨分数（hand score，HS）。MI是两侧骨皮质厚度除以骨干的宽度；HS又称骨皮质厚度的百分数，是MI的百分数表达方式（图1-15）。另外，还有一些其他衍生的参数。

起初的测量工具是圆规和透明格尺，随后用计算机辅助进行测量。测量的精确性随测量参数不同而异，也受测量者的经验影响。有报道其测量结果的可重复性最高可达1.9%。骨干宽度的可重复性相对较好，但髓腔的宽度、骨皮质厚度直接测量因其边界标志常不明显，故定位相对困难，测量结果的可重复性也

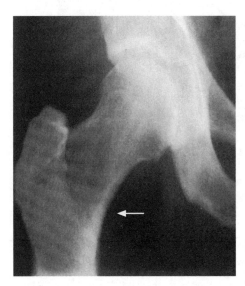

图1-14　股骨距（小粗隆上方）皮质厚度（箭头所示，引自文献［5］）

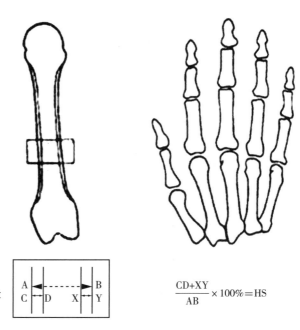

图 1-15　掌骨分数测量示意

注：AB 为掌骨干横径，CD 和 XY 分别为掌骨干两侧的皮质厚度（引自文献 [7]）。

$$\frac{CD+XY}{AB} \times 100\% = HS$$

较差。

基于掌骨皮质厚度测量方法，还有其他部位的测量，如指骨、桡骨远端和股骨的皮质厚度测量。观察表明，结合桡骨远端皮质和第 2 掌骨皮质厚度测量所得结果与腰椎 DPA 测得的骨密度结果高度相关。

5. 骨质疏松分数　Barnett 和 Nordin 结合掌骨、股骨干和椎体双凹变形测量提出骨质疏松分数。骨质疏松分数是外周分数（peripheral score）和腰椎双凹指数（biconcavity index）之和，其中外周分数是股骨分数加掌骨分数。股骨分数是股骨干皮质厚度除以股骨干横径，乘以 100%（图 1-16）。

腰椎双凹指数是第 3 腰椎椎体中部高度除以椎体前部高度，乘以 100%（图 1-17）。

若外周分数 ≤88% 则表明有周围骨质疏松；若腰椎双凹指数 ≤80% 则表明有脊柱骨质疏松。骨质疏松分数 ≤168 则表明全身骨质疏松。

因上述掌骨指数的测量较为烦琐，国外也有作者通过手 X 线正位影像的第 2 掌骨皮质的厚度评估骨质疏松程度。正常第 2 掌骨中部骨皮质厚度应为掌骨中部横径的 1/4 ～ 1/3，骨质疏松者第 2 掌骨中部骨皮质厚度变薄。

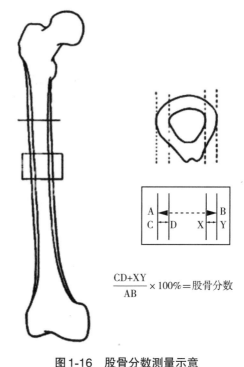

$$\frac{CD+XY}{AB} \times 100\% = 股骨分数$$

图 1-16　股骨分数测量示意

注：AB 为股骨干横径，CD 和 XY 分别为股骨干两侧的骨皮质厚度（引自文献 [7]）。

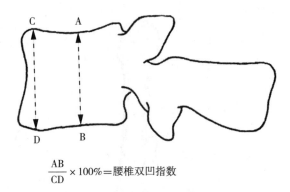

$$\frac{AB}{CD} \times 100\% = 腰椎双凹指数$$

图1-17 腰椎双凹指数测量示意

注：AB为第3腰椎椎体中部高度，CD为第3腰椎椎体前部高度（引自文献［7］）。

Bouxein等应用数字X线（digital X-ray radiogrammetry，DXR）骨密度测量方法评估骨质疏松情况，其测量结果表明，骨折风险性与DXR所得掌骨BMD和其他部位BMD相关；DXR所得掌骨BMD与单光子γ射线吸收测量法（single-photon absorptiometry，SPA）测量的桡骨远端、近端BMD显著相关（r分别为0.68和0.75），与双能X线吸收测量法（dual-energy X-ray absorptiometry，DXA）测量的股骨颈BMD和腰椎BMD中度相关（r分别为0.50和0.44）；用掌骨DXR-BMD预估腰椎和腕部骨折风险性的能力等同于用SPA测量桡骨远端、近端或跟骨的BMD以及用DXA测量腰椎和股骨BMD结果预估骨折风险性的能力。DXR-BMD测量结果每下降1个标准差（standard deviation，SD），腕部骨折的风险性增加1.6倍，腰椎骨折的风险性增加1.9倍。尽管股骨颈BMD是预估股骨颈骨折最好的参数，但掌骨DXR-BMD和其他部位BMD测量结果也可预估股骨颈骨折的风险性，BMD平均每下降1个SD，其骨折的风险性增加1.8倍。

三、X线片的骨密度测量评估

1. X线光密度测量法（radiographic photodensitometry） 该方法是将一已知密度的铝梯（或象牙梯）置于受检部位旁一起投照，然后根据已知密度的铝梯（或象牙梯）对X线吸收程度和投照部位骨骼对X线吸收程度，再根据X线片上骨结构与铝梯各阶梯的透过度推算出其相对的骨密度，进而判断骨质疏松程度。放置铝梯（或象牙梯）的目的除通过已知铝梯（或象牙梯）密度计算受检骨骼的密度外，还包括受检骨结构与铝梯（或象牙梯）同时投照可在一定程度上消除（或校正）摄片时其他相关因素的影响，如消除（或校正）曝光条件、射线能量及胶片的显定影程度等因素的影响。这种方法仅限于软组织较少的部位（软组织厚度应＜5cm）的骨密度测量，如手、前臂和跟骨等。有报道：掌骨X线光密度测量结果与其灰重比较，相关性可高达0.88，优于掌骨的放射学形态测量方法，但X线光密度测量的可重复性或精确性并不理想，变异系数（coefficient of variation，CV）为5%～15%，不如掌骨放射学形态测量。这种方法应用初期，其测量的可重复性较低，故应用及推广受限；随着计算机技术的应用，通过计算机对已知密度的铝梯的X线吸收程度和投照部位骨骼的X线吸收程度，以及X线片上骨结构与铝梯各阶梯的透过度的检测，可更准确地测量出骨密度及其变化。另外，从受检者接受的放射线剂量的角度比较，掌骨的光密度测量与掌骨的形态测量所接受的射线剂量相同，均较小，从其生物效应方面可以忽略。

2. X线吸收测量法（radiographic absorptiometry，RA）　RA是在X线光密度测量法的基础上，加以现代化高分辨率的数字成像技术对受检部位骨密度进行评估的方法。不同于X线光密度测量法，RA在将铝梯平行放置在示指中节指骨旁后，分别选用50kVp和60kVp曝光技术摄片，然后对该片进行中心化的数字计算机分析，消除和校正软组织和曝光条件等因素的差异，计算出相应的骨密度。离体标本测量结果表明，中节指骨的骨矿物质含量（bone mineral content，BMC）测量的准确性为4.8%，肥胖、软组织较厚者的测量结果可低估其实际的骨矿物质含量；测量结果与其指骨灰重的相关性的r值可达0.983；短期离体测量的精确性为1%，活体测量的精确性为1.5%。另有观察结果显示，RA测量结果每下降1个SD，其髋部骨折的风险性增加1.81倍，腰椎骨折的风险性增加3.41倍。虽然RA测量结果预估骨折风险性的能力等同于SPA、DPA、DXA和腰椎定量CT的预估能力，但并不能说明RA的测量结果可准确地评估其他部位的骨密度。尽管各部位不同方法测量出的骨密度在统计学上有显著的相关性，但临床上还不足以通过一个部位的骨密度或骨矿物质含量去推测其他部位的骨密度或骨矿物质含量。因此，在临床和药物研究或流行病学研究中应用时，应考虑这些因素。

综上所述，尽管依据X线片的上述各种评估方法难以反映体内骨量的早期丢失状况，但全球范围内，在无骨密度测量的地区或骨密度测量尚未普及地区，X线检查仍可作为骨质疏松的评估方法。

第二节　骨密度测量方法

目前，骨矿物质含量测量或骨密度测量仍为骨质疏松症诊断的重要手段。自20世纪80年代末以来，骨矿物质含量测量方法逐渐增多，应用范围也不断扩大，国内不同地区及临床研究机构也在其应用方面取得了一定的经验。以往多数学者对骨矿物质含量测量或骨密度测量的诊断作用关注较多，但值得指出的是，骨矿物质含量或骨密度测量不仅对骨质疏松症诊断具有重要作用，对骨质疏松性骨折风险性的预测、治疗后随访的作用也不可忽视。不同骨密度测量方法有其各自的特点，尽管有些方法目前已不应用或较少应用，但为了使读者对目前已有的骨密度测量方法有更进一步了解，本节将这些骨密度测量方法一并简介如下。

一、光子及X线吸收测量法

射线衰减是指射线束内光子的能量和数量的减少，也可以说是射线束强度的减少。从某种程度上讲，射线强度的衰减是由受照射组织密度决定的。组织越致密，其所包含的电子数越多，密度越高，其射线强度衰减的程度越大。如果已知射线发出的强度并能测量出穿过骨组织后衰减后的强度，或者说能量化衰减的程度，也就有可能量化或测量出骨质的密度，这也正是光子及X线吸收测量法测量骨密度的理论基础。早期光子吸收测量仪的能量光子源于放射性核素，现多被X线源所取代。

1. 单光子吸收测量法（single photon absorptiometry，SPA）和单能X线吸收测量法（single-energy X-ray absorptiometry，SXA） SPA已成为历史，现已不被应用，但了解其测量原理有助于对目前应用的双能X线吸收法（DXA）的理解。Cameron和Soreson早在1963年就将单光子吸收测量法首先应用于测量人体的骨密度。其基本原理是用发出的光子密度减去其经过被测部位（即感兴趣区，region of interest，ROI）衰减后的光子密度，然后通过校准的同步探测器接收并量化经ROI中软组织和骨组织衰减后的能量光子，再通过同已知人体骨质灰化的标准体膜比较计算出相应的骨密度。这种方法是假设光子束所通过ROI的软组织厚度是均匀一致的，但实际人体被测部位的ROI的软组织厚度是不同的，为了同化不同个体被测部位的ROI的软组织厚度，在SPA测量时常用一水袋包绕被测部位以满足同化不同个体软组织厚度的要求。据此，SPA的测量部位有限，多限于肢体周围易于用水袋包绕的部位，如前臂和跟骨等部位。多用放射性核素碘（iodine-125）（27.3keV）或镅（americium-241）（59.6keV）作为产生单能量射线的放射源。最初的SPA是在单一部位如桡骨中部进行多次扫描，然后求其平均值，这便是所谓的"点"密度；随后的SPA可沿骨干的某一段进行等间距扫描，其结果是每一单位长度的骨密度，也就是所谓的"线"密度，即用克/厘米（g/cm）表示BMD。因前臂或跟骨SPA测量时，其皮肤接受的射线量较小（为50～100μSv），故其生物效应和有效剂量（effective dose）可忽略。SPA测量的准确性和精确性随文献不同而有所不同，桡骨中部准确性波动在3%～5%，精确性波动在1%～2%。因桡骨远端和超远端测量时定位较难，故其测量的精确性较低，应用计算机辅助定位测量，其桡骨远端和超远端测量的精确性可达1%；跟骨测量的精确性和准确性小于3%。因SPA应用的放射性核素源相对不稳定，故随后用X线源代替其放射性核素源，即SXA加以取代。虽然SXA测量的准确性和精确性与SPA相似，但因手提、可移动的外周骨DXA机型的出现，SXA已基本被取代。

2. 双光子吸收测量法（dual photon absorptiometry，DPA）和双能X线吸收测量法（dual-energy X-ray absorptiometry，DXA） 如前所述，骨结构周围的软组织对骨密度测量的影响至关重要。因SPA测量受个体软组织厚度的差异影响，故其测量周围软组织较少的骨结构时，可绕以水袋加以矫正。因这些较小的骨结构的骨密度既难以反映全身的骨密度状况，又难以更灵敏地反映骨质疏松症的主要部位骨折（如椎体骨折和髋部骨折）的风险；又因临床上诊断整体的骨质疏松症及评估椎体骨折、髋部骨折风险的需求日趋增加，故当时SPA的骨密度测量已难以满足上述的需求。如测量腰椎、髋部和全身等部位的骨密度，也不可能通过水袋包绕腰椎、股骨近端和全身等部位以同化个体软组织厚度。因此，在SPA基础上又研发出DPA，旨在通过两种辐射能量及骨和软组织对这两种辐射能量衰减的差异，进而消除这些部位个体软组织差异对骨密度测量的影响。

DPA的射线衰减量化原理与SPA大致相同，通过量化经ROI中软组织和骨组织衰减后的射线强度，再同已知人体骨质灰化的标准体膜比较计算出相应的骨密度。但不同的是，DPA发出的为两种能量或两个不同波峰的同种能量。当射线束经ROI中软组织和骨组织后，软组织和骨组织对两种射线能量的吸收率不同，也就是说两种能量经软组织和骨组织后的衰减也不同。具体可解释为，能量在骨内吸收明显多于在软组织内吸收；骨和软组织对低能量吸收均高于对高能量吸收；骨和软组织对低能量吸收的差异也高于对高能量的差异。据此，可在计算机辅助下计算出其射线衰减后的差异，并换算其相应的骨密度。上述通过高、低两种能量求得骨和软组织两个密度值的原理，也可通过下述公式加以表示。

$$I_{\text{低能}} = I_0^{\text{低能}} \times e^{-(\mu_{\text{骨}}^{\text{低能}} \times \text{BMD}_{\text{骨}} + \mu_{\text{软组织}}^{\text{低能}} \times \text{BMD}_{\text{软组织}})}$$

$$I_{\text{高能}} = I_0^{\text{高能}} \times e^{-(\mu_{\text{骨}}^{\text{高能}} \times \text{BMD}_{\text{骨}} + \mu_{\text{软组织}}^{\text{高能}} \times \text{BMD}_{\text{软组织}})}$$

$$\text{BMD}_{\text{骨}} = \frac{(\mu_{\text{软组织}}^{\text{低能}} / \mu_{\text{软织组}}^{\text{高能}}) \times [\text{Log}(I_{\text{高能}} / I_0^{\text{高能}}) - \text{Log}(I_{\text{低能}} / I_0^{\text{低能}})]}{(\mu_{\text{骨}}^{\text{低能}} - \mu_{\text{骨}}^{\text{高能}}) \times (\mu_{\text{软织组}}^{\text{低能}} / \mu_{\text{软织组}}^{\text{高能}})}$$

式中，I：X线发生时的强度；I_0：穿过物质吸收后的强度；e：自然对数；μ：物质的吸收系数（cm^2/g）。

DPA的射线是放射性核素，如钆（gadolinium-153，^{153}Gd）等产生的高、低不同的两种射线。扫描方式为线性扫描，衰减后的射线强度经同步探测器接收，再经过计算机点对点计算得出相应的骨密度。因其线性扫描方式是以扫描所经过的面积加以计算，故所得的骨密度也是通常所说的"面密度"，单位为克/厘米^2（g/cm^2）。DPA测量的部位包括腰椎、股骨近端和全身。所测骨结构包括椎体及其附件的骨皮质和骨松质。DPA腰椎和股骨近端测量的准确性分别为3%～6%和3%～4%，腰椎和股骨颈测量的精确性分别为2%～4%和4%左右。腰椎或股骨近端扫描时皮肤辐射剂量为150μSv。因DPA用较贵的放射性核素为能源（每年^{153}Gd费用多达5000美元以上）、放射性核素源不稳定影响DPA的测量值、扫描时间较长（腰椎扫描近30分钟，股骨近端扫描30～45分钟，全身扫描则长达1小时）、精确性较低等原因，故被随后用X线为能源的双能X线吸收测量法（DXA）所取代。

双能X线吸收测量法测量原理与DPA相同。与DPA比较，因X线发出的"光子流"（photon flux）较强和其光束的聚点较准，故DXA可避免重叠扫描，减少了放射剂量，提高了图像分辨率。更主要的是，DXA扫描时间明显缩短、精确性明显改善，新型DXA产品腰椎或股骨近端的扫描时间可小于1分钟；短期腰椎正位测量的精确性为0.9%，股骨颈测量的精确性为1.4%，连续1年测量的精确性腰椎正位是1%，股骨颈在1.7%～2.3%。另外，DXA测量结果预估骨折风险的能力也明显优于DPA和SPA。

X线的光谱范围较宽，因此必须通过一定的方式窄化X线的光束，使之转化成两个不同能量的光电峰。不同厂家生产的DXA发出两种能量光束的方式有所不同，GE-Lunar公司和Norland公司生产的DXA是应用K缘（K-edge）过滤器产生两种不同的能量光束，K缘过滤器产生两种能量的机制主要是用特殊能量吸收物质将X线吸收后分为高、低两种能量光束；GE-Lunar公司生产的DXA的K缘过滤器用的是铈（cerium），两种能量峰分别为40keV和70keV，Norland公司生产的DXA的K缘过滤器用的是钐（samarium），两种能量峰分别为46.8keV和100keV；Hologic公司生产的DXA则是应用两种不同的脉冲激发X线管球进而发出两种不同的能量光束，其能量峰分别为70keV和140keV。法国DMS公司生产的曝光DXA机型产生两种能量的方式与上述方式截然不同，它不是通过产生两种能量逐步扫描方式进行成像测量，而是通过两种X线能量两次曝光成像并进行测量。扫描方式DXA腰椎和股骨近端的皮肤放射剂量仅为20～50μSv，其生物有效剂量或全身当量剂量（whole-body equivalent dose）为1μSv。为进一步缩短扫描时间，许多厂家DXA机型的扫描方式由点对点的笔形线束（pencil beam）或线性扫描改进为线对线的扇形线束（fan array）扫描。笔形和扇形线束的主要区别是，笔形线束发出的较窄的线形光束是用单探测器接收，而扇形线束发出的光束为较宽的扇形射线，并由多个排列成行的探测器加以接收。因此，扇形线束扫描时间明显缩短，腰椎正位扫描可在短至10秒中完成，并且扫描后成像的分辨率又进一步得到改善。这种扇形线束的DXA可在测量BMD的同时扫描脊柱侧位获取影像，以此影像评估脊柱椎体形态并判断是否有椎体骨折，因此，又将这种DXA称为形态X线吸收测量法（morphometric X-ray absorptiometry，MXA）。DXA测量部位包括腰椎正位、腰椎侧位、股骨近端、前臂、跟骨和全身等。因脊柱椎体骨折是骨质疏松症脊柱骨折的常见部位，而DXA腰椎正位测量的感兴趣区不仅包含椎体，也包含椎体后方的附件。因此，DXA腰椎正位所测的骨密度不仅是椎体的骨密度，而是椎体和其后方附件的总骨密度，椎体附件的密度占DXA腰椎正位所测骨密度的47%。另外，DXA腰椎正位测量也受感兴趣区内与腰椎重叠的主动脉钙化和腰椎退行性病变的影响。DXA腰椎侧位测量的感兴趣区仅含有椎体，故可消除正位测量时的椎体附件和主动脉钙化的影响，但DXA腰椎侧位测量的精确性较低，其临床应用受到一定限制。另外，若超胖个体的体重指数（body mass index，BMI）大于25，因其测量感兴趣区周围较多或较厚的软组织可使X线强度额外衰减，故测量的BMD结果也随之增高。不同厂家的DXA机型不断完善，此后有的厂家又研发出测量外周骨（如前臂、跟骨等）的DXA，称外周DXA（peripheral DXA，pDXA），虽然pDXA机型的出现取代了SXA，但也应用了一段时期，因其需求有限等因素，故现在厂家多已不生产此类机型。

二、定量CT骨密度测量

定量CT（quantitative computed tomography，QCT）是三维或体积骨密度测量方法，测量结果是真正的三维体积密度，单位为mg/cm³。QCT是在CT扫描的基础上测量感兴趣区的骨密度，因此可分别测量感兴趣区的骨皮质和骨小梁。

QCT主要不足之处是其射线量相对较高（0.06～2.90mSv），但与临床上其他各种部位CT检查相比，QCT所行的扫描层面最少，受检者所接受的辐射剂量也相对最低。因此，临床上QCT测量时其受检者所接受的放射剂量是可以接受的。随着CT设备的改良，其扫描速度明显加快，扫描时间也明显缩短。常规QCT测量腰椎骨密度的精确性为1%～3%。

第三节　定量超声骨测量方法

定量超声（quantitative ultrasound，QUS）是通过测量感兴趣区骨结构的声速（speed of sound，SOS）和波宽衰减（broadband ultrasound attenuation，BUA）间接地反映骨的密度和骨的质量。由此可见，QUS测量的不是感兴趣区的骨密度，故不宜称为骨密度测量仪，称其为骨测量仪较为合适。不同厂家基于QUS测量的SOS和BUA的结果进一步换算衍生出定量超声指数（quantitative ultrasound index，QUI）和强度指数（stiffness index，SI）等，虽然这种强度指数并非是物理上严格意义上的强度，但是这些测量结果可间接地反映骨骼密度及结构信息，这可解释为：个体的抗骨折能力（R）与施加的力（F）及骨的弹性系数（E）有关（$R=F/E$），而骨的弹性系数（E）与骨的质量（K为骨质量常数）和骨密度（BMD）有关。超声的速度（V）则与骨的弹性系数（E）和骨密度（BMD）有关（$V=E/BMD^2$），进一步换算超声的速度（V）则与骨质量常数（K）和骨密度（BMD）有关（$V=K\times BMD^2$）。可见超声的速度（V）与骨的弹性、质量和密度有关。另外，形态学上骨的SOS与超声通过的是骨皮质还是骨小梁有关：通过骨皮质的速度为3000～3600m/s，而通过骨小梁的速度为1650～2300m/s。为测量SOS，需测量通过感兴趣区两点的距离和经过的时间。声速越快，反映骨密度越高。BUA反映声波通过骨的能量衰减，与骨的密度和骨的结构（骨皮质的孔隙和骨小梁的连接）有关，单位为分贝（decibels）/兆赫兹（mega herz）（dB/MHz）。同SOS一样，BUA值越高，反映骨的密度越高。不同厂家QUS的测量探头与测量部位的接触方式有所不同，有的是在超声探头涂以超声胶（称为"干式"），有的是将被测部位置于水槽内（称为"湿式"），也有的QUS测量仪既不用超声胶也不用水槽（称为真正的"干式"）。QUS测量的部位均为外周骨，包括跟骨、指骨和桡骨，最常见的部位是跟骨。跟骨的宽度对BUA测量几乎无影响，但可影响SOS测量值。不同厂家QUS测量仪测量结果的差异较不同厂家DXA测量结果的差异更为明显，且目前尚无用于横向校正不同厂家QUS的通用体模。因此，不同型号QUS测量结果是不能相互比较的。QUS测量的精确性较好，无辐射，故可进行重复或测量3次，用其平均值可明显改善测量的精确性。Njeh选用6个不同的QUS测量仪，并用平均值的平方根－变异系数百分比（root-mean-square percent coefficient of variation，RMS-%CV）表示测量的精确性，短期观察结果SOS优于BUA，分别是0.11%～0.42%和1.39%～6.30%。

虽然QUS测量结果可区分骨折与非骨折人群，并可预测骨折风险，且有报道SOS和BUA预估髋部骨折风险的能力等于或优于股骨DXA，但目前QUS测量结果尚不能用于骨质疏松症的诊断，也不建议用于疗效的随访监测。另外，QUS测量结果与DXA测量结果的相关性也较低。

第四节　MR影像骨结构的评估

随着MR设备的软件和硬件的不断改良，3T场强和相应的改进线圈可用于显示和分析骨小梁的较细微结构。离体研究结果表明，MR的骨小梁结构测量与组织学、微CT（micro-CT）和生物力学强度的检查结果均相关。虽然MR检查无射线辐射，有助于临床和研究等方面的应用，但其测量评估的部位仍有限。尽管曾有作者报道应用高分辨率MR可显示股骨近端骨小梁的细微结构，但其在该部位显示骨小梁的分辨率仍有限，故目前MR显示和分析骨小梁细微结构的应用仅限于外周骨等骨结构相对较小部位，如桡骨远端、胫骨和跟骨等。许多研究表明，MR影像的骨结构测量分析可提供BMD以外的信息，并可用于骨质疏松症的疗效观察。另有报道表明，高分辨率MR影像测量的形态学参数，如骨小梁分数（fraction）、骨小梁厚度（thickness）等与HR-pQCT所测的结构参数的差异较大（MR/HR-pQCT＝3～4），产生这种差异的主要原因之一是磁感伪影放大骨小梁结构。

随着MR影像技术的飞速发展，有些特殊序列或技术也用于骨结构的评估，如超短回波时间（ultrashort echo time，UTE）序列、MR波谱（MR spectroscopy，MRS）和灌注成像（MR perfusion，MRP）等。UTE成像可通过量化骨皮质内的水含量评估骨结构的质量（quality），主要因UTE成像可在数百毫秒内依序检测出仅在骨皮质或肌腱等高度序化的致密组织内的T_2弛豫时间信号，而常规MR成像则无法检测出这种信号。Techawiboonwong等应用UTE成像技术定量分析了绝经前、后妇女和血液透析患者右侧胫骨干中部的骨皮质内的水含量，结果表明，血液透析患者骨皮质水含量为绝经前妇女的135%、绝经后妇女的43%，但三者之间BMD的结果无显著性差异。血液透析患者骨皮质内水含量增加可解释为骨皮质松化后孔隙内充水所致，这些骨皮质的异常孔隙也与肾性骨萎缩（renal osteodystrophy）患者持续性透析有关。因骨髓内脂肪含量的增加与骨质疏松密切相关，MRS可通过对骨髓内的脂肪成分测量分析进而评估骨质疏松情况。同常规MR成像量化分析红、黄骨髓相比，MRS可定量测量骨髓内水和脂肪成分以及饱和及不饱和脂肪成分。有研究表明，绝经后妇女和老年男性DXA所测BMD下降，MRS所测骨髓内脂肪含量显著增高。除骨髓内脂肪测量分析外，MRP通过动态增强灌注指数（如最大强化程度、骨髓强化斜率等）的测量分析结果可作为反映骨骼质量潜在生化指标。研究结果表明，绝经后妇女骨质疏松者的腰椎椎体和股骨近端骨髓灌注指数显著低于正常健康女性和骨量低下者的骨髓灌注指数。诚然，上述各种MR成像检查因所需设备较大、费用较高、检查时间较长，以及MRP所需造影剂等因素的影响，均会限制其在临床上的应用或推广，目前也仅限于研究阶段。

参 考 文 献

［1］JOHNSTON CC，EPSTEIN S. Clinical，biochemical，radiographic，epidemiologic，and economic features of osteoporosis [J]. Orthop Clin North (Am), 1981, 12 (3): 559-569.

[2] SINGH M, NAGRATH AR, MAINI PS. Changes in trabecular pattern of the upper end of the femur as an index of osteoporosis [J]. J Bone Joint Surg (Am), 1970, 52 (3): 457-467.

[3] BOHR H, SCHADT O. Bone mineral content of femoral bone and lumbar spine measured in women with fracture of the femoral neck by dual photon absorptiometry [J]. Clin Orthop, 1983, 179: 240-245.

[4] JHAMARIA NL, LAL KB, UDAWAT M, et al. The trabecular pattern of the calcaneum as an index of osteoporosis [J]. J Bone Joint Surg (Br), 1983, 65 (2): 195-198.

[5] BONNICK SL. Bone densitiometry in clinical practice [M]. 2^{ed}. Totowa, New Jersey: Humana Press, 2004.

[6] AVIOLI LV. The osteoporotic syndrome [M]. Nordin BEC, editor. New York: Grune & Stratton, 1983.

[7] BARNETT E, NORDIN BE. The radiological diagnosis of osteoporosis: a new approach [J]. Clin Radiol, 1960, 11 (3): 166-174.

[8] DEQUEKER J, JOHNSTON CC. Non-invasive bone measurements: methodological problems [M]. Oxford: IRL Press, 1982.

[9] MEEMA HE, MEINDOK H. Advantages of peripheral radiogrammetry over dual-photon absorptiometry of the spine in the assessment of prevalence of osteoporotic vertebral fractures in women [J]. J Bone Miner Res, 1992, 7: 897-903.

[10] BYWATERS EGL. The measurement of bone opacity [J]. Clin Sci, 1948, 6 (4): 281-287.

[11] BARNETT E, NORDIN BEC. Radiologic assessment of bone density. 1. The clinical and radiological problem of thin bones [J]. Br J Radiol, 1961, 34 (407): 683-692.

[12] HELMS CA. Fundamentals of Skeletal Radiology [M]. Philadelphia: W. B. Saunders, 1995.

[13] BOUXSEIN ML, PALERMO L, YEUNG C, et al. Digital X-ray radiogrammetry predicts hip, wrist and vertebral fracture risk in elderly women: a prospective analysis from the Study of Osteoporotic Fractures [J]. Osteoporos Int, 2002, 13 (5): 358-365.

[14] CUMMINGS S, BLACK D, NEVITT M, et al. Appendicular bone density and age predict hip fracture in women [J]. JAMA, 1990, 263 (5): 665-668.

[15] MACK PB, BROWN WN, TRAPP HD. The quantitative evaluation of bone density [J]. Am J Roentgenol Rad Ther, 1949, 61 (6): 808-825.

[16] SHIMMINS J, ANDERSON JB, SMITH DA, et al. The accuracy and reproducibility of bone mineral measure ments "in vivo." (a) The measurement of metacarpal mineralisation using an X-ray generator [J]. Clin Radiol, 1972, 23 (1): 42-46.

[17] AVIOLI LV. The osteoporotic syndrome [M]. Mazess RB, editor. New York: Grune & Stratton, 1983.

[18] AITKEN M. Measurement of bone mass and turnover. Osteoporosis in clinical practice [M]. Bristol: John: Wright & Sons Ltd, 1984.

[19] COSMAN F, HERRINGTON B, HIMMELSTEIN S, et al. Radiographic absorptiometry: a simple method for determination of bone mass [J]. Osteoporos Int, 1991, 2 (1): 34-38.

[20] YATES AJ, ROSS PD, LYDICK E, et al. Radiographic absorptiometry in the diagnosis of osteoporosis [J]. Am J Med, 1995, 98 (2A): 41S-47S.

[21] YANG S, HAGIWARA S, ENGELKE K, et al. Radiographic absorptiometry for bone mineral

measurement of the phalanges: precision and accuracy study [J]. Radiology, 1994, 192 (3): 857-859.

[22] RAVN P, OVERGAARD K, HUANG C, et al. Comparison of bone densitometry of the phalanges, distal forearm and axial skeleton in early postmenopausal women participating in the EPIC Study[J]. Osteoporos Int, 1996, 6 (4): 308-313.

[23] MUSSOLINO ME, LOOKER AC, MADANS JH, et al. Phalangeal bone density and hip fracture risk [J]. Arch Intern Med, 1997, 157 (4): 433-438.

[24] HUANG C, ROSS PD, YATES AJ, et al. Prediction of fracture risk by radiographic absorptiometry and quantitative ultrasound: a prospective study [J]. Calcif Tissue Int, 1998, 63 (5): 380-384.

[25] KLEEREKOPER M, NELSON DA, FLYNN MJ, et al. Comparison of radiographic absorptiometry with dual-energy x-ray absorptiometry and quantitative computed tomography in normal older white and black women [J]. J Bone Miner Res, 1994, 9 (11): 1745-1749.

[26] GENANT HK, COOPER C, POOR G, et al. Interim report and recommendations of the World Health Organization Task-Force for Osteoporosis [J]. Osteoporos Int, 1999, 10 (4): 259-264.

[27] CAMERON JR, SORENSEN JA. Measurement of bone mineral in vivo: An improved method [J]. Science, 1963, 51 (142): 230.

[28] BARDEN HS, MAZESS RB. Bone densitometry of the appendicular and axial skeleton [J]. Top Geriatric Rehabi, 1989, 4: 1-12.

[29] KIMMEL PL. Radiologic methods to evaluate bone mineral content [J]. Health and Public Policy Committee, American College of Physicians. Ann Intern Med, 1984, 100 (6): 908-911.

[30] AVIOLI LV. The osteoporotic syndrome [M]. Johnston CC, editor. New York: Grune & Stratton, 1983.

[31] STEIGER P, GENANT HK. The current implementation of single-photon absorptiometry in commercially available instruments [M]. In: Genant HK, editor. Osteoporosis, Update. University of California Press, 1987.

[32] KELLY TL, CRANE G, BARAN DT. Single X-ray absorptiometry of the forearm: precision, correlation, and reference data [J]. Calcif Tissue Int, 1994, 54 (3): 212-218.

[33] ALLARD HM, CALVELLI L, WEYHMILLER MG, et al. Vertebral Bone Density Measurements by DXA are Influenced by Hepatic Iron Overload in Patients with Hemoglobinopathies [J]. J Clin Densitom, 2019, 22 (3): 329-337.

[34] WAHNER HW, DUNN WL, MAZESS RB, et al. Dual-photon Gd-153 absorptiometry of bone [J]. Radiology, 1985, 156 (1): 20320-20326.

[35] LEES B, STEVENSON JC. An evaluation of dual-energy X-ray absorptiometry and comparison with dual-photon absorptiometry [J]. Osteoporos Int, 1992, 2 (3): 146-152.

[36] POUILLES JM, TREMOLLIERES F, TODOROVSKY N, et al. Precision and sensitivity of dual-energy X-ray absorptiometry in spinal osteoporosis [J]. J Bone Miner Res, 1991, 6: 997-1002.

[37] CUMMINGS SR, BLACK DM, NEVITT MC, et al. Bone density at various sites for prediction of hip fractures. The Study of Osteoporotic Fractures Research Group [see comments] [J]. Lancet, 1993, 341 (8837): 72-75.

[38] KALENDER WA. Effective dose values in bone mineral measurements by photon absorptiometry

and computed tomography [J]. Osteoporos Int, 1992, 2 (2): 82-87.

[39] LOUIS O, VAN dEN WINKEL P, COVENS P, et al. Dual-energy X-ray absorptiometry of lumbar vertebrae: relative contribution of body and posterior elements and accuracy in relation with neutron activation analysis [J]. Bone, 1992, 13 (4): 317-230.

[40] YU W, GLUER CC, FUERST T, et al. Influence of degenerative joint disease on spinal bone mineral measurements in postmenopausal women [J]. Calcif Tissue Int, 1995, 57 (3): 169-174.

[41] BINKLEY N, KRUEGER D, VALLARTA-AST N. An overlying fat panniculus affects femur bone mass measurement [J]. J Clin Densitom, 2003, 6 (3): 199-204.

[42] TOTHILL P, HANNAN WJ, COWEN S, et al. Anomalies in the measurement of changes in total-body bone mineral by dual-energy X-ray absorptiometry during weight change [J]. J Bone Miner Res, 1997, 12 (11): 1908-1921.

[43] LINK TM. Osteoporosis imaging: state of the art and advanced imaging [J]. Radiology, 2012, 263 (1): 3-17.

[44] GUGLIELMI G, ADAMS J, LINK TM. Quantitative ultrasound in the assessment of skeletal status [J]. Eur Radiol, 2009, 19 (8): 1837-1848.

[45] GLUER CC, WU CY, JERGAS M, et al. Three quantitative ultrasound parameters reflect bone structure [J]. Calcif Tissue Int, 1994, 55 (1): 46-52.

[46] NICHOLSON P, HADDAWAY M, DAVIE M. The dependence of ultrasonic properties on orientation in human vertebral bone [J]. Phys Med Biol, 1994, 39 (6): 1013-1024.

[47] SHEPHERD JA, NJEH C, CHENG X, et al. Osteoporosis Diagnostic Comparison of Six Forearm Bone Densitometers [R]. Submitted to the J Bone and Miner Research in the Fall of 2000, 2000.

[48] GLUER CC, EASTELL R, REID DM, et al. Association of five quantitative ultrasound devices and bone densitometry with osteoporotic vertebral fractures in a population-based sample: the OPUS Study [J]. J Bone Miner Res, 2004, 19 (5): 782-793.

[49] KRIEG MA, CORNUZ J, RUFFIEUX C, et al. Comparison of three bone ultrasounds for the discrimination of subjects with and without osteoporotic fractures among 7562 elderly women [J]. J Bone Miner Res, 2003, 18 (7): 1261-1266.

[50] BAUER D, GLUER C, CAULEY J, et al. Broadband ultrasound attenuation predicts fractures strongly and independently of densitometry in older women [J]. Arch Internal Medicine, 1997, 157 (6): 629-634.

[51] KHAW KT, REEVE J, LUBEN R, et al. Prediction of total and hip fracture risk in men and women by quantitative ultrasound of the calcaneus: EPIC-Norfolk prospective population study [J]. Lancet, 2004, 363 (9404): 197-202.

[52] HANS D, DARGENT-MOLLINA P, SCHOTT A, et al. Ultrasonographic heel measurements to predict hip fracture in elderly women: the EPIDOS prospective study [J]. Lancet, 1996, 348 (9026): 511-514.

[53] KRIEG MA, BARKMANN R, GONNELLI S, et al. Quantitative ultrasound in the management of osteoporosis: the 2007 ISCD Official Positions [J]. J Clin Densitom, 2008, 11 (1): 163-187.

[54] NELSON HD, HANEY EM, DANA T, et al. Screening for osteoporosis: an update for the U. S. Preventive Services Task Force [J]. Ann Intern Med, 2010, 153 (2): 99-111.

[55] LINK TM, MAJUMDAR S, LIN JC, et al. A comparative study of trabecular bone properties

in the spine and femur using high resolution MRI and CT ［J］. J Bone Miner Res, 1998, 13（1）: 122-132.

［56］LINK TM, VIETH V, LANGENBERG R, et al. Structure analysis of high resolution magnetic resonance imaging of the proximal femur: in vitro correlation with biomechanical strength and BMD ［J］. Calcif Tissue Int, 2003, 72（2）: 156-165.

［57］MAJUMDAR S, KOTHARI M, AUGAT P, et al. High-resolution magnetic resonance imaging: three-dimensional trabecular bone architecture and biomechanical properties［J］. Bone,1998,22（5）: 445-454.

［58］PHAN CM, MATSUURA M, BAUER JS, et al. Trabecular bone structure of the calcaneus: comparison of MR imaging at 3.0 and 1.5 T with micro-CT as the standard of reference ［J］. Radiology, 2006, 239（2）: 488-496.

［59］KRUG R, BANERJEE S, HAN ET, et al. Feasibility of in vivo structural analysis of high-resolution magnetic resonance images of the proximal femur ［J］. Osteoporos Int, 2005, 16（11）: 1307-1314.

［60］CORTET B, BOUTRY N, DUBOIS P, et al. In vivo comparison between computed tomography and magnetic resonance image analysis of the distal radius in the assessment of osteoporosis ［J］. J Clin Densitom. 2000, 3（1）: 15-26.

［61］LINK TM, MAJUMDAR S, AUGAT P, et al. In vivo high resolution MRI of the calcaneus: differences in trabecular structure in osteoporosis patients ［J］. J Bone Miner Res, 1998, 13（7）: 1175-1182.

［62］MAJUMDAR S, LINK TM, AUGAT P, et al. Trabecular bone architecture in the distal radius using magnetic resonance imaging in subjects with fractures of the proximal femur. Magnetic Resonance Science Center and Osteoporosis and Arthritis Research Group ［J］. Osteoporos Int, 1999, 10（3）: 231-239.

［63］WEHRLI FW, GOMBERG BR, SAHA PK, et al. Digital topological analysis of in vivo magnetic resonance microimages of trabecular bone reveals structural implications of osteoporosis ［J］. Bone Miner Res, 2001, 16（8）: 1520-1531.

［64］WEHRLI FW, LEONARD MB, SAHA PK, et al. Quantitative high-resolution magnetic resonance imaging reveals structural implications of renal osteodystrophy on trabecular and cortical bone ［J］. J Magn Reson Imaging, 2004, 20（1）: 83-89.

［65］CHESNUT CH 3rd, MAJUMDAR S, NEWITT DC, et al. Effects of salmon calcitonin on trabecular microarchitecture as determined by magnetic resonance imaging: results from the QUEST study ［J］. J Bone Miner Res, 2005, 20（9）: 1548-1561.

［66］BENITO M, GOMBERG B, WEHRLI FW, et al. Deterioration of trabecular architecture in hypogonadal men ［J］. J Clin Endocrinol Metab, 2003, 88（4）: 1497-1502.

［67］KAZAKIA GJ, HYUN B, BURGHARDT AJ, et al. In vivo determination of bone structure in postmenopausal women: a comparison of HR-pQCT and high-field MR imaging ［J］. J Bone Miner Res, 2008, 23（4）: 463-474.

［68］FOLKESSON J, GOLDENSTEIN J, CARBALLIDO-GAMIO J, et al. Longitudinal evaluation of the effects of alendronate on MRI bone microarchitecture in postmenopausal osteopenic women［J］. Bone, 2011, 48（3）: 611-621.

［69］RAHMER J, BORNERT P, GROEN J, et al. Three-dimensional radial ultrashort echo-time imaging with T2 adapted sampling [J]. Magn Reson Med, 2006, 55 (5): 1075-1082.

[70] TECHAWIBOONWONG A, SONG HK, WEHRLI FW. In vivo MRI of submillisecond T (2) species with two-dimensional and three-dimensional radial sequences and applications to the measurement of cortical bone water [J]. NMR Biomed, 2008, 21 (1): 59-70.

[71] HOPPER TA, WEHRLI FW, SAHA PK, et al. Quantitative microcomputed tomography assessment of intratrabecular, intertrabecular, and cortical bone architecture in a rat model of severe renal osteodystrophy [J]. J Comput Assist Tomogr, 2007, 31 (2): 320-328.

[72] LI X, MA BC, BOLBOS RI, et al. Quantitative assessment of bone marrow edema-like lesion and overlying cartilage in knees with osteoarthritis and anterior cruciate ligament tear using MR imaging and spectroscopic imaging at 3 Tesla [J]. J Magn Reson Imaging, 2008, 28 (2): 453-461.

[73] 尚伟，林强，余卫，等. 氢质子MR波谱评估骨质疏松的初步研究 [J]. 中华放射学杂志，2007, 41 (009): 947-951.

[74] GRIFFITH JF, YEUNG DK, ANTONIO GE, et al. Vertebral bone mineral density, marrow perfusion, and fat content in healthy men and men with osteoporosis: dynamic contrast-enhanced MR imaging and MR spectroscopy [J]. Radiology, 2005, 236 (3): 945-951.

[75] GRIFFITH JF, YEUNG DK, ANTONIO GE, et al. Vertebral marrow fat content and diffusion and perfusion indexes in women with varying bone density: MR evaluation [J]. Radiology, 2006, 241 (3): 831-838.

[76] SCHELLINGER D, LIN CS, LIM J, et al. Bone marrow fat and bone mineral density on proton MR spectroscopy and dual-energy X-ray absorptiometry: their ratio as a new indicator of bone weakening [J]. AJR Am J Roentgenol., 2004, 183 (6): 1761-1765.

[77] GRIFFITH JF, YEUNG DK, TSANG PH, et al. Compromised bone marrow perfusion in osteoporosis [J]. J Bone Miner Res, 2008, 23 (7): 1068-1075.

第二章

骨密度测量部位的骨结构剖析

　　虽然骨质疏松症是累及全身骨骼的代谢性骨病，但全身各部位骨骼骨质疏松程度及其临床意义有所不同，且现有的骨密度评估方法尚不能评估全身各部位骨的骨密度。另外，全身各部位骨的形态、骨皮质和骨松质等结构的构成、不同骨密度或骨测量评估方法所评估感兴趣区不同，不同部位和不同骨密度或骨测量评估方法所测量骨矿物质含量和骨密度结果及其测量准确性、精确性也均不同。因此，有必要了解全身各部位骨骼中对骨质疏松症评估意义较为重要的骨骼，掌握其具体形态及结构等特点，以便较为合理地解释其相应部位骨密度评估结果。本章以此为目的分别就不同骨密度测量方法的骨骼及其结构分类、骨皮质与骨松质、不同骨及骨密度测量部位骨骼结构的特点等方面加以介绍。

第一节　依据不同骨密度测量方法的骨骼及其结构分类

　　全身骨骼分类方法众多，根据解剖形态特点可分为长骨、短骨、扁骨和不规则骨，但本文的分类是依据骨质疏松和骨密度测量有关的部位、骨质组成成分和骨髓组成成分进行划分。骨骼按其所在位置可分为中轴（axial）骨［又称中央（central）骨］和附属（appendicular）骨［又称外周（peripheral）骨］。中轴骨主要包括颅骨、肋骨、胸骨和脊柱，附属骨包括四肢骨及其周围的肩胛骨和盆骨，股骨近端应属附属骨的范畴。按骨骼承重与否可分为承重（weight-bearing）部位骨骼和非承重（non-weight-bearing）部位骨骼，承重部位骨骼顾名思义，主要包括颈椎、胸椎、腰椎、骨盆和下肢骨等承重骨骼。骨骼的组成包括骨皮质（cortical）［又称致密骨（compact）、皮质骨］和骨小梁（trabecula）［又称骨松质（spongy 或 cancellous）、小梁骨］。骨髓成分可分为红骨髓和黄骨髓，红骨髓主要由造血成分构成，黄骨髓主要是脂肪组织。贫血时，黄骨髓可以转化为红骨髓。人体不同发育时期或不同年龄阶段其各部位骨髓内所含红骨髓和黄骨髓的比例有所不同。

　　值得指出的是，上述的部位划分与当今现有骨密度测量仪按所测量的部位划分有所不同，如双能X线吸收测量仪（DXA）所谓中轴部位是指腰椎和股骨近端，并将其称为中轴骨；而将测量承重的跟骨和非承重的前臂骨骼的骨密度或骨测量仪均称为外周骨骨密度或骨测量仪。虽然临床上将能测量腰椎和股骨近端的DXA称为中轴骨DXA或全身DXA，但也可测量前臂等部位的外周骨骼，主要是因DXA设备是在其前身DPA设备的基础上研发出来的，而当时的DPA所能测量的部位仅限于腰椎或腰椎和股骨近端，故以后便沿用中轴骨DXA之称，尽管随后的DXA可测量跟骨和前臂等外周骨骼，但仍称为中轴骨DXA。而近来较为完善的DXA不仅可测量上述中央部位和外周部位的骨密度，而且还可测量全身骨骼的骨密度、全身脂肪含量和肌肉含量等全身体质成分，进而又将此类DXA称为全身DXA。另外，虽然QCT测量的部位主要为腰椎，但临床上中轴骨骨密度测量方法多指DXA，并不包括QCT；同样，QUS测量的部位是外周部位的骨骼，但临床上外周骨骨密度测量方法也不包括QUS，这可能因为QUS测量的仅为与骨密度有关或相关的骨骼信息，而不是直接测量骨骼的骨密度。

第二节　骨皮质与骨松质

骨皮质是指骨骼的外部结构，是支撑人体重量的主要结构，如管状骨的骨干和椎体终板（endplate）等，骨皮质约占全身骨量的80%；骨小梁则是骨皮质内面向内延伸并构成骨松质的骨结构，骨小梁及其所构成的骨松质是骨髓腔中支持骨髓造血组织的骨结构。骨小梁主要见于椎体、骨盆和长骨等的髓腔处，占全身骨量的20%，因骨小梁或骨松质的表面积较大，故其单位代谢速率明显高于骨皮质，中轴骨的代谢速率也高于附属骨。因此，多数骨代谢异常疾病（如库欣病或库欣综合征等）、与骨代谢有关的药物主要影响中轴骨的骨小梁或骨松质的代谢，使之骨量的丢失或增加均先于骨皮质；过量的生长激素可使外周骨的骨密度增加，但也有少数骨代谢异常疾病主要影响骨皮质的代谢，如甲状旁腺功能亢进主要引起骨皮质骨量的丢失。因此，了解不同骨密度测量方法及测量部位骨皮质和骨松质的比例、测量部位影像解剖的形态特点及其异常改变对骨密度测量的影响，无疑有助于解释不同方法测量不同部位的结果。

第三节　不同骨及骨密度测量部位骨骼结构的特点

一、腰椎骨密度测量

椎体是骨质疏松最早发生的部位，也是骨质疏松性骨折最常见的部位。不同骨密度测量评估方法均将脊椎中的腰段作为评估测量部位，主要是因为腰椎椎体周围多无肋骨，且腰椎椎体也是骨质疏松性骨折的常见部位。腰椎的测量感兴趣区所含的脊柱结构有所不同（如感兴趣区仅含椎体，或感兴趣区既含椎体又含椎体附件等结构）。另外，性别不同其椎体的骨皮质和骨松质所占的比例也不同。Nottestad等应用灰重和光谱原子吸收（ashing and atomic absorption spectrophotometry）骨钙的测量结果表明，女性骨松质占全椎体及其附件的24.4%，占椎体41.8%，而男性骨松质所占比例相对较小，占全椎体及其附件的18.8%，占椎体33.5%。Eastell等为解决有关椎体骨松质和骨皮质所占比例不同报道的争议，分别应用灰重测量和计算机辅助的骨微结构密度测量方法（computer-assisted scanning of sections with a microdensitometer）进行测量研究，两种测量方法所得结果相似，但均与上述 Nottestad 等报道不同，灰重研究结果显示，男性骨松质占椎体总量的 80%，女性骨松质占椎体总量的 72%。骨微结构密度测量结果显示，男性骨松质占椎体总量的 81%，女性骨松质占椎体总量的 71%。Eastell 等根据上述两种不同方法所测的相似结果认为，以往认为椎体主要成分是骨松质的结论是正确的。

通常将腰椎的正位 X 线影像称为前后位像，因为常规 X 线腰椎的投射方向是从人体的前方向后，而 DXA 腰椎测量的 X 线投射同常规腰椎 X 线的投射方向不同，多数是从人体的后方向前（多数 DXA 受检者为仰卧位，X 线管球位于检查床下方，接收器位于受检者的上方），故将 DXA 腰椎正位扫描称为腰椎后前位 DXA，简称 PA-DXA。也有少数 DXA 腰椎扫描的 X 线投照方向是从前向后（受检者也是仰卧位，X 线管球位于受检者的上方，接收器在其下方），这种 DXA 腰椎正位扫描称为前后位 DXA，简称 AP-DXA，如美国 GE-Lunar 公司生产的 Expert 机型和法国 Medlink 公司生产的 DMS-LEXXOS 机型。如行腰椎侧位 DXA 测量，不同的 DXA 机型扫描时受检者的体位有所不同，有的机型是置受检者于侧卧位，同正位扫描的 X 线投照方向相同进行扫描，也有的机型体位同腰椎正位测量，即仰卧位，然后将垂直的扫描架（C 形臂）旋转至水平位后再进行扫描，无论何种方式测量腰椎侧位全椎体骨密度均可简称为 L-DXA（lateral-DXA）；如测量腰椎侧椎体中部的骨密度，则称为 ML-DXA（midlateral-DXA）。

影响 DXA 腰椎骨密度测量的因素较多，操作者对这些影响因素的认识以及具体的测量操作和分析至关重要。影响 DXA 腰椎骨密度测量的主要因素有受检者扫描时体位、各腰椎椎体判定、腰椎椎体骨折的判定、严重的腰椎退行性改变、脊柱侧凸和腹主动脉钙化等，均会导致测量结果的偏差。

1. DXA 腰椎正位测量的体位   以往 DXA 腰椎正位测量的体位为受检者平卧在扫描床中央，双下肢弯曲抬高，并将 DXA 生产厂家提供的腿垫放置在小腿下方。受检者双下肢抬高的主要目的是正常人体平卧位时腰椎处于略前凸状态，若将受检者双下肢适当抬高，可一定程度上减少腰椎前凸的程度，可使腰椎尽可能贴近扫描床面，避免因扫描射线投射导致面积增大造成的 DXA 面密度测量结果的差异。但近来报道表明，DXA 扫描时受检者双下肢抬高或不抬高对 DXA 骨密度测量结果的影响很小，可以在扫描时去除受检者双下肢抬高的体位摆放步骤，直接嘱受检者仰卧在扫描床上即可。值得指出的是，在随访 DXA 腰椎测量受检者时，应注意保持受检者的扫描体位与首次（或基线）时的体位一致，即首次（或基线）受检者扫描时是双下肢抬高体位，随访时也应是双下肢抬高体位；若首次（或基线）受检者扫描时是全身平躺仰卧体位，随访测量时也应是全身平躺仰卧体位，这样可减少随访前后扫描体位差异造成 DXA 腰椎测量结果的误差。

2. 腰椎解剖   解剖形态上，腰椎椎骨可分为椎体和附件。附件由椎弓根、椎板、棘突、横突和上关节突、下关节突构成。附件占全椎骨骨量的 47%。DXA 腰椎骨密度测量的感兴趣区定位常为第 1 至第 4 腰椎（L_1-L_4），骨质疏松症诊断标准和疗效评估标准也是依据 L_1-L_4 的 DXA 测量结果。因此，准确标定腰椎诸椎体（特别是 L_1-L_4）至关重要。虽然通常人体腰椎有 5 个椎体，肋骨最低位置位于第 12 胸椎（T_{12}），此时，其 DXA 腰椎影像上诸椎体不难判定。但临床中腰椎变异情况也不少见，如少数受检者腰椎有 6

个或4个椎体、肋骨最低位置位于T_{11}或L_1，此时会给DXA影像上诸椎体的判定带来困难。这种情况下，应根据正常人腰椎诸骨的形态和相应的DXA成像特点加以判定。众所周知，DXA腰椎骨密度测量的影像是腰椎骨的二维影像，成像范围有限，通常包括6个椎体（T_{12}中部至L_5中部）。腰椎诸椎骨的形态及影像有所不同。正位影像上，通常腰椎诸椎体的形态由上至下（即L_1至L_5）逐渐增大；腰椎诸椎体的骨密度特点也常是由上至下逐渐增高；腰椎椎骨附件在腰椎正位影像上的形态各异，可通过腰椎诸附件中的2个椎弓根和棘突在腰椎正位影像上的连线的形状加以判定（图2-1）。通常L_1-L_4附件左右椎弓根和棘突在腰椎正位影像上3点连线约为倒三角形或"V"字形，由上至下L_1-L_4的左右椎弓根距离随椎体的体积增大而逐渐增加，而其倒三角形的高度逐渐减低、"V"字形上口逐渐开大（即"V"字形下角的角度逐渐增大）至L_5，其左右椎弓根距离最大，左右椎弓根和棘突的3点连线几乎为水平直线或为"一"字形。这可解释为除诸腰椎的形态不同外，还与腰椎的前凸弧度和DXA射线的水平投照等因素有关。笔者的上述方法有助于DXA腰椎影像上诸椎体的判定。另外，也可利用L_3横突最长的特点，并以此作为参照点进而判定诸椎体（图2-2）；还可以选取两侧髂前上棘作为参照点的方法加以判定，通常双侧髂前上棘的连线平L_4-L_5椎间盘或椎间隙水平（图2-2），以此向上判定诸腰椎椎体。

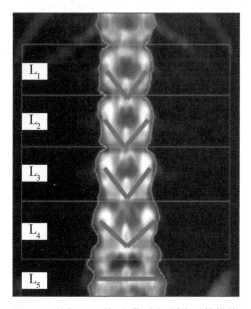

图2-1 依据不同的"V"字征判定腰椎椎体

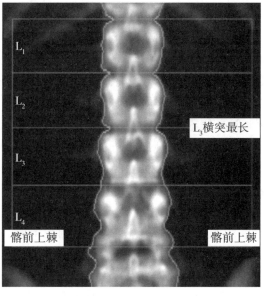

图2-2 L_3横突最长和双侧髂前上棘的连线平L_4-L_5椎间盘或椎间隙水平

3. 腰椎椎体骨折DXA特点 DXA腰椎影像上骨折的椎体高度降低。骨折椎体影像的透过度减低，表现为正像上（即骨结构为白色，周围软组织为黑色），骨折椎体结构较邻近椎体白；反像上（即骨结构为黑色，周围软组织为白色），骨折椎体结构较邻近椎体黑。骨折椎体结构欠清，常难显示椎弓根等附件结构。测量结果中骨折椎体的骨矿物质含量和骨密度高于其邻近的下一椎体（正常椎体的骨矿物质含量和骨密度多低于其邻近的下一椎体）。骨折的椎体鉴定后，应将其从测量的感兴趣区中去除，以避免造成腰椎DXA测量结果的假性增高，影响临床上对该受检者的骨质疏松诊断或防治方案的制订。应注意的是，上述DXA影像上所检出的椎体骨折，成因不仅限于骨质疏松性骨折，其他椎体病理性骨折可与骨质疏松性椎体骨折的DXA影像所见相似，故仅凭DXA影像所见难以区分，需结合临床信息综合分析，如疑病理因素所致，应行其他影像学进一步检查加以鉴别。

4. 腰椎退行性变对腰椎BMD测量的影响　腰椎退行性变通常是指椎体、椎小关节和棘突的骨质增生和硬化、椎间隙狭窄等改变，这些改变可导致DXA腰椎骨矿物质含量或骨密度测量结果增高，其中导致DXA腰椎正位测量结果增高的退行性改变主要是椎骨的骨质增生和骨质硬化。Liu等研究结果表明，因腰椎骨质增生所致的DXA测量结果的假性增高可导致骨量减少（osteopenia）和骨质疏松症（osteoporosis）患者的漏诊。同样，腰椎椎骨的骨质硬化及其严重程度也可导致测量结果的明显增高，高估了患者实际的骨矿含量。

5. 血管钙化对腰椎BMD测量的影响　血管钙化通常是指腹主动脉的钙化。理论上讲，因腹主动脉钙化多重叠在DXA腰椎正位测量的感兴趣区内，故可使DXA腰椎正位测量的BMD结果假性增高。然而，许多活体观察表明，腹主动脉钙化对DXA腰椎正位测量结果的影响并不明显，BMD增高并不显著。Cheney等对尸体检测结果显示：去除腹主动脉后其DXA腰椎正位平均BMD降低4.64%，这与上述多数学者的报道并不相悖。

6. 严重的腰椎侧凸对DXA腰椎BMD测量的影响　严重的腰椎侧凸多伴有明显的腰椎退行性改变；腰椎侧凸导致DXA腰椎BMD测量成像过程中椎体骨边缘和周围软组织边缘界定的偏差（常规DXA腰椎测量成像过程中椎体骨边缘和周围软组织边缘界定以正常腰椎曲度无异常设定）；腰椎侧凸还可使感兴趣区中偏斜椎间隙标定带来困难。上述这些因素均可导致DXA腰椎BMD测量结果出现偏差。另外，腰椎侧凸所伴随的椎体旋转可引起DXA腰椎正位测量的椎体面积变化，进而导致测量结果的偏差。Girardi等分别测量尸体腰部不同旋转程度的标本研究结果显示，BMD随旋转面积增大而减小，表明腰椎旋转的受检者，其DXA正位测量结果可能会低估实际的BMD。

7. DXA腰椎侧位BMD的测量　DXA腰椎BMD测量除正位外，还可进行腰椎侧位椎体的BMD测量。DXA腰椎侧位测量主要优点是腰椎侧位L-DXA和ML-DXA测量的感兴趣区不包括椎体后方的附件和椎前腹主动脉及其钙化。因此，L-DXA和ML-DXA的椎体侧位BMD测量结果可不受血管钙化和椎骨附件的骨质增生和骨质硬化的影响。然而，椎体的骨质增生和骨质硬化因包括在L-DXA测量的感兴趣区内，故也影响ML-DXA的测量结果，但不影响ML-DXA的椎体侧位BMD测量结果。另外，腰椎退行性改变之一的腰椎椎间隙狭窄，也包含在腰椎正位和腰椎侧位DXA测量的感兴趣区内，但笔者等研究结果表明，腰椎椎间隙狭窄及其严重程度均不影响腰椎正位和腰椎侧位DXA的测量结果。众所周知，椎骨附件是以骨皮质为主，而骨皮质对骨的代谢变化又不如骨松质敏感，所以理论上讲，与DXA腰椎正位测量比，腰椎侧位测量因其感兴趣区所含的骨松质比例增加，可更灵敏地反映骨代谢变化。然而，因L-DXA和ML-DXA

测量的准确性和精确性因分别受测量时 L_1 或 L_2 椎体与肋骨重叠、L_4 与髂嵴重叠（L_4 重叠可高达88%）、侧位测量的椎体数目较少（仅为 L_3 或 L_2-L_3）和侧位测量时的侧卧位体位角度等因素影响。尽管C形臂旋转扫描架可在受检者平卧时扫描腰椎侧位，改善因变换体位对测量精确性的影响，但无论如何，有关腰椎侧位测量的数据有限，加之上述 DXA腰椎侧位测量的因素影响，故其测量结果仍难以满足临床和科研的需要，进而限制了其在临床和科研的应用和推广。

另外，无论DXA腰椎正位还是侧位测量，测量前应尽量除外下列影响因素，如体外异物、胰腺钙化、肾结石、胆囊结石、胃肠道检查后或CT腹部检查后的造影剂残留、近期的放射性核素检查、含钙或矿物质类的肠内容物、腰椎区手术、放置的固定装置等，这样有助于测量结果的分析和解释。值得指出的是，如临床已知存在上述影响因素且难以回避时，如腰椎手术放置金属内固定物或腰椎椎体多发骨折等，应放弃DXA腰椎测量，并根据实际情况选择其他部位（如股骨近端和/或前臂等部位）BMD测量。

二、股骨近端骨密度测量

股骨近端骨质疏松性骨折导致的社会和患者本人经济负担均较高，不仅影响患者的生活质量，严重者可因其并发症累及患者生命。有关股骨近端骨皮质和骨松质所占的百分比的研究报道显示，股骨颈骨松质所占的比例与大粗隆相似，分别为36.45%±3.85%和39.06%±3.79%。这一结果说明股骨近端骨质主要以骨皮质为主。

就目前临床DXA的BMD测量而言，研究文献和不同DXA厂家通常将股骨近端（proximal femur）和髋部（hip或total hip）混为一谈。严格地讲，股骨近端是指骨的结构，即股骨上约1/3的解剖结构，而髋部是指关节的结构，通常是指由髋臼和股骨头构成的髋关节解剖结构，无论文献和不同DXA厂家如何引用或界定，都应了解两者的区别。

影响DXA股骨近端BMD测量的主要因素有受检者扫描时体位、不同股骨近端测量感兴趣区的辨认和选择等。

1. DXA股骨近端骨密度测量感兴趣区包括的解剖结构主要有股骨颈、大粗隆和Ward三角区。1970年Singh等提出股骨近端Singh指数的概念（详见第一章）。虽然DXA股骨近端测量并非直接显示压力组骨小梁和张力组骨小梁，但DXA股骨近端测量的感兴趣区的位置并非都是其相应解剖结构的位置，如DXA股骨近端的股骨颈感兴趣区并非全部的股骨颈（GE-Lunar公司DXA股骨近端的股骨颈感兴趣区位于股骨颈中部最狭短处，见图2-3；Hologic DXA股骨近端的股骨颈感兴趣区位于

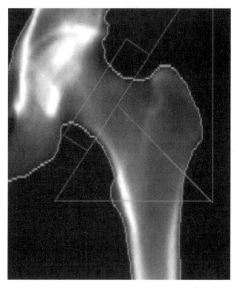

图2-3　GE-Lunar公司DXA股骨近端的股骨颈感兴趣区位于股骨颈中部最狭短处

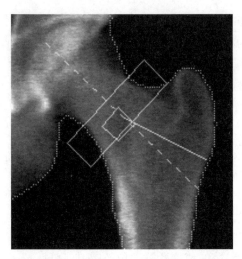

图2-4 Hologic DXA股骨近端的股骨颈感兴趣区位于股骨颈的基底部或股骨颈远侧

股骨颈的基底部或股骨颈远侧，与邻近的股骨大粗隆相连，见图2-4）。

Ward三角区位于股骨颈内，是由3组骨小梁构成，分别是主级张力组骨小梁（三角形的外上边）、主级压力组骨小梁（三角形的内下边）和次级压力组骨小梁（三角形的底边），其形状是三角形（图1-1），而DXA测量的Ward三角区并非是真正解剖结构的Ward三角区，是测量时扫描计算的股骨颈内的最低密度区，虽其与解剖上的Ward三角区的位置相似，但DXA测量Ward三角区的形状是方形（图2-3及图2-4）。这便是测量的Ward三角区和解剖形态的Ward三角区的形态不同之处。DXA测量的股骨干感兴趣区也仅定位在股骨近端干骺端处，并非是真正的股骨干区；全股骨测量的感兴趣区包含股骨颈、大粗隆和Ward三角、股骨干等各个部位的感兴趣区。

2. 通常DXA股骨近端测量选择受检者的左侧股骨近端。近年来，有些厂家推出的DXA机型可同时测量两侧股骨近端。通常正常人的双前臂有优势侧和非优势侧，而双下肢（含两侧股骨）则无优势侧和非优势侧之分。有报道，正常受检者的两侧股骨近端的BMD无显著差异，但也有研究表明两侧股骨近端测量结果有显著差异，并建议同时扫描两侧股骨近端以消除这种差异。虽然DXA两侧股骨近端测量可提供更多信息，但目前根据世界卫生组织（World Health Organization，WHO）骨质疏松症诊断标准，多依据单侧股骨近端的DXA测量结果。以往有些DXA厂家操作手册中注明选择右侧股骨近端，随后又改为左侧，但并不是因为两侧股骨近端BMD的差异，而主要是因为左侧股骨近端测量便于操作者摆放受检者的体位。

3. 影响DXA股骨近端测量可重复性的解剖因素主要是股骨或下肢旋转程度或位置的差异。因DXA股骨近端测量的是二维面积密度，测量时股骨内旋的目的是使股骨颈的长轴与床面平行，各厂家的DXA操作手册中均注明在DXA股骨近端测量时，应将全下肢内旋15°～20°且略外展，此位置股骨颈的长度最长，其二维测量的BMD最低，避免因股骨颈与测量床面成角造成投射二维面积增大所致差异；无论下肢旋转的角度增加或减少，均会使股骨颈与床面不平行，通过股骨颈的扫描线束则不是与股骨颈垂直90°进行扫描，进而使二维影像上的股骨颈长度减短、面积较小，扫描线束经过股骨颈距离增加使线束衰减相应增加，BMC也因线束衰减而增加，最终导致BMD的测量结果增大。DXA股骨近端扫描判定测量侧的下肢内旋是否合适的影像标志是股骨小粗隆。因正常股骨的小粗隆在股骨近端的后方，若股骨内旋角度不足，DXA股骨近端正位影像的小粗隆结构显示较多、体积较大；若股骨内旋角度过大，DXA股骨近端正位影像的小粗隆结构因与股骨近端的骨皮质重叠而消失。

下肢或股骨略外展的目的主要是使股骨长轴平行于扫描床的长轴（或者说与扫描线束垂直），以便随访测量时较为容易摆置相同的体位。因为若下肢或股骨置于内收或外展体位，操作者很难从摆放体位上或DXA影像上判定下肢或股骨置于内收或外展的程度，则很难使随访时下肢或股骨置于相同位置。因此，只有将下肢或股骨略外展使股骨长轴平行于扫描床的长轴，则可在DXA扫描影像上容易判定股骨干长轴与扫描线垂直，进而也很容易在随访测量时保持下肢或股骨均置于相同的与扫描线垂直体位。

值得指出的是，临床上有时可见少数受检者由于各种原因（如髋关节退行性改变引起的疼痛等）难以将股骨近端置于上述所需要的标准扫描体位，此时操作者应注意不宜内旋受检者的下肢，应进一步询问相关病史并在避免受检者出现不适的情况下，尽量将受检者下肢置于接近上述略内旋及外展体位。若首次测量该体位并非完全符合要求，应在随访时保持首次扫描的体位，这有助于改善测量的精确性或正确地判断骨矿物质含量或骨密度的变化。若下肢明显不能旋转或与上述标准体位相差较大，应选对侧测量；若两侧摆位都有困难，此时受检者很可能患有较为严重的髋关节病变，操作者应及时建议改选其他部位进行测量评估，并建议受检者针对相关的髋关节病变进一步检查。

4. 与腰椎有所不同，股骨近端或髋关节退行性骨关节炎不如腰椎退行性改变明显，虽髋关节退行性骨性关节炎可导致股骨近端的骨皮质增厚、股骨颈的骨小梁增粗，进而导致股骨颈和Ward三角区的BMD增高，但大粗隆区的BMD并不受这种退行性改变的影响。因此，当髋关节退行性改变明显时，有学者认为可选大粗隆区的BMD测量结果进行分析。诚然，如受检者的髋关节病变较为严重，除前述DXA股骨近端扫描体位难以摆置外，若其DXA股骨近端影像的感兴趣区内含有明显的退行性改变，也应选择对侧股骨近端测量；如对侧股骨近端测量也难以满足要求，则应综合考虑或选择（或参照）其他部位进行DXA检查及相应的测量结果。

三、前臂骨密度测量

前臂骨质疏松及其并发的骨折虽不至于威胁患者的生存期，但可明显影响其生活质量。该部位骨皮质和骨松质所占比例，不同报道有所不同，主要与BMD测量方法和测量所选择的部位或感兴趣区的位置有关。Schlenker和von Seggen等定量分析了4例女性（年龄分别是21岁、43岁、63岁和85岁）尸体前臂骨的骨皮质和骨松质所占比例，结果表明：桡骨和尺骨的骨皮质和骨松质所占比例相似，距桡骨和尺骨茎突2cm内骨松质所占比例最大，2～3cm间为骨松质所占比例降低的移行区。前臂远端10%处的骨松质所占比例为50%～67%，而远端30%～40%处的骨松质所占比例仅为0.6%～6.8%。虽然此研究结果与大体解剖形态所见一致，即前臂骨越远端其骨松质所占比例越大，但上述研究结果更进一步地量化了前臂不同测量感兴趣区的骨皮质和骨松质的构成。

影响DXA前臂BMD测量的因素有受检者前臂优势侧与非优势侧确定，不同前臂测量感兴趣区的辨认和选择，扫描过程中前臂的制动等。

1. 人体前臂多分为优势侧和非优势侧，通常优势侧在右侧，但优势侧在左侧者也不少见。优势侧因平时用力强度及频数多于非优势侧，故较非优势侧软组织多、骨结构大，其BMD也较非优势侧高。据报道，正常人两侧桡骨33%处BMC的差异为6%～9%，8cm处的差异为3%，运动员（如乒乓球队员）两侧前臂间的差异更为明显。厂家数据库中的参照值也多源于前臂非优势侧的数据，有时厂家的操作手册中仅提及左前臂或右前臂，并未详细说明优势侧或非优势侧。然而，骨质疏松症的评估多以BMD相对较低的结果为诊防治的基点，因此强调在DXA前臂测量时，操作者应注意左侧和右侧以及优势侧和非优势侧的区别，首选非优势侧的前臂测量，若非优势侧前臂因某种原因不能满足测量要求，可选择对侧（即优势侧）前臂测量。另外，在选择DXA前臂测量时还应注意询问或观察测量侧的DXA扫描影像是否有过骨折信息，若前臂的感兴趣区包括既往骨折处，可影响其DXA测量结果。有报道桡骨骨折侧测量结果可高出非骨折侧20%。值得注意的是，前臂骨折多发生在优势侧，这也是常规选取非优势侧前臂测量的又一原因。

2. 前臂骨密度测量的感兴趣区较多，所用术语也较混杂，分别有前臂近端1/3处（或33%处）、1/2处、5cm和8cm处，以及远端（10%）、超远端部位（4%～5%）等，这些前臂测量感兴趣区定位点的百分比主要是参照尺骨（不是桡骨）的全长，并以远端尺骨茎突为起始点，尺骨全长依据受检者身高推算所得。尽管测量的感兴趣区包括尺、桡骨，但仍选尺骨全长为参照；5cm和8cm处的参照骨既可选尺骨远端，也可选桡骨远端。上述前臂各处感兴趣区所含骨皮质和骨松质的比例有所不同，其测量结果的临床意义和应用价值也各不相同，如前臂桡骨超远端含骨松质比例较大，理论上讲可较为灵敏地反映骨代谢异常所导致的骨量变化，但因前臂桡骨超远端骨松质的结构变异较多，故其测量的精确性也较差，难以满足临床骨质疏松症诊断的需求。值得指出的是：不同厂家的DXA测量感兴趣区所指的前臂远端或前臂近端有所不同，应用时应予注意。但WHO推荐的骨质疏松症DXA前臂测量的具体感兴趣区是非优势侧前臂的桡骨远端1/3处。

3. DXA前臂测量的体位和扫描过程避免前臂移动对完成扫描较为重要。通常DXA前臂测量受检者的体位为坐位，座椅为无轮的硬木椅，选择这种座椅的目的是避免扫描过程中身体移动导致前臂的移动。因DXA扫描过程中受检者出现移动的概率相对较高，特别是老年人可高达20%，故可选择让受检者仰卧在扫描床的一侧，将前臂直平放置在受检者身体的侧方，这种仰卧体位相对坐位更为舒适，特别有助于行动不便或老年患者完成前臂扫描的全部过程。Chang等研究表明，DXA前臂坐位和仰卧位测量的精确性相似，但DXA非优势侧前臂桡骨远端1/3处测量结果与优势侧前臂桡骨远端1/3处测量结果有显著差异，仰卧位测量所得前臂BMD低于坐位所得结果。但Zhao等研究表明，坐位和仰卧位两种体位扫描所得非优势侧前臂桡骨远端1/3处BMD的结果无差别。由此可见，上述两种体位的DXA前臂测量结果是否等同还存争议。因此，在分析DXA前臂的BMD结果时也要考虑这些因素的影响。

四、全身骨密度测量

全身骨密度测量多指DXA全身体成分中的骨密度测量。DXA全身骨密度测量结果及其肢体躯干等部位的测量结果多用于结合受检者其他体成分（如脂肪和肌肉等）的变化综合分析。其全身和各部位的测量结果尚不能用于骨质疏松症的诊断。DXA诊断骨质疏松症的测量部位应为腰椎、股骨近端和前臂桡骨远端，而且腰椎、股骨近端和前臂桡骨远端是单独进行测量，而不是在全身DXA测量结构内的腰椎等结果。另外，儿童和青少年DXA骨密度测量应选腰椎和全身（头除外）两个部位。选择这两个部位而不选股骨近端主要原因是儿童和青少年骨骼生长发育过程中，髋部股骨近端骨骼的差异显著，其测量（全髋和股骨近端的感兴趣区）的可重复性差、不可靠。虽然目前尚无诊断儿童和青少年骨质疏松症的DXA测量标准，但可通过测量腰椎和全身（头除外）两个结果分析随访过程中BMD的变化。

五、跟骨骨密度测量

跟骨的骨松质较多，且为承重部位，也是对骨代谢变化较为敏感的部位。虽然以往研究表明DXA也可直接测量该部位的骨密度，测量结果也有助于评估髋部骨折的风险性，但可能是因为DXA的跟骨测量结果还不能用于骨质疏松症的诊断等因素，故原先已有的DXA跟骨测量仪现已不再生产。然而，目前跟骨的定量超声（QUS）还在国、内外较为广泛地应用。QUS测量结果虽不是骨密度，但所测结果与骨密度有不同程度的相关，还可提供有关骨应力、结构等方面的信息。目前主要用于骨质疏松风险人群的筛查和骨折的风险评估，但还不能用于骨质疏松症的诊断和疗效判断。目前国内、外也无统一的QUS筛查判定标准，所测结果只能参照QUS设备厂家提供的信息，如结果可疑骨质疏松，应行DXA测量明确诊断。

参 考 文 献

［1］RECKER RR. Embryology，anatomy，and microstructure of bone［M］. New York：Raven Press，1992.

［2］BONNICK SL. Bone densitiometry in clinical practice［M］. Totowa，New Jersey：Humana Press，2004.

［3］DEMPSTER DW. Bone remodeling［M］. New York：Raven Press，1992.

［4］NOTTESTAD SY，BAUMEL JJ，KIMMEL DB，et al. The proportion of trabecular bone in human vertebrae［J］. J Bone Miner Res，1987，2（3）：221-229.

［5］EASTELL R，MOSEKILDE L，HODGSON SF，et al. Proportion of human vertebral body bone that is cancellous［J］. J Bone Miner Res，1990，5（12）：1237-1241.

［6］YU W，GLUER CC，FUERST T，et al. Influence of degenerative joint disease on spinal bone mineral measurements in postmenopausal women［J］. Calcif Tissue Int，1995，57（3）：169-174.

［7］RIO LD. Spine BMD measurements with and without conventional leg elevation on the lumbar bravo［R］. Nice：31 st European Calcified Tissue Society Congress，2004：Poster.

［8］KAMIMURA M，HIRABAYASHI H，KONISHI M，et al. Comparison of lumbar spine BMD and T-scores with conventional and OneScan leg positioning in a Japanese population［R］. Kyoto：17th international bone densitometry workshop，2006：Poster.

［9］LOUIS O，van DEN WINKEL P，COVENS P，et al. Dual-energy X-ray absorptiometry of lumbar vertebrae：relative contribution of body and posterior elements and accuracy in relation with neutron activation analysis［J］. Bone，1992，13（4）：317-320.

［10］GUAN W，YU W，LIN Q，et al. Lumbar Vertebrae Morphological Analysis and an Additional Approach for Vertebrae Identification in Lumbar Spine DXA Images［J］. J Clin Densitom，2020，23（3）：395-402.

［11］BAIM S，BINKLEY N，BILEZIKIAN JP，et al. Official Positions of the International Society for Clinical Densitometry and executive summary of the 2007 ISCD Position Development Conference［J］. J Clin Densitom，2008，11（1）：75-91.

［12］LIU G，PEACOCK M，EILAM O，et al. Effect of osteoarthritis in the lumbar spine and hip on bone mineral density and diagnosis of osteoporosis in elderly men and women［J］. Osteoporos Int，1997，7（6）：564-569.

［13］DRINKA PJ，DESMET AA，BAUWENS SF，et al. The effect of overlying calcification on lumbar bone densitometry［J］. Calcif Tissue Int，1992，50（6）：507-510.

［14］FRYE MA，MELTON LJD，BRYANT SC，et a. Osteoporosis and calcification of the aorta［J］. Bone Miner，1992，19（2）：185-194.

［15］RAND T，SEIDL G，KAINBERGER F，et al. Impact of spinal degenerative changes on the evaluation of bone mineral density with dual energy X-ray absorptiometry（DXA）［J］. Calcif Tissue Int，1997，60（5）：430-433.

［16］FROHN J，WILKEN T，FALK S，et al. Effect of aortic sclerosis on bone mineral measurements by dual-photon absorptiometry［J］. J Nucl Med，1990，32（2）：259-262.

［17］ORWOLL ES，OVIATT SK，MANN T. The impact of osteophytic and vascular calcifications on vertebral mineral density measurements in men［J］. J Clin Endocrinol Metab，1990，70（4）：1202-1207.

［18］REID IR，EVANS MC，AMES R，et al. The influence of osteophytes and aortic calcification on spinal mineral density in postmenopausal women［J］. J Clin Endocrinol Metab，1991，72（6）：1372-1374.

［19］BANKS LM，LEES B，MACSWEENEY JE，et al. Do degenerative changes and aortic calcification influence long-term bone density measurements?［R］. Bad Reichenhall：8th International Workshop on Bone Densitometry，1991：Abstract.

［20］CHERNEY DD，LAYMON MS，MCNITT A，et al. A study on the influence of calcified intervertebral disk and aorta in determining bone mineral density［J］. J Clin Densitom，2002，5（2）：193-198.

［21］GIRARDI FP，PARVATANENI HK，SANDHU HS，et al. Correlation between vertebral body rotation and two-dimensional vertebral bone density measurement［J］. Osteoporos Int，2001，12（9）：738-740.

［22］RUPICH RC，GRIFFIN MG，PACIFICI R，et al. Lateral dual-energy radiography：artifact error from rib and pelvic bone［J］. J Bone Miner Res，1992，7（1）：97-101.

［23］PEEL NFA，JOHNSON A，BARRINGTON NA，et al. Impact of anomalous vertebral segmen-tation of measurements of bone mineral density [J]. J Bone Miner Res, 1993, 8（6）: 719-723.

[24] SINGH M, NAGRATH AR, MAINI PS. Changes in trabecular pattern of the upper end of the femur as an index of osteoporosis [J]. J Bone Joint Surg（Am）, 1970, 52（3）: 457-467.

[25] BONNICK SL, NICHOLS DL, SANBORN CF, et al. Right and left proximal femur analyses: is there a need to do both? [J]. Calcif Tis Int, 1996, 58（5）: 307-310.

[26] FAULKNER KG, GENANT HK, MCCLUNG M. Bilateral comparison of femoral bone density and hip axis length from single and fan beam DXA scans [J]. Calcif Tissue Int, 1995, 56（1）: 26-31.

[27] RAO AK, REDDY S, RAO DS. Is there a difference between right and left femoral bone density? [J]. J Clin Densitom, 2000, 3（1）: 57-61.

[28] PETLEY GW TP, MURRILLS AJ, DENNISON E, et al. An investigation of the diagnostic value of bilateral femoral neck bone mineral density measurements [J]. Osteoporos Int, 2000, 11（8）: 675-679.

[29] MAZESS RB, NORD R, HANSON JA, et al. Bilateral measurement of femoral bone mineral density [J]. Journal of clinical densitometry: the official journal of the International Society for Clinical Densitometry, 2000, 3（2）: 133-140.

[30] NEVITT MC, LANE NE, SCOTT JC, et al. Radiographic osteoarthritis of the Hip and bone mineral density [J]. Arthritis Rheum, 1995, 38（7）: 907-916.

[31] PREIDLER KW, WHITE LS, TASHKIN J, et al. Dual-energy X-ray absorptiometric densitometry in osteoarthritis of the hip. Influence of secondary bone remodeling of the femoral neck [J]. Acta Radiol, 1997, 38（4 Pt 1）: 539-542.

[32] SCHLENKER RA, VONSEGGEN WW. The distribution of cortical and trabecular bone mass along the lengths of the radius and ulna and the implications for in vivo bone mass measurements [J]. Calcif Tissue Res, 1976, 20（1）: 41-52.

[33] KARJALAINEN P, ALHAVA EM. Bone mineral content of the forearm in a healthy population [J]. Acta Radiol Oncol Radiat Phys Biol, 1976, 16: 199-208.

[34] BORG J, MOLLGAARD A, RIIS BJ. Single X-ray absorptiometry: performance characteristics and comparison with single photon absorptiometry [J]. Osteoporos Int, 1995, 5（5）: 377-381.

[35] HUDDLESTON AL, ROCKWELL D, KULUND DN, et al. Bone mass in lifetime tennis athletes [J]. JAMA, 1980, 244（10）: 1107-1109.

[36] KANNUS P, HAAPASALO H, SIEVANEN H, et al. The site-specific effects of long-term unilateral activity on bone mineral density and content [J]. Bone, 1994, 15（3）: 279-284.

[37] LEE EJ, LONG KA, RISSER WL, et al. Variations in bone status of contralateral and regional sites in young athletic women [J]. Med Sci Sports Exerc, 1995, 27（10）: 1354-1361.

[38] DUCHER G, HILL BL, ANGELI T, et al. Comparison of pQCT parameters between ulna and radius in retired elite gymnasts: the skeletal benefits associated with long-term gymnastics are bone- and site-specific [J]. J Musculoskelet Neuronal Interact, 2009, 9（4）: 247-255.

[39] AKESSON K, GARDSELL P, SERNBO I, et al. Earlier wrist fracture: a confounding factor in distal forearm bone screening [J]. Osteoporos Int, 1992, 2（4）: 201-204.

[40] SCHLENKER RA. Proceedings: Percentages of cortical and trabecular bone mineral mass in the radius and ulna [J]. AJR Am J Roentgenol, 1976, 126（6）: 1309-1312.

［41］WAHNER HW，EASTELL R，RIGGS BL．Bone mineral density of the radius：where do we stand? ［J］．J Nucl Med，1985，26（11）：1339-1341.

［42］HENZELL S，DHALIWAL S，PONTIFEX R，et al．Precision error of fan-beam dual X-ray absorptiometry scans at the spine，hip，and forearm ［J］．J Clin Densitom，2000，3（4）：359-364.

［43］BERNTSEN GK，TOLLAN A，MAGNUS JH，et al．The Tromso Study：artifacts in forearm bone densitometry--prevalence and effect ［J］．Osteoporos Int，1999，10（5）：425-432.

［44］CHANG YJ，YU W，LIN Q，et al．Forearm bone mineral density measurement with different scanning positions：a study in right-handed Chinese using dual-energy X-ray absorptiometry ［J］．J Clin Densitom，2012，15（1）：67-71.

［45］ZHAO J，XING Y，ZHOU Q，et al．Can forearm bone mineral density be measured with dxa in the supine position? A study in Chinese population ［J］．J Clin Densitom，2010，13（2）：147-150.

［46］CUMMINGS SR，BLACK DM，NEVITT MC，et al．Bone Density at Various Sites for Prediction of Hip Fractures ［J］．Lancet，1993，341：72-75.

第三章

骨密度测量的辐射和防护

众所周知，用于骨质疏松症诊断和骨折评估的许多方法均是利用X线相关设备进行的，主要包括应用于骨质疏松症诊断的DXA面密度测量和QCT体积密度测量，以及用于椎体形态评估和/或椎体骨折判定的胸腰椎侧位X线片等。这些不同方法的X线辐射对人体的影响和如何安全防护相关辐射，也是临床工作中常遇到的问题。因此，本章对骨质疏松症诊断和骨折评估方法中有关X线辐射方面的知识做一简介。

第一节　辐射的基本知识

一、辐射的概念

辐射（radiation）是指自然界中物体不需通过介质进行能量传递的方式或现象。物质通过辐射所放出的能量，称为辐射能。

二、辐射的分类

根据辐射性质的不同，分为电磁辐射和粒子辐射；根据与物质作用原理的不同，分为电离辐射和非电离辐射。

电磁辐射源实质是电磁波。γ射线、X射线、紫外线、可见光、红外线、微波、无线电波等均为电磁波，这些电磁波的辐射即电磁辐射。虽然这些电磁波的波速相同，但频率和波长各不相同，因此，其能量差异也很大。

粒子辐射是指高速运动的粒子消耗其本身的动能，并将能量传递给其他物质的现象。这些高速运动的粒子包括组成物质的基本粒子，以及由这些基本粒子构成的原子核，如α粒子、电子、质子、中子、介子、其他带电粒子等。

电离辐射是指由带电粒子或不带电粒子或二者混合组成的任何辐射，电离辐射的过程是物质中的原子、分子或其他粒子束缚态释放一个或多个电子的过程。电离辐射又可分为两种：一种是带电粒子的辐射，如电子、质子、α粒子等与物质作用时能直接使物质电离；另一种是不带电粒子的辐射，如光子（X射线、γ射线）、中子等与物质作用时不直接使物质电离，而是使靶物质释放直接电离粒子或引起核反应，这些次级带电粒子可再度使物质发生电离。而电离辐射源有多种，主要辐射源的辐射有自然环境（如太阳的宇宙射线、空气和土壤中及人体内放射性核素等）、人工环境辐射（如核武器等）、医学设备辐射（如放射影像诊断和放疗设备等）、职业辐射（如核工厂、放射性核素、特殊采矿等）、事故性辐射（如核泄漏等）等。

非电离辐射是指不能引起物质电离的辐射，如自然界中各种波长不同（电磁波或声波）的辐射。这些辐射的波长较长，辐射的能力也较低，主要是以热能与人体组织发生作用，故不是电离辐射。

用于骨质疏松症骨密度测量的各种依赖X线的设备及脊柱椎体侧位X线成像过程所产生的辐射应属电离辐射范畴。

三、辐射剂量及其单位

如前所述，辐射是指能量被释放通过物质传播的过程或方式。辐射经过物质可视为该物质"被辐射"或"被照射"。X线辐射只是电离辐射中的一种。其他形式的辐射有无线电、电视波、微波、雷达、红外线、可见光、紫外线以及γ辐射等。

1. 剂量　是多义词，既可以表示药物剂量，也可以表示辐射剂量。药物剂量（dose）医学中是指药剂用的量，指人主动接受（口服或注射等方式）药物的"剂量"，单位为重量单位或浓度单位，如口服的毫克、毫升或毫克/毫升等。然而，辐射不是"药"，主要是人被动地"接受"或"吸收"的辐射"能量"。因此所谓"剂量"和辐射的能量有本质区别。辐射剂量是用来衡量电离辐射的概念，是电离辐射领域与辐射和辐射与物质的相互作用有关的量。实际上对电离辐射的剂量的解释也有很多不同的看法。一方面认为因为其没有明确的定义，故不能认为是学术术语；而另一方面又在工作中不得不大量地使用这个所谓不是术语的术语。也有将"剂量"一词用广义和狭义分为两部分加以进一步诠释。广义的剂量泛指电离辐射范畴中与辐射和辐射与物质的相互作用有关的量，如吸收剂量（absorbed dose）、照射量（exposure）等。狭义的剂量则是专指的吸收剂量。

2. 辐射的单位　辐射量化的单位较特殊且繁多，不同的辐射剂量单位所表达的意义也有所不同。

（1）居里（Curie，Ci）：是辐射的基本单位，是用来量化放射性物质，而不是物质发出的辐射量。而放射性物质的量通常被描述为一定数量的毫居里（milliCurie），甚至微居里（microCurie）。

（2）伦琴（Röntgen，R）：是以发现X射线的伦琴命名的单位，用于描述辐射照射量，但它仅用于描述X射线和γ射线与空气的相互作用。伦琴是基于电离过程中电子释放产生的电荷。在骨密度测量方面，除了描述设备使用时空气中的散射辐射量外，很少使用伦琴进行量化，因这种剂量相当低，通常用毫伦琴（milliRöntgens，mR）评估。伦琴的国际对应单位即库仑/千克（coulomb per kilogram，C/kg），其相互转换的公式如下：$1R = 2.58 \times 10^{-4} C/kg$。

（3）拉德（Rad）：是辐射吸收剂量（radiation absorbed dose）的英文首字母缩写。它通常与任何类型的电离辐射和任何接触电离辐射的物质结合使用。Rad通常用于表示受检者接受的辐射量。辐射的生物效应通常与作为拉德量化的各种辐射量有关。拉德（Rad）的国际对应单位是戈瑞（Gray，Gy）。相互转换的公式为1Gy = 100Rad。医学中1R对人体组织的辐射暴露仅比1Rad多约5%，因此，医学中X射线的1R可被认为大约等于1Rad。

（4）雷姆（rem）：是人体Rad当量（Rad equivalent man）的英文首字母缩写。rem是用于表示受检者接受的辐射量，与拉德不同，雷姆所反映的是辐射类型或辐射的性质，可用于评估不同类型的电离辐射具有的不同危害潜力。拉德和雷姆的转换公式：rem = Rad × 品质因数（quality factor）。因医学X射线的品质因数为1，故1拉德乘以医学X射线品质因数1后仍为1拉德，这样人体在医学X射线辐射暴露的情况下，1拉德即等于1雷姆。如前所述在医学上的X射线辐射，1拉德也大致等于1雷姆，这仅是在医学上对X射线辐射一种表达。然而，并非所有类型的电离辐射均是如此。如氡（Radon）暴露的α粒子辐射，其品质因数为20，由于氡是一种气体，这种暴露用于反映对肺部的辐射剂量。医学上X射线的辐射剂量中的拉德和雷姆通常被用为皮肤剂量（skin dose）。

（5）希沃特（Sievert，Sv）：是雷姆的国际对应单位。希沃特是著名的国际辐射防护委员会（International Commission on Radiological Protection，ICRP）成员，瑞典科学家。希沃特和雷姆之间换算公式：1Sv = 100rem。

四、辐射剂量表达

辐射剂量表达有多种，各种辐射剂量参数中，用于医学放射诊断学最常见的是吸收剂量和有效剂量。

吸收剂量（absorbed dose）：是用于描述沉积在身体组织和器官中每单位质量的能量的量度，吸收剂量也可以指电离辐射给予单位质量物质（如人体）的平均能量（如体内器官吸收剂量、皮肤吸收剂量等）。常用焦耳/千克（J/kg），也可用戈瑞（Gy）表示，1Gy = 1J/kg。

有效剂量（effective dose）：并不是一个特定的度量单位。这一概念的提出是试图用Rem或Sv的辐射程度评估该辐射造成的风险。也可认为有效剂量是评估辐射风险的度量单位，而不是辐射本身的度量单位。它可比较不同组织或器官对辐射随机性效应的敏感性，也可作为评价辐射对人体危害和制定防护标准的重要指标。有效剂量还可量化地比较不同电离辐射源（如DXA和QCT或DXA和自然背景辐射）之间的差异（有报道自然背景辐射的全球平均有效剂量为2.4mSv/y）。

在介绍雷姆时已述，电离辐射的剂量雷姆是由拉德乘以品质因数换算所得，不同类型的辐射具有不同的危害潜力，即其品质因数有所不同。同样，人体内不同的组织或器官对辐射的敏感性有所不同。有些组织或器官对辐射更为敏感，不同组织或器官对辐射的敏感性可通过不同组织的权重因数（weighting factor，W_T）加以表达。因此，要评估辐射的风险应先明确被辐射的是何种组织或器官，这是理解有效剂量的重要环节。据此，可将有效剂量理解为人体组织或器官发生的辐射效应为随机效应时，全身所受到的也非均匀的辐射，进而将人体各组织或器官所接受的平均辐射剂量乘以相应的组织或器官权重因数即可得出有效剂量。即某组织或器官有效剂量 = 该组织或器官辐射剂量 × 该组织或器官权重因数。简言之，有效剂量是通过将 rem 或 Sv 的值乘以 W_T 计算所得。由于 W_T 本身没有单位，因此，有效剂量仍以 rem 或 Sv 表示。有关组织或器官权重因数，ICRP 已确定各组织或器官的权重因数（W_T）：将人的整体 W_T 定为 1，所以单个组织或器官的 W_T 均应小于 1，并且差异也应较大。1991 年的 ICRP 建议中，卵巢和睾体 W_T 数值较高，为 0.20。随后的 ICRP 建议中，将卵巢和睾丸 W_T 定为 0.08，甲状腺和肝的 W_T 定为 0.04，红骨髓、乳房、结肠和肺的 W_T 均定为 0.12。若全身各部位暴露在相同辐射剂量下，体内任何部位的辐射风险均可通过依据不同组织或器官的 W_T 计算出的有效剂量加以评估，如 Metriscan 测量仪指骨骨密度测量相关研究显示其有效剂量小于 0.0001mrem 或 0.012mSv，表示这种指骨骨密度测量产生的辐射暴露风险小于 0.0001mrem，与整个身体暴露风险相同。这不是指骨的辐射暴露量，是表示与已给定的辐射暴露量相关的生物学上的风险。

第二节　骨质疏松症的诊断及骨密度测量方法与辐射剂量

临床上骨质疏松症的诊断主要依据两个方面进行判定：进行非外伤的骨折及骨密度测量。骨折的判定多是依据 X 线片所见，骨密度测量的方法主要 DXA、QCT 和 pQCT，这些检查设备的辐射均可通过其 X 线管球设定的电压（kVp）和电流（mA）产生，但所产生的辐射剂量也有所不同。笔者在此介绍有关骨质疏松症诊断相关不同检查及骨密度测量所带来的辐射剂量，并不是强调辐射危害的重要性，而是通过对不同骨密度测量所带来的辐射剂量的认知，进而消除受检者和有关人员对相关检查和测量产生辐射的恐惧。

当人们了解到生活的自然环境中均有辐射存在且与人们形影不离时，也许就不会对辐射产生极为恐惧的心理反应。实际上，生活在自然环境中人们均可受到相当小的剂量辐射。自然背景辐射的有效剂量仅为 6 ～ 7μSv/d（0.6 ～ 0.7mrem/d）或约 2400μSv/y（240mrem/y）。高海拔地区自然背景辐射的有效剂量也略有增加，如海拔每增高 1 英里（1609m），其自然背景辐射剂量增加约 50μSv/mos（5mrem/mos）。相比之下，笔形线束 DXA 腰椎正位测量辐射的有效剂量仅 1μSv（0.1mrem）。QCT 腰椎骨密度测量辐射的剂量确实比笔形线束 DXA 腰椎正位的有效剂量略高。其有效剂量可能约为 30μSv（3mrem）；正位胸部 X 线片辐射的有效剂量约为 50μSv（5mrem），常规侧位腰椎 X 线片辐射的有效剂量约为 700μSv（70mrem）。上述仅仅是不同辐射源所致辐射剂量的简单对比，临床上的相关检查并非如此简单。不同方法和不同检查目的及其相关的辐射剂量等相关信息见表 3-1 ～表 3-3。

表3-1　不同人群和扇形线束DXA不同测量部位、腰椎X线片辐射的有效剂量

检查方案	辐射累及器官	有效剂量（mSv）	吸收剂量（mGy）
成人DXA腰椎正位	骨髓、卵巢	0.013	0.003
成人DXA髋部	下腹部结肠	0.009	0.005
儿童DXA腰椎正位 （5岁儿童，扫描长度约为11.7cm）	卵巢	0.027	0.008
	胃		0.007
儿童DXA髋部 （5岁儿童，扫描长度约为9.0cm）	睾丸	0.022	0.015
	下腹部结肠		0.009
儿童DXA腰椎正位 （10岁儿童，扫描长度约为14.5cm）	卵巢	0.021	0.006
	胃		0.005
儿童DXA髋部 （10岁儿童，扫描长度约为12.4cm）	卵巢	0.018	0.010
	下腹部结肠		0.008
胸椎正位X线片	肺	0.4	0.008
胸椎侧位X线片	肺	0.3	1.2
腰椎正位X线片	胃	0.7	2.5
腰椎侧位X线片	肝	0.3	2.3

表3-2　临床不同部位影像检查的X线辐射的有效剂量

部位及检查方法	辐射累及器官	有效剂量（mSv）	吸收剂量（mGy）
牙X线片	颅脑	0.005	0.005
胸部正位X线片	肺	0.02	0.01
乳腺钼靶X线片	乳腺	0.4	3
腹部CT	胃	8	10

表3-3　不同部位QCT检查X线辐射的有效剂量

部位及检查方案	管球检查参数		有效剂量（mSv）
	电压（kVp）	电流（mA）	
腰椎2D QCT：定位像+10mm层厚；3层	80	125	0.06 ～ 0.30
腰椎3D MDQCT：L_1-L_2；螺距1	120	100	1.5
髋部3D MDQCT：螺距1	120	150 ～ 200	2.5 ～ 3.0
桡骨3D MDQCT：螺距1	120	100	＜0.01

注：MDCT，multi-detector CT，多排CT。

一、X线影像

因脊柱椎体的骨折常无明确外伤史或主诉，故需要行脊椎侧位X线检查加以判定，

且X线影像也是判定椎体骨折最简易可行的影像学方法。日常的临床放射工作中，椎体骨折未受到阅片医师的重视，且常漏报，其假阴性率高达45%。在脊椎侧位X线片上，可通过目视对椎体的形态进行半定量评估，进而判定椎骨骨折与否及骨折的程度。DXA脊椎侧位成像也可根据椎体形态进行骨折与否的判定，即DXA的椎体骨折评估（vertebral fracture assessment，VFA），评估方法也用视觉半定量方法，虽然VFA评估椎体骨折的敏感性低于依据X线影像的评估，但DXA脊椎侧位影像椎体骨折评估仍可用于临床工作中。进而可在一定程度上取代因椎体形态评估和椎体骨折判定所行的、辐射剂量相对较高的胸腰椎侧位X线检查，也可使受检者在同一设备上完成骨密度的测量和脊椎椎体形态的评估及椎体骨折的判定。尽管如此，这些检查也不可避免地被受检者问及其接受的辐射剂量如何。通常胸椎和腰椎侧位X线片的辐射剂量约为0.6mSv。相对胸腰椎X线片的辐射剂量，DXA的VFA的辐射剂量较低，为0.002 ~ 0.050mSv。日常临床工作中，也有因DXA腰椎正位影像难以标序诸腰椎，需行腰椎侧位X线片加以确定，但腰椎侧位X线片也会增加受检者所接受的辐射剂量。有报道表明，仅腰椎侧位X线片，受检者接受辐射的有效剂量可为600 ~ 700μSv（60 ~ 70mrem）。因此，DXA操作者应掌握根据DXA正位腰椎影像诸椎体的影像结构的特点进行相应地标序，进而可尽量避免因腰椎诸椎体标序的原因加摄腰椎侧位X线影像，得出避免受检者接受不必要的X线辐射。另外，在常规胸腹部CT影像上，也可通过3D重建相应的胸腰椎侧位影像，这样可在不额外增加辐射剂量的情况下，也可进行胸腰椎椎体侧位的形态评估和骨折的判定。Bauer等报道了用于椎体形态评估和骨折判定的脊椎低剂量CT侧位成像的辐射剂量，男性为2.2mSv，女性为3.3mSv。

二、DXA

DXA骨密度测量仪有中轴骨DXA（测量部位包括腰椎、髋部和/或全身）和外周骨DXA（测量部位主要是跟骨和前臂）。DXA骨密度测量时受检者接受的辐射剂量取决于许多参数，最重要的是图像数量、患者体型大小、设备的具体设计、线束过滤、管球电流、管球电压、扫描成像速度和扫描长度和宽度等，而且这些参数多数不能由DXA测量的操作者控制。不同制造厂商的DXA和不同的DXA测量对象其测量的辐射剂量有所不同。同一制造厂商的DXA其不同机型之间的辐射剂量也有所不同，主要是取决于各DXA骨密度测量仪自身的多个变量，具体包括测量扫描采集的方式和X线管球过滤方法等。第一代笔形线束DXA正位腰椎和股骨测量的辐射有效剂量仅约为0.001mSv，可以忽略不计。扇形线束DXA测量仪辐射的有效剂量相对较高。另外，儿童和青少年DXA测量辐射有效剂量较成年人高，一般来说，对5岁儿童进行脊柱和髋部DXA测量辐射的有效剂量比成人剂量高2 ~ 3倍，主要是DXA测量儿童和青少年的范围相对较大所致。通常成人DXA腰椎正位测量扫描的长度约为20cm，髋部测量扫描的长度约为15cm，而儿童和青少年的DXA测量通常是全身扫描。

扇形线束DXA骨密度测量的有效剂量比笔形线束DXA的辐射剂量高，这是因为扇形线束DXA骨密度测量仪使用的X射线管球电压和电流较高，如笔形线束DXA骨密度测量仪对正位腰椎L_1-L_4扫描的有效剂量估计为0.05mrem（0.5mSv），扇形线束DXA骨密度测量仪QDR-4500机型，其正位腰椎扫描的有效剂量可能增加至0.67mrem（6.7mSv）。尽管扇形线束DXA骨密度测量仪扫描的有效剂量比笔形线束DXA骨密度测量仪高，最高至10倍以上，但其辐射剂量仍不超过自然背景辐射的1天有效剂量，因此，可在临床上安全地应用扇形线束DXA骨密度测量仪进行检查。

通常外周骨DXA测量辐射的有效剂量低于0.01mSv。全身DXA测量是评估全身骨骼矿物质状态和体成分测量的较为可行的方法，不同DXA机型及不同受检对象其全身测量的有效剂量也有所不同。有报道指出，DXA的Hologic A机型对5岁、10岁、15岁儿童和成人的全身DXA测量辐射的有效剂量分别为0.0052mSv、0.0048mSv、0.0042mSv和0.0042mSv，Hologic W机型测量辐射的有效剂量分别为0.0105mSv、0.0096mSv、0.0084mSv和0.0084mSv。因此，在扫描儿童和青少年时，需要特别注意扫描方案和辐射剂量。使用专门设计的标准化和固定临床方案，可避免不必要的射线过度接触。

多部位骨密度测量也会产生相对较多的有效剂量。例如，常见的绝经后妇女在同一天分别行腰椎和髋部的骨密度测量，该绝经后妇女的总有效剂量应是每个测量部位有效剂量之和。另外，绝经前妇女和绝经后妇女骨密度测量接受辐射的意义有所不同。DXA髋部骨密度测量应考虑绝经前妇女卵巢对辐射损伤的敏感因素，而对绝经后妇女而言，可不必多虑辐射对卵巢的影响。对皮肤辐射而言，高电流扫描模式的皮肤辐射剂量相对较高，但如考虑实际高密度测量精度等方面的因素需选用高电流扫描模式，则可通过减小扫描范围或缩短扫描长度、尽可能使扫描射线投射到远离体内对辐射敏感的部位，这样，即便是高电流扫描模式，受检者接受的有效剂量仍可近似于其他使用较低电流扫描模式所致皮肤的辐射剂量。

孕妇行DXA骨密度测量的辐射剂量值得关注。虽孕妇行DXA骨密度测量进行骨质疏松症的鉴别诊断（如接受肝素的孕妇等）较少见，但也有报道表明，妊娠早期行笔形线束DXA髋部测量的辐射剂量为0.0034mGy，妊娠晚期进行DXA测量的辐射剂量可高达0.0049mGy。妊娠第3个月接受的腰椎辐射剂量最高。根据ICRP规定，对低于100mGy的辐射剂量不应视为终止妊娠的理由。DXA对胎儿的辐射剂量始终小于100mGy，因此基于DXA检查辐射风险终止妊娠是没有依据的。虽然DXA检查辐射剂量非常低，但只有当预期获益明显超过合理怀疑的风险时，才可对孕妇进行DXA骨密度测量。

三、QCT

全身CT机的QCT骨密度测量，受检者接受的辐射剂量取决于CT设备自身的许多参数，包括CT设备的技术特征、检查所选的参数和受检者体型大小，如辐射剂量在很大程度上取决于所选的相关X线参数，即管球电压、管球电流、过滤方法和检查时间等。另外，QCT骨密度测量辐射的有效剂量还取决于扫描的层数和层厚。通常QCT腰椎扫描3个层面，每个层面厚8～10mm。因QCT扫描辐照面积较小，故其辐射有效剂量比预计低。通常QCT测量扫描的辐射剂量是定位扫描的辐射剂量与3层感兴趣区层面扫描的剂量总和，总有效剂量约为60μSv（6mrem）。与CT成像技术相比，腰椎单层2D QCT检查可采用低辐射参数，即80kV管电压和120～140mA的扫描条件，尽管噪声很大，但骨骼和周围结构之间存在高对比度，因此可允许低辐射参数进行BMD测量评估。表3-3显示了不同部位QCT检查参数相关X线辐射的有效剂量。

多排CT（multi-detector CT，MDCT），可通过其完整的数据进行三维成像，并显示出受检部位（如腰椎和髋部）骨骼结构的重要信息。然而，与临床常用的CT检查相比，螺旋多排高分辨率CT（high resolution CT，HRCT）检查受检者接受的辐射剂量相对较高，如腰椎2D QCT受检者接受的有效剂量为0.06～0.30mSv，而用HRCT检查腰椎骨微观结构，受检者接受的有效剂量则约为3mSv。此剂量类似于3D QCT髋部检查受检者接受的辐射剂量（表3-3）。

四、pQCT

外周骨QCT（pQCT）骨密度测量受检者接受辐射剂量相对较低，主要是因为受检者放射敏感器官离主要扫描暴露区域相对较远。有报道指出，pQCT骨密度测量受检者接受的有效剂量低于0.01mSv。如为HR pQCT胫骨远端检查，受检者接受的有效剂量也低于0.003mSv。儿童和青少年比成人更容易受到辐射引起生物影响的风险，因此，这些外周骨检查测量部位应避免骨骼生长板的初级辐照。另外，尽管辐射剂量较低，其剂量优化参数选择仍很重要。总之，DXA和pQCT均属低辐射剂量的检查，虽然国外学者指出这些技术可用于研究正常儿童骨骼生长发育的实际工作中，但笔者对儿童范围的临床应用仍持谨慎的态度。

另外，也有报道比较不同测量方法的准确性、精确性和辐射剂量之间的差异（表3-4）。

表3-4　不同骨密度测量方法的准确性、精确性和辐射剂量之间的差异

测量方法	准确性（%）	精确性（%）	辐射暴露剂量（mSv）*
X线			
胸椎侧位	—	—	500～1100
腰椎侧位	—	—	1300～2700
DXA			
正位腰椎（笔形线束）	1～10	1	1～2.5
正位腰椎（扇形线束）	1～100	1	10～60
侧位腰椎	8～10	1～6	3
髋部	6	1～2	1～6
桡骨	5	1	1
全身	3	1	3
QCT			
单能QCT	5～15	1.5～4	50～300
双能QCT	3～6	4～6	150～1000
pQCT			
桡骨骨松质	2～8	1～2	1
全桡骨	2～8	1～2	1

注：*辐射暴露（radiation exposure）剂量等同于有效剂量。相对自然背景辐射的每年照射量约为2400μSv。

另外，皮肤的有效剂量因扫描速度和扫描长度而异，有效剂量随着扫描速度的降低、扫描长度的增加或扫描时间的延长而增加。有些X线设备，操作者可选择X线管球电流、扫描速度和扫描长度。虽然降低管球电流和增加扫描速度会降低皮肤有效剂量，但也倾向于降低骨密度测量的精度，增加扫描长度也可增加辐射剂量的影响。从技术原理方面，骨密度测量的操作者对此应有全面了解，并注意在日常骨密度测量工作中，避免因各种原因所致重复测量和过度范围的扫描，进而避免不必要的辐射。总之，无论是同自然背景辐射的年剂量相比，还是不同方法之间的比较，上述各种骨密度测量方法辐射暴露量（等同于有效剂量）均相当小。另外，通常临床上骨密度测量的获益明显大于测量过程中辐射引起的损伤风险，因此，临床上进行上述骨密度测量是可行的。

第三节　电离辐射对人体不同组织器官的危害

一、电离辐射对人体组织器官的危害

除医疗X线外，还有其他的电离辐射源。环境中的一个重要自然来源是放射性元素氡。氡是铀衰变后形成的一种气体，正常情况下，这种气体在地球上的量很小。从地球上衍生的材料，如混凝土和砖块，均含有少量的氡，且每个人都可受到这些少量物质的辐射。人造电离辐射的最大来源是医疗X线，其他人为电离辐射源有核能发电、电视机和烟雾探测器，以及工业方面的来源。与自然环境辐射相比，人造的电离辐射源对个人年辐射照射总量是微乎其微的。尽管如此，电离辐射还是有害的，如果辐射剂量和时间足够，体内任何组织都可能受到急性辐射损伤。但临床上各种骨密度测量产生的辐射量极低或扫描、投照时间也很短，因此，不会造成即刻或急性组织损伤，但了解体内不同组织损伤和辐射剂量的关系，有助于临床上骨密度测量对受检者安全性的进一步认识。

1. 卵巢和睾丸　卵巢和睾丸是人体生殖系统的重要组成部分。卵巢对辐射的敏感性随年龄的变化而变化，在童年和青春期非常敏感，在30岁以后直到更年期也很敏感。成熟女性卵巢的辐射剂量为10Rad即可导致月经延迟，高达200Rad的辐射剂量则可导致暂时不孕，500Rad的辐射剂量可以导致终生不孕。如辐射剂量为25～50Rad，可致卵巢内的卵母细胞产生基因突变，如这些突变的卵母细胞受精，则可能导致胎儿先天缺陷或畸形。因此，有些机构建议如有育龄期妇女接受了此辐射剂量，应尝试推迟受孕。

同卵巢相同，睾丸对辐射也很敏感，10Rad的辐射剂量即可导致精子数量减少。200Rad则可导致暂时不育，500Rad可以导致永久不育。与卵巢中的卵母细胞一样，精子接受同样的辐射剂量，基因也可产生突变。因此，接受这种辐射剂量的男性，应推迟生育计划。

2. 皮肤　辐射损伤表现主要是皮肤局限性发红或红斑。单剂量的300～1000Rad

辐射即可损伤皮肤使之发红或形成红斑，如恶性病变患者接受放射治疗过程中其照射野的皮肤可出现红斑。红斑之后，皮肤剥脱称为脱屑（desquamation）。关于皮肤损伤和辐射剂量关系的更详细报道表明，约50%暴露人群中明确导致红斑的辐射剂量是600Rad（6Gy）。这个剂量是骨密度测量辐射剂量的数千倍。因此，临床上的骨密度测量的辐射不可能造成皮肤损伤。

3. 骨髓和血液　骨髓和血液也是体内对辐射较为敏感的组成部分。骨髓受到辐射后可导致红细胞、白细胞和血小板数量下降。血液中对辐射最敏感的细胞是白细胞中的淋巴细胞，粒细胞相对不太敏感。血小板对辐射不如白细胞敏感，红细胞相对最不敏感。通常辐射剂量超过25Rad时，最敏感的淋巴细胞即可产生明显的数量下降。辐射对淋巴细胞的影响是快速的，但恢复是缓慢的，而其他细胞数量的下降速度较慢，恢复速度相对较快。因此，临床上应对接受辐射的工作人员进行定期的血常规检查，以此评估辐射的影响。

二、电离辐射的后期效应

实际上，电离辐射的后期效应通常是很隐匿的，故其更受有关学者的关注。虽然一次高剂量辐射即可产生后期效应，但更值得关心的是长时间接受较为低剂量辐射所造成的影响，如临床上对长期工作的放射技师或使用X线设备的医师进行长期的体检和监测防护等，均可及时发现辐射对人体的后期效应。最令人关注的辐射后期效应是罹患恶性病变的风险，如白血病、甲状腺癌、皮肤癌、骨癌、肺癌和肝癌风险增加与某些电离辐射密切相关。尽管X线检查设备的辐射量随影像分辨率增加而增大，增加罹患恶性病变风险的准确的辐射剂量难以确定，但临床上对受辐射的医务人员的防护也日趋完善，有关X线设备的检查几乎是隔室操作，可使医务工作者免受辐射造成的影响。另外，目前可以肯定的是，这些增加罹患恶性病变风险的准确的辐射剂量比DXA操作者所接受的辐射剂量高出数百甚至数千倍，这样低水平的辐射对仅进行骨密度测量的操作者，加之目前的辐射安全防护计划，均不会增加由辐射蓄积对操作者所带来后期效应和罹患恶性病变的风险。

第四节　辐射的防护

一、辐射防护的意义

X线设备相关检查或测量对受检者的医疗作用和其过程中产生的辐射对受检者的影响众所周知。有关学术机构可依据辐射剂量数据和相关的风险系数评估出相关X线辐射的致癌风险。这种风险是通过线性无阈值（linear no-threshold，LNT）模型进行评估的。关于低水平辐射是否显著增加患癌症的风险仍存争议，X线诊断检查或测量产生的辐射对人类的生物影响尚未见直接研究的报道。目前的信息仅源于以往对诸如原子弹爆炸幸存者、辐射工作者和接受放射治疗的患者等人群的研究报道。这些研究队列中的大多数个人接受的有效剂量远大于目前临床上X线诊断检查或测量的剂量。虽有研究表明，原子弹爆炸幸存者经X线诊断检查或测量的方式致癌风险显著高于常规行X线诊断检查或测量的受检者，但无论如何，与X线设备的相关检查诊断或测量的预期获益相比，临床上用于评估骨骼状况和潜在辐射风险的X线相关检查，无论是对受检者还是设备操作者，其接受的有效剂量均很小。尽管临床上X线诊断检查或测量对受检者辐射风险的评估也有局限性，且这些X线设备使用中的辐射水平的真正风险不确定，但只要临床上辐射源存在，工作中就应遵循辐射防护原则，减少或避免不必要辐射对人体的影响。

另外，同其他常规X线检查摄片相比，X线骨密度测量受检者接受的辐射剂量相对少得多。尽管这些辐射剂量很小，生物学上影响有限，但任何辐射量的防护均应给予重视。就产生辐射设备的应用而言，应始终遵循"在达到目的的前提下尽可能地降低辐射剂量"（as low as reasonably achievable，ALARA）原则，除尽可能降低辐射剂量外，任何不必要的辐射暴露均应避免。然而，从辐射防护方面而言，防护措施应基于两项原则，即合理化和最优化。目前，临床上用于所有骨骼的X线设备检查均是必要的，但对受检者接受的辐射进行防护也是必须的。具体的辐射防护计划应包括3个方面：一是公众方面的防护；二是受检者的防护；三是应对参与放射设备操作的医务人员防护。所谓的公众方面是指未直接接触和/或操作放射设备的个体或人群，现已确定公众每年可接受的剂量应在10μSv以内，但防护意识和电离辐射对人体影响的认知宣传也十分必要；对参与放射设备操作的医务人员每年可接受的剂量应在50μSv以内，虽然在目前已知的情况下，无论是公众还是参与放射设备操作的医务人员，所接受的辐射剂量均不可能超过所定的限度，但对这些人群防护方案的制订也是必要的。

另外，任何辐射防护方案的制订也应视国家法规、各地区的实际情况、当地的具体规章或制度而定。目前，有关DXA骨密度测量的辐射安全规定或防护方案少见，在这种没有任何先例规定的情况下，可建议性提出相应的可行性防护措施。

二、公众方面的防护

首先的措施是在X线设备房间入口处放置有关"辐射"及限制进入的警示。虽然这种警示是在当X线设备区域内的辐射水平为50μSv/h或以上时才要求放置的，且骨密度测量产生的辐射水平不会接近此阈值，但在房间入口处放置这种警示并限制进入，旨在起到充分告知公众或强调此处进行辐射检查并应注意防护。

另外，X线骨密度测量设备房间内不同区域的工作时辐射参数及防护措施等方面的信息或资料应整理归档，如可能，将有关骨密度测量检查时房间的不同区域的辐射剂量和受检者接受的辐射剂量以挂板或须知等方式告知，这可能对减轻公众对辐射暴露的过度担心是有必要的。

三、受检者的防护

受检者骨密度测量前的准备很重要。尽管骨密度测量受检者接受的辐射剂量相对临床上其他疾病的影像学检查所接受的辐射剂量少很多，但骨密度测量前，受检者最好对测量时的辐射常识有所了解。测量前受检者还应仔细检查服装上是否有金属纽扣、珠宝或硬币等体外物品并予移除，不仅可优化测量感兴趣区成像质量，也可避免重复额外辐射照射。

　　骨密度测量仪的操作者在对受检者的放射防护方面也起着重要的作用。虽然骨密度测量的操作者只能遵循医嘱进行骨密度测量，并不能更改或取消，但这并不意味着操作者应该放弃合理的辐射防护的想法。操作者对受检者的防护措施应有利于医师对受检者的诊疗和增强受检者对医师和骨密度测量的信心。例如，操作者发现随访测量的间期过短（通常除激素应用者以外，随访的间期应为1年以上），或通过询问受检者得知以往的DXA测量不是在此次DXA测量点进行等，操作者均应分别与受检者和医师沟通，推迟或取消本次DXA测量，进而避免不必要的测量带来的辐射。如扫描过程中发现严重的骨关节退行性改变、脊柱侧凸、骨密度测量的感兴趣区内假体植入等不能满足骨密度测量要求，应及时终止扫描，避免继续扫描带来的辐射，并及时建议受检者和医师取消该次骨密度测量检查。

　　临床上很少见到对可能妊娠妇女进行骨密度测量。尽管有学者认为DXA测量辐射剂量极小而不至于影响胎儿，但也没有紧急理由需对孕妇行DXA骨密度测量。除在骨密度测量房间外的有关辐射的警示外，如受检者为孕妇且确有必要行骨密度测量，则应告知虽行骨密度测量辐射损伤的风险几乎可以忽略不计，但其安全性至关重要，故应推迟检查。如受检者为育龄期妇女，对其测量应遵循"10天规则"，即骨密度测量只能在育龄期妇女最后1次月经期的10天内进行。

　　通常骨密度测量不用铅围裙、性腺区铅罩和甲状腺铅领等防护措施，但偶在任何解释都不足以减轻个别受检者对辐射的极度恐惧时，则应向受检者提供不影响骨密度测量的保护铅裙或其他铅防护罩。另外，在外周骨骨密度测量时，可对受检者进行铅围裙、性腺防护铅罩和甲状腺铅领等防护措施。如受检者为儿童，应一定进行上述防护。如受检者为男性，行DXA骨密度测量时应用性腺区铅罩加以防护，这主要是男性精子的辐射致损是累积的。

　　具体DXA辐射及其防护几乎成为骨密度测量讨论中的一个不可回避的问题。早期的笔形线束DXA骨密仪，可以以极低的辐射剂量（约为1μSv）进行受检者骨密度的扫描测量，操作者接受的辐射剂量也极低，因此不需要特殊的辐射防护，操作台可以放在DXA骨密度测量仪旁边，这正如常见到的DXA商家广告上的宣传图像所示：DXA骨密度测量仪与操作者之间无任何的辐射防护装置。但新型的扇形线束DXA虽其明显地提高图像质量和扫描速度，其图像质量的提高也可用于侧位椎体形态或椎体骨折的评估，但受检者和DXA操作者接受的辐射剂量也远高于笔形线束DXA。因此，DXA操作者应了解有关笔形线束和扇形线束DXA骨密度测量仪对操作者的散射辐射以及职业暴露剂量。不同型号DXA扫描床中轴距离为1m的时间平均剂量率可为0.01～5μSv/h。扇形线束DXA骨密度测量仪散射辐射高于笔形线束。距离扇形线束DXA骨密度测量仪1m时，其操作者的年度职业暴露剂量可达1.5mSv。国际辐射方案建议将职业暴露剂量有效剂量限制在20mSv/y，平均为5年，任何一年的有效剂量不得超过50mSv。虽然20mSv/y的剂量限制远高于DXA的预期年度职业暴露剂量，但在密闭空间内应用保护性铅屏蔽对扇形线束DXA也是必要的，以此确保操作者暴露的辐射剂量尽可能低。另外，Patel等也建议对参与DXA扫描测量的操作者采取相对严格的预防措施，如增加操作者与DXA测量仪之间的工作距离，或在满足测量目的的前提下尽可能使用扫描时间较短的扫描模式进行骨密度的扫描测量。

对孕妇应参照特殊辐射剂量限制标准。国际子宫安全委员会和欧盟委员会建议，一旦妊娠，在子宫内发育的胎儿应在妊娠期间适用1mGy的剂量限制。虽然不能以辐射风险为由阻止妊娠者操作DXA，但应注意散射辐射（尤其是扇形线束DXA所致散射）可能会超过妊娠操作者接受的辐射剂量限值。因此，应积极采取辐射防护措施，以确保妊娠期间其所接受的辐射剂量保持在1mGy以下。此外，建议在腰部区域使用个人辐射计量设备表来监测辐射暴露情况。

骨密度测量设备所在房间的防护装置也是防止不必要的辐射暴露的另一重要环节。Larkin等进行的测量表明，扇形线束DXA的散射可能会超过公共曝露的极限，即1mSv/y。在这种情况下，特别是当扫描床距墙壁的距离小于1m时，设备所在房间可能需要额外的屏蔽结构。设备所在房间的防护设计还应考虑其他相关因素，如工作量、墙壁材料、操作员的位置以及与周围房间的距离等。

另外，CT操作者还应意识到X线管球电压的变化与受检者的CT辐射剂量和图像质量密切相关。同X线管球电压120kVp CT扫描及图像采集相比，电压80kVp腰椎的单层QCT扫描可显著减少受检者辐射剂量。应研究使QCT中X线管球电压降低的可能性，尤其是对于体型小的受检者。减少X线管球电压可能会大大减少受检者接受的剂量。自动曝光控制（automatic exposure control，AEC）系统则可根据受检者所检查的解剖区域的大小调整x-y平面和z轴中的管球电流，从而在尽可能降低辐射剂量的情况下达到检查目的所要求的影像质量。与固定电流技术相比，AEC的使用在减少辐射剂量方面具有巨大的潜力。

四、操作者的防护

操作者的防护与受检者的防护应是相辅相成的。通常DXA骨密度测量的操作者不会受到较为明显的辐射，但ALARA原则也适用于对操作者的防护。具体对骨密度测量操作者的防护应包括时间、距离和屏蔽等。另外，有关个体辐射的监测、特别是对孕妇操作者的防护也应给予重视。

1. 时间　骨密度测量扫描时间越长，操作员和受检者辐射剂量或接受辐射的机会越多，受检者和技师的辐射暴露率都更高。通常受检者接受骨密度测量时的直接辐射，而操作者可能接受的是泄漏的辐射或散射辐射。因此，根据ALARA原则，应在满足骨密度测量的要求下，尽可能选择不影响测量结果的快速扫描，即缩短扫描时间，这样有助于对受检者和操作者的辐射防护。

2. 距离和屏蔽　从对操作者的防护方面考虑，可在骨密度测量仪周围的一定范围内加设铅屏进行辐射防护。因笔形线束DXA设备的泄漏和散射辐射微乎其微，因此，在距离X线管球1m外，操作者接受的辐射暴露应远低于允许的限值。扇形线束骨密度测量仪，此距离应增加至约3m外。这些建议的距离是依据骨密度测量扫描时假设产生的最大辐射剂量界定的。理想情况下，当骨密度测量扫描时，操作者应至少保持与X线管球在上述的距离限度之外。在任何情况下，骨密度测量扫描时，如操作者不能站在或坐在距X线管球1m以外，则应使用铅屏加以防护。在DXA骨密度测量时，上述距离的界定应考虑骨密度扫描时X线管球不断纵向移动的因素。另外，还应考虑左侧髋部和右侧髋部骨密度扫描测量时，X线管球位置及其与操作者的距离也有所不同。

3. 个体辐射监测设备　个体辐射监测设备是价廉物美的辐射防护装置，可始终监测骨密度测量操作者接受的辐射剂量，虽然不能保护操作者免受辐射的照射，但提供的辐射记录信息可及时地提醒操作者在骨密度测量工作中注意确保不超过最大允许的辐射剂量。最常见的设备是胶片剂量计（film badge）和热释光剂量计（thermo luminescence dosimeter，TLD）。应佩戴在操作者的前方，理想位置应该夹在衣领上，胸部口袋或腰带处也可以接受。通常是预计操作者可能接受到超过最大允许剂量的1/4，需要佩戴这些设备进行监控。如操作者对辐射有些担心，不管其工作中是否可能接受到超过最大允许剂量的1/4，均可提供这种辐射检测设备，以此保证相应的工作顺利进行。

胶片剂量计自20世纪40年代中期开始使用，剂量计内放置有特殊辐射剂量测定膜，操作者佩戴此剂量计多不超过1个月。这种胶片剂量计对小剂量的辐射曝露的灵敏度不如TLD，因此，骨密度测量操作者不应用胶片剂量计进行检测。而TLD包含完全不同的材料，如氟化锂，对辐射剂量较为灵敏，通常一次可佩戴长达3个月。值得指出的是：胶片剂量计和TLD只应在工作时佩戴并注意保护，不应暴露在极端高温或高湿度下，或放在汽车内，或在与辐射无关的活动期间佩戴。

4. 对妊娠操作者的防护　如果骨密度测量操作者妊娠，尽管骨密度设备是妊娠操作者职业接触的辐射唯一潜在来源、风险极低，但也应采取一些特殊措施对胎儿进行防护。首先，操作者应以书面形式通知雇主或所在单位负责人其已妊娠；如继续工作，应始终遵循ALARA原则进行辐射防护。另外，工作时应佩戴防护性铅裙。在铅裙下腰部佩戴由第二个人监测的装置，以监测胎儿的暴露剂量。根据1993年全国辐射防护委员会建议，胎儿的最大允许暴露剂量为5mSv（500mrem）。

综上所述，了解有关骨质疏松症诊断和骨密度测量相关的X线设备辐射的产生、辐射剂量及其对机体可能带来的风险、不同检查和测量方法辐射剂量的差异以及从不同角度的辐射防护，无疑有助于临床上减少或避免对辐射的过度恐惧，使相关X线检查和骨密度测量能够顺利进行，满足对骨质疏松症的诊、防、治的需求。

参 考 文 献

[1] DAMILAKIS J，ADAMS JE，GUGLIELMI G，et al. Radiation exposure in X-ray-based imaging techniques used in osteoporosis [J]. Eur Radiol，2010，20：2707-2714.

［2］LILAND A，STRAND P，AMUNDSEN I，et al. Advances in NORM management in Norway and the application of ICRP's 2007 recommendations［J］. Ann ICRP，2012，41：332-342.

［3］ICRP. 1990 Recommendations of the International Commission on Radiological Protection［J］. Ann ICRP，1991，21：1-201.

［4］ICRP. The 2007 Recommendations of the International Commission on Radiological Protection［J］. ICRP publication 103. Ann ICRP，2007，37：1-332.

［5］KALENDER WA. Effective dose values in bone mineral measurements by photon absorptiometry and computed tomography［J］. Osteoporos Int，1992，2：82-87.

［6］METTLER FA Jr，Huda W，Yoshizumi T T，et al. Effective doses in radiology and diagnostic nuclear medicine：a catalog［J］. Radiology，2008，248：254-263.

［7］BRENNER DJ，HALL EJ. Computed tomography--an increasing source of radiation exposure［J］. N Engl J Med，2007，357：2277-2284.

［8］HUDA W，MORIN RL. Patient doses in bone mineral densitometry［J］. Br J Radiol，1996，69：422-425.

［9］KALENDER WA，BUCHENAU S，DEAK P，et al. Technical approaches to the optimisation of CT［J］. Phys Med，2008，24：71-79.

［10］ENGELKE K，ADAMS JE，ARMBRECHT G，et al. Clinical use of quantitative computed tomography and peripheral quantitative computed tomography in the management of osteoporosis in adults：the 2007 ISCD Official Positions［J］. J Clin Densitom，2008，11：123-162.

［11］KHOO BC，BROWN K，CANN C，et al. Comparison of QCT-derived and DXA-derived areal bone mineral density and T scores［J］. Osteoporos Int，2009，20：1539-1545.

［12］GEHLBACH SH，BIGELOW C，HEIMISDOTTIR M et al. Recognition of vertebral fracture in a clinical setting［J］. Osteoporos Int，2000，11：577-582.

［13］余卫，姚金鹏，林强，等. 胸侧位像椎体压缩骨折诊断忽视原因的浅析［J］. 中华放射学杂志，2010，44：504-507.

［14］GENANT HK，WU CY，VAN KUIJK C，et al. Vertebral fracture assessment using a semiquantitative technique［J］. J Bone Miner Res，1993，8：1137-1148.

［15］FUERST T，WU C，GENANT HK，et al. Evaluation of vertebral fracture assessment by dual X-ray absorptiometry in a multicenter setting［J］. Osteoporosis Int，2009，20：1199-1205.

［16］VOKES T，BACHMAN D，BAIM S，et al. International Society for Clinical，D. Vertebral fracture assessment：the 2005 ISCD Official Positions［J］. J Clin Densitom，2006，9：37-46.

［17］FERRAR L，JIANG G，ADAMS J，et al. Identification of vertebral fractures：an update［J］. Osteoporos Int，2005，16：717-728.

［18］BONNICK S，LEWIS LA. Bone Densitometry for Technologists［M］. Third Edition ed. New York：Springer，2013.

［19］BAUER JS，MULLER D，AMBEKAR A，et al. Detection of osteoporotic vertebral fractures using multidetector CT［J］. Osteoporos Int，2006，17：608-615.

［20］BEZAKOVA E，COLLINS PJ，BEDDOE AH. Absorbed dose measurements in dual energy X-ray absorptiometry（DXA）［J］. Br J Radiol，1997，70：172-179.

［21］LEWIS MK，BLAKE GM，FOGELMAN I. Patient dose in dual x-ray absorptiometry［J］. Osteoporos Int，1994，4：11-15.

［22］CAWTE SA，PEARSON D，GREEN DJ，et al. Cross-calibration，precision and patient dose measurements in preparation for clinical trials using dual energy X-ray absorptiometry of the lumbar spine [J]. Br J Radiol, 1999, 72: 354-362.

[23] NJEH CF, SAMAT SB, NIGHTINGALE A, et al. Radiation dose and in vitro precision in paediatric bone mineral density measurement using dual X-ray absorptiometry [J]. Br J Radiol, 1997, 70: 719-727.

[24] STEEL SA, BAKER AJ, SAUNDERSON JR. An assessment of the radiation dose to patients and staff from a Lunar Expert-XL fan beam densitometer [J]. Physiol Meas, 1998, 19: 17-26.

[25] BLAKE G M, NAEEM M, BOUTROS M. Comparison of effective dose to children and adults from dual X-ray absorptiometry examinations [J]. Bone, 2006, 38: 935-942.

[26] LARKIN A, SHEAHAN N, O'CONNOR U, et al. QA/acceptance testing of DEXA X-ray systems used in bone mineral densitometry [J]. Radiat Prot Dosimetry, 2008, 129: 279-283.

[27] PATEL R, LEWIS MD, BLAKE GM, et al. New generation DXA scanners increase dose to patient and staff, in Current Research in Osteoporosis and Bone Mineral Measuremets IV [M]. London: British Institute of Radiology, 1996.

[28] FAULKNER RA, BAILEY DA, DRINKWATER DT, et al. Regional and total body bone mineral content, bone mineral density, and total body tissue composition in children 8-16 years of age [J]. Calcif Tissue Int, 1993, 53: 7-12.

[29] THORPE J A, STEEL S A. The DXL Calscan heel densitometer: evaluation and diagnostic thresholds [J]. Br J Radiol, 2006, 79: 336-341.

[30] DAMILAKIS J, PERISINAKIS K, VRAHORITI H, et al. Embryo/fetus radiation dose and risk from dual X-ray absorptiometry examinations [J]. Osteoporos Int, 2002, 13: 716-722.

[31] NJEH C F, FUERST T, HANS D, et al. Radiation exposure in bone mineral density assessment [J]. Appl Radiat Isot, 1999, 50: 215-236.

[32] ITO M, IKEDA K, NISHIGUCHI M, et al. Multi-detector row CT imaging of vertebral microstructure for evaluation of fracture risk [J]. J Bone Miner Res, 2005, 20: 1828-1836.

[33] BURROWS M, LIU D, MCKAY H. High-resolution peripheral QCT imaging of bone micro-structure in adolescents [J]. Osteoporos Int, 2010, 21: 515-520.

[34] GENANT HK, GUGLIELMI G, JERGAS M. Bone Densitiometry and Osteoporosis [M]. Berlin: Springer, 1998.

[35] HUDA W, BISSESSUR K. Effective dose equivalents, HE, in diagnostic radiology [J]. Med Phys, 1990, 17: 998-1003.

[36] VALENTIN J. The 2007 Recommendations of the International Commission on Radiological Protection [J]. Ann Icrp, 2007, 37 (2): 1-332.

[37] PIERCE DA, PRESTON DL. Radiation-related cancer risks at low doses among atomic bomb survivors [J]. Radiat Res, 2000, 154: 178-186.

[38] PRESTON DL, RON E, TOKUOKA S, et al. Solid cancer incidence in atomic bomb survivors: 1958-1998 [J]. Radiat Res, 2007, 168: 1-64.

[39] LLOYD T, EGGLI DF, MILLER KL, et al. Radiation dose from DXA scanning to reproductive tissues of females [J]. J Clin Densitom, 1998, 1: 379-383.

[40] EIKEN P, BARENHOLDT O, BJORN JL, et al. Switching from DXA pencil-beam to fan-beam. I: Studies in vitro at four centers [J]. Bone, 1994, 15: 667-670.

[41] NJEH CF, APPLE K, TEMPERTON D H, et al. Radiological assessment of a new bone densi-

tometer--the Lunar EXPERT［J］. Br J Radiol，1996，69：335-340.

［42］PATEL R，BLAKE GM，BATCHELOR S，et al. Occupational dose to the radiographer in dual X-ray absorptiometry：a comparison of pencil-beam and fan-beam systems［J］. Br J Radiol，1996，69：539-543.

［43］ICRP. Pregnancy and medical radiation［J］. Ann ICRP，2000，30（1）：1-43.

［44］KALENDER WA，DEAK P，KELLERMEIER M,，et al. Application-and patient size-dependent optimization of x-ray spectra for CT［J］. Med Phys，2009，36：993-1007.

第四章

骨密度和体成分测量相关的统计学知识

统计学（statistics）涉及的领域或学科非常广泛，医学统计学（又称卫生统计学）应属统计学范畴的一个分支。通常将统计学定义为"关于数据收集、表达和分析的普遍原理和方法"，其中有关医学领域的医学统计学则定义为"根据统计学的原理和方法，研究医学数据收集、表达"。医学统计学的内容也颇多，主要包括统计设计、统计描述、统计推断，但本章仅就有关骨质疏松症和体成分测量，特别是有关骨矿物质含量测量的文献中统计学的部分知识做以简介。

第一节　统计学的基本概念

一、概率

概率（probability），又称或然率、机会率、机率（几率）或可能性，是对随机事件出现可能性的度量。概率表示随机事件发生的可能性大小，通常用0到1之间的实数表示，越接近1，表明该随机事件发生的可能性越大；越接近0，表明该随机事件发生的可能性越小。例如，某人骨质疏松性骨折发生的可能性是多少等。

二、抽样误差与标准误

虽然临床样本的抽样旨在推测总体，但每个抽出的样本（或收集的资料）的均数都不是理论上总体的均数，这两种均数之间的差异称为抽样误差。标准差是反映样本中每个个体值的变异指标，而反映样本总体统计量的标准差则用标准误（standard error，SE）表示，公式：$\sigma_{\bar{X}} = \dfrac{\sigma}{\sqrt{n}}$；也就是说，样本均数的标准误反映了样本均数$\bar{X}$的抽样误差。临床工作中，总体的标准差$\sigma$为未知数，所以用已知样本的标准差$S$代替$\sigma$，相应的标准误公式也转变为$S_{\bar{X}} = \dfrac{S}{\sqrt{n}}$。由此公式可见，样本量越大，平方根后越大，其相应的标准误则越小，抽样样本统计结果的可靠程度越大；相反，如样本的标准误较大（可为样本数量较小所致），则随后统计结果的可靠程度越小。

总体中随机抽样的可信程度或错误的概率通过样本的数量、均数$\bar{X}$及t值表计算相应的可信限或可信区间（confidence interval，CI）。通常95%的可信区间较为常用，计算方法：先计算标准误$S_{\bar{X}}$，95%CI则是$\bar{X}$加减2倍的$S_{\bar{X}}$；具体计算公式：95% CI = $\bar{X}\pm2\times S_{\bar{X}}=\bar{X}\pm2\times\dfrac{S}{\sqrt{n}}$。

由上式可看出，标准误（$S_{\bar{X}}$）越小，95%CI范围越窄，这说明其样本的均数越有可能代表总体均数。所以说可信区间越窄，越增加结果的可信性。随后介绍的骨质疏松症干预后的疗效评估DXA测量指标中的最小有意义变化的可信区间也用95%CI。

三、统计学的显著性和P值

P值即概率，反映某一事件发生的可能性大小。P值的大小不能直接比较具体结果差别的大小（或程度），只是评估差异出现的可能性，P值越小，其对比事物间存在差异的可能性越大。如$P<0.05$，则表明结果显示的差别是由机遇所致的可能性不足5%；统计学上，P值大小结果常用"显著"表达，$P>0.05$称"差异不显著"，$P\leqslant0.05$称"差异显著"，$P\leqslant0.01$称"差异非常显著"。值得指出的是，应注意"差异有显著性"和"有显著性差异"之间的区别。"差异有显著性"指$P\leqslant0.05$，表明比较结果出错的可能性$\leqslant5$%。而"有显著性差异"则表明比较结果不仅有差异，而且差异很大（即"显著"）。另外，如$P>0.05$，只是说明没有充分的依据表明比较结果有差别，不能据此说明没有差别（不是没有，而是没有依据），如同影像学医师报告的胸部X线片结论："心肺未见明显异常"与"心肺无明显异常"有所不同，"未见"是指没有看到，也可能有病，只是因为阅片医师水平等主观因素"视而不见"，也许是该检查方法的限度未能显示病变；而"无"则说得比较绝对，是肯定没有病变。因此应注意二者的区别，尽量避免"无"等较绝对的说法。

四、资料分布类型

医学研究统计资料（data）通常对所研究的对象根据类别因素（categorical factor）进行分组，这些因素可分为干预因素（如药物剂量的干预、药物疗程的干预、药物种类的干预等）和不可干预因素（如性别、年龄、生活习惯、疾病类型）。流行病学中的危险因素多指不可干预因素。在分析干预因素时，研究者主要关心施加干预因素后观察对象的变化，并依据这些变化进行统计分析。这些变化统计学上称为反应变量（response variables），并将这些反应变量分为计量（measurement）资料和计数（enumeration）资料。

1. 计量资料（measurement data）　又称定量资料（quantitative data），是"测量"后的"量"结果，既有测量的计量单位，又有测量结果的大小或多少之分，如骨矿物质含量克（g）、骨面积密度克/平方厘米（g/cm^2）、骨体积密度毫克/立方厘米（mg/cm^3）等。计量资料中的数字可是连续的，也可是离散的。例如，有的骨质疏松资料中，身高、体重、骨密度、血压等可用小数表示的均是连续资料，而有的骨质疏松资料中，家庭人口的骨折数、疗效随访中骨密度测量的次数等是以整数表示的，则是离散资料。计量资料可根据具体数据或研究目的分别选择集中趋势、离散趋势、正态分布、总体均数估计和假设检验、方差分析、正态性检验、直线回归与相关性分析、多元线性回归与相关性分析等方法进行统计学分析。

2.计数资料（enumeration data） 又称定性资料（qualitative data）或分类资料（categorical data），顾名思义，是按性质划分或按类别划分的资料。这种资料是"可数（shǔ）"属性的观察结果，或是以计数方式所获得的。所观察的不同属性或记录的方式通常是对立的，如骨折的"有"（yes）或"无"（no）、生命的"存"或"亡"等。另外，计数资料结果表达可为自然属性的序数（ordinal）或实数（nominal），序数资料也有的用等级资料加以表示，这种通常是介于测量和属性计数之间的半定量观察结果，通常是不同程度或等级的资料，如骨质疏松椎体骨折的Ⅰ度、Ⅱ度、Ⅲ度等。这些资料可选择秩和检验方法进行统计学分析，如骨质疏松资料中身高测量后的高、中、低身高的例数则为序数型计数资料。实数资料则无明显的自然序数等级，如骨折有无的例数等；或骨质疏松资料中，来自不同城市或地区的不同部位骨折的例数等均属实数资料。当然，这种划分也是相对的，如骨质疏松资料中的正常、低骨量、骨质疏松和严重骨质疏松组的例数即可认为是有自然相互联系（等级）的序数资料，也可认为是无明显相互联系的实数资料。由此可见，这种划分主要是取决于统计学分析的需要，并非是绝对的。计数资料可根据具体数据或研究目的分别选择相对数、秩和检验、二项分布、Poisson分布、χ^2检验等方法进行统计学分析。

五、资料分布种类

研究工作中资料分布的种类有很多，常见的有正态分布、偏态分布，偏态分布又可分为正偏态分布和负偏态分布。正态分布（normal distribution）又称常态分布，英文译为高斯分布（Gauss distribution），其频数高峰位于直方图的中部，高峰两侧的频数分布基本对称，且越远离频数高峰其频数越小；如频数高峰不是位于直方图中部，高峰两侧的频数分布相应地也不对称，就是偏态分布；如频数的高峰位于直方图的左侧（即资料中观察值较小或接近0点的一侧），则为正偏态分布；如频数的高峰位于直方图的右侧（即资料中观察值较大的一侧或横轴的远侧），则为负偏态分布。上述正态分布和偏态分布的频数分布均为单一高峰的频数分布。另外，正态分布亦可用曲线表示（正态曲线），其曲线形似古钟，中间高，两侧对称、逐渐减低曲线，但两端永远不与横轴相交。正态曲线的高峰位于正中央，即均数所在的位置，若中间最高点（均数）恒定，如标准差越大，钟形曲线越宽、低，如标准差越小，钟形曲线越细、高。

正态分布中的标准正态分布是指其平均数和标准差均固定，平均数为0，标准差为1。世界卫生组织（WHO）推荐的骨质疏松诊断中的标准曲线（图4-1）也是依据标准正态分布曲线所制。

实际工作中，随机样本的数量不同，其相应的均数也不同。当随机样本数量足够大时，其相应的正态分布亦趋明显。

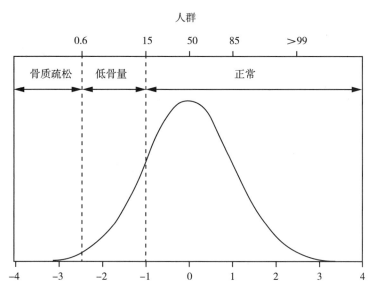

图4-1　基于正常青年女性人群骨密度分布的WHO骨质疏松诊断中的标准正态分布曲线

第二节　集中趋势

一、频数

频数（frequency）是观察结果出现的次数。计量资料通常不逐一列出每个测量值，而是根据总体数据最大值和最小值之间的差值进行分组（表4-1），然后将每组内的例数视为频数。频率可简单地用频数除以总数后乘以100加以表示；累积频率结果是将频率依次累加后所得。从表4-1中可见120例资料中例数（频数）分布的特征，集中趋势（central tendency）的组段为-2.5～-1组，为77例，频率为64%，其他两组段数据分布可视为离散趋势（tendency of dispersion）。

表4-1　某研究资料中，120例绝经后妇女DXA骨密度测量结果（频数表）

T值	频数	频率（%）	累积频数	累积频率（%）
≥-1	23	19	23	19
-2.5～-1	77	64	100	83
≤-2.5	20	17	120	100
合计	120			

同样计数资料分布也可用频数表表示（表4-2），但也可用直方图形式显示资料分布特征（图4-2）。虽表4-2和图4-2均可显示588例男性948个骨质疏松性椎体骨折各椎体发生的频数或椎体骨折发生部位的分布状况，但图4-2中可看出T_7、T_8、T_{11}、T_{12}椎体处

骨折发生的频数较高。

表4-2　588例男性骨质疏松患者948个椎体不同程度骨折发生部位分布

部位	椎体骨折例数			合计（频率，单位%）
	Ⅰ度	Ⅱ度	Ⅲ度	
T_4	8	4	0	12（1.2）
T_5	20	3	0	23（2.4）
T_6	76	2	1	79（8.3）
T_7	140	9	3	152（16.0）
T_8	141	9	5	155（16.3）
T_9	80	3	4	87（9.2）
T_{10}	47	4	1	52（5.5）
T_{11}	141	9	3	153（16.1）
T_{12}	144	20	1	165（17.4）
L_1	49	11	2	62（6.5）
L_2	6	2	0	8（0.8）
合计	852	76	20	948

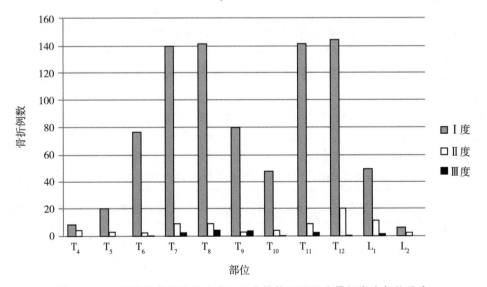

图4-2　588例男性骨质疏松患者948个椎体不同程度骨折发生部位分布

二、频率

频率（英文同"频数"，也为frequency）是指随机试验中随机事件出现的次数，如随机投掷硬币观察落地后硬币正面向上（随机事件）的次数，如随机投掷硬币次数足够大，或投掷硬币次数逐渐增多，则硬币正面向上的结果应为50%或趋于50%；同样，如随机投掷硬币次数足够大，或投掷硬币次数逐渐增多，则硬币正面向下的结果也应为50%或趋于50%。

频数与频率的区别主要是：频数是某一项或某一组出现的次数，是直观的数量；频率则是对总体中该组数在总体中所占的比例，不是直观数，是百分比（%）。简言之，频率 = 频数 / 总数 × 100%。

概率与频率的区别：概率是一种现象的固有属性，如随意抛掷硬币，一共只有正反两面，所以正面出现的概率就是0.5，这与实验无关；而频率，就是一组实验中某个结果出现的次数比所有实验次数（总体）的比值，它与实验密切相关。一般来说，随着实验次数的增多，频率会接近于概率，如抛掷均匀的硬币10 000次，出现正面的频率就会非常接近于概率50%，也可以说频率的极限就是概率。

三、平均数

平均数用于描述或显示一组数据的平均水平或集中趋势，通常平均数有均数（mean，算数平均数的简称，多用 $\overline{X}$ 表示）、几何均数（geometric mean，$\overline{X}_G$）、中位数（median，多用M表示）和百分位数（percentile，多用P表示）。

1. 均数　用于正态分布或近似正态分布的资料分析。计算方法分为直接法和加权法。

（1）直接法：用于例数较少的资料。统计学计算公式为：$\overline{X} = \dfrac{\Sigma X}{n}$（X为每次测量值，n为测量次数），即平均值等于各次测量的总和除以测量的次数。例如，某医院DXA腰椎10次体膜测量结果见表4-3。

表4-3　某医院DXA腰椎10次体模测量结果

序数	腰椎体BMD值（g/cm^2）
1	1.211
2	1.216
3	1.210
4	1.215
5	1.210
6	1.215
7	1.210
8	1.216
9	1.210
10	1.216

依据计算公式均数为：

$$\overline{X} = \frac{1.211+1.216+1.210+1.215+1.210+1.215+1.210+1.216+1.210+1.216}{10} = 1.213$$

（2）加权法：如资料中有较多的相同数据时，可将相同数据的个数（f）乘以相同数据的数值，然后逐一相加后再除以总体例数，统计学计算公式：$\overline{X} = \dfrac{\sum fX}{\sum f}$，表4-3中的均数用加权法计算应为：

$$\overline{X} = \frac{1 \times 1.211 + 3 \times 1.216 + 4 \times 1.210 + 2 \times 1.215}{1+3+4+2} = 1.213$$

2. 几何均数　是倍数的均数，用$\overline{X}_G$表示，适用于等比数据资料分析。有两种统计学算法，即直接法和加权法。

（1）直接法又有两种算法，结果一样，计算公式分别为：

直接法公式：$\overline{X}_G = \sqrt[n]{X_1 \times X_2 \times X_3 \cdots X_n}$

加权法公式：$\overline{X}_G = \lg^{-1}\left(\dfrac{\lg X_1 + \lg X_2 + \lg X_3 + \cdots \lg X_n}{n}\right) = \lg^{-1}\left(\dfrac{\sum \lg X}{n}\right)$

如一组等比数据为1:2、1:4、1:8、1:16、1:32，其几何均数两种算法分别为：

$$\overline{X}_G = \sqrt[5]{2 \times 4 \times 8 \times 16 \times 32} = 8$$

$$\overline{X}_G = \lg^{-1}\left(\frac{\lg 2 + \lg 4 + \lg 8 + \lg 16 + \lg 32}{5}\right) = \lg^{-1} 0.903 = 8$$

这组数据的几何均数为1:8。

（2）加权法：计算公式：$\overline{X}_G = \dfrac{\sum f \lg X}{\sum f}$（$f$为相同数据的个数）。

值得指出的是，有关骨质疏松症的骨矿物质含量测量研究的文献中，很少见到几何均数的应用。

3. 中位数　中位数多用于明显偏态分布的资料或分布不明确的资料；百分位数常用于确定正常值的范围，作为界定正常和异常的标准。中位数是在一组n个由小至大排列的数据中，位置居中的数值。其计算方法可依据n是奇数还是偶数有所不同：

n为奇数的计算公式为：$M = X_{\left(\frac{n+1}{2}\right)}$

n为偶数的计算公式为：$M = \dfrac{\left(X_{\left(\frac{n}{2}\right)} + X_{\left(\frac{n}{2}+1\right)}\right)}{2}$

如骨质疏松症某种症状持续的时间（月）分别为2、3、3、3、4、5、30，该组数据中症状持续长达30个月者仅1例，如用算数均数结果为：

$$\overline{X} = \frac{2+3+3+3+4+5=30}{7} \approx 7.14（月）$$

中位数计算结果为：$M = X_{\left(\frac{n+1}{2}\right)} = X_{\left(\frac{7+1}{2}\right)} = X_4 = 3$，由此可见，第4位的数据3（月）作为

本组平均数较为适合。

另一组 n 为偶数的数据为：60、61、61、62、63、63、64、78，用中位数（n 为偶数）计算结果为：

$$M = \frac{(X_{(\frac{n}{2})} + X_{(\frac{n}{2}+1)})}{2} = \frac{(X_{(\frac{8}{2})} + X_{(\frac{8}{2}+1)})}{2} = \frac{X_4 + X_5}{2} = \frac{62+63}{2} = 62.5$$

结果中位数 62.5 作为本组的平均数是恰当的。

4. **百分位数**　百分位数是在一组 n 个由小至大排列的数据中，逐一将各个数据位次转换为百分位，依次记为1%百分位数、2%百分位数、3%百分位数……，中位数则是第50%百分位数。百分位数计算公式：

$$P_X = L + \frac{i}{f_X}(n \times X\% - \sum f_X)$$

式中，n 为总数，P_X 为百分位数，f_X 为 P_X 所在组的例数（频数），i 为组间距值，L 为该组的下限例数，$\sum f_X$ 为小于 L 组的累计频数和。依据表4-4中的数据可分别计算第25百分位数（P_{25}）、第50百分位数即中位数（P_{50}）、第75百分位数（P_{75}）和第95百分位数（P_{95}）。

表4-4　某骨质疏松症研究中5396例男性不同年龄组的观察例数

年龄组（岁）	频数	累积频数	累积频率（%）
0 ～	80	80	1.48
10 ～	219	299	5.54
20 ～	353	652	12.08
30 ～	494	1146	21.24
40 ～	911	2057	38.12
50 ～	1266	3323	61.58
60 ～	1082	4405	81.63
70 ～	813	5218	96.70
80 ～	171	5389	99.87
90 ～	7	5396	100
合计	5396		

$$P_{25}=40+\frac{10}{911}(5396\times25\%-1146)=42.23$$

$$P_{50}=50+\frac{10}{1266}(5396\times50\%-2057)=55.06$$

$$P_{75}=60+\frac{10}{1082}(5396\times75\%-3323)=66.69$$

$$P_{95}=70+\frac{10}{813}(5396\times95\%-4405)=78.87$$

由此可见，样本较大的资料可通过百分位数计算第50百分位数（P_{50}）来求百中位数；百分位数的一个重要作用是通过计算第25百分位数（P_{25}）和第97.5百分位数（$P_{97.5}$）确定正常测量值的参考范围，理论上讲，应有95%的正常个体测量值在P_{25}和$P_{97.5}$的范围内。当然，正常测量值参考范围的确定不仅可用百分位数法，还可用正态分布法。

值得指出的是，算数均数适用于正态或近似正态分布的大样本资料及分布均匀的小样本资料；中位数适用于各种分布类型的资料，上述举例的两组数据样本较小，旨在解释公式，实际上中位数更适于大样本的偏态分布资料；同一资料可有不同的平均数结果，理论上讲，对称分布的资料其中位数和均数应是相同的。有些偏态分布资料中若其均数与中位数相近，则选用均数；若几何均数与中位数接近则选几何均数。

第三节　离　散　趋　势

离散趋势和集中趋势是观察、分析样本资料的两个重要方面，集中趋势中主要通过平均数了解样本的平均水平，但不能显示样本的变异程度，下面A、B组数据的均数均为5.5，但其数据分布有所不同，A组数据较为集中，B组集中较为分散。

A组：1，2，3，4，5，6，7，8，9，10。

B组：3，3，4，4，6，6，7，7，7，8。

这种集中或分散的程度可用统计中的变异指标进行表示，变异程度可通过极差（range）、四分位差（quartile deviation）、方差（variance）、标准差（standard deviation，SD）和变异系数（coefficient of variation，CV）的结果进行分析。

一、极差

即组中最大值和最小值之差，如上述A组样本的极差为10-1＝9，B组的极差为8-3＝5，说明A组的变异相对较大，B组的变异相对较小。极差虽简便易算，但两端最大值和最小值的结果对极差影响较大，且极差不能反映两端间的数据分布状况，故多用于资料的粗略观察或小样本的数据分析。

二、四分位差

四分位数如同百分位数（P_{25}、P_{50}、P_{75}），四分位差是两个四分位数（即上四分位数和下四分位数）之差，数值越大，变异程度越大。虽可用于任何分布类型的资料，但更适用于分析大样本偏态分布资料。如表4-4中$P_{75}=66.69$，$P_{25}=42.23$，四分位差为66.69-42.23=24.46，若计算极差两端的0和90年龄组例数较少，不易反映该资料年龄分布状况。由此可见四分位差包括的全组数据中距中间的一半数据，比极差稳定。

从上述可见，极差和四分位差均不能反映资料中的每个变量与总体均数的离散状况。如要了解每次测量结果与平均值之间的差异，则可计算方差和标准差。

三、方差及标准差

方差（可用缩写S^2表示）的计算公式为：$S^2=\dfrac{\sum(X-\overline{X})^2}{n-1}$，公式中（$X-\overline{X}$）是每次测量值与平均值的差异，即离均差。但因资料中的每个变量（X）在总体均数（$\overline{X}$）两侧，所以离均差的结果可正可负，但总和为0［$\sum(X-\overline{X})=0$］。可见离均差不能反映离散或变异的程度，这时用每次测量值与平均值之差的平方总和$\sum(X-\overline{X})^2$即可消除负值影响。另外，$\sum(X-\overline{X})^2$与资料中的总体例数（n）有关，如将$\sum(X-\overline{X})^2$除以n求其均数即为总体方差，$S^2=\dfrac{\sum(X-\overline{X})^2}{n}$。由此可见，方差可理解为每次测量值与平均值之差"平方"后的"差"，简称方差。但由上述总体方差公式可见，数据单位（可为克、毫米等）均已被平方，因此用平方根的方法将被平方的单位还原，即为总体标准差，公式为：$S=\sqrt{\dfrac{\sum(X-\overline{X})^2}{n}}$，公式中的$n$为资料样本的总体数量，为避免用$n$计算的标准差过小，统计上通常用自由度$n-1$代替$n$，公式也相应变为：$S=\sqrt{\dfrac{\sum(X-\overline{X})^2}{n-1}}$。还可不计算均数，直接用每个测量值计算总体的标准差，具体换算公式如下：

$$S(SD)=\sqrt{\frac{\sum(X-\overline{X})^2}{n-1}}=\sqrt{\frac{\sum X^2-\dfrac{\sum X^2}{n}}{n-1}}=\sqrt{\frac{\sum X^2-(\sum X)^2/n}{n-1}}$$

以上述两组数据为例：

A组：1，2，3，4，5，6，7，8，9，10。

B组：3，3，4，4，6，6，7，7，7，8。

A组：$n=10$；

$$\sum X^2=1^2+2^2+3^2+4^2+5^2+6^2+7^2+8^2+9^2+10^2=385$$
$$(\sum X)^2=(1+2+3+4+5+6+7+8+9+10)^2=3025$$

$$S=\sqrt{\frac{385-3025/10}{10-1}}=\sqrt{9.166}=3.03$$

B组：$n=10$；

$$\sum X^2=3^2+3^2+4^2+4^2+6^2+6^2+7^2+7^2+7^2+8^2=333$$
$$(\sum X)^2=(3+3+4+4+6+6+7+7+7+8)^2=3025$$

$$SD = \sqrt{\frac{333 - 3025/10}{10-1}} = \sqrt{3.38} = 1.84$$

如两组数据计算结果所见，标准差越大，个体变异程度越大，A组的变异程度较B组大。

四、变异系数

标准差是每次测量值与平均值的平均差异，若要了解这种差异占平均值的多大程度或占平均值的百分比，则需要计算变异系数，计算公式：$CV = \dfrac{SD}{\text{平均值}} \times 100\%$。表4-3中数据的变异系数为：

$$\overline{X} = \frac{1.211 + 1.216 + 1.210 + 1.215 + 1.210 + 1.215 + 1.210 + 1.216 + 1.210 + 1.216}{10} = 1.213$$

$$\begin{aligned}
\sum X^2 &= 1.211^2 + 1.216^2 + 1.210^2 + 1.215^2 + 1.210^2 + 1.215^2 + 1.210^2 + 1.216^2 + 1.210^2 + 1.216^2 \\
&= 1.467 + 1.479 + 1.464 + 1.476 + 1.464 + 1.476 + 1.464 + 1.479 + 1.464 + 1.479 \\
&= 14.712
\end{aligned}$$

$$\begin{aligned}
\left(\sum X\right)^2 &= \left(1.211 + 1.216 + 1.210 + 1.215 + 1.210 + 1.215 + 1.210 + 1.216 + 1.210 + 1.216\right)^2 \\
&= 147.11
\end{aligned}$$

$$SD = \sqrt{\frac{14.712 - 147.11/10}{10-1}} = \sqrt{0.0001111} = 0.01054$$

$$CV = \frac{SD}{\text{平均值}} \times 100\% = \frac{0.01054}{1.213} \times 100\% = 0.87\%$$

在骨密度测量中，变异系数通常作为评估测量的精确性或可重复性的参数，变异系数越小，其测量的可重复性越好。

五、标准分数、T-值和Z-值

标准分数（standard score）是将不同值与同一数据的标准差单位（standard deviation unit）相比较。例如，要比较两个学生在各自地区（考题不同）的考试结果（学生A为80分、学生B为75分），显然，不能简单用80分比75分高说明学生A比学生B考得好，此时应分别计算学生A和学生B所在地区参加考试学生的均值及标准差，然后再分别将学生A和学生B所得分数与所在地区参加考试学生的标准差及均值相比较，这种比较结果可较客观地说明学生A和学生B谁考得更好。上述标准差和均值便是T-值（T-score）和Z-值（Z-score）的主要数值。T-值和Z-值不仅用于骨密度的测量，可用于任何已知均值和标准差的计数资料，骨密度测量中的 T 值和 Z 值则是标准值应用范例，只是T-值和Z-值做了相应的界定。

T-值和Z-值：骨质疏松症的诊断指标是依据DXA腰椎或股骨近端测量结果中的T-值，小于50岁者或绝经前妇女的评估则选用测量结果中的Z-值。之所以选择T-值或

Z-值，是为了反映每次测量值与不同参照样本均值的差异，并以标准差SD的倍数表示，T-值或Z-值的应用主要是为了将个体测量结果与同一参照标准相比较。例如，T-值是骨密度测量值比较的青年峰值，参照标准选用标准差SD，所测量值减去参照数据的均值，然后再除以参照数据的SD，根据所得结果便可知道此次测量结果与参照数据组相差多少个SD。具体公式：

$$T\text{-值} = \frac{\text{测量 BMD 值}-\text{青年峰值组 BMD 均值}}{\text{青年峰值组 SD}}$$

若要比较测量值与同龄组的参照数据，则比较的结果就是通常所说的Z-值，具体公式：

$$Z\text{-值} = \frac{\text{测量 BMD 值}-\text{同年龄组 BMD 均值}}{\text{同年龄组 SD}}$$

由此可见，无论T-值还是Z-值，实际上都是与所选数据的平均值和相应标准差SD的比较。

第四节　风险性评估参数

骨密度测量的目的除骨质疏松症的诊断外，测量结果还可用于骨质疏松性骨折的风险评估。评估骨折风险性的参数有骨折的患病率、发病率、绝对风险、相对风险、归因风险和优势比。

一、患病率

患病率（prevalence rate）是指一定的时间内，某一组特定人群某种疾病的患病的百分比（率）。多见于横截面研究的文献报道，公式：

$$\text{患病率}(\%) = \frac{\text{现患病人数}}{\text{样本收集有该病危险的总人数}} \times 100\%$$

如某横截面流行病调查研究中，北京地区基于胸、腰椎侧位X线影像学的流行病学调查显示，50岁以上女性椎体骨折的患病率约为15%，50岁以后椎体骨折的患病率随增龄而渐增，80岁以上女性椎体骨折的患病率可高达36.6%。

二、发病率

发病率（incidence rate）又称发生率或再发率，是指在一特定的时间内，某一组特定人群中新发某种疾病的百分比。多见于纵向研究或比较的文献报道，公式：

$$\text{发病率}(\%) = \frac{\text{样本收集特定时期内、特定人群中新增疾病人数}}{\text{该时期、该特定人群中暴露于该病危险的总人数}} \times 100\%$$

例如：某研究报道某城市2010—2015年（特定时间内）胸、腰椎侧位X线片所示该城区绝经后妇女（特定人群）的椎体骨折（某种疾病）发病率为20%（新增疾病人数2000/样本收集椎体风险的总人数10 000）。

患病率和发病率的主要区别：患病率多是由横截面研究所获得的疾病频率，是了解某种疾病的存在或流行程度。而发病率多是由纵向调查或比较获得的结果，是特定时期由发病报告或队列研究获得的疾病频率，是衡量该地区某时段某种疾病的出现情况，可反映医疗卫生机构在某地区特定时期内对某种疾病的防治状况。简言之，患病率的数据是源于一次调查的结果，发病率是两次不同时段结果的比较。

另外，发病率除可用"率"表达，还可用"风险性"的方式表达，如"率"的表达可为：新病例数/（1000人·年）。再发的风险性又称绝对风险性。

三、绝对风险

绝对风险（absolute risk，AR）是指某特定人群发生某种疾病的风险性或发生的概率或机会。绝对风险与发生率相同，可用百分比或小数表示。例如，某研究报道，2010—2015年10 000例绝经后妇女胸腰椎椎体骨折人数为2000例，则该地区绝经后妇女脊柱椎体骨折的绝对风险应是：2000/10 000＝20%，也可用小数0.20表示。

四、相对风险

相对风险（relative risk，RR）是指两组不同人群绝对风险的对比，是危险因素与疾病发生之间关联最强的评估指标之一。有关骨质疏松文献中，多用于骨折风险性的评估，如有研究报道，腰椎BMD每下降一个SD，其腰椎骨折相对风险增加1.9，也就是说两个人腰椎BMD相差一个SD，其中腰椎BMD低一个SD者骨折的风险是另一人的1.9倍。但值得指出的是，如腰椎BMD下降3个SD，则腰椎骨折相对风险增加不是$1.9 \times 3 = 5.7$，而是$1.9^3 = 6.68$。另外，值得注意的是，虽相对风险是根据相关的风险因素（如骨密度的下降）预估其疾病（骨折）风险性的有力指标，但相对风险是两组的比值（注意"相对"二字），通过此比值并不能得知两组的绝对风险，如两组对比相对风险是2，既可是2∶1两个绝对风险组的对比，也可是8%∶4%两个绝对风险组的对比，或是16%∶8%两个绝对风险组的对比，这便是相对风险的局限性之处。

五、归因风险

归因风险（attributable risk）是两组绝对风险之间的差异。运用归因风险，可以对风险因素加以控制以减少疾病的发生。归因风险在骨密度和骨质疏松相关资料研究中并不常用，但有一定应用价值。例如，一组骨密度较低的人群其骨折风险性是10%，另一组骨密度较高的人群其骨折风险性是3%，其归因风险则为10%-3%＝7%，这7%骨折风险性的差异是由于两组骨密度的差异所致。这样分析出原因，干预低骨密度组人群的骨密度，使其骨密度增加和骨折的绝对风险降低，消除两组骨密度的差异，则7%风险性差异也可相应消除。可见，归因风险的分析可作为观察风险因素导致疾病发生风险性的指标，虽在有关骨质疏松的文献中归因风险的分析并不常见，但可根据具体情况适当选用。

六、优势比

优势比（odds ratio，OR）又称比值比，与相对风险相似。众所周知，评估相对风险的研究主要有队列研究（cohort study）和病例–对照研究（case-control study）。队列研究又称前瞻性研究（prospective study），是将某一特定人群按是否暴露于某可疑因素或暴露程度进行分组，并随访观察所分各组人群结局（如疾病发生的情况）及比较各组之间结局发生率的差异，进而判定这些因素与该结局之间有无因果关联及关联程度的一种纵向观察性研究方法。由此可见，队列研究可计算各组人群发病率，所以可直接计算出各组间的相对风险。病例–对照研究又称回顾性研究（retrospective study），是比较患者（病例）与未患病者（对照）暴露于某可能因素的百分比差异，并分析这些因素是否与该病存在联系的一种研究方法，但这种回顾性研究通常不能直接得到病例组和对照组归因于某暴露因素的发病率，因此不能用相对风险度进行评估，此时可通过计算OR进行分析。OR的计算方法是先计算出两组的比数，然后再将两组比数相除得出。例如，有一组2000例骨密度较低者的腰椎骨折有200例，另一组2000例骨密度较高者的腰椎骨折有10例，那么两组的骨折优势比计算为：

第一组比数为：$\dfrac{200}{2000-200}=\dfrac{200}{1800}=0.111$

第二组比数为：$\dfrac{10}{2000-10}=\dfrac{10}{1990}=0.005$

两组的骨折优势比：$\dfrac{第一组比数}{第二组比数}=\dfrac{0.111}{0.005}=22.2$

据此优势比可知：骨密度较低组发生骨折的可能性比骨密度较高组高22.2倍。

从绝对风险、相对风险及优势比计算公式来看，相对风险及优势比的数值大小取决于疾病本身的发生率高低，因此发生率较低的（也可以说是少见病）其相对风险与优势比相似，而发生率较高的常见病的优势比常大于相对风险。

第五节　临床测量诊断试验的统计学评估指标

一、真实性、灵敏度、特异度

许多临床测量都是某种疾病的临床诊断依据，而要了解某种临床测量结果对相应疾病的诊断作用或能力的大小，则可对诊断试验（diagnostic test）进行评估，评估方法也较多，如可选用灵敏度（sensitivity）、特异度（specificity）、受试者操作特征曲线（receiver operating characteristic curve，ROC曲线）、预测值（predictive value）、似然比及准确性等指标进行诊断试验的能力评估。

在诊断试验评估中，通常应首先选定所谓的"金标准"，这种"金标准"可是测量结果的阈值（threshold）界定，也可是病理学检查结果。"金标准"界定后，诊断试验中会出现4种结果。

1. 真阳性（true positive，TP） 是指测量结果为阳性，按"金标准"判断也是阳性，受试者确患此病。

2. 假阳性（false positive，FP） 是指测量结果为阳性，按"金标准"判断是阴性，受试者未患此病。

3. 假阴性（false negative，FN） 是指测量结果为阴性，按"金标准"判断是阳性，受试者患此病。

4. 真阴性（true negative，TN） 是指测量结果为阴性，按"金标准"判断是阴性，受试者未患此病。

然后，通过灵敏度和特异度进一步评估所研究诊断方法的作用或能力。通常灵敏度用 $\dfrac{真阳性（TP）}{真阳性（TP）+假阴性（FN）}\times100\%$ 来表示，特异度用 $\dfrac{真阴性（TN）}{真阴性（TN）+假阳性（FP）}\times100\%$。通常灵敏度增加，其特异度相对下降；而特异度增加，灵敏度又相对下降。另外，在选择诊断方法或确定诊断阈值标准时，若阈值过高，则真阳性（TP）减少，假阴性（FN）增多，灵敏度（$\dfrac{TP\downarrow}{TP\downarrow+FN\uparrow}$）降低；而阈值过高，假阳性（FP）减少，真阴性（TN）增多，所以特异度（$\dfrac{TN\uparrow}{TN\uparrow+FP\downarrow}$）增高；若阈值过低，可使真阳性（TP）增多，假阴性（FN）减少，则灵敏度（$\dfrac{TP\uparrow}{TP\uparrow+FN\downarrow}$）增高；阈值过低，也使真阴性（TN）减少，假阳性（FP）增多，则特异度（$\dfrac{TN\downarrow}{TN\downarrow+FP\uparrow}$）降低。因此，选择适当的诊断阈值标准，尽量减少假阳性和假阴性以提高诊断的特异度和灵敏度，或者说理想的诊断方法应是其假阳性和假阴性均很少，或灵敏度和特异度均较高。另外，灵敏度和特异度的分析还应注意疾病本身的发病率，如发病率较低，则应强调增加检验标准的特异度；如发病率较高，则应强调增加检验标准的灵敏度，使大量的患者被检出，避免漏诊。

二、受试者操作特征曲线

ROC曲线主要是评估检出疾病与否的不同阈值所致不同的灵敏度和特异度的曲线图示检验方法。ROC曲线的 Y 轴为灵敏度，X 轴为1-特异度。ROC曲线中角平分线或45°角线为灵敏度和1-特异度的等值线，或为真阳性和假阳性的等值线，ROC曲线应在等值线上方。根据ROC曲线下面积（area under the ROC curve）的大小判断所要检测的诊断标准是否可以接受，≤0.7则不能接受，>0.9则可认为该标准预测准确性（super predictive accuracy）极高。该曲线图可显示随阈值变化，如其灵敏度增加，则特异度相应减小，同样特异度增加，其灵敏度也相应减小，这样通过观察ROC曲线，根据灵敏度和特异度之间的关系可得出阈值设定得是否恰当。理想的ROC曲线的最高点应位于坐标的左上角（即100%的灵敏度和100%的特异度）。另外，ROC曲线的优点是可同时比较观察几种检验标准或阈值的灵敏度和特异度。如图4-3可见文献中应用ROC曲线下面积比较了不同骨密度测量方法（QCT、PA-DXA、L-DXA）在检出骨质疏松性椎体骨折的能力，从图中可见，3种骨密度测量方法的ROC曲线下面积均＞0.7，且QCT曲线下面积＞L-DXA曲线下面积＞PA-DXA曲线下面积。由此得出结论：3种骨密度测量方法均可用于骨质疏松性椎体骨折诊断，其诊断能力QCT＞L-DXA＞PA-DXA。

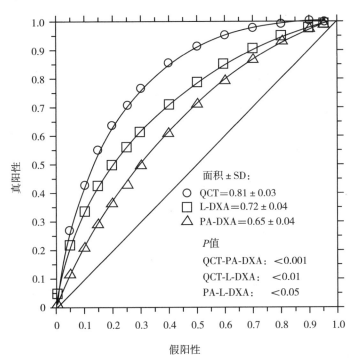

图4-3　不同骨密度测量方法（QCT、PA-DXA、L-DXA）评估240例绝经后妇女椎体的ROC曲线下面积的比较

三、预测值

临床上常会遇到某种检查诊断结果是阳性，但实际的患病率是多少的问题。同样，也有某种检查诊断结果是阴性，但实际真正无病（或真正阴性）的可能性有多大等方面的问题。如要回答这些问题则需计算其阳性预测值（positive predictive value，PPV或PV+）和阴性预测值（negative predictive value，NPV或PV−）。阳性预测值计算公式：$PPV = \dfrac{TP}{TP+FP}$；阴性预测值计算公式：$NPV = \dfrac{TN}{TN+FN}$。换句话说，阳性预测值是某诊断试验或测量结果是阳性中，真正患病者占多少；反之，阴性预测值是某诊断试验或测量结果是阴性中，真正未患者占多少。

四、似然比

似然比（likelihood ratio，LR）是另一种评估诊断试验的方法。前述的阳性预测值和阴性预测值需依赖人群患病率，似然比可避免人群患病率的影响。似然比分为阳性似然比

（LR+）和阴性似然比（LR-）。阳性似然比（LR+）是实际患者阳性检出率（灵敏度）与无病者的阳性率（FP）的比值，即 $LR+ = \dfrac{灵敏度}{假阳性（FP）} = \dfrac{灵敏度}{1-特异度}$；阴性似然比（LR-）是实际患者诊为阴性（FN）率与无病者诊为阴性率的比值，即 $LR- = \dfrac{假阴性（FN）}{特异度} = \dfrac{1-灵敏度}{特异度}$。

似然比既可以根据受检者有无某种疾病的相关症状进行预测，同时又不被受检人群中疾病的患病率影响，可用于多种临床疾病的诊断和评估，是一个相对独立的、更具临床意义的诊断性试验效果的评估指标。两个LR值越远离1，其分辨疾病和非疾病的能力越强；或者说阳性似然比越大，试验结果阳性时为真阳性的概率越大；阴性似然比越小，试验结果阴性时为真阴性的可能性越大。若阳性似然比＞10或阴性似然比＜0.1，其诊断或排除某种疾病的可能性则显著增加。

五、准确性

准确性（accuracy）在统计学上又称准确度，是指在试验或调查中某一试验指标或性状的观测结果（测量值）与其真实值的接近程度。准确性可用SD或CV表示，通常CV更为常用，CV越小，说明测量的结果越接近真实的结果、越准确。

六、精确性

精确性（precision）是对同一物体的某特征重复观察值或对某参数的重复估计值彼此之间的接近程度，也称为可重复性（reproducibility）。同准确性一样，精确性也用SD或CV表示，通常CV更为常用，CV越小，说明重复测量的结果之间差异越小，相互之间的结果越接近。

从骨质疏松骨密度测量的诊断作用看，测量准确性相对更重要；从骨质疏松骨密度测量的疗效检测作用看，则精确性相对更重要。通常骨密度测量仪准确性是由生产厂家依据其实体骨密度测量结果与灰重比较后得出；临床上测量的精确性则是由所在单位骨密度测量仪操作者实际重复测量受检者后计算而得。

虽上述提及骨密度测量的可重复性是以变异系数（CV）表示，但用变异系数来表示测量的可重复性有许多局限性。有文献报道用变异系数表达测量的可重复性可低估约30%；另外，变异系数是通过测量值的标准差除以测量的平均值再乘以100%计算得来，从中可以看出变异系数中没有实际骨密度的单位，即没有量纲，是一个相对数值，仅用于比较变异的程度。虽然可用于评估骨密度测量仪的精确性，却不适用于药物疗效变化的比较。用它描述精确性误差意味着精确性误差与测量值成比例，但在骨密度测量中实际情况并非如此。通常可以看到，骨密度越低则精确性误差越高。因为各种药物预期疗效的骨密度变化是骨量变化的百分比，如从 $0.800g/cm^2$ 增加到 $0.850g/cm^2$，其变化的量为 $\dfrac{0.850-0.800}{0.850} \times 100\% = 5.88\%$，即治疗前后骨量增加了5.88%，而变异系数表达的百分数则与此不同，不易于将预期疗效和实际疗效相比较。据此，Glüer等提出用标准差平方根（root-mean-square，RMS）来表示骨密度测量的可重复性，以克服上述变异系数的局限性（具体计算见第十一章）。

七、Kappa值

Kappa值（简称K值）用于评估分类变量结果一致性的统计指标。临床工作中常见不同医师根据统一判断标准对相关资料进行评估，这种评估结果可能产生不同的结论，如临床骨质疏松性椎体骨折的评估中常可见两名医师根据Genant椎体形态目视半定量方法评估同一组胸腰椎椎体骨折的资料等。然而，要判断这两名医师评估的一致性如何，则需要计算其Kappa值，以二分类为例介绍见表4-5。

表4-5　两名医师（甲、乙）分别判定n例胸腰椎侧位X线椎体骨折结果

医师甲	医师乙		合计
	骨折（＋）	正常（－）	
骨折（＋）	a	b	a+b
正常（－）	c	d	c+d
合计	a+c	b+d	n

$$K值 = \frac{\left(\dfrac{a+d}{n}\right) - \left[\dfrac{(a+b)(a+c)+(c+d)(b+d)}{n^2}\right]}{1 - \left[\dfrac{(a+b)(a+c)+(c+d)(b+d)}{n^2}\right]}$$

依据公式Kappa值计算结果可在$-1 \sim 1$，但通常Kappa值是在$0 \sim 1$，一致性的评估级别如下。一致性较差：$K值 \leq 0.40$；中度一致：$0.40 < K值 \leq 0.60$；一致性较好：$0.60 < K值 \leq 0.80$；高度一致：$K值 \geq 0.8$。

第六节　相关与回归

一、线性相关

线性相关（linear corelation）用来评估两种变量线性关系的趋势和程度，通常用相关系数r值来表达。相关系数r值没有单位，结果在$-1 \sim +1$，r值越大，两个变量之间的相关性越强。如一个变量随另一个变量的增加而增加，则为正相关，相关系数应为$0 < r \leq 1$，如$r=1$则为完全正相关；如一个变量随另一个变量的增加而减少，或一个变量随另一个变量的减少而增加，则为负相关，相关系数应为$-1 \leq r < 0$，如$r=-1$则为完全负相关。临床上，男性骨密度随年龄的增加而逐渐呈线性下降，即男性骨密度与年龄呈负相关。

如两个变量无线性变化趋势，相关系数应为$r \approx 0$，可称为线性不相关或零线性相关。另外，如两种变量在直角坐标图中无直线趋势，或呈某种曲线趋势，可称为非线性相关，这种非线性相关不宜用直线相关系数 r 值表示。临床上，女性骨密度随年龄的增加而下降，但非直线性下降，此种非线性负相关可通过曲线拟合（curve fitting）、还原曲线方程等加以分析。

值得指出的是，尽管两个变量之间存在相关趋势（正相关或负相关）和一定的相关程度（r 值大小），且统计学分析这种相关性有显著差异，但这不足以用一种变量预测另一种变量，如在许多骨密度研究中可见外周骨测量（跟骨超声或前臂骨密度）结果与DXA腰椎骨密度测量结果相关的报道，如报道中的 r 为 0.65，可说明外周骨测量结果增高，DXA腰椎测量结果也增高，但并不能仅通过测量外周骨所得的结果预估DXA腰椎测量结果。因此，两个变量的相关并不是两个变量的相互取代，也就是说，尽管在骨质疏松骨矿物质含量测量研究文献中可看到许多测量方法都存在相关性，r 值的大小不同，且相关都有显著性，但仍不足以据此得出一种测量方法可取代另一种测量方法的结论。也可从体重与骨密度相关的资料加以说明，众所周知，体重与骨密度呈正相关，体重增加骨密度也增加，但不足以根据体重的数值推测骨密度具体数值。因此，相关性的理解应注重相关趋势和相关程度。关于显著与相关之间的解释也应注意，如某研究报道体重与骨密度分析的结果，r 为 0.2，$P < 0.01$，可解释为相关是显著的（$P < 0.01$），相关程度较低（r 为 0.2），这种相关结果概率可达99%，而不相关的概率仅为1%。了解这种相关和显著之间的关系，则不难解释文献中不同骨密度测量方法（QCT、正位DXA、侧位DAX）与年龄的相关关系见表4-6。

表4-6　168名绝经后无骨折女性不同测量方法骨密度结果与年龄的线差性回归方程式

方程式	r	P
QCT：BMD＝222.8-1.798×年龄（岁）	-0.39	＜0.001
PA-DXA：BMD＝1.115-0.0039×年龄（岁）	-0.19	＜0.05
L-DXA：BMD＝0.8787-0.0036×年龄（岁）	-0.28	＜0.001

二、回归分析

回归分析（regression analysis）主要是通过数学计算明确两种或两种以上变量间相互依赖的定量关系的统计分析方法。变量（variable）可分为自变量（independent variable）和因变量（dependent variable）。自变量通常是因变量的原因。也可解释为自变量是谁和谁比，因变量是比什么。如骨质疏松研究中，不同年龄（自变量）的骨密度变化（因变量）。回归分析主要研究因变量（目标）和自变量之间的关系。回归分析方式有多种，分类有所不同：依据变量因素的多少，分为一元回归分析和多元回归分析；依据因变量因的多少，可分为简单回归分析和多重回归分析；依据自变量和因变量之间的关系类型，可分为线性回归分析和非线性回归分析。如在回归分析中，只包括一个自变量和一个因变量，且二者的关系可用一条直线近似表示，称为一元线性回归分析。如回归分析中包括两个或两个以上的自变量，且自变量之间存在线性相关，则称为多重线性回归分析。实际工作中，还可见到因变量的取值有两个或仅有两种选择，如骨质疏松症的有或无（正常还是骨质疏松）、骨折的有或无等，这种情况不能用正态分布解释，此时可选逻辑（logistic）回归分析。危险率回归（proportional hazard regression）属于生存分析（survival analysis）范畴。生存分析是对生存寿命的资料分析，分析中要了解随访的资料（观察开始时间、观察截止时间、观察结果等）、生存期（survival time）、生存率、死亡率等。

其他回归分析方法有Possion回归分析、Ordinal回归分析等。回归分析方式的选择应先评估两个变量之间是否存在关系，如骨密度的下降与年龄的增高是否有关系。然后将年龄定为自变量x，骨密度定为因变量y进行回归分析，以此通过年龄的增加预测其骨密度结果。回归分析还可在校正其他变量后评估自变量和因变量之间的关系，如要了解校正年龄和镇静剂服用因素后骨密度下降与髋部骨折危险性增加的关系，这里将骨密度、年龄、镇静剂服用因素作为自变量x，骨折危险性作为因变量y，选用多元回归分析后，便可通过骨密度、年龄和镇静药服用因素信息预测其骨折的危险性。

常见骨质疏松症及其相关研究中的回归分析主要有线性回归（linear regression）分析和逻辑回归（logistic regression）分析。下面将这两种回归分析分别介绍如下。

1. 线性回归分析 可根据自变量的个数分为一元线性回归分析（一个自变量）和多重线性回归分析（两个或两个以上的自变量），本文仅就一元线性回归分析简介如下。

一元线性回归分析的表达方程式为$y=kx+b$，公式中y为因变量，可通过已知的自变量x求出。自变量x可通过实际测量得到，k为斜率，b为截距。依据该方程式作出的图形为线性，也可以说自变量x与因变量y之间的关系是线性关系。如许多骨质疏松的腰椎骨密度测量的研究报道中，可见不同性别的年龄（x）与骨密度（y）之间的线性回归分析，如某文献报道的不同性别组年龄与各骨密度测量方法的线性回归分析结果见表4-7。

表4-7 各种测量方法的年龄与骨密度线性回归方程式

性别	方程式	r	P
女性	QCT：BMD＝251.388−2.41364×年龄（岁）	0.84	＜0.001
	PA-DXA：BMD＝1.30242−0.00478×年龄（岁）	0.47	＜0.001
	L-DXA：BMD＝0.98845−0.0063×年龄（岁）	0.60	＜0.001
	mL-DXA：BMD＝0.93215−0.00674×年龄（岁）	0.66	＜0.001
男性	QCT：BMD＝207.275−1.42242×年龄（岁）	0.69	＜0.001
	PA-DXA：BMD＝1.10269+0.00058×年龄（岁）	0.06	＞0.05
	L-DXA：BMD＝0.94432−0.00236×年龄（岁）	0.25	＜0.01
	mL-DXA：BMD＝0.86226−0.00253×年龄（岁）	0.28	＜0.01

注：除了男性PA-DXA组（$P>0.05$）外，其他各组P值均＜0.001。

应指出，因变量和/或自变量是呈正态分布的；只有当变量间存在高度相关时，进行回归分析才有意义。直线相关与线性回归的区别：相关分析中的变量之间的关系是对等的，可不必区分自变量和因变量，而回归分析中，变量之间的关系是不对等的，应依据研究对象的性质和研究的目的区分自变量和因变量。相关分析中的变量应是随机变量；回归分析中，自变量是确定的，因变量是随机的。因此，将自变量代入回归方程所得的因变量不是唯一确定的，可能会出现一定的随机波动性。回归是反映两个变量的依存关系，而相关是反映两个变量的相互关系；反映两个变量间存在的数量关系应用回归分析，而反映两个变量的相互关系应用相关分析，用相关系数（r）反映变量间的相关程度，因变量之间是对等的，故相关系数是确定的。表4-8是某文献报道的不同骨密度测量方法之间的相关分析。

表4-8 不同骨密度测量方法的相关分析

测量方法	性别	PA-DXA	L-DXA	mL-DXA
QCT	女性	0.71	0.74	0.80
	男性	0.46	0.59	0.62
PA-DXA	女性		0.74	0.75
	男性		0.69	0.67
L-DXA	女性			0.95
	男性			0.96

注：各组间比较 P 值均 < 0.001。PA-DXA 为腰椎正位 DXA；L-DXA 为腰椎侧位 DXA；mL-DXA 为腰椎侧位椎体中部 DAX。

骨密度研究中QCT测量也是通过应用直线相关和回归分析进行，测量的主要机制是先测量不同已知密度体模的CT值，求得已知不同体模密度和CT值相关曲线或方程式，然后，据此曲线或方程式回归成CT值所对应的骨密度，这便是临床QCT测量腰椎感兴趣区的CT值得出骨密度值相关回归的主要过程。

2. 逻辑回归 逻辑回归是一种广义的线性回归分析，通常是通过分析某疾病的危险因素预测某疾病发生的概率。同上述直线线性回归不同的是，线性回归的因变量（y）是连续的变量，如骨密度（y）随年龄（自变量x）变化是连续的；而逻辑回归的因变量则是非连续性的。这些非连续性的因变量可分为3类：①因变量是二项分类变量，如骨质疏松性骨折分为有或无、治疗后的疗效分为有效或无效等；②因变量是多项有序分类变量，如椎体骨折分为Ⅰ度、Ⅱ度、Ⅲ度，依据DXA骨密度测量结果分为正常、低骨量、骨质疏松等；③因变量是多项无序分类变量，如骨质疏松性骨折按发生的部位分为脊柱椎体骨折、髋部骨折、前臂骨折。研究这些不同分类因变量与多个自变量之间的关系常选用逻辑回归，如按上述因变量的分类，逻辑回归分析可相应地分为二项分类逻辑回归、多项有序分类逻辑回归和多项无序分类逻辑回归。逻辑回归结果可用优势比（OR）表示，OR是自变量各自对应的风险比。如OR=1，表示该自变量对疾病的发生

（因变量）不起作用；如OR＞1，表示该自变量对疾病的发生（因变量）是危险因素；OR＜1，表示该自变量对疾病的发生（因变量）是保护因素。可信区间（CI）估计是指按预先设定的概率，计算出一个区间，使其能够包含未知的总体均数。现将文献报道中有关二项分类逻辑回归的应用介绍如表4-9。

表4-9 240例绝经后女性（有或无骨折）的逻辑回归分析参数

测量技术与模型	变量	OR	LCL；UCL（95%）
QCT			
BMD	BMD	4.26	2.70；6.72
BMD和年龄（岁）	BMD	3.67	2.25；5.97
	年龄（岁）	1.33	0.91；1.96
PA-DXA			
BMD	BMD	1.76	1.28；2.43
BMD和年龄（岁）	BMD	1.54	1.11；2.15
	年龄（岁）	2.00	1.42；2.83
L-DXA			
BMD	BMD	2.42	1.71；3.43
BMD和年龄（岁）	BMD	2.00	1.39；2.87
	年龄（岁）	1.76	1.23；2.52

注：LCL，lower confidence limit，下控制限；UCL，upper confidence limit，上控制限。

表4-9中可见不同骨密度测量方法（QCT、PA-DXA、L-DXA）测量结果（自变量）与椎体骨折有无（因变量）的二项分类逻辑回归分析，分析结果可见：经年龄校正后，不同骨密度测量方法对优势比的影响均很小，QCT测量与骨折关系最强，年龄校正后OR为3.67（95% CI：2.25～5.97）；其次分别为L-DXA，年龄校正后OR为2.00（95% CI：1.39～2.87），PA-DXA年龄校正后OR为1.54（95% CI：1.11～2.15）。

上面仅就骨质疏松症领域和体成分测量特别是骨矿物质含量测量工作中及相关文献报道中涉及的有关统计学知识做以简介，就临床医师而言，了解这方面的知识对日后临床工作经验的积累、研究方案的设计和方法的选择、资料的收集和整理、文献的理解和分析等方面的工作均可起到如虎添翼的作用。

参 考 文 献

［1］PAGANO M，GAUVREAU K．Priciples of biostatistics．Second edition［M］．California：Duxbury，2000．

［2］KIRKWOOD BR，STERNE JAC．Essential Medical Statistics［M］．Oxford：Blackwell Publishing Company，2003．

［3］KANIS JA. An Update on the Diagnosis of Osteoporosis［J］. Curr Rheumatol Rep，2000，2（1）：62-66.

［4］BONNICK SL. Bone densitometry in clinical practice［M］. Totowa，New Jersey：Humana Press，2004.

［5］SCHELLINGER D，LIN CS，HATIPOGLU HG，et al. Potential value of vertebral proton MR spectroscopy in determining bone weakness［J］. AJNR Am J Neuroradiol，2001，22（8）：1620-1627.

［6］MELTON LJ，ATKINSON EJ，O'FALLON WM，et al. Long-Term Fracture Prediction by Bone Mineral Assessed at Different Skeletal Sites［J］. J Bone Miner Res，1993，8（10）：1227-1233.

［7］HANLEY JA，MCNEIL BJ. The meaning and use of the area under a receiver operating characteristic（ROC）curve［J］. Radiology，1982，143（1）：29-36.

［8］SWETS JA. Measuring the accuracy of diagnostic systems［J］. Science，1988，240（4857）：1285-1293.

［9］YU W，GLUER CC，GRAMPP S，et al. Spinal bone mineral assessment in postmenopausal women：a comparison between dual X-ray absorptiometry and quantitative computed tomography［J］. Osteoporos Int，1995，5（6）：433-439.

［10］GLUER CC，BLAKE G，LU Y，et al. Accurate assessment of precision errors：how to measure the reproducibility of bone densitometry techniques［J］. Osteoporos Int，1995，5（4）：262-270.

［11］LAMPMANN LEH，DUURSMA SA，RUYS JHJ. CT densitometry in osteoporosis［M］. Boston：Maritinus Nijhoff，1984.

第五章

骨骼结构、代谢及调控的基本知识

不同学者和/或不同学科对骨或骨骼的阐述有所不同。作为人体的重要组成部分，骨及骨骼的发生、生长和发育、新陈代谢以及形态构成的过程是相互关联的统一过程，但为了便于理解有关基础知识，本章仅从骨解剖、成分构成、生长方式、组织学构成、塑形和重建、代谢和调控过程等方面分别进行简述。

第一节　骨与骨骼解剖简述

一、骨的构造

骨（bone）是人体运动系统中的重要组成部分之一（运动系统的其他组成部分还包括关节和肌肉）。全身诸骨构成骨骼（skeleton），是人体支架的主要结构。从形态上看，骨可分为长骨、短骨、扁骨和不规则骨。骨由骨质、骨髓、骨膜、神经和血管构成。这里所说的骨质可分为骨皮质和骨松质。骨皮质在外，骨松质在内。外围的骨皮质又可分为外环骨板、内环骨板、哈佛斯（Haversian）骨板和间骨板。哈佛斯骨板位于内外环骨板之间，以同心圆方式排列，其中心为哈佛斯管，是血管和神经走行的通道，哈佛斯骨板和哈佛斯管统称为哈佛斯系统（Haversian system）或骨单位（osteon）。间骨板位于哈佛斯骨板之间，是陈旧的哈佛斯骨板被吸收后的残留物。

不同部位骨质的骨皮质和骨松质的比例构成有所不同。骨髓的成分及其功能也随年龄阶段和部位的不同而有所不同。骨髓可分为红骨髓和黄骨髓，出生后随年龄增长，红骨髓逐渐向黄骨髓转化，不同部位、不同年龄的骨红黄骨髓比例有所不同。骨膜是由纤维结缔组织构成，内含丰富的毛细血管和神经末梢，主要作用是骨的营养和修复再生。骨膜在骨的表面可分为内、外两层，外层骨膜为致密的胶原纤维束，并嵌入骨内使骨膜牢固地覆在骨面；内层骨膜较为疏松，含有成骨细胞和破骨细胞。骨膜还可依据其所覆盖骨的内、外面分为骨内膜和骨外膜。骨皮质外面或表面由骨外膜覆盖，而骨皮质内面和骨松质的表面由骨内膜覆盖。因此，骨内膜又包括骨皮质内侧膜和骨小梁表膜，因这些骨内膜与所覆盖的骨质之间存在特殊的空间，也有人将其统称为包膜（envelope），其周围充填有骨髓。许多代谢因素通过包膜内的细胞作用到骨组织，随着年龄的增长，骨皮质内侧膜的吸收作用快于骨外膜的成骨作用，所以老年人骨干的骨皮质厚度逐渐变薄。从代谢速率来看，包膜中的骨小梁表膜的代谢速率最快。骨膜还可分为骨皮质表面的骨外膜、髓腔面的骨内膜、哈佛斯管表面的骨膜和小梁表面的骨膜。

二、骨的血供

骨的血管分别源于经骨皮质滋养孔的滋养动脉和骨膜内的细小动脉。生长发育期骨骺和骨干及干骺端的血供是相对独立的。骨骺端动脉多源于关节囊内的动脉。骨的静脉无静脉瓣，并与动脉并行。

三、骨与关节的神经支配

骨的神经纤维与血管相伴随，多是血管运动神经（内脏神经传出纤维）。骨膜表面分布有躯体感觉神经（躯体神经传入纤维）。关节的神经支配多源于其周围肌肉的支配神经，躯体感觉神经分布于关节囊纤维层、滑膜和韧带。本体感觉神经分布于韧带和关节囊。关节血管的血管壁神经为内脏神经。

第二节　骨的成分构成

骨成分可分为有形成分和无形成分，有形成分多指不同种类的骨细胞；无形成分是相对无形的，多指骨的胶原纤维、骨基质和无机盐等成分。也可认为骨组织是由骨细胞和细胞间质组成。细胞间质包括骨内主要的有机成分和无机盐；其中有机成分主要是胶原蛋白，还有少量的黏蛋白；有机物主要为 I 型胶原蛋白（约占90%），是骨纤维支持结构的主要组成；另有少量有机物为非胶原蛋白复合物，是骨纤维间基质的成分。 I 型胶原蛋白是骨构架和骨承受机械力学强度的最基本的基质蛋白， I 型胶原蛋白由非胶原蛋白复合物（如黏蛋白）链接（或粘连）结合，加之无机盐的沉积形成骨组织。骨胶原纤维也可视为骨基质间的"支架"。新生骨的胶原纤维较细，环哈弗斯管长轴排列，是哈弗斯管周围板层的主要构成成分。无机盐是骨的主要的成分，无机物约占骨重量的70%，水占5%～8%，余为有机物。骨内无机盐（又称骨盐）主要是钙、磷，占无机盐的95%，余为碳酸盐、氯化物或氟化物等。体内约99%的钙也是以骨盐的方式存积在骨内，故有"骨是人体的钙库"之说。也可以说骨基质是各类骨细胞、骨胶原纤维间的黏多糖成分同骨内其他细胞一同形成骨盐储存的"基地"。

第三节　骨的生长和发育

一、基本概念

人体骨的生长和发育同人体其他器官相同，生长和发育相辅相成、密不可分，但二者之间也有所不同。骨的生长是指形态或体积由小至大的变化，是量的改变，而发育是指细胞、组织和器官的分化完善或功能上的成熟，是质的改变。

二、膜内成骨和软骨内成骨

骨的生长（包括发生）和发育属胚胎学范畴，而骨的结构属于组织学和解剖学范畴。骨源于胚胎第 8 周的具有多向分化能力的间充质（mesenchyme），随后分别通过膜内成骨（intramembranous ossification）和软骨内成骨（endochondral ossification）形成体内骨骼的不同部分。膜内成骨的过程先是间充质细胞分化为成骨细胞，随之成骨细胞产生骨纤维和基质，基质又不断钙化形成骨质，间充质周围的膜也转化为骨膜；软骨内成骨的过程是在骨形成部位的间充质细胞形成软骨雏形，外围的间充质细胞分化形成软骨膜，软骨膜进而分化为骨膜。软骨膜下的细胞分化为成骨细胞，成骨细胞在软骨雏形周围分化成骨，形成骨领，进而血管和间充质分化的破骨细胞进入其内形成髓腔，在成骨细胞和破骨细胞的共同作用下不断骨化形成初级骨化中心。初级骨化中心继续骨化形成骨干和干骺端，两端均有软骨并通过软骨内成骨进行纵向生长，同时，在长骨骺端的软骨内又出现骨化中心，即次级骨化中心。骨干和骨骺之间为生长板软骨。通常管状骨的纵向生长是通过软骨内成骨进行的，横向生长或骨干的增粗是通过膜内成骨形成的。另外，还有混合型成骨，混合型成骨是先为膜内成骨，随后为软骨内成骨。当骨发育成熟后，骨端的生长板软骨转为关节软骨。不同部位或不同形态的肾成骨方式有所不同。

软骨内成骨可始于生长板软骨，生长板软骨分为静止层、增生层和肥大层。

静止层软骨细胞：紧邻骺板，有人称为生发层细胞或干细胞。然而，有关此层细胞是否是真正的生发细胞还有争议。有学者认为此层细胞既不处于静止状态，也不是生长板软骨的生发细胞。此层细胞具有代谢活性和分泌基质能力，也有学者根据其有营养物质的能力称其为储备层细胞。

增生层细胞：有作者认为增生层细胞是自身分化产生的，每条细胞柱顶部的细胞才是真正的生发细胞。此层细胞的主要功能是产生细胞基质和细胞增殖，两者共同作用的结果使生长板纵向生长。另外，有作者认为增生层细胞和肥大层细胞之间有一基质合成层，此层细胞较增生层细胞大，细胞之间有一层新合成的软骨基质。

肥大层细胞：此层细胞的大小约为增生层细胞的5倍，其内钙磷的含量最高，并参与软骨的骨化。综合增生层细胞和肥大层细胞的代谢特点分析：增生层细胞氧张力高，有氧代谢能力强，糖原得以储存，其线粒体内生产的大量腺苷三磷酸（adenosine triphosphate，ATP）可满足细胞合成大量基质所需的能量。肥大层细胞是无氧代谢，储存的糖原在细胞分化至肥大层中部时已耗尽，但线粒体的ATP生产和钙的储存均是耗能的主动过程，肥大层细胞内没有足够的腺苷二磷酸（adenosine diphosphate，ADT）来生产ATP，因此，肥大层细胞仅能储存钙，而不能生产足够的ATP。另外，肥大层细胞的下半部分储存的糖原也已完全耗尽，氧张力又低，其线粒体储存钙的能量也得不到满足，进而储存的钙因能量耗尽便从线粒体内释放到基质中使其钙化。开始的钙化是以无定形的钙盐方式进行，但随即被羟基磷灰石晶体取代，随着羟基磷灰石晶体增多，纵向的基质不断钙化，直至肥大层细胞柱底层形成先期钙化带（provisional zone of calcification）。生长板软骨的静止层、增生层和肥大层与先期钙化带是构成X线骺线的组织学基础。

生长板软骨周围的组织结构：Ranvier沟和Lacroix软骨环。1873年Ranvier提出的Ranvier沟，是指环绕生长板软骨的楔形骨化沟（ossification groove）。1951年Lacroix提出的Larcoix软骨环是指环绕骺板生长软骨周围的环状软骨膜。尽管Ranvier沟和Lacroix软骨环均是围绕生长板软骨周围的组织结构，但有些作者将二者统称为Ranvier沟，而有些作者则认为是同一组织结构的不同部分，但无论如何，二者的功能相似。Ranvier沟内靠近生长板软骨周围的细胞非常致密，细胞外几乎没有基质和组织间质，此区细胞为密集细胞群（densely packed cell，DPC），外侧可见排列疏松的、未分化间充质细胞和成纤维细胞，同密集细胞群比较其排列非常紊乱，这些细胞称为疏松细胞群（lose densely packed cell，LPC），疏松细胞群和密集细胞群的内侧为一薄层的骨皮（bone bark）结构，该结构环绕在生长板软骨和先期钙化带周围。Lacroix软骨环内的纤维由垂直、斜向和环形纤维交织而成，远端与Ranvier沟内成纤维细胞周围的胶原纤维相连，近端至干骺端外侧骨膜和骨皮内。骨皮的功能是加固生长板软骨和干骺端之间的联合。

骨生长发育后的连接结构是关节，也可以说关节是两块或两块以上的骨与骨的间接连结方式。所谓的间接连结是骨与骨的连结存有间隙，并非直接相连。关节的3个基本构成包括关节面、关节囊和关节腔。关节囊是由外纤维层和内滑膜层构成，滑膜表面有很多微小突起的滑膜绒毛，较大的滑膜皱褶称为滑膜皱襞（synovial plica）。骨发育成熟后的关节两端覆盖有关节软骨，分为透明软骨、纤维软骨和弹力软骨。除胸锁关节和颞下颌关节为纤维软骨外，其他关节软骨均为透明软骨。关节软骨在光镜下可分为4层：由表面至深层依次为表层、中间层、深层和钙化带。在深层和钙化带之间有一薄层的潮标（tide mark），是软骨下骨板的浅层钙化区，凹凸不平的骨组织通过潮标突入软骨内，使钙化的软骨牢固地钩住软骨的深层。

三、骨的组织学

从组织胚胎学角度看，骨组织是由骨细胞和细胞间质组成的特殊的坚硬或致密的结缔组织，也可将不同的骨组织按其功能及构成分别视为器官及骨骼系统。骨内的细胞有许多种，与骨代谢有关的细胞主要有骨祖细胞（osteoprogenitor）、成骨细胞或称骨母细胞（osteoblast）、破骨细胞（osteoclast）、骨细胞（osteocyte）等。骨发生（osteogenesis）源于胚胎时期内、外胚层之间一层疏松的间充质干细胞（stem cell）。胚胎发生初始，间充质干细胞逐次分化为骨祖细胞和成骨细胞，成骨细胞同时分泌类骨质，将成骨细胞包埋其内使之成为骨细胞，随之类骨质矿化成为骨基质，进一步形成骨组织。骨组织形成后也要通过不断的新陈代谢进行生长发育。成骨细胞、骨细胞主要负责骨组织的形成，而骨组织的吸收则是通过破骨细胞作用完成。虽然破骨细胞来源于骨祖细胞还是骨髓中单核-吞噬细胞尚存争议，但对破骨细胞骨吸收的作用表述大致相同，主要是破骨细胞在骨组织表面分泌有机酸和溶酶体，溶解骨组织内无机盐和降解骨组织内有机质发挥对骨组织的吸收作用。

第四节 骨塑形和骨重建

骨生长发育过程中，不同部位的骨组织在不同机械力等因素作用下，通过骨塑形（moulding）和骨重建（remodeling）的方式逐步形成不同部位骨骼的最终形态。骨塑形是指不同部位骨骼生长发育过程中，骨的结构由小至大，并在所受的机械力作用下产生力的轴向上的形态学变化，进而形成最终的骨形态。在骨生长发育成熟后，骨塑形的过程也相应结束，而生长发育成熟后骨终生"存在"的则是骨重建过程。

骨重建是指骨骼生长发育成熟后，在骨塑形基础上新骨（或新生骨）不断取代旧骨、维持骨骼的相对稳定的骨形成（formation）和骨吸收（resorption）代谢过程，也可称为骨的"吐故纳新"过程。此过程不是导致形态变化的过程，而是维持已有的骨形态或结构的过程。骨形成和骨吸收过程是同时存在、相互诱导分化、共同作用的统一过程和偶联过程。

第五节 骨代谢和调控过程

骨代谢和调控过程较为复杂，为便于理解，首先介绍骨代谢和调控过程的一些相关的细胞因子及词汇。

一、骨保护素

骨保护素（osteoprotegerin，OPG）是由成骨细胞/基质细胞分泌，是一种可溶性分泌型糖蛋白和缺乏跨膜结构的肿瘤坏死因子（tumor necrosis factor，TNF）受体家族的新成员。体内多种组织细胞可分泌OPG，但在破骨细胞分化的微环境中，主要通过与破骨细胞上的OPG配体结合而起作用。OPG具有抑制破骨细胞形成、分化、存活、活化并诱导破骨细胞凋亡的功能，进而抑制破骨细胞的骨吸收功能，使得骨密度升高。因OPG的这些抗骨吸收作用，故将其命名为骨保护素。

二、核因子-κB受体激活蛋白及配体

核因子-κB受体激活蛋白（receptor activator of nuclear factor-κB，RANK）主要由破骨细胞前体细胞或破骨细胞表达，主要功能是在破骨细胞前体细胞或破骨细胞及其基质细胞表面与RANK配体（RANK ligand，RANKL）结合，直接促进破骨细胞的分化、活化、成熟并进行骨吸收，还可阻止破骨细胞凋亡。

RANKL主要由成骨细胞和骨髓基质细胞分泌（在单核-吞噬细胞、T细胞、B细胞中也均有表达），属于肿瘤坏死因子配体家族。

三、细胞因子

细胞因子（cytokine，CK）是由免疫细胞（如单核-吞噬细胞、T细胞、B细胞、自

然杀伤细胞等）和某些非免疫细胞（如内皮细胞、表皮细胞、成纤维细胞等）经刺激而合成、分泌的一类具有广泛生物学活性的可溶性小分子蛋白质。CK通过结合相应受体调节细胞生长、分化和发挥效应，调控免疫应答。

细胞因子按其产生细胞的来源分为淋巴因子和单核因子；按功能分为白介素、干扰素、集落刺激因子、肿瘤坏死因子和生长因子5类。生物学活性主要有抗感染、抗肿瘤等功能，如干扰素和肿瘤坏死因子等。

四、表达

表达是指在DNA序列中储存的遗传信息，经过转录和翻译，转变成具有生物活性的蛋白质分子的过程。

五、信号通路和配体

信号通路（signal pathway）是指能将细胞外的信号分子经细胞膜传入细胞内发挥效应的一系列酶促反应通路。这些细胞外的信号分子称为配体（ligand），包括激素、生长因子、细胞因子、神经递质以及其他小分子化合物等。当细胞外配体特异性地结合到细胞膜或细胞内的受体（receptor）上，在细胞内的信号进一步转导产生相应的反应，而细胞内各种不同生化反应则是通过一系列具有不同生理生化功能的蛋白进行的。各个信号通路的上游蛋白对下游蛋白活性的调节（包括激活或抑制）主要是通过信号通路的主要成员中的相关蛋白激酶和磷酸酶作用，迅速添加或去除磷酸基团，进而改变下游蛋白的立体结构完成的。受体蛋白将细胞外信号转变为细胞内信号，经过信号放大、分散和调节，最终调解下游基因表达、细胞内酶活性的变化、细胞骨架构型和DNA合成等改变等。这些改变并非是一种信号传递所致，而是通过不同的信号、不同组合同时产生不同的反应所致。这些不同的信号从构成成分上可分为两大类：一类是胆固醇等脂质，这些信号成分很容易穿过细胞膜，在细胞内与相应的受体结合；另一类是多肽，多肽信号分子只能与细胞膜上的跨膜蛋白受体结合，通过蛋白结构的变化，将信号从膜外传递到膜内，进而产生一系相应变化。常见的信号通路有NF-κB信号通路、JAK激酶（Janus kinase，JAK）-信号转导及转录激活蛋白（signal transducer and activator of transcription，STAT）信号通路，即JAK-STAT信号通路、Wnt［（小鼠Int基因与果蝇无翅基因（wingless）两个同源基因合称为Wnt）］信号通路、骨形态发生蛋白（bone morphogenetic protein，BMP）信号通路、Ras2MAPK信号通路等，其中Wnt信号通路、BMP信号通路在骨质疏松骨重建过程涉及较多。Wnt信号通路是一类分泌型糖蛋白，通过自分泌或旁分泌发挥作用。BMP信号通路是转化生长因子（transforming growth factor β，TGF-β）超家族中的重要蛋白，通过调节一系列下游基因活性，调控骨重建等许多系统或结构等的生物变化过程。

六、调控过程

在了解上述骨代谢和调控过程的一些相关细胞因子及词汇的意义和物质基础上，就不难理解骨代谢和调控的过程。前面介绍过骨重建中骨形成和骨吸收是偶联过程，此过程中破骨细胞是过程"启动者"，成骨细胞是过程"调节者"，而RANKL则是骨吸收和骨形成偶联的关键因子。在破骨细胞分化过程中，OPG/RANKL/RANK系统为重要信号通路，具体包括成骨细胞及骨髓基质细胞表达RANKL，与破骨细胞前体细胞或破骨细胞表面的RANK结合后，促进破骨细胞的分化和激活并抑制破骨细胞凋亡。然而，成骨细胞及骨髓基质细胞分泌表达的OPG可与RANKL竞争并阻止RANKL与RANK的结合。

除了解上述骨重建过程的代谢和调控外，还应进一步认识到骨重建的新骨取代旧骨的过程是通过骨的多细胞基本单元（basic multicellular unit，BMU）完成。BMU主要是由一组进行骨吸收和骨形成的细胞所构成。BMU可在骨内产生多个分散的小囊，这些小囊称为骨结构单元（bone structural unit，BSU），这些散在的BSU可在任一骨皮质或骨松质内及不同的时间内形成，组织形态学上可见这些分散的BSU是由非胶原的结缔组织致密线（cement line）相连。骨重建的速率可用骨转换率（turn over rate）表示。骨转换是骨重建中破骨细胞吸收已有的旧骨质和成骨细胞形成新骨质的偶联过程。其年转换率通常在2%～5%即可维持骨骼的正常功能。然而，正常人中轴骨近红骨髓处骨的（主要是骨小梁）年转换率为15%～35%，主要是用于调节细胞内外液或体液的动态平衡。另外，骨转换过程中，破骨细胞吸收旧骨过程降解的骨质产物和成骨细胞成骨过程产生的代谢产物，可通过体内血液和尿液标本进行检测，检测的指标统称骨转换标志物（bone turn over marker，BTM）。如临床上较为常见的成骨转换标志物Ⅰ型前胶原C-端前肽（procollagen type 1 C-terminal propeptide，P1CP）、Ⅰ型前胶原N-端前肽（procollagen type 1 N-terminal propeptide，P1NP）、骨吸收转换的标志物Ⅰ型胶原交联C-端肽（collagen type Ⅰ cross-linked C-telopeptide，CTX），等等。成骨时，成骨细胞内Ⅰ型前胶原两端的PICP和PINP分别在C-蛋白酶和N-蛋白酶的作用下与Ⅰ型前胶原两端分离，分离后Ⅰ型前胶原即成为骨的Ⅰ型胶原，而分离下来的P1CP和P1NP可分别从血液中测出，这可简单地解释临床上检测P1CP和P1NP可反映成骨状况的机制；而CTX是骨Ⅰ型胶原间交联物的蛋白片段和交联物的残端，骨吸收时，破骨细胞释放胶原酶降解所释放的片段（如CTX）入血，临床上血液中检测CTX反映骨吸收状况的机制也在于此。疾病状态时，骨重建或骨转换加速；相反，正常或静止状态下，骨重建或骨转换减速。临床上，通常同时检测骨形成和骨吸收的标志物，从而评估骨的重建状态，这些标志物比骨矿物质含量测定更为灵敏，故多用于疗效检测，临床上有些抗骨质吸收制剂可使这些骨转换的标志物减低，但这些标志物检验的精确性低于骨密度测量的精确性。当然，上述仅就临床上测量骨形成标志物中的P1CP和P1NP，以及骨吸收标志物中的CTX的机制做一浅释，其具体过程并非如此简单。另外，临床上测量BTM中的骨形成标志物和骨吸收标志物也不限上面所述，还有很多骨形成标志物和骨吸收标志物可分别从标志物各角度反映骨形成和骨吸收的状况，具体可参照有关书籍或文献。但值得指出的是，尽管许多不同的BTM可分别代表骨形成标志物或骨吸收标志物，但这些标志物的出现或检出并不能严格地区分是骨形成或骨吸收所致。因骨形成和骨吸收偶联是相互伴随的过程。任何情况所导致的骨转换增加时，骨形成和骨吸收均加速，上述两类标志物也均随之增加。另外，骨形成和骨吸收过程中分解的基质产物也可释放到循环系统中。因此，每个标志物的检出只可表明骨重建及骨转换活动的增强，仅此还不易区分是骨形成为主或是骨吸收为主。另外，还应注意的是临床上这些标志物的局限性。这些标志物并不能区分骨转换的速率，也不能区分是局部还是全身的骨重建所致，这些标志物既可是全身骨重建活性的评估，也可是局部高代谢率标志物稀释的结果（如Paget骨病）；每个标志物的特异度、灵敏度及正常值范围也不一致，不能进行量化比较；循环系统中的这些标志物的浓度可能还受非骨转换因素影响，如肝代谢、肾排泄均可显著地影响这些标志物的检测结果。因此，临床上应注意合理解释这些标志物或参数结果。尽管骨矿物质含量测量结果不能直接解析骨标志物，但了解这些标志物并结合骨矿物质含量测量结果有助于全面分析骨病或骨的代谢和重建状态。

总之，了解上述骨骼及有关代谢和调控的基础知识，不仅有助于理解有关临床标志物在评估骨代谢中的作用和局限性，也有助于了解上述各种过程的异常所产生的相应疾病和某些药物治疗相关疾病的机制，如体内诸多激素和因子均通过影响OPG或RANKL的表达来影响骨代谢。近年来，也有学者通过研究RANKL-RANK-OPG骨调节轴及影响RANKL调节骨代谢因素，在不断寻找治疗骨骼疾病的新药物，如地舒单抗（denosumab）。当然，上述仅简介了有关骨骼及代谢和调控的基础知识，更深入和详细的骨重建或骨转换等代谢过程请详见有关文献。

参 考 文 献

［1］BONNICK SL．Bone densitiometry in clinical practice［M］．Totowa，New Jersey：Humana Press，2004．

［2］HAM A．Histology［M］．Phliadelphia：Lippincott-Raven Publishers，1979．

［3］Kumar R．The normal and abnormal growth plate［J］．RCNA，1987，25（6）：1133-1153．

［4］BRIGHTON C．Structure and function of the growth plate［J］．Clin Orthop，1978，136（136）：22-32．

［5］KEMBER N．Quantitative histology of the human growth plate［J］．J Bone Joint Surg，1976，F58-B（4）：426-435．

［6］KEMBER N．Cell population kinetic of bone growth：the first ten years of autoradiographic studies with tritiated thymidine［J］．Clin Orthop，1971，76：213-230．

［7］王云钊．骨软骨组织学［M］．北京：北京医科大学、中华医学放射学分会，1988．

［8］BRIGHTON C．Cytoplasmic structures of the epiphyseal-plate chondrocytes［J］．J Bone Joint Surg，1973，55A（4）：771．

［9］SUTFIN L．Microanalysis of individual mitochondrial granules with diameters less than 1,000 angstroms［J］．Science，1971，174：947-949．

［10］CRUESS R．The Musculosskeletal system embryology，biochemistry and physiology［M］．New York：Churchill Livingstone，1982．

［11］BRIGHTON CT．Clinical problems in epiphyseal plate growth and development［J］．AAOS Instruct Course Lect，1974，23：113.

［12］TRUETA J. The vascular contribution to osteogenesis. I：study by jnjection method ［J］. J Bone Joint Surg，1960，42（B）：97.

［13］SHAPIOR F，HOLTROP M E，GLIMCHER M J. 1977 Organization and cellular biology of the perichondrial ossification groove of Ranvier：a morphological study in rabbits ［J］. J Bone Joint Surg，1977，59（6）703-723.

［14］LACROIX P. The organization of bone ［M］. New York：McGraw-Hill BooK Co，1951.

［15］KUHLMAN R. Amicrochemical study of the developing epiphyseal plate ［J］. J Bone Joint Surg，1965，47（A）：545.

［16］毕五蝉. 滑膜关节功能的细胞生物学基础 ［J］. 创伤骨科学报，1987，4：357.

［17］ERIKSEN EF，AXELROD DW，MELSON F. Bone histomorphometry ［M］. New York：Raven Press，1994.

［18］UBARA Y，TAGAMI T，NAKANISHI S，et al. Significance of minimodeling in dialysis patients with adynamic bone disease ［J］. Kidney Int，2005，68（2）：833-839.

［19］UBARA Y，FUSHIMI T，TAGAMI T，et al. Histomorphometric features of bone in patients with primary and secondary hypoparathyroidism ［J］. Kidney Int，2003，63（5）：1809-1816.

［20］RODBELL M. The role of hormone receptors and GTP-regulatory proteins in membrane transduction ［J］. Nature，1980，284（5751）：17-22.

［21］SILVA I，BRANCO JC. Rank/Rankl/opg：literature review ［J］. Acta Reumatol Port，2011，36（3）：209-218.

［22］KLEIN-NULEND J，NIJWEIDE PJ，BURGER EH. Osteocyte and bone structure ［J］. Curr Osteoporos Rep，2003，1（1）：5-10.

［23］CAREY DE，ALINI M，IONESCU M，et al. Serum content of the C-propeptide of the cartilage molecule type II collagen in children ［J］. Clin Exp Rheumatol，1997，15（3）：325-328.

［24］LEE J，VASIKARAN S. Current recommendations for laboratory testing and use of bone turnover markers in management of osteoporosis ［J］. Ann Lab Med，2012，32（2）：105-112.

［25］EASTELL R，REID DM，VUKICEVIC S，et al. Effects of 3 years of lasofoxifene treatment on bone turnover markers in women with postmenopausal osteoporosis ［J］. Bone，2012，50（5）：1135-1140.

［26］HANSON DA，WEIS MAE，BOLLEN AM，et al. A specific immunoassay for monitoring human bone resorption：quantitation of type I collagen cross-limked N-telopeptides in urine ［J］. J Bone Miner Res，1992，7：1252-1258.

［27］GENANT HK，GUGLIELMI G，JERGAS M. Bone Densitiometry and Osteoporosis ［M］. Berlin：Springer，1998.

［28］DORE RK. The RANKL pathway and denosumab ［J］. Rheum Dis Clin North Am，2011，37（3）：433-452.

第六章

骨骼生物力学

生物力学（biomechanics），字面上不难看出是生物学和力学的合称。在科学发展的历史中，生物学和力学发展是相辅相成的，从各自发展到逐渐形成相互交织、互相渗透状态，直至20世纪60年代，生物力学成为一门完整、独立的学科。该学科主要是应用力学原理和方法对生物体中的力学问题进行相关研究，属生物物理学范畴，其研究范围从生物整体、系统至器官（血液、体液、脏器和骨骼等）；其研究重点是与生理学、医学等相关的力学问题。根据研究对象的不同可分为生物流体力学、生物固体力学和运动生物力学等。因此，骨骼生物力学应属生物固体力学范畴。生物固体力学是利用材料力学、弹塑性理论、断裂力学等基本理论和方法，研究有关的生物组织或器官中与之相关的力学问题。例如，在人体骨骼的压缩、拉伸、断裂的强度理论及其状态参数等方面都可应用材料力学的标准公式进行分析研究。但是，无论在形态还是力学性质上，骨骼是各向异性的结构或器官由一种特殊的复合材料构成，具体地说是由骨胶原纤维和无机晶体所组成的。骨骼的强度不仅与其构成材料本身相关，与其构造也密切相关。骨骼的构造较为复杂，骨板的结构主要是由纵行纤维和环形纤维构成，骨质内的无机盐晶体可使骨强度明显增强。因此，研究骨骼的生物力学及其材料和力学等方面的特点有助于探讨人体骨质疏松症和其骨折并发症的发生机制，以及临床对其防治措施的实施。

第一节　基本知识介绍

骨骼是机械结构，不仅在支撑人体、保护内脏等方面起重要作用，还具有骨髓造血、电解质储存、代谢物质调节等多方面功能。因此，从形态角度来看，骨骼可被认为是机械性结构，而从代谢、内在调节等方面来看，骨骼可被视为功能器官。骨骼的这种结构和功能的作用是相辅相成的，代谢、调节的功能保证了骨骼结构的完整性，骨骼结构的存在也是代谢、调节等功能起作用的载体。

一、骨质量

骨质量可解释为骨"质"和"量"的总称，其概念至少包括3个方面的内容，即骨的量、骨的硬度（通常是指构成骨骼成分或组织的"质地"）及骨的结构分布及其连接的完整性。

骨的"质"实际意思也可根据其机械概念加以解释。骨骼只有具有良好机械性的"质",才能阻抗可能发生的骨折。也就是说,良好的、正常的骨骼应有高的机械物质的"质"(固体骨结构弹性系数)、足够的骨量和与不同方向力的(不同型的骨折)相匹配的空间结构分布。因此,骨的"质"是有方向的。然而,骨的"质"是由基因决定的,因此,同一个体不同部位的骨骼的质之间的差异相对很小,但其可随时间或环境变化,通过骨重建产生明显的变化。

骨的"量"不难理解,即骨的含量,可通过骨量和/或骨密度的测量方法加以评估。然而,骨硬度和强度通常不仅取决于骨的量,还取决于骨的"质"及其分布(即结构)。

骨骼的结构主要是由其生长过程的塑形(moulding)和重建(remodeling)的偶联机制所致,骨塑形过程可使骨骼纵向生长和外加生长,同时也决定了骨骼的大小和形状,除纵向生长外,骨塑形和骨重建是终生进行的,以维持骨骼在外力的作用下不断调整为与其相适应的结构。这种调整过程是以骨细胞为中心进行的。在感受外界的应变力后,骨细胞进行相应的调整形成相适应的骨组织和器官,这即是Frost的力学调控理论(Mechanostat)。骨细胞(osteocyte)或衬细胞(lining cell)感受到外在的应变力后释放细胞因子,使骨塑形和骨重建进入解偶联过程,启动成骨细胞和破骨细胞的骨形成和骨吸收活动,这些细胞和细胞间的相互作用不仅导致骨量产生变化,也使骨的质和骨的分布发生了变化,在不断的优化过程,形成可避免微小骨折发生的、可阻抗外力的骨结构。据此,可认为骨的强度和硬度并不是通过骨的量加以控制,而是通过骨结构的质加以调整,且可通过测量计算管状骨的弯曲力或扭力加以评估。另外,构成骨硬度的不同组织成分(如胶原、矿物质等成分)的质地也可通过体内的生化等代谢性指标进行评估;骨结构的完整性可通过影像学或组织形态学的检查方法进行评估。由此可见,骨质量的测量因其概念的复杂而复杂。目前,临床上尚无一种简单、单一的测量方法可评估人体骨质量的"全貌"。尽管如此,相关的术语界定及分析也可能有助于对其"全貌"的认识。

二、硬度与强度

硬度(stiff)在物理学上是指材料局部抵抗硬物压入其表面的能力(不同压力方向的大小和形态变化),是比较不同材料或同一材料在不同条件下软、硬程度的指标。医学上也可见到该术语的应用,如体内不同组织结构的硬度比较中可见到如下阐述:骨是除牙齿以外体内最硬的组织结构;又如骨质疏松性椎体压缩骨折是椎体的硬度减低,在外力作用下(多指上下、纵向压力作用下),椎体形态(椎体楔形、双凹和压缩变形等)和大小(椎体上下高度减低和/或前后长度增加)变化所致等描述。

硬度也可以理解为是衡量材料软硬程度的性能指标,它既可理解为是材料抵抗弹性变形、塑性变形或破坏的能力,也可表述为材料抵抗残余变形和反破坏的能力;硬度也可解释为材料阻抗外界应变力的能力。由此可见,硬度不仅仅是一个简单的物理概念,而是材料弹性、塑性、强度和韧性等力学性能的综合指标,注意这里是指描述材料的"指标"。而强度(strength)则是指材料抵抗外力时发生断裂或超过最大限度的残余变形的能力，也可以解释为衡量材料自身承载的能力（或抵抗失效的能力）的指标，注意这里是指材料承载"负荷"（施加材料外的负荷）能力的指标。

严格地讲，目前还没有方法直接测量骨的实际强度，但有足够的证据表明骨组织内的细胞（如骨细胞和衬细胞）能"感受到"应变力，随之产生细胞伸长、细胞外离子流等变化，可在细胞水平上"测量"这些变化，并通过压力（compress）或牵拉力（tract）表达变应力的存在。这样，在细胞水平上若可感觉到"通过"的应变力的方向和力度，则有可能通过骨细胞进行相应的调节。

材料的强度取决于构成材料的性质及其排列的方向。Yong应用材料的弹性模量（modulus of elasticity）评估其内在的硬度，并认为材料弹性模量取决于内在硬度（intrinsic stiffness）。另外，材料的弹性模量也与其阻抗外来应变力的能力呈正比。而就骨骼而言，骨骼的弹性模量主要取决于其内矿物质的含量（即真正的骨体积矿物质密度），还取决于其他有关骨微结构的因素（如晶体和胶原纤维的排列、胶原的组成和微小骨折等因素），这些因素也决定了骨结构的各向异性。

三、骨结构

骨结构（structure）可简单地解释为骨骼材料分布的形式或其内相应的几何构造，是影响机械承受力的主要因素。就骨骼结构机械承受方面而言，当单一轴向的力沿骨骼的长轴施加时，骨骼结构不会产生任何弯曲或扭曲变形，这种不产生弯曲或扭曲变形的能力主要取决于阻抗外力的物质含量，而不是其内物质截面的结构分布，也可用物体均匀结构所承受的压力强度来表示。如复杂的椎体框架结构，其内骨小梁的水平和垂直方向结构及其相互的连结性，这种结构独立于椎体的骨量（bone mass），表明其他与骨量无关的因素（如强度较硬的物质分布）也对椎体骨骼的强度和硬度起着重要的作用。

骨结构与建筑或构建（architecture）有所不同。结构强调的是建筑物或者构筑物所需的物质和其构架。工业或建筑学上的结构，包括混凝土、钢筋所构成的梁、柱、墙等，其结构设计是为了满足其使用安全需要，如保证日常生活中的抗风、抗震和载重能力等。在医学中，骨结构的内容应包括骨基质、胶原等成分（包括矿物质等）所组成某部位骨骼骨松质、骨皮质的整体框架，这种正常的骨结构框架可抵御人体生活中所遇的外力，避免骨折的发生。而建筑或构建在工业或建筑学方面强调的是使用形态和功能或美观和舒适，如建筑物（楼）内部使用格局、内外通道、窗户等均在保证抗风、抗震及设计美观合理的建筑外形和内部装修等前提下保障的日照、通风、各层通道通畅等日常生活所需的内部活动的舒适度。从医学角度上讲，骨的构建可理解为不同部位骨骼的形状和功能有所不同，其不同形状的骨骼有助于支持或抵御不同方向力的作用。因此，骨的结构和建筑或构建相辅相成，均可作为抵御外力的主要因素。当然，骨的构建形态是任何物质的机械承受力的主要因素，当力沿物体的长轴施加时，物质本身并不产生任何弯曲或扭力的形态变化，主要取决于承受力的物质多寡，而不是取决于物质在所承受力结构截面上分布的均匀性，但这也仅仅是对均匀的实性物体所承受外压强度的简单解释，而实际上骨骼的构建并非如此简单，如椎体的骨小梁的水平、垂直分布和小梁间的连接等均与骨小梁的量有所不同，也进一步表明除骨量外，骨质的分布在骨的强度和硬度方面也发挥作用。

上面多次提及了骨的"材料"和"量"，但相同的材料，不同的量、形态和分布，其阻抗力的强度也有所不同，如两种管状物质材料相同，但改变其他因素也可造成其阻抗力的强度的不同，如管状结构的粗细（即横截面积的管径）变化等，即在相同的横截面积时，外径较大者（管壁较薄者）其抗弯曲力和扭曲力的强度和硬度大于外径较小者（管壁较厚者）。同样管状骨（同样材料），不同管径、厚度、形态与其抗弯曲力和扭曲力的关系也可用横截面转动惯量（cross-sectional moment of inertia，CSMI）加以评估见表6-1。

表6-1　两种管状骨形态的变化对CSMI、抗弯曲力强度、BMD的影响

编号	原始形态	变化后形态	管状骨外径	横截面积	管壁/管腔比	CSMI	抗弯曲力强度	BMD
A	◎	◎	↑	↑	=	↑↑	↑↑	↑
B	◎	◎	=	↓↓	↓	↓	↓	↓↓
C	◎	◎	↑	=	↓	↑↑	↑↑	↓
D	◎	◎	=	=	=	↑↑	↑↑	↑

注：A：管径增粗、管壁不变，横截面积增加、管壁/管腔比不变、CSMI明显增加、抗弯力强度明显增加、BMD增加；B：管径不变、管壁减薄（即外径不变、内径增加）：横断面积明显下降、管壁/管腔比下降、CSMI下降、抗弯力强度下降、BMD明显下降；C：管径增粗、管壁减薄（即外径、内径均增加）：横断面积不变、管壁/管腔比下降、CSMI明显增加、抗弯力强度明显增加、BMD下降；D：管径和管壁厚度均不变、但受力轴线变化：横断面积不变、管壁/管腔比不变、CSMI明显增加、抗弯力强度明显增加、BMD增加。

由此可见，施加一定程度外力后，所有因素均起阻抗作用，也就是说骨骼可因外力负荷而弯曲或扭转，此时其硬度（及强度）主要取决于整个横截面相对于弯曲轴或扭转轴的空间配置。由相同材料制成的两个管状结构，并表现出相似的横截面区域，在抗压缩方面有同样硬度和强度。然而，具有较大外径（即壁较薄）者在抗弯曲或扭转方面具有更高的硬度和强度。在管状结构中，表示阻抗材料质量和空间分布，并具有力学意义的变量是参照弯曲轴或扭转轴的横截面惯性矩。

椎体的强度分析也同管状骨相似，也就是说，无论是管状骨还是椎体的强度，除考虑骨的量以外，还要考虑骨的质、骨的结构和骨小梁网状结构的完整性。

四、弹性

弹性（elasticity）是指材料在外力作用下发生变形，而当外力去除后能恢复原来大小和形状的性质。

五、塑性

塑性（plasticity）是指材料在给定负荷下产生永久变形而不被破坏的能力。

六、应力、应变及应变力

应力（stress）是指作用在材料单位面积上的内力。

应变（strain）及应变力：材料内任意点因各种作用引起的相对变形；或材料在外力作用下不能产生位移时，它的几何形状和尺寸将发生变化，这种单位应力使几何形状发生的变化称为应变。应变力即为导致应变的力。

应变力与应力的区别：应变力是施加的外力，而应力是材料内部的阻抗力。

七、内力

内力（internal force）是指在外力作用下材料内各部分产生相互作用的力。

八、各向同性及各向异性

各向同性（isotropy）是指材料在各个方向上的力学性能和物理性能指标都相同的特性。

各向异性（anisotropy）又称有向性（aeolotropism），是指物质全部或部分化学、物理等性质随方向改变所产生的变化，并在不同方向上呈现出差异的性质。这是材料和介质中常见的性质。值得指出的是，材料的各向异性与其非均匀性是从两个不同的角度对物质进行的描述，不可等同。

第二节　外力与骨折

在了解上述骨骼和其相关生物力学方面的概念的基础上，可进一步理解实验中有关外力作用在材料（骨标本）使其断裂（骨折）的过程。骨质疏松性骨折与外力的作用关系密切，即便是微小的外力，也可产生骨折。骨折还可以理解为是外力与骨骼相互对抗的过程，具体过程可表现如下。

外力负荷加载→骨骼弹性应变力的作用、材料内应力的反作用→保持形态不变→外力负荷增加→骨骼塑性、应变力的作用，管状骨的凹面结构短缩使其构成组织受到一定程度压缩的应力，而管状骨凸面的加长则产生一定程度的牵拉应力→骨骼材料内的应力的反作用至极限后，结构的牵拉应力弱于压缩应力，则在凸面发生微小骨折→一旦微小骨折发生，骨骼材料内应力的反作用很容易丧失，使微小骨折进一步进展为完全骨折。

就骨质疏松症的概念而言，骨折是骨结构脆性增加导致的后果。而骨结构脆性增加及相关疾病也可由骨内的力学调控系统对抵抗正常外力调控不当所致，骨结构的脆性增加虽可与骨量的减少有关，但也可不取决于骨的量，而取决于骨的质或骨结构的空间分布。另外，也与机体的状况、外力作用于骨的部位有关。如何判定骨结构脆性增加，主要是要找出在正常外力作用时其局部骨的量、骨的质和空间分布退化的依据。

骨量的丢失及其结构的缺失和机械性能下降的原因较为复杂，虽然骨骼的阻抗结构和其机械性能是固有的，是与生俱来的，但问题是，骨骼的结构和其内在系统处于正常、健康状态下，在没有外力或在人体或肢体完全固定或失重状态下（似无任何的外在因素刺激），仍会引起骨量及其机械性能的下降。相反，骨内代谢系统的异常即可引起相应的骨骼结构向不良的方向转化。这表明骨的内分泌代谢平衡对正常骨骼发育和结构完整性至关重要。骨的代谢失衡可视为静止的机械干扰因素，如骨骼内在系统能解决这种机械干扰因素，则可保持骨骼"质量"的完整性，否则会向反方向转化。也有证据表明，局部肌力是骨骼结构机械性能的主要因素。但如果患者骨的代谢平衡失调，即使是运动锻炼对保持骨结构完整性也无济于事。相反，就正常骨代谢而言，若无机械因素刺激，任何激素、营养或药物均无法增强或改善骨骼机械性能。因此，正常情况下，成人仅凭运动锻炼虽不能有效改善或增加骨量，但可避免或减缓骨的丢失。

第三节　骨骼测量与评估

骨骼测量方法很多，包括骨量测量、骨材料的质量评估（bone materail quality determination）和骨结构的评估等，不同的测量方法反映骨质量的意义也有所不同。

一、骨量测量

众所周知，DXA测量的准确性和精确性良好，虽然其BMC测量结果与骨强度相关，但因其测量数据的分散及骨折人群和非骨折人群测量结果重叠较大，又因为DXA的测量结果与骨强度的相关性较低，因此，还不能明确定论BMC与骨强度的确切关系。就总体而言，"BMC越高，骨强度越高"，但就个体而言，DXA测量所得的BMC和BMD结果评估骨强度的能力还是较弱。因此，只能采用DXA测量所得的BMC和BMD或绝对值、Z值或T值作为评估骨质疏松与否的指标，也是因为其测量结果并不能评估骨的质和骨结构空间分布的缘故。但也有些部位的骨骼，如椎体，其DXA或QCT测量结果已被证实与受压的强度有关。总之，同其他因素相比，骨量测量结果与其压力更为相关。因此，目前在尚无更好的方法及测量指标的情况下，DXA测量结果还是可作为评估骨强度的适当指标。

二、骨材料的质量评估

理论上讲，骨骼内在硬度可用弹性模量表达。已有研究表明，骨的弹性模量又与骨的体积骨密度（vBMD）呈线性或指数相关。虽常规的DXA并不能提供体积骨密度（vBMD），但面积骨密度可提供骨骼大小的信息。然而，外周骨和中轴骨的QCT可测量体积骨密度，其vBMD测量结果与有关矿化的骨材料的质量相关。但骨骼质量实际上不仅由vBMD决定，也由一些与矿化无关的因素决定，如胶原蛋白的组成、胶原纤维和晶体的排列、微小裂隙的密度等，这些因素是任何骨密度测量方法均不能直接测量的。因此，这就限制了用vBMD测量结果对骨骼材料质量的评估。所以，除非可以假定所有其他重要因素相对不变，否则，应谨慎用vBMD测量结果对骨材料质量进行间接评估。另外，其他测量方法如超声测量可提供与骨质量相关的骨结构方面的信息［如厂家提及的"硬度"（stiffness）］，但超声测量结果与骨质量是否真正相关及其评估能力仍有待确定。

三、骨结构的评估

骨结构的测量评估主要集中在骨小梁和骨皮质。通常是以椎体和长管状骨作为代表部位进行相应的评估。椎体的压缩强度仅限于通过QCT和侧位DXA测量的BMC进行间接评估。实际上，所谓骨质量是指压应力（compressive stress）部位骨的质量，而骨质量中骨强度分布取决于骨小梁的机械力的网状分布，但骨密度测量的结果不能反映骨小梁的分布情况。因此，如不能适当地评估骨小梁网状结构的机械效用，也就不能准确地评估椎体的骨强度。目前还没有无创性方法评估骨小梁的网状排列或其完整性。常规的骨密度测量并不能测量骨小梁的上述结构。影像分辨率的提高使之测量评估的可能性增加。虽然目前能进行这方面测量的只有有创的骨组织形态学检查，但因无可靠的评估标准，其应用显然受限。在生物力学方面，可通过已知的弯曲力和扭曲力（CSMI）评估椎体内骨小梁水平和垂直性分布及其完整性，以及长管状骨皮质的横截面分布。

实际上，骨干和干骺端骨折常始于骨的表面，而不是其内部的骨小梁。因此，骨皮质（不是骨小梁）的硬度和强度对预防骨折的发生至关重要。常规的DXA不能直接提供骨皮质结构的信息。但QCT和pQCT可通过长骨骨皮质区骨组织的量（像素的面积和体素的体积）和分布（每个像素和/或体素相对参照轴的距离），并参照弯曲力和扭曲力的轴向，借助相关的软件自动分析出相应的CSMI等参数。因此，CSMI与pQCT测量的vBMD相结合可作为无创性评估骨质量机械性的指标。另外，骨强度指数（bone strength index，BSI）已被证实可作为pQCT测量鼠股骨抗弯曲力骨强度的指标，BSI是通过已知骨皮质断面的CSMI和vBMD计算而得，其在较大的CSMI和vBMD值范围内与实际骨骼的断力呈线性相关，且密切相关。这种相关性强于断力与BSI任一个分量（CSMI、vBMD）的相关性，或与DXA测量的面积BMD之间的相关性。有研究表明通过桡骨超远端的pQCT扫描计算出来的BSI与前臂最大的肌力密切相关，也与男、女性Colles骨折的相对风险性密切相关。Colles骨折的相对风险性与pQCT测量的骨小梁vBMD和相同部位的骨皮质的面积密切相关。因此，虽vBMD也可作为评估骨皮质变化的间接指标，但BSI将骨"材料"（皮质vBMD）和"架构"（CSMI）变量组合为单一指数，且测量准确性和精确性是可以接受的。因此，BSI可更好地进行骨强度的评估。

上述仅有限地介绍了部分有关骨骼及其生物力学基本知识及要点，以及不同的骨骼测量和评估方法及意义，许多因素定论的依据有限，可能是其临床具体应用受限的主要原因。

参 考 文 献

［1］CURREY JD. What should bones be designed to do?［J］. Calcif Tissue Int, 1984, 36（S1）: S7-S10.

［2］BURR DB, MARTIN RB. Errors in bone remodeling: toward a unified theory of metabolic bone disease［J］. Am J Anat, 1989, 186（2）: 186-216.

［3］CARTER DR, SPENGLER DM. Mechanical properties and composition of cortical bone［J］. Clin Orthop Relat Res, 1978（135）: 192-217.

［4］CURREY JD. The effect of porosity and mineral content on the Young's modulus of elasticity of compact bone［J］. J Biomech, 1988, 21（2）: 131-139.

［5］FROST HM. Skeletal structural adaptations to mechanical usage（SATMU）: 2. Redefining Wolff's law: the remodeling problem［J］. Anat Rec, 1990, 226（4）: 414-422.

［6］FROST HM. Bone "mass" and the "mechanostat": a proposal［J］. Anat Rec, 1987, 219（1）: 1-9.

［7］GENANT HK, GUGLIELMI G, JERGAS M. Bone Densitiometry and Osteoporosis［M］. Berlin: Springer, 1998.

［8］LANYON LE. Osteocytes, strain detection, bone modeling and remodeling［J］. Calcif Tissue Int, 1993, 53（S1）: S102-S107.

［9］TURNER CH, BURR DB. Basic biomechanical measurements of bone: a tutorial［J］. Bone, 1993, 14（4）: 595-608.

［10］BURSTEIN AH, ZIKA JM, HEIPLE KG, et al. Contribution of collagen and mineral to the elastic-plastic properties of bone［J］. J Bone Joint Surg Am, 1975, 57（7）: 956-961.

［11］MARTIN RB. Determinants of the mechanical properties of bones［J］. J Biomech, 1991, 24（S1）: 79-88.

［12］OTT SM. When bone mass fails to predict bone failure［J］. Calcif Tissue Int, 1993, 53（S1）: S7-S13.

［13］RECKER RR. Low bone mass may not be the only cause of skeletal fragility in osteoporosis［J］. Proc Soc Exp Biol Med, 1989, 191（3）: 272-274.

［14］MOSEKILDE L. Assessing bone quality--animal models in preclinical osteoporosis research［J］. Bone, 1995, 17（S4）: 343S-352S.

［15］GENANT HK, GUGLIELMI G, JERGAS M. Bone Densitiometry and Osteoporosis［M］. Berlin: Springer, 1998.

［16］BURROWS M, LIU D, MCKAY H. High-resolution peripheral QCT imaging of bone micro-structure in adolescents［J］. Osteoporos Int, 2010, 21（3）: 515-520.

［17］FERRETTI JL. Biomechanical properties of bone［M］. Berlin: Springer, 1998.

［18］FERRETTI JL, GAFFURI O, CAPOZZA R, et al. Dexamethasone effects on mechanical, geometric and densitometric properties of rat femur diaphyses as described by peripheral quantitative computerized tomography and bending tests［J］. Bone, 1995, 16（1）: 119-124.

［19］HAYES WC, PIAZZA SJ, ZYSSET PK. Biomechanics of fracture risk prediction of the hip and spine by quantitative computed tomography［J］. Radiol Clin North Am, 1991, 29（1）: 1-18.

［20］FAULKNER KG, GLUER CC, MAJUMDAR S, et al. Noninvasive measurements of bone mass, structure, and strength: current methods and experimental techniques［J］. AJR Am J Roentgenol，1991，157（6）：1229-1237.

[21] GENANT HK，ENGELKE K，FUERST T，et al. Noninvasive assessment of bone mineral and structure：state of the art［J］. J Bone Miner Res，1996，11（6）：707-730.

[22] CUMMINGS SR，MARCUS R，PALERMO L，et al. Does estimating volumetric bone density of the femoral neck improve the prediction of hip fracture? A prospective study. Study of Osteoporotic Fractures Research Group［J］. J Bone Miner Res，1994，9（9）：1429-1432.

[23] CARTER DR，HAYES WC. The compressive behavior of bone as a two-phase porous structure［J］. J Bone Joint Surg Am，1977，59（7）：954-962.

[24] GORDON CL，WEBBER CE，ADACHI JD，et al. In vivo assessment of trabecular bone structure at the distal radius from high-resolution computed tomography images［J］. Phys Med Biol，1996，41（3）：495-508.

[25] LOTZ JC，HAYES WC. The use of quantitative computed tomography to estimate risk of fracture of the hip from falls［J］. J Bone Joint Surg Am，1990，72（5）：689-700.

[26] LANG TF，HEITZ M，KEYAK J，et al. A 3D anatomic coordinate system for hip QCT［J］. Osteoporos Int，1996，6（1）：S203.

[27] SPADARO JA，WERNER FW，BRENNER RA，et al. Cortical and trabecular bone contribute strength to the osteopenic distal radius［J］. J Orthop Res，1994，12（2）：211-218.

[28] CORCORAN TA，SANDLER RB，MYERS ER，et al. Calculation of cross-sectional geometry of bone from CT images with application in postmenopausal women［J］. J Comput Assist Tomogr，1994，18（4）：626-633.

[29] LOUIS O，WILLNECKER J，SOYKENS S，et al. Cortical thickness assessed by peripheral quantitative computed tomography：accuracy evaluated on radius specimens［J］. Osteoporos Int，1995，5（6）：446-449.

[30] FERRETTI JL，CAPOZZA RF，ZANCHETTA JR. Mechanical validation of a tomographic（pQCT）index for noninvasive estimation of rat femur bending strength［J］. Bone，1996，18（2）：97-102.

[31] FROST HM，FERRETTI JL，JEE WS. Perspectives：some roles of mechanical usage，muscle strength，and the mechanostat in skeletal physiology，disease，and research［J］. Calcif Tissue Int，1998，62（1）：1-7.

第七章

临床生化检查和常见骨转换标志物

对骨质疏松症患者进行临床生化检查和骨转换标志物检测，不是为了骨质疏松症的诊断（骨质疏松症的诊断依据骨密度测量结果或相应的骨折史），主要是为了相关疾病的鉴别诊断。骨的临床生化指标检测是有关骨病的常规检查，而骨转换标志物的检测及分析则是为了评估体内骨转换过程中骨形成或骨吸收状况，进一步了解病变发生过程中骨内的相关变化，进而为制订相关疾病诊治方案提供客观依据。

骨质疏松症患者的临床生化检查包括：血常规、尿常规、肝功能、肾功能；血钙、磷和碱性磷酸酶，血清蛋白电泳；尿钙、钠、肌酐及血/尿骨转换标志物等。骨质疏松症患者的常规临床生化检查指标较为简单，其血钙、磷和碱性磷酸酶值的结果通常在正常范围内，合并骨折时血碱性磷酸酶水平可有轻度升高。若血钙、磷和碱性磷酸酶的结果出现异常，应考虑继发性骨质疏松或其他相关疾病所致的可能性，并进一步询问病史及结合其他的相关检查进行鉴别。可根据具体情况分别选择红细胞沉降率（血沉）、C-反应蛋白、性激素、血清催乳素、25-羟维生素D、甲状旁腺激素、甲状腺功能、24小时尿游离皮质醇或小剂量地塞米松抑制试验、血气分析、尿本周蛋白、血/尿轻链等实验室检查。如疑有占位性病变或骨结构异常等病变，也可分别行相应的X线、CT、MRI、放射性核素骨扫描、骨髓穿刺或骨活检等检查，上述检查有助于不同疾病的鉴别诊断。

骨转换标志物是指骨转换或代谢（分解与合成）过程中的产物。这些产物较多，可将骨转换标志物分为反映成骨细胞活性/骨形成状况的骨形成标志物和反映破骨细胞活性/骨吸收状况的骨吸收标志物。正常人不同年龄段，以及各种代谢性骨病时，骨转换标志物在血液或尿液中的水平会发生不同程度的变化，代表了全身骨代谢的动态状况。这些标志物的测定有助于鉴别原发性和继发性骨质疏松、判断骨转换类型、预测骨丢失速率、评估骨折风险、了解病情进展、选择干预措施、监测疗效及治疗依从性等。原发性骨质疏松症患者的骨转换标志物的水平通常正常或轻度升高，如果骨转换标志物水平明显升高，需排除高转换型继发性骨质疏松症或其他骨病的可能性，如原发性甲状旁腺功能亢进症、畸形性骨炎及某些恶性肿瘤骨转移等。常见的骨形成标志物有血清碱性磷酸酶（alkaline phosphatase，ALP/AKP）、血清骨钙素（osteocalcin，OC）、血清Ⅰ型前胶原C-端前肽（P1CP）和血清Ⅰ型前胶原N-端前肽（P1NP）；骨吸收标志物有尿钙（urinary calcium，UCa）、尿羟脯氨酸（urinary hydroxyproline，UHP）、血清抗酒石酸酸性磷酸酶（tartrate-resistant acid phosphatase，TRAP）、吡啶交联物（pyridinum crosslinks）、血清Ⅰ型胶原交联C-端肽（CTX）。

第一节　骨形成标志物

一、血清碱性磷酸酶

血清碱性磷酸酶（ALP）是一种广泛分布于人体肝、骨骼、肠、肾和胎盘等组织，并经肝通过胆道排出的一种酶。它不是单一的酶，而是一组同工酶。目前已发现有AKP1、AKP2、AKP3、AKP4、AKP5与AKP6 6种同工酶，其中第1、第2、第6种均来自肝，第3种来自骨细胞，第4种源于胎盘及癌细胞，第5种则来自小肠绒毛上皮与成纤维细胞。另有将此酶分为组织特异性ALP（tissue specific alkaline phosphatase，TSALP）和组织非特异性ALP（tissue non-specific alkaline phosphatase，TNALP）。骨的ALP是由成骨细胞合成分泌的，其促进骨形成作用主要是：骨形成过程中，成骨细胞活跃释放出较多的ALP，ALP水解所在环境中的无机磷酸盐，保持所在环境的碱性，进而促进无机盐的骨矿化过程。临床常规检查的ALP，通常是血清总ALP，其异常增高可见于多种疾病，如代谢性骨病（骨软化症、原发性甲状旁腺功能亢进等）、骨恶性肿瘤和骨转移、畸形性骨炎（Paget骨病）、骨感染性疾病、肝胆疾病（肝炎、肝癌、肝硬化、肝外胆道梗阻）等均可使血清ALP升高；其异常减低可见于重症慢性肾炎、儿童甲状腺功能不全、贫血等，还有少见的低磷酸酶症（hypophosphatasia）。在肝胆功能正常的情况下，血清总ALP水平增高表明患者骨代谢水平升高，其升高水平与骨质疏松程度呈平行关系。检测骨特异性ALP有助于评估成骨细胞活性及骨形成状况。

二、血清骨钙素

血清骨钙素（OC）是由成熟的成骨细胞合成分泌的非胶原蛋白。骨钙素合成是在前骨钙素中谷氨酸残基的γ位添加一个羧基（即γ-羧基化），形成γ-羧基谷氨酸（γ-carbooxyglutamic acid，Gla）后才形成具有生物学效应的成熟骨钙素，并由成骨细胞分泌，大部分沉积在细胞外骨基质中，参与骨基质形成。因此，骨钙素又称γ-羧基谷氨酸蛋白（bone Gla-protein，BGP）。但值得指出的是，上述骨钙素羧基化过程必须有维生素K的参与，所以认为骨钙素为维生素K依赖性蛋白。

检测骨钙素不仅可评估绝经后妇女骨质疏松的骨转换率，还可评估骨质疏松症药物治疗的疗效。骨转换率高者其骨钙素也高，特别是绝经后早期因雌激素下降骨转换率升高所致骨质疏松时，可通过临床血清骨钙素升高加以判定；而老年性骨质疏松症是低转换型，因此骨钙素升高并不明显。故可根据骨钙素的水平区分骨质疏松症是高转换型还是低转换型。

骨钙素值随年龄及骨更新率的变化而不同。骨更新率越快，骨钙素值越高，反之降低。检测血清骨钙素可以了解成骨细胞，特别是新形成的成骨细胞的活性。血清骨钙素异常增高多见于高转换型骨质疏松症、骨转移、畸形性骨炎、原发性甲状旁腺功能亢进、肾性骨病等疾病。另外，骨折后愈合早期血清骨钙素也增高。血清骨钙素异常减低多见于甲状旁腺功能减退、甲状腺功能减退、库欣病、部分糖皮质激素治疗多发性骨髓瘤和恶性高钙血症等疾病，以及低转换型骨质疏松症或高龄老年人。

另外，骨钙素还可由成牙本质细胞和软骨细胞合成分泌。

三、血清 I 型前胶原C-端前肽和血清 I 型前胶原N-端前肽

血清 I 型前胶原C-端前肽（P1CP）和血清 I 型前胶原N-端前肽（P1NP）均由成骨细胞合成分泌。成骨细胞内P1CP和P1NP分别在C-蛋白酶和N-蛋白酶的作用下与 I 型前胶原两端分离。分离后 I 型前胶原即合成为骨的 I 型胶原，分泌到细胞外基质中，参与骨基质形成。而分离下来的P1CP和P1NP大部分进入血液循环中，可分别从血液中测出，因在骨基质蛋白中， I 型胶原约占90%，故临床上检测P1CP和P1NP可更好地反映成骨细胞骨形成状况。临床上，P1CP和P1NP异常增高可见于畸形性骨炎、原发性甲状旁腺功能亢进、骨软化症、肾性骨病等疾病；P1CP和P1NP异常减低可见于库欣病等。

第二节　骨吸收标志物

一、尿钙

尿钙作为骨吸收指标，机制主要是当骨吸收时，骨内的钙被释放入血使血钙升高，进而通过循环代谢经肾排出后使尿钙升高。由此可见，尿钙的升高是通过血钙、循环、肾排泄等过程形成的，因此影响该过程中的因素均可造成非骨吸收性的尿钙异常变化，如高钙饮食、肠钙吸收异常、肾功能异常等。所以，虽测量尿钙简易可行，但灵敏度较低且不特异。尽管如此，对高转换型骨质疏松症，测量尿钙仍有其临床意义。若正常钙量的饮食、肾功正常者出现低钙尿症（hypocalciuria），通常提示为肠道吸收不良性疾病所致；而高钙尿症（hypercalciuria）多见于高钠饮食、肠钙吸收增加、肾小管钙吸收障碍、引起骨吸收加速等的疾病。

二、尿羟脯氨酸

尿羟脯氨酸是胶原降解过程中的脯氨酸经维生素C激活后的羟化酶羟化所形成的产物，占胶原中总氨基酸含量的13%～14%。因全身各种胶原中均含羟脯氨酸，故测量尿羟脯氨酸反映骨吸收的特异度较低。临床上低转换型绝经后骨质疏松症患者中，其灵敏度也较低，约1/3可在正常范围内，但高转换型或骨吸收较为明显的疾病（如甲状旁腺功能亢进、畸形性骨炎等），其测量结果可升高。

三、血清抗酒石酸酸性磷酸酶

血清抗酒石酸酸性磷酸酶（TRAP）可来源于体内多种组织、细胞或器官，如破骨

细胞、巨噬细胞、红细胞、血小板、脾、前列腺等。其中骨源性破骨细胞中的酸性磷酸酶是特异的骨吸收标志物，因其可抵抗酒石酸的抑制，故称为抗酒石酸酸性磷酸酶。有关抗酒石酸酸性磷酸酶的骨吸收作用尚不清楚，但多推测是破骨细胞胞质颗粒中的微粒体将抗酒石酸酸性磷酸酶分泌至骨表面，使非胶原骨基质蛋白去磷酸化，促进破骨细胞接近骨吸收处的表面，进而发挥破骨细胞的骨吸收作用。临床上，骨质疏松症、畸形性骨炎、骨转移、多发性骨髓瘤、甲状旁腺功能亢进、甲状腺功能亢进、肾性骨病等TRAP测量结果均可增高。同其他骨吸收标志物相比，TRAP增高情况较少见，绝经后妇女TRAP增高者仅占50%。

四、吡啶交联物

吡啶交联物主要是指吡啶啉（pyridinoline，PYD）和脱氧吡啶啉（deoxypyridinoline，DPD），又称羟赖氨酰吡啶啉（hydroxylysyl pyridinoline，HP）和赖氨酰脱氧吡啶啉（lysyl deoxypyridinoline，LP），是细胞外胶原蛋白分子的降解产物。通常胶原蛋白分子通过其氨基端（N-端）和羧基端（C-端），与另一胶原蛋白分子的氨基端（N-端）和羧基端（C-端）相交联（或连接）形成稳定胶原纤维链，这种交联是在赖氨酰氧化酶作用下进行的，在此酶作用下胶原蛋白分子交联位点的氨基酸是羟赖氨酸残基，则称为吡啶啉（PYD），若交联位点的氨基酸是赖氨酸残基，则称为脱氧吡啶啉（DPD）。骨吸收时，PYD和DPD释放至循环血液，并可不经过肝降解直接排入尿中。许多代谢性骨病患者尿中PYD和DPD升高，DPD可作为抗骨吸收药物治疗较为灵敏的指标。

五、血清 I 型胶原交联C-端肽

血清 I 型胶原交联C-端肽（CTX）含有骨 I 型胶原分子交联物的重要片段及类似交联物的残基。骨吸收时 I 型胶原降解，CTX被释放进入循环血液，并可在血液和尿液分别检测出来。临床上，测量CTX主要是评估代谢性骨病骨吸收状况，CTX是骨吸收指标中较为灵敏而又特异的指标，对评估雌激素缺乏所致的绝经后妇女的骨质疏松症的骨吸收状况更为灵敏。在畸形性骨炎、原发性甲状旁腺功能亢进、类风湿关节炎和某些骨转移等疾病中，CTX明显升高，抗吸收药物治疗后CTX降低。

上述仅就骨转换标志物中常见的骨形成和骨吸收标志物，从来源、成分、作用机制和相应的临床意义进行简介。当然，这些常见的骨形成和骨吸收标志物的来源不仅限于骨组织或细胞，其成分或结构远较上述介绍的复杂。许多骨转换标志物检测结果不如常规生化检查指标的结果稳定，很多自然或生物变化因素（如日内时差、日间时差、季节因素和不同年龄阶段、月经周期、疾病的不同阶段、受检者的肝肾功能是否异常等）均可影响测量结果。另外，各种骨形成和骨吸收标志物的检查或分析方法有许多，特别是近年来对各种骨形成和骨吸收标志物的作用和意义也有新的认识或争议等。因笔者浅识，并未在本章中详细介绍。因此，有兴趣者可进一步查阅有关资料，完善对不同的骨形成和骨吸收标志物的认识，加深在临床或研究工作中对合理地解释或应用相应指标检测结果的认识。

参 考 文 献

［1］中华医学会骨质疏松和骨矿盐疾病分会. 原发性骨质疏松症诊疗指南（2017）［J］. 中华骨质疏松和骨矿盐疾病杂志，2017，5（10）：413-443.

［2］MAGNUSSON P，LOFMAN O，LARSSON L. Determination of alkaline phosphatase isoenzymes in serum by high-performance liquid chromatography with post-column reaction detection［J］. J Chromatogr，1992，576（1）：79-86.

［3］MAGNUSSON P，FARLEY JR. Differences in sialic acid residues among bone alkaline phosphatase isoforms：a physical，biochemical，and immunological characterization［J］. Calcif Tissue Int，2002，71（6）：508-518.

［4］MAGNUSSON P，LARSSON L，MAGNUSSON M，et al. Isoforms of bone alkaline phosphatase：characterization and origin in human trabecular and cortical bone［J］. J Bone Miner Res，1999，14（11）：1926-1933.

［5］WENNBERG C，HESSLE L，LUNDBERG P，et al. Functional characterization of osteoblasts and osteoclasts from alkaline phosphatase knockout mice［J］. J Bone Miner Res，2000，15（10）：1879-1888.

［6］PRICE PA，PARTHEMORE JG，DEFTOS LJ. New biochemical marker for bone metabolism. Measurement by radioimmunoassay of bone GLA protein in the plasma of normal subjects and patients with bone disease［J］. J Clin Invest，1980，66（5）：878-883.

［7］DELMAS PD，STENNER D，WAHNER HW，et al. Increase in serum bone gamma-carboxyglutamic acid protein with aging in women. Implications for the mechanism of age-related bone loss［J］. J Clin Invest，1983，71（5）：1316-1321.

［8］DELMAS PD，DEMIAUX B，MALAVAL L，et al. Serum bone gamma carboxyglutamic acid-containing protein in primary hyperparathyroidism and in malignant hypercalcemia. Comparison with bone histomorphometry［J］. J Clin Invest，1986，77（3）：985-991.

［9］DELMAS PD. Biochemical markers of bone turnover for the clinical assessment of metabolic bone disease［J］. Endocrinol Metab Clin North Am，1990，19（1）：1-18.

［10］BATAILLE R，DELMAS P，SANY J. Serum bone gla-protein in multiple myeloma［J］. Cancer，1987，59（2）：329-334.

［11］VERGNAUD P，GARNERO P，MEUNIER PJ，et al. Undercarboxylated osteocalcin measured with a specific immunoassay predicts hip fracture in elderly women：the EPIDOS Study［see comments］［J］. J Clin Endocrinol Metab，1997，82（3）：719-724.

［12］SZULC P，CHAPUY MC，MEUNIER PJ，et al. Serum undercarboxylated osteocalcin is a marker of the risk of hip fracture in elderly women［J］. J Clin Invest，1993，91（4）：1769-1774.

［13］MINISOLA S，DEL FIACCO R，PIEMONTE S，et al. Biochemical markers in glucocorticoid-induced osteoporosis［J］. J Endocrinol Invest，2008，31（7 Suppl）：28-32.

［14］LEE J，VASIKARAN S. Current recommendations for laboratory testing and use of bone turnover markers in management of osteoporosis［J］. Ann Lab Med，2012，32（2）：105-112.

［15］EASTELL R，REID DM，VUKICEVIC S，et al. Effects of 3 years of lasofoxifene treatment on bone turnover markers in women with postmenopausal osteoporosis［J］. Bone，2012，50（5）：1135-1140.

［16］EASTELL R, GARNERO P, AUDEBERT C, et al. Reference intervals of bone turnover markers in healthy premenopausal women: results from a cross-sectional European study［J］. Bone, 2012, 50（5）: 1141-1147.

［17］HEANEY RP, DOWELL MS, HALE CA, et al. Calcium absorption varies within the reference range for serum 25-hydroxyvitamin D［J］. J Am Coll Nutr, 2003, 22（2）: 142-146.

［18］RICKELS MR, MANDEL SJ. Celiac disease manifesting as isolated hypocalcemia［J］. Endocr Pract, 2004, 10（3）: 203-207.

［19］SCHWARTZ SR, FUTRAN ND. Hypercalcemic hypocalciuria: a critical differential diagnosis for hyperparathyroidism［J］. Otolaryngol Clin North Am, 2004, 37（4）: 887-896.

［20］AUDRAN M, LEGRAND E. Hypercalciuria［J］. Joint Bone Spine, 2000, 67（6）: 509-515.

［21］LOWRY M, HALL DE, BROSNAN JT. Hydroxyproline metabolism by the rat kidney: distribution of renal enzymes of hydroxyproline catabolism and renal conversion of hydroxyproline to glycine and serine［J］. Metabolism, 1985, 34（10）: 955-961.

［22］ODDIE GW, SCHENK G, ANGEL NZ, et al. Structure, function, and regulation of tartrate-resistant acid phosphatase［J］. Bone, 2000, 27（5）: 575-584.

［23］HAYMAN AR, BUNE AJ, BRADLEY JR, et al. Osteoclastic tartrate-resistant acid phosphatase（Acp 5）: its localization to dendritic cells and diverse murine tissues［J］. J Histochem Cytochem, 2000, 48（2）: 219-228.

［24］HALLEEN JM, ALATALO SL, JANCKILA AJ, et al. Serum tartrate-resistant acid phosphatase 5b is a specific and sensitive marker of bone resorption［J］. Clin Chem, 2001, 47（3）: 597-600.

［25］YAO NS, WU YY, JANCKILA AJ, et al. Serum tartrate-resistant acid phosphatase 5b（TRACP5b）activity as a biomarker for bone metastasis in non-small cell lung cancer patients［J］. Clin Chim Acta, 2011, 412（1-2）: 181-185.

［26］CHAO TY, WU YY, JANCKILA AJ. Tartrate-resistant acid phosphatase isoform 5b（TRACP 5b）as a serum maker for cancer with bone metastasis［J］. Clin Chim Acta, 2010, 411（21-22）: 1553-1564.

［27］DE LA PIEDRA C, TORRES R, RAPADO A, et al. Serum tartrate-resistant acid phosphatase and bone mineral content in postmenopausal osteoporosis［J］. Calcif Tissue Int, 1989, 45（1）: 58-60.

［28］SAITO M, MARUMO K. Collagen cross-links as a determinant of bone quality: a possible explanation for bone fragility in aging, osteoporosis, and diabetes mellitus［J］. Osteoporos Int, 2010, 21（2）: 195-214.

［29］VINHOLES J, GUO CY, PUROHIT OP, et al. Metabolic effects of pamidronate in patients with metastatic bone disease［J］. Br J Cancer, 1996, 73（9）: 1089-1095.

［30］UEBELHART D, GINEYTS E, CHAPUY MC, et al. Urinary excretion of pyridinium crosslinks: a new marker of bone resorption in metabolic bone disease［J］. Bone Miner, 1990, 8（1）: 87-96.

［31］BONDE M, GARNERO P, FLEDELIUS C, et al. Measurement of bone degradation products in serum using antibodies reactive with an isomerized form of an 8 amino acid sequence of the C-telopeptide of type I collagen［J］. J Bone Miner Res, 1997, 12（7）: 1028-1034.

［32］TAXEL P, FALL PM, PRESTWOOD KM, et al. Changes in urinary excretion of helical peptide during therapy for osteoporosis in older adults［J］. Clin Chem, 2004, 50（4）: 747-750.

［33］CLOOS PA，LYUBIMOVA N，SOLBERG H，et al. An immunoassay for measuring fragments of newly synthesized collagen type I produced during metastatic invasion of bone［J］. Clin Lab，2004，50（5-6）：279-289.

［34］LEEMING DJ，DELLING G，KOIZUMI M，et al. Alpha CTX as a biomarker of skeletal invasion of breast cancer：immunolocalization and the load dependency of urinary excretion［J］. Cancer Epidemiol Biomarkers Prev，2006，15（7）：1392-1395.

［35］LEEMING DJ，HEGELE A，BYRJALSEN I，et al. Biochemical markers for monitoring response to therapy：evidence for higher bone specificity by a novel marker compared with routine markers［J］. Cancer Epidemiol Biomarkers Prev，2008，17（5）：1269-1276.

第八章

骨质疏松症与骨折风险因素及其评估

第一节　骨质疏松症与骨折风险因素

风险因素是促使或引起疾病发生的条件、潜在因素，且是造成其后果的间接和内在原因。造成骨质疏松症及其骨折的风险因素多而复杂，且有所不同。虽骨密度测量结果对骨质疏松症及其骨折风险的评估至关重要，但骨质疏松症及其骨折的发生还与许多其他风险因素有关，其分类可随风险因素观察分析角度不同而有所不同。虽然骨质疏松症和其骨折的风险与骨密度或骨矿物质含量密切相关，但决定人体骨密度或骨矿物质含量的相关因素还不十分清晰。有4个主要因素起着重要作用，分别是遗传、锻炼、激素和营养。虽然遗传可影响骨量峰值，但约有20%非遗传风险因素与峰值有关，主要包括低钙饮食和缺乏锻炼。影响峰值后骨量丢失的风险因素有缺钙、吸烟、雌激素缺乏、睾酮缺乏、库欣病、甲状腺功能亢进、1型糖尿病、酗酒、消化道吸收不良，以及激素、抗痉挛药物、兴奋剂和长期肝素服用史等。另外，骨质疏松性骨折的风险因素依据骨折发生部位有所不同，椎体骨折的风险因素可为过力咳嗽、打喷嚏、身体过度屈曲等；髋部骨折的风险因素主要是摔倒，影响摔倒的因素均可视为髋部骨折的风险因素，如视力障碍、平衡失调、肌力低下、癫痫、直立性低血压和服用镇静剂等。由此可见，骨质疏松症及其骨折风险因素较多，既要正确理解骨密度测量结果对骨质疏松症及其骨折风险评估的作用，也要重视其他因素的影响。本章除介绍年龄、性别、身高、体重、体重指数、骨折史、种族、地域和遗传、摔倒、日常活动等常见的风险因素外，还就不同继发性骨质疏松症等疾病所致的风险因素加以简介。

一、年龄

年龄与骨质疏松症的关系密切，从骨质疏松症年龄性骨丢失曲线分析，80岁以后DXA骨密度测量的T-值均在-2.5以下，也就是说，80岁以后的个体无论是否行DXA骨密度测量，仅凭年龄因素即可诊断为骨质疏松症。当然，这并不表明80岁以后的个体可不必行骨密度检测，因为骨密度检测还有助于骨折风险的评估和随后的骨密度变化的监测。此处只是强调年龄在评估骨质疏松症过程中的重要性。

众所周知，人出生后，随人体的生长发育和年龄的增加，骨密度随骨结构增长不断增加，至青壮年时骨骼的生长已基本停止，身高恒定后，骨密度仍可进一步地积累或增加至峰值。随后，骨结构大体形态基本保持不变，但其中的骨量则逐渐减少，相应地，骨密度也逐渐减低。人体内不同部位骨骼（主要是指全身、腰椎正位、股骨近端和桡骨远端等骨密度可测量部位）、不同骨结构（如骨皮质结构或骨松质结构）以及不同骨密度测量方法或仪器所示的峰值年龄有所不同，相应的骨丢失和骨密度减低的年龄也有所不同。

1. 儿童骨密度　儿童期或青少年期骨密度变化更为复杂，与成人骨密度分年龄段（按每5年或10年进行年龄分组）的评估不同，儿童期或青少年期骨密度增长较快，测量分析通常按每年（或每岁）进行观察比较，特别是性成熟前后的骨量变化更为复杂。虽然目前尚未见到有关儿童期或青少年期骨密度增长的年龄相关参照数据，但通常认为女性骨密度峰值出现的年龄早于男性；另有报道，10～13岁女性的腰椎和股骨近端骨密度年增加速度大于男性，14岁以后的年增加速度则男性大于女性。因此，国际临床骨密度测量学会（International Society for Clinical Densitometry，ISCD）共识文件指出，儿童和青少年骨质疏松症的诊断不应仅依据骨密度测量结果，其骨质疏松症的诊断需具备两个条件：临床骨折（或骨折史）和低骨量（或低骨密度）。临床骨折（或骨折史）是指上、下肢长骨骨折或椎体骨折；低骨量（或低骨密度）的判定标准为经年龄、性别、体型大小校正后的BMC或BMD的Z-值≤-2.0。

2. 女性绝经前骨密度　多数研究表明20～40岁，其腰椎、股骨近端和桡骨超远端和33%处的骨密度无增龄性减少；但也有报道指出，女性绝经前股骨近端骨密度增龄性下降。Hui等报道绝经前妇女腰椎BMC、面积和BMD均有增加，L_2-L_4 BMD每年的增加量为0.0029g/cm^2，而股骨近端的全髋BMC、面积和BMD并无显著变化，但股骨颈的BMC、面积和BMD显著下降，BMD每年下降量为0.00357g/cm^2。该研究还表明股骨颈骨密度下降与体重丢失和雌激素水平下降有关。

3. 女性绝经期骨密度　Pouilles等报道绝经期腰椎骨密度每年下降约2.3%；Gambacciani等报道绝经期桡骨远端骨密度显著下降。

4. 女性绝经后骨密度　众所周知，绝经后骨量逐渐丢失。Pouilles等报道绝经后10年内的骨量丢失约半数出现在绝经后的前3年。国内研究报道显示，绝经后前3～5年骨量丢失较为明显。

二、性别

虽然骨质疏松症主要发生在老年人群，男女性均可受累，但女性，特别是绝经后妇女的骨质疏松症及其骨折的患病率和发病率明显高于男性，这主要与绝经后妇女卵巢萎缩导致体内雌激素水平下降和破骨（或骨吸收）增加、骨量进行性丢失所致的骨密度减低有关。

男性骨密度：Mazess报道男性20～89岁，腰椎骨密度每年下降为0.001g/cm^2，大粗隆、股骨颈和Ward三角骨密度每年分别下降0.002g/cm^2、0.005g/cm^{2}和0.007g/cm^2。

三、身高

许多研究表明，男、女性成年时身高较高者比身高较低者其髋部骨折、桡骨远端骨折、椎体骨折的风险增加；身高减低，所有部位骨折的风险均增加，以椎体骨折风险增加为著。另有报道，身高较高者骨密度也相对较高。

四、体重

许多研究表明，体重增加可降低髋部骨折的风险和椎体骨折的风险，但与桡骨远端骨折风险无显著相关；体重降低可增加髋部骨折的风险。

五、体重指数

如前所述，体重降低和身高较高均可增加髋部骨折的风险。同样，体重指数（body mass index，BMI）也是骨折的风险因素。有研究表明，BMI增高，其髋部骨折的风险降低；BMI降低，其髋部骨折的风险增加；Gunnes等也报道BMI增高也可降低椎体、桡骨等部位的骨折风险。

六、骨折史

骨折史是临床上较为重要的骨折风险因素。研究表明，有髋部骨折史者髋部骨折风险增加，髋部骨折的5年复发率为8%；有腕部或桡骨远端骨折史者髋部骨折风险和椎体骨折风险均增加。

七、人种和地域

白种人和黄种人骨质疏松症的风险高于黑种人。有报道指出，尽管经身高和体重校正后的白种人与中国人的骨密度相似，但中国人髋部骨折的发病率低于白种人，这可部分解释为中国人髋部轴长比白种人短。全球不同地区的髋部骨折发生率不同，北欧和美国骨质疏松性髋部骨折发生率最高，亚洲髋部骨折发生率居中，最低的是拉丁美洲和非洲。

我国人口众多，民族多达56个，按不同地理区域划分可分为东北、华东、华北、华中、华南、西南和西北七大地理地区。因不同地区环境、生活方式有所不同，其骨质疏松症的患病率也有所不同。有报道指出，不同地区以40岁以上女性股骨颈骨密度值界定的骨质疏松症患病率中，中南地区最高（24.1%），随后依次为东北地区（19.8%）、西南地区（15.9%）、华东地区（9.9%）和华北地区（9.1%），上述行政区内同一地区的城乡之间骨质疏松症的患病率无显著差异。另外，华南地区中的香港以股骨颈和腰椎骨密度值界定的骨质疏松症患病率分别是18.8%和15%。

八、摔倒及其相关因素

摔倒及影响摔倒的因素，如步态减慢、视力障碍、平衡失调、肌力低下、神经性病变、癫痫、直立性低血压和服用镇静剂等均可使髋部骨折的风险增加。

九、日常活动

日常活动不仅有助于老年人减缓体内的骨量丢失，还有助于减缓老年人的肌力下降和肌量丢失。有报道，日常活动的走步锻炼及健身活动等可降低髋部骨折的风险。缺乏日常活动锻炼可增加骨折的风险。另外，长期低钙饮食、缺乏户外阳光照射也可增加骨质疏松症的风险。

十、继发性骨质疏松症

临床上导致继发性骨质疏松的病因或疾病很多。与原发性骨质疏松症主要累及老年人群（特别是绝经后妇女）不同，这些导致继发性骨质疏松症的疾病所累及的年龄和性别差异较大。又因这些疾病分布在全身多个系统和器官，故可根据这些疾病所累及系统或器官加以归类，如内分泌系统疾病、免疫系统疾病、消化系统疾病、神经肌肉系统疾病、血液系统疾病、肾病、肿瘤及肿瘤样病变和某些药物引起的疾病等。现将上述各类系统或器官疾病以及药物或术后引起的骨质疏松症分列如下。

1. 内分泌系统疾病　甲状旁腺功能亢进、库欣综合征、甲状腺功能亢进、性腺功能减退、女性卵巢切除后、糖尿病、垂体前叶功能减退、垂体瘤、肾上腺皮质功能减退等。

2. 消化系统疾病　吸收不良综合征、胃肠道病变术后、炎症性肠病、肝硬化、慢性胰腺炎、神经性厌食等。

3. 免疫系统疾病　类风湿关节炎、系统性红斑狼疮、皮肌炎、硬皮病、干燥综合征等。

4. 神经肌肉系统疾病　癫痫、脑卒中、肌萎缩性病变、帕金森病、多发性硬化、脊髓病变、重症肌无力等。

5. 血液系统疾病　如白血病、多发性骨髓瘤、再生障碍性贫血、淋巴瘤等。

6. 肾病　如慢性肾炎、慢性肾衰竭、肾小管性酸中毒、肾移植术后、血液透析与腹膜透析等。

7. 肿瘤及肿瘤样变　转移瘤、肾上腺腺瘤、畸形性骨炎、骨纤维异常增殖症等。

8. 药物　糖皮质激素、抗癫痫药物、化疗药物、抗病毒药物、过量甲状腺激素等。

应指出，上述各种疾病均可通过不同途径影响体内的骨代谢，进而导致继发性骨质疏松症，临床上防治这些继发性骨质疏松症应是在分别治疗这些不同的原发病基础上进行抗骨质疏松的干预措施，二者不可偏废，即仅治原发病、忽视对骨质疏松的防治，或过度进行骨质疏松的干预、忽视对原发病的控制等均应予避免。

第二节　骨质疏松症及其骨折风险评估

骨质疏松症及其骨折风险评估旨在及时为骨质疏松症的防治提供客观信息。临床上，骨质疏松症风险评估的方法较多，如骨密度测量、国际骨质疏松基金会（International Osteoporosis Foundation，IOF）骨质疏松风险一分钟问卷评估、亚洲人骨质疏松自我筛查工具（osteoporosis self-assessment tool for Asians，OSTA）和WHO推荐的骨折风险预测工具（fracture risk assessment tool，FRAX）。

一、骨密度测量

评估骨折风险是骨密度测量主要作用或目的之一。骨密度测量结果评估骨折的风险与血压测量结果评估脑卒中风险的作用相同，且优于血清胆固醇预测冠心病风险的能力。但也必须认识到，即使骨密度正常，也不能确保未来不发生骨折，只不过是发生骨折的风险较小而已。若骨密度值在骨质疏松的范围内，则骨折的可能性增大（风险增高）。另外，许多文献也多用DXA测量结果中的标准差（SD）的变化评估骨折的风险。另外，评估何处骨折的风险，应选择相应部位的骨密度测量结果，这样评估骨折风险的能力相对较强。如评估股骨近端的骨折风险，则选择股骨近端的测量结果进行评估，这可优于选择其他部位如腰椎或前臂等部位测量结果的评估，如股骨颈骨密度值每降低1个标准差，股骨骨折的风险可增加2.6倍（95% CI: 2.0～3.5），腰椎骨折风险增加1.8倍（95% CI: 1.1～2.7），前臂骨折风险增加1.4倍（95% CI: 1.4～1.6）。

二、国际骨质疏松基金会骨质疏松风险一分钟问卷评估

该评估方法较为简易，可用于初步筛查罹患骨质疏松性骨折风险较高者，问卷可在网上进行（图6-1）。问卷网址: https://www.iofbonehealth.org/iof-one-minute-osteoporosis-risk-test。

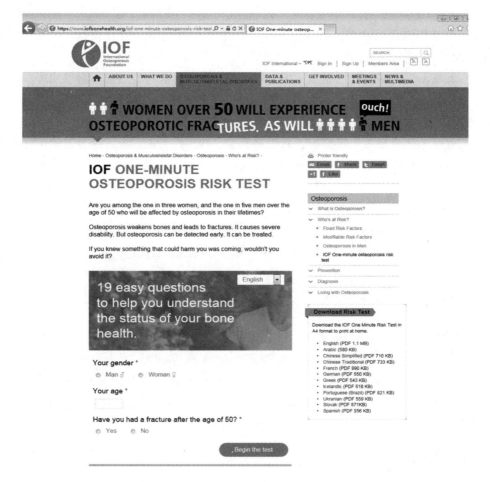

图6-1 国际骨质疏松基金会骨质疏松风险一分钟问卷网页

评估者依据网页所示，先输入自己的年龄和性别后，并以"是"或"否"依次回答下列问题。

1．50岁以后是否患过骨折？

2．经常过量饮酒吗（＞2单位/天，即相当于高度酒1两，或啤酒1斤，或葡萄酒3两）？

3．现在或曾经是否吸烟？

4．每天日常活动（家务、花园或菜园内劳动、步行、跑步等）是否少于30分钟？

5．是否不喝奶，或对奶或奶制品过敏并且不服用任何钙补充剂？

6．每天机体任何部位户外阳光照晒时间是否少于10分钟并且不服用任何维生素D补充剂？

7．父、母双方是否曾诊断为骨质疏松症或是否曾在身高或低于身高的高度摔倒后发生了骨折？

8．父、母双方是否驼背？

9．是否经常摔倒（每年摔倒多于1次）、或因身体虚弱而恐于摔倒？

10．40岁后，身高减低是否大于3cm？

11．是否是低体重（即体重指数小于19）？

12．是否连续3个月以上服用糖皮质激素（如可的松、泼尼松等，这些药物多用于治疗哮喘、类风湿关节炎和某些炎性疾病等）？

13．是否曾患类风湿关节炎？

14．是否患过甲状腺功能亢进、甲状旁腺功能亢进、糖尿病、营养性或胃肠道系统疾病，如克罗恩病（Crohn disease）或乳糜泻？

15．如是男性，回答是否出现过勃起功能障碍、性欲减退或其他雄激素过低的相关症状？

16．如是女性，回答是否在45岁或以前已停经？

17．如是女性，回答除妊娠、绝经或子宫切除外，是否曾停经连续时间超过12个月？

18．如是女性，回答是否在50岁前卵巢已切除且没有服用激素替代类药物？

回答上述问题并提交后，可见有关评估的结果和建议，根据此建议判定受试者是否是骨质疏松高风险个体、是否需要进一步检查。

三、亚洲人骨质疏松自我筛查工具

亚洲人骨质疏松自我筛查工具（OSTA）是源于亚洲8个国家和地区绝经后妇女的多项骨质疏松风险因素及骨密度测量结果，从中选取与骨密度显著相关的高风险因素，经统计学分析，选择其中的年龄和体重两个简易的骨质疏松症高风险因素，并通过相应的计算得出OSTA指数，具体计算公式为：OSTA指数＝［（体重/kg－年龄/岁）×0.2］。评估骨质疏松症的高、中、低风险标准：高风险，OSTA指数＜-4；中风险，OSTA指数-4～-1；低风险，OSTA指数＞-1，也可通过图6-2评估骨质疏松症的高、中、低风险。

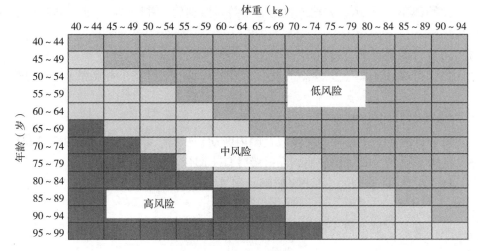

图 6-2　OSTA 结果图示

OSTA 选用的指标相对少，仅是骨质疏松症风险的初筛，如此评估结果风险较高，应结合其他风险因素进一步评估或行骨密度测量评估进一步判断。

四、世界卫生组织（WHO）推荐的骨折风险预测工具

WHO 推荐的骨折风险预测工具（FRAX），是应用骨折风险因素或结合骨折风险因素和骨密度测量结果在临床实际工作中评估骨折风险的可行性的方法，为进一步治疗人群的选择提供相应的客观阈值；FRAX 还可在无法进行骨密度测量时评估骨折的风险。另外，对 DXA 测量中的低骨量群体，增加 FRAX 评估可更有助于检出骨折风险高的个体。总之，FRAX 的评估旨在增强医师对骨质疏松的意识，通过此评估即可对高风险人群给予及时的防治，也可避免对低风险人群的过度治疗。

FRAX 是通过分析北美、欧洲、亚洲、澳大利亚等国家的大样本人群（主要是女性）的资料建立的骨折风险因素与骨折可能性之间关系的数模（model），并通过计算机程序评估男、女性患骨折风险的可能性，也可以说是用临床风险因素（clinical risk factors，CRF）评估其 10 年骨折的可能性。这种评估可单独进行，也可结合股骨颈骨密度结果进行评估，后者可提高其预测骨折风险的能力。FRAX 数模建立的两个主要依据：一是确定影响骨折和死亡的风险因素，这需要较大的、多中心人群数据，找出可标化的共同风险因素，并进行荟萃分析（Meta-analysis）；二是根据本国的骨折和死亡流行病学资料加以计算分析。建立本国最小的 FRAX 数模的基本条件：应有每 10 万人的髋部骨折和死亡的年龄和性别资料，如没有新的死亡资料，还可从 WHO 查取死亡率的资料；理想的 FRAX 数模应源于本国各种族人群的近期可靠资料。

WHO 在 FRAX 中所选定的骨折临床风险因素如下：年龄、性别、股骨颈 BMD（男、女性股骨颈骨密度参照值均选用 NHANES 数据库）；50 岁前的既往骨折史；体重指数（BMI）；糖皮质激素应用史；继发性骨质疏松史（如类风湿关节炎）；父母骨折史；吸烟史；饮酒史（3 单位/天或更多）。

读者可在https：//www.sheffield.ac.uk/FRAX/tool.aspx？ country＝2网站查询骨折风险评估具体操作过程及结果（图6-3）。

测评工具

请回答下列问题，以便根据BMD计算10年内骨折的概率。

| 国家/地区: | 中国 | 定名 / 身分證: | |

问卷:

1. 年龄（40-90年之间）或出生日期
   年龄:　　出生日期:　年:　月:　日:
2. 性别　　　　　　　　○男性 ○女性
3. 体重（kg）
4. 身高（cm）
5. 既往骨折史　　　　　◉无 ○是
6. 父母髋骨骨折　　　　◉无 ○是
7. 目前抽烟行为　　　　◉无 ○是
8. 肾上腺皮质激素服用　◉无 ○是
9. 风湿性关节炎　　　　◉无 ○是

10. 继发性骨质疏松症　　◉无 ○是
11. 每日酒精摄取量达3个单位或以上　◉无 ○是
12. 骨密度（BMD）
    [选择BMD机型 ▾]
    清零　计算

危险因子

对于临床危险因子，请回答是或否。如若不填，则视为否。详见 危险因子注释.

危险因子如下:

年龄	测评模型范围为40岁至90岁年龄的群体。如果输入年龄低于40岁，程序将按40岁计算概率。如果输入年龄高于90岁，则按90岁来计算概率。
性别	男性或女性。请恰当填写。
体重	请以公斤为单位（kg）填写。
身高	请以厘米（cm）为单位填写。
既往骨折史	既往骨折，精确表示成年后的自然发生的骨折，或者因为外伤而引发的，在骨质健康的个体内不应发生的骨折。请填写是或否（详见危险因子注释）。
父母髋骨骨折	此问题需要询问患者父母是否有髋骨骨折史。请填写是或否。
目前抽烟行为	根据患者目前有无抽烟来填写是或否（详见危险因子注释）。
肾上腺皮质激素服用	输入"是"如果该读者目前正口服肾上腺皮质激素，或曾经口服过肾上腺皮质激素超过三个月以上，并且每日波尼松龙剂量为5毫克或以上（或同等剂量其他肾上腺皮质激素）（详见危险因子注释）。
风湿性关节炎	输入"是"如果该患者被确诊有风湿性关节炎。否则填"否"（详见危险因子注意事项）。
继发性骨质疏松症	输入"是"如果该患者罹患与骨质疏松密相关的疾病。这些疾病包括I型糖尿病（胰岛素依赖型）、成年成骨不全症、未治疗的长期甲状腺机能亢进、性腺机能减退或过早绝经（小于45岁）、慢性营养不良或吸收不良以及慢性肝病。
每日酒精摄取量达3个单位或以上	输入"是"如果病患每日摄取酒精量达3个单位或以上。酒精单位量会因各国量标准有所不同，范围从8克至10克不等。相当于一杯标准啤酒（285毫升），一个量度烈酒（30毫升），一个中杯葡萄酒（120毫升），或者一个量度的开胃酒（60毫升）（详见危险因子注释）。
骨密度（BMD）	(BMD)请选择所使用的双能X线吸收测定仪（DXA）的机型，然后输入实际股骨颈BMD（单位: g/cm²）。如果患者并未接受任何BMD检测，则此栏留空不填（详见危险因子注释）（由俄勒冈骨质疏松研究中心提供）。

危险因子注释

既往骨折史

既往脊椎骨折需特殊说明。只要被放射线影像确诊出有隐性骨折（形态测定的脊椎骨折），即可算作一次既往骨折。如果患者有经临床诊断的显性骨折，则可算作非常巨大的危险因素。因此比常规计算出的骨折概率更高。如果有多次既往骨折史，骨折概率也将会比常规计算出的更高。

抽烟，饮酒以及肾上腺皮质激素摄入

这些危险因子与其摄入剂量有关。例如，摄入量越大，危险性更高。在此模型中，摄入剂量问题未被考虑在内，程序仅假设为平均剂量加以测评。低摄入量或高摄入量的患者需要依据临床经验诊断。

类风湿性关节炎（RA）

类风湿性关节炎RA是骨折的危险因子之一。然而，骨关节炎具有较低的骨折危险性。除非有临床或实验证据来支持关节炎诊断结果，否则患者自行填写的"关节炎"将不予考虑。

骨质密度（BMD）

所提供的BMD必须是由DXA（双能X线吸收测定仪）仪器所提供的股骨颈的骨密度。所得T指数是基于20-29岁女性的NHANES（全国健康和营养检查调查）参考值。男性采取相同的绝对数值。虽然此模型的构建是基于股骨颈的BMD值，但总体髋骨密度亦可适用于女性患者来预测骨折概率。

图6-3　FRAX网站

FRAX数模中包含多达26个国家的数据资料，除互联网外，其评估软件也可安装在骨密度测量仪及手机等便携电子设备中，这为FRAX的广泛应用提供了便利条件。目前，FRAX已纳入美国、加拿大、英国、法国、日本的骨质疏松症防治诊疗方案中，我国近期的原发性骨质疏松症诊疗指南也将此评估纳入骨质疏松症诊疗流程中。

应用FRAX评估时应注意其适用范围和局限性。FRAX评估主要用于DXA测量示低骨量（-2.5＜T-值＜-1）且无骨质疏松性骨折者，如DXA测量示骨质疏松（T-值≤-2.5）或已有骨质疏松性骨折者，则不必行FRAX评估；另外，FRAX评估不可用于有关骨质疏松药物的随访或疗效评估。FRAX的骨折风险评估还有其他局限性：如目前的FRAX临床骨折风险因素中，并未包含所有的已知骨折风险因素，如摔倒、生化指标和超声结果异常等；FRAX中已有的骨折风险因素也未进行细化或量化，如糖皮质激素具体使用剂量、吸烟量、既往骨折等；如上所述，FRAX数模的建立是依赖于流行病学资料；目前仅几个国家的FRAX有数模；FRAX评估也有可能会过低或过高地评估骨折风险；已有的FRAX数模也仅限于对未治疗的个体进行骨折风险评估，尚不能取代已有的临床骨折风险评估方法；其评估药物干预疗效方面的应用尚有待于进一步研究。

参 考 文 献

[1] ANDREOLI A, MELCHIORRI G, VOLPE SL, et al. Multicompartment model to assess body composition in professional water polo players [J]. J Sports Med Phys Fitness, 2004, 44 (1): 38-43.

[2] LLOYD T, MARTEL JK, ROLLINGS N, et al. The effect of calcium supplementation and Tanner stage on bone density and area in teenage women [J]. Osteoporosis Int, 1996, 6 (4): 276-285.

[3] SLEMENDA CW, MILLER JZ, HUI SL, et al. Role of physical activity in the development of skeletal mass in children [J]. J Bone Miner Res, 1991, 6 (11): 1227-1233.

[4] PARSONS TJ, PRENTICE A, SMITH EA, et al. Bone mineral mass consolidation in young British adults [J]. J Bone Miner Res, 1996, 11 (2): 264-274.

[5] TURNER JG, GILCHRIST NL, AYLING EM, et al. Factors affecting bone mineral density in high svchool girls [J]. N Z Med J, 1992, 105 (930): 95-96.

[6] COOPER C, CAWLEY M, BHALLA A, et al. Childhood growth, physical activity, and peak bone mass in women [J]. J Bone Miner Res, 1995, 10 (6): 940-947.

[7] RUIZ JC, MANDEL C, GARABEDIAN M. Influence of spontaneous calcium intake and physical exercise on the vertebral and femoral bone mineral density of children and adolescents [J]. J Bone Miner Res, 1995, 10 (5): 675-682.

[8] KROGER H, HEIKKINEN J, LAITINEN K, et al. Dual-energy X-ray absorptiometry in normal women: a croo-sectional study of 717 Finnish volunteers [J]. Osteoporosis Int, 1992, 2 (3): 135-140.

[9] KROGER H, KOTANIEMI A, VAINIO P, et al. Bone densitometry of the spine and femur in children by dual-energy x-ray absorptiometry [J]. Bone Miner, 1992, 17 (1): 75-85.

[10] BONNICK SL, LEWIS LA. Bone densitiometry for technologists. [M]. 2 ed edn. Totowa,

New Jersey: Humana Press, 2006.

[11] FAULKNER RA, BAILEY DA, DRINKWATER DT, et al. Bone densitometry in Canadian children 8-17 years of Age [J]. Calcified tissue international, 1996, 59 (5): 344-351.

[12] LU PW, BRIODY JN, OGLE GD, et al. Bone mineral density of total body, spine, and femoral neck in children and young adults: a cross-sectional and longitudinal study [J]. J Bone Miner Res, 1994, 9 (9): 1451-1458.

[13] ZANCHETTA JR, PLOTKIN H, ALVAREZ-FILGUEIRA ML. Bone Mass in Children: Normative Values for the 2-20-Year Old Population [J]. Bone, 1995, 16 (4): 393S-399S.

[14] SABATIER JP, GUAYDIER-SOUQUIERES G, LAROCHE D, et al. Bone mineral acquisition during adolescence and early adulthood: a study in 574 healthy females 10-24 years of age [J]. Osteoporos Int, 1996, 6 (2): 141-148.

[15] MOREIRA-ANDRES MN, CANIZO FJ, PAPAPIETRO K, et al. Comparison between spinal and radial bone mineral density in children measured by X-ray absorptiometry [J]. J Pediatr Endocrinol Metab, 1995, 8 (1): 35-41.

[16] TEEGARDEN D, PROUX WR, MARTIN BR, et al. Peaks bone mass in young women [J]. J Bone Miner Res, 1995, 10 (5): 711-716.

[17] HAGINO H, YAMAMOTO K, TESHIMA R, et al. Radial bone mineral changes in pre-and postmenopausal healthy Japanese women: cross-sectional and longitudinal studies [J]. J Bone Miner Res, 1992, 7: 147-152.

[18] 余卫, 秦明伟, 邢小平, 等. 正常人腰椎骨密度不同测量方法的比较分析 [J]. 中华放射学杂志, 1999, 33 (5): 320-323.

[19] 余卫, 秦明伟, 徐苓, 等. 正常人股骨近端骨密度变化 [J]. 中华放射学杂志, 1998, 32 (1): 2326.

[20] BONJOUR JP, THEINTZ G, BUCHS B, et al. Bone Mass Accumulation During Adolescence: Marked Differences According to Sex & Skeletal Sites [M]. Atlanta, GA: ASBMR, 1990.

[21] SHEPHERD JA, SCHOUSBOE JT, BROY SB, et al. Executive Summary of the 2015 ISCD Position Development Conference on Advanced Measures From DXA and QCT: Fracture Prediction Beyond BMD [J]. J Clin Densitom, 2015, 18 (3): 274-286.

[22] MAZESS RB, BARDEN HS. Interrelationships among bone densitometry sites in normal young women [J]. Bone Miner, 1990, 11 (3): 347-356.

[23] MAZESS RB, BARDEN HS. Bone density in premenopausal women: effects of age, dietary intake, physical activity, smoking, and birth-control pills [J]. Am J Clin Nutr, 1991, 53 (1): 132-142.

[24] HANSEN MA. Assessment of age and risk factors on bone density and bone turnover in healthy premenopausal women [J]. Osteoporos Int, 1994, 4 (3): 123-128.

[25] RODIN A, MURBY B, SMITH MA, et al. Premenopausal bone loss in the lumbar spine and neck of femur: a study of 225 Caucasian women [J]. Bone, 1990, 11 (1): 1-5.

[26] BONNICK SL, NICHOLS DL, SANBORN CF, et al. Dissimilar spine and femoral z-scores in premenopausal women [J]. Calcif Tissue Int, 1997, 61 (4): 263-265.

[27] HUI SL, PERKINS AJ, ZHOU L, et al. Bone loss at the femoral neck in premenopausal white women: effects of weight change and sex-hormone levels [J]. J Clin Endocrinol Metab, 2002, 87 (4): 1539-1543.

［28］POUILLES JM，TREMOLLIERES F，RIBOT C. The effects of menopause on longitudinal bone loss from the spine［J］. Calcif Tissue Int，1993，52（5）：340-343.

［29］GAMBACCIANI M，SPINETTI A，TAPONECO F，et al. Bone loss in perimenopausal women：a longitudinal study［J］. Maturitas，1994，18（3）：191-197.

［30］中华医学会骨质疏松和骨矿盐疾病分会. 原发性骨质疏松症诊疗指南2017［J］. 中华骨质疏松和骨矿盐疾病杂志，2017，10（5）：3-33.

［31］TIAN FM，ZHANG L，ZHAO HY，et al. An increase in the incidence of hip fractures in Tangshan，China［J］. Osteoporos Int，2014，25（4）：1321-1325.

［32］WANG J，WANG Y，LIU WD，et al. Hip fractures in Hefei，China：the Hefei osteoporosis project［J］. J Bone Miner Metab，2014，32（2）：206-214.

［33］XIA WB，HE SL，XU L，et al. Rapidly increasing rates of hip fracture in Beijing，China［J］. J Bone Miner Res，2012，27（1）：125-129.

［34］MAZESS RB，BARDEN HS，DRINKA PJ，et al. Influence of age and body weight on spine and femur bone mineral density in U. S. white men［J］. J Bone Miner Res，1990，5（6）：645-652.

［35］MEYER HE，TVERDAL A，FALCH JA. Body height，body mass index，and fatal hip fractures：16 years' follow-up of 674，000 Norwegian women and men［J］. Epidemiology，1995，6（3）：299-305.

［36］CUMMINGS S，NEVITT M，BROWNER W，et al. Risk factors for hip fracture in white women［J］. N Engl J Med，1995，332（12）：767-773.

［37］GUNNES M，LEHMANN EH，MELLSTROM D，et al. The relationship between anthropometric measurements and fractures in women［J］. Bone，1996，19（4）：407-413.

［38］BAUER DC，BROWNER WS，CAULEY JA，et al. Factors associated with appendicular bone mass in older women. The Study of Osteoporotic Fractures Research Group［see comments］［J］. Ann Intern Med，1993，118（9）：657-665.

［39］JOHNELL O，GULLBERG B，KANIS JA，et al. Risk factors for hip fracture in European women：the MEDOS Study［J］. Mediterranean Osteoporosis Study. J Bone Miner Res，1995，10（11）：1802-1815.

［40］LANGLOIS JA，HARRIS T，LOOKER AC，et al. Weight change between age 50 years and old age is associated with risk of hip fracture in white women aged 67 years and older［J］. Arch Intern Med，1996，156（9）：989-994.

［41］MEYER HE，TVERDAL A，FALCH JA. Changes in body weight and incidence of hip fracture among middle aged Norwegians［J］. BMJ，1995，311（6997）：91-92.

［42］FARMER ME，HARRIS T，MADANS JH，et al. Anthropometric indicators and hip fracture［J］. The NHANES I epidemiologic follow-up study. J Am Geriatr Soc，1989，37（1）：9-16.

［43］WOLINSKI FD，FITZGERALD JF. Subsequent hip fracture among older adilts［J］. Am J Pulb Healt，1994，84（8）：1316-1318.

［44］MELTON LJ 3RD，ILSTRUP DM，BECKENBAUGH RD，et al. Hip fracture recurrence. A population-based study［J］. Clin Orthop Relat Res，1982（167）：131-138.

［45］BENGNER U，JOHNELL O. Increasing incidence of forearm fractures. A comparison of epidemiologic patterns 25 years apart［J］. Acta Orthop Scand，1985，56（2）：158-160.

［46］LAURITZEN JB，SCHWARZ P，MCNAIR P，et al. Radial and humeral fractures as predictors of subsequent hip，radial or humeral fractures in women，and their seasonal variation［J］. Osteoporos Int, 1993, 3（3）: 133-137.

［47］MALLMIN H, LJUNGHALL S, PERSSON I, et al. Fracture of the distal forearm as a forecaster of subsequent hip fracture: a population-based cohort study with 24 years of follow-up［J］. Calcif Tissue Int, 1993, 52（4）: 269-272.

［48］GARDSELL P, JOHNELL O, NILSSON BE, et al. The predictive value of fracture, disease, and falling tendency for fragility fractures in women［J］. Calcif Tissue Int, 1989, 45（6）: 327-330.

［49］徐苓. 骨质疏松症［M］. 上海: 上海科学技术出版社, 2008.

［50］LAU EM, COOPER C. The epidemiology of osteoporosis. The oriental perspective in a world context［J］. Clin Orthop Relat Res, 1996（323）: 65-74.

［51］DHANWAL DK, DENNISON EM, HARVEY NC, et al. Epidemiology of hip fracture: Worldwide geographic variation［J］. Indian journal of orthopaedics, 2011, 45（1）: 15-22.

［52］KANIS JA, JOHNELL O, DE LAET C, et al. International variations in hip fracture probabilities: implications for risk assessment［J］. J Bone Miner Res, 2002, 17（7）: 1237-1244.

［53］DARGENT-MOLINA P, FAVIER F, GRANDJEAN H, et al. Fall-related factors and risk of hip fracture: the EPIDOS prospective study［J］. Lancet, 1996, 348（9021）: 145-149.

［54］FELSON DT, ANDERSON JJ, HANNAN MT, et al. Impaired vision and hip fracture. The Framingham Study［J］. J Am Geriatr Soc, 1989, 37（6）: 495-500.

［55］WOLINSKI FD, FITZGERALD JF. The risk of hip fracrue among noninstitutionalized older adults［J］. J Gerontol, 1994, 49（4）: S165-S175.

［56］LAU EM, DONNAN SP. Falls and hip fracture in Hong Kong Chinese［J］. Public Health, 1990, 104（2）: 117-121.

［57］GRISSO JA, KELSEY JL, STROM BL, et al. Risk factors for falls as a cause of hip fracture in women. The Northeast Hip Fracture Study Group［J］. N Engl J Med, 1991, 324（19）: 1326-1331.

［58］LICHTENSTEIN MJ, GRIFFIN MR, CORNELL JE, et al. Risk factors for hip fractures occurring in the hospital［J］. Am J Epidemiol, 1994, 140（9）: 830-838.

［59］JAGLAL SB, KREIGER N, DARLINGTON GA. Lifetime occupational physical activity and risk of hip fracture in women［J］. Annals of epidemiology, 1995, 5（4）: 321-324.

［60］GENANT HK, GUGLIELMI G, JERGAS M. Bone Densitometry and Osteoporosis［M］. Berlin: Spinger, 1998.

［61］GENANT HK, COOPER C, POOR G, et al. Interim report and recommendations of the World Health Organization Task-Force for Osteoporosis［J］. Osteoporos Int, 1999, 10（4）: 259-264.

［62］CUMMINGS SR, BLACK D. Bone mass measurements and risk of fracture in Caucasian women: a review of findings from prospective studies［J］. Am J Med, 1995, 98（2A）: 24S-28S.

［63］CUMMINGS SR, BLACK DM, NEVITT MC, et al. Appendicular bone density and age predict hip fracture in women［J］. JAMA, 1990, 263（5）: 665-668.

［64］BONNICK SL. Bone densitometry in clinical practice［M］. Totowa, New Jersey: Humana Press, 2004.

［65］CUMMINGS SR, BLACK DM, NEVITT MC, et al. Bone density at various sites for prediction of hip fractures［J］. Lancet, 1993, 341（8837）: 72-75.

［66］MARSHALL D, JOHNELL O, WEDEL H. Meta-analysis of how well measures of bone mineral density predict occurrence of osteoporotic fractures [J]. BMJ, 1996, 312 (7041): 1254-1259.

[67] NAYAK S, EDWARDS DL, SALEH AA, et al. Systematic review and meta-analysis of the performance of clinical risk assessment instruments for screening for osteoporosis or low bone density [J]. Osteoporos Int, 2015, 26 (5): 1543-1554.

[68] KANIS JA, JOHNELL O, ODEN A, et al. FRAX and the assessment of fracture probability in men and women from the UK [J]. Osteoporos Int, 2008, 19 (4): 385-397.

[69] KANIS JA, MCCLOSKEY EV, JOHANSSON H, et al. Development and use of FRAX in osteoporosis [J]. Osteoporos Int, 2010, 21 (Suppl 2): S407-S413.

[70] KANIS JA, HANS D, COOPER C, et al. Interpretation and use of FRAX in clinical practice [J]. Osteoporos Int, 2011, 22 (9): 2395-2411.

[71] LESLIE WD, LIX LM, LANGSETMO L, et al. Construction of a FRAX (R) model for the assessment of fracture probability in Canada and implications for treatment [J]. Osteoporos Int, 2011, 22 (3): 817-827.

[72] MCCLOSKEY E, KANIS JA, JOHANSSON H, et al. FRAX-based assessment and intervention thresholds--an exploration of thresholds in women aged 50 years and older in the UK [J]. Osteoporos Int, 2015, 26 (8): 2091-2099.

第九章

临床骨密度测量指征及DXA骨密度
报告结果的分析

骨质疏松症的诊防治同其他慢性病相似，及早发现骨量丢失、诊断骨质疏松症对后续治疗方案的制订和防止骨折的发生至关重要。随着我国医疗条件的不断改善，医疗机构及有关学者重视程度的增加，2017年我国政府在国务院办公厅发布的《中国防治慢性病中长期规划（2017—2025年）》中，将骨密度检测纳入40岁以上人群常规体检项目，同年，中华医学会骨质疏松和骨矿盐疾病分会根据我国的实际情况，在参照以往国内、外相关指南的基础上颁布了新版的《原发性骨质疏松症诊疗指南（2017版）》，此版指南中可见新修订的临床骨质疏松症的骨密度测量指征，具体为符合以下任何一项，均建议行骨密度测量：女性65岁以上和男性70岁以上者；女性65岁以下和男性70岁以下，有一个或多个骨质疏松风险因素者；有脆性骨折史的成年人；各种原因引起的性激素水平低下的成年人；X线影像已有骨质疏松改变者；接受骨质疏松治疗、进行疗效监测者；患有影响骨代谢疾病或使用影响骨代谢药物史者；IOF骨质疏松风险一分钟问卷结果阳性者；OSTA指数≤-1者。

无论是从政府层面还是从专业学会和医师层面，均对老年人群的骨质疏松症诊防治工作给予了足够的重视。临床骨密度测量指征界定了骨质疏松症的高风险人群后，如何进行骨密度测量则是关键问题。骨密度测量的方法较多，目前国内、外公认的诊断骨质疏松症的骨密度测量方法是DXA。DXA是在20世纪80年代末以其X线源的特点取代了20世纪70年代用放射性素源的DPA骨密度测量仪，现今DXA的生产厂家也较多，因不同厂家的DXA或同一厂家不同型号的DXA的校准方式不同（如内校准、外校准）、扫描方式不同（如笔形线束扫描、线束扫描、扇形线束扫描）、分析软件的不同版本等因素，使骨密度测量结果也不尽相同。尽管存有这些差异，不同厂家的DXA及不同的机型也都相继应用在我国临床及药物研究工作中。另外，目前我国尚未见有较为成熟的DXA产品，现今所用的DXA骨密度测量仪几乎均为国外引进产品，同美国相似，在我国应用较多的是美国Hologic、GE-Lunar、Norland等公司生产的DXA，另外也有日本、法国、韩国等其他国家生产的DXA。

DXA的使用单位或医师等有必要了解所应用骨密度测量仪的基本原理及主要特点和限度。不同的DXA骨密度测量方法和骨密度测量仪的种类和型号几乎均可用于临床，选择哪种测量方法、测量部位的选择、测量部位的准确性和精确性主要取决于测量目的。另外，在合理选择测量方法和测量部位基础上，也应充分意识到单一部位的测量不能代表所有部位的骨量状况，一种骨密度测量方法的结果也难以完全解释另一种测量方法的结果。无论如何，目前临床上仍一直沿用20世纪90年代WHO建议的DXA测量结果作为骨质疏松症的评定标准，测量的部位分别为腰椎正位、股骨近端和前臂。为此，准确地了解这些测量部位的意义、具体测量分析步骤及报告的解析，对受检者骨质疏松症的诊防治至关重要。下面分别就DXA的扫描模式、正位腰椎、股骨近端和前臂测量的意义和具体测量分析步骤进行介绍。

第一节　DXA的扫描模式

因受检者的体重可影响DXA影像的采集和测量结果，故有的生产厂家的DXA（如GE-Lunar）依据受检者的体重将扫描模式设置为标准模式、体重过重（胖或厚，thick）模式和体重过轻（瘦或薄，thin）模式。多数受检者的体重均在标准扫描模式的体重范围，因此，多数厂家生产的DXA和/或同一厂家多数的DXA机型均将标准扫描模式设置为默认扫描模式，也有许多厂家的DXA或多数DXA机型是根据操作者输入受检者体重后自动选择扫描模式。但目前仍有些厂家生产的DXA和/或有的DXA机型需要操作者依据受检者的体重手动选择扫描模式。Hologic公司生产的DXA的扫描模式也随其机型不同而有所不同，虽厂家的操作手册未刻意强调扫描序列选择的原则，但临床工作中通常选用阵列（array）模式扫描腰椎体模用于质控测量的评估，选用（或设置为默认模式）快速阵列（fast array）用于受检者的骨密度测量，并不建议将特快阵列（express array）用于日常受检者的骨密度测量。笔者的研究表明，快速阵列与阵列之间的骨密度差异较小，且无显著性（$P > 0.05$），但特快阵列与快速阵列以及与阵列之间的差异均较大，且均有显著性（P均< 0.001）。据此并综合扫描时间和扫描时受检者接受的辐射剂量等因素分析，出于既节省扫描时间和减少受检者接受的辐射剂量，又不影响骨密度测量的准确性的目的，笔者建议应用快速阵列模式进行日常骨密度扫描。值得指出的是，无论是DXA默认或自动选择的标准扫描模式，还是操作者手动选择的扫描模式，基线测量和随访测量所选的扫描模式应保持一致。另外，如受检者体重不适合DXA的扫描模式，会在DXA扫描的图像采集时出现问题，特别是在体重过低的受检者股骨近端扫描时，如选择标准模式，会造成股骨近端外侧的部分骨结构消失，导致测量结果不准确。如出现此种情况，应注意核实受检者的体重，并根据受检者过低的体重将DXA的扫描模式更改为瘦或薄（thin）扫描模式，确保DXA扫描和测量的准确性。也有的DXA厂家建议在此种情况下，可不必更改标准扫描模式，而是在股骨近端体位定位时，将$1.5 \sim 2.5$kg的米袋放置在受检者臀部下方的股骨近端外侧后，仍继续应用标准扫描模式，可保证DXA扫描和测量的准确性。放置米袋的原理主要是体重过低的受检者其股骨近端的软组织较少，不能满足DXA双能的骨和软组织边缘界定的需要。因此，米袋的作用是起到"补充"或"增添"股骨近端外侧"软组织"的作用，以确保DXA双能扫描采集时股骨近端骨周围有足够的软组织来满足骨边缘界定的需要。总之，DXA扫描模式的选择对测量结果的准确性至关重要，应引起DXA操作者的重视（图9-1）。

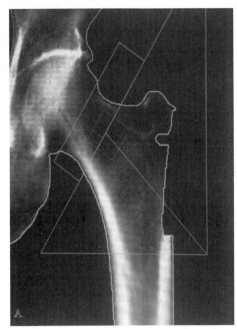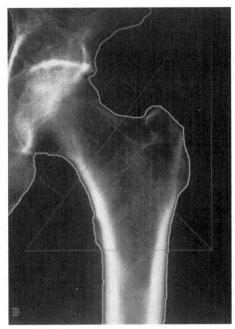

图9-1　不同扫描模式的DXA影像

注：女性，68岁，体重45.9kg；A．股骨近端标准扫描模式的DXA影像，其股骨近端外侧骨结构不规则消失；B．同一受检者股骨近端薄扫描模式的DXA影像，可见其股骨近端骨结构的完整影像。

第二节　DXA正位腰椎测量

一、腰椎测量的意义

腰椎是骨质疏松症所致脊柱椎体骨折最常见的部位。根据WHO推荐的骨质疏松症诊断标准，腰椎正位是用于诊断骨质疏松症的首选测量部位之一。这主要是由于腰椎椎体的骨松质较为丰富，而腰椎椎体的骨松质正是骨质疏松症累及较早且对治疗反应最敏感的骨结构。但值得指出的是，腰椎测量结果反映的是腰椎骨皮质和骨松质总的骨密度，并不能单独测量骨松质的骨密度。另外，DXA正位腰椎的测量是在二维数据采集基础上的骨密度测量，故结果可受椎体退行性改变（骨质增生和骨质硬化）和感兴趣区内重叠腹主动脉钙化的影响，这些影响因素在报告解析时也应加以考虑。

受检者准备：扫描前去除在胸腰部扫描区域内能产生伪影、影响测量结果的体外物品，包括拉锁、腰带、腰围、药贴、纽扣、含金属丝线或过硬、过厚的衣服等；如近3天内口服或注射过放射性核素、造影剂者应推迟或改期进行DXA腰椎骨密度测量，孕妇不宜做DXA骨密度测量检测。

二、腰椎扫描要点

DXA操作者应协助受检者仰卧在扫描床中央，身体中轴与扫描床中轴一致，双上肢平伸位于躯体两侧。双下肢固定垫可用或不用，研究表明，不用双下肢固定垫对腰椎测量结果影响不明显。但值得强调的是，在随访测量时，应保持测量体位一致的原则，如前次或基线测量已用双下肢固定垫，则随访测量时也需要应用双下肢固定垫摆位。

扫描起始点定位：脐下2～3cm处（可参照初始扫描影像：髂前上棘平L_4-L_5椎间隙水平或以两椎弓根与棘突连线呈"一"字形的椎体视为L_5；扫描范围：从脐下2～3cm开始至剑突下2cm处；扫描图像中，上缘可见部分T_{12}及浮肋，下缘可见部分L_5及髂峰的解剖标志；腰椎影像具体范围应从L_5上半椎体至T_{12}下半椎体；腰椎椎体序数标记原则：双侧髂前上棘连线平L_4-L_5椎间盘水平或将两椎弓根与棘突连线呈"一"字形的椎体视为L_5，并以此为参照点由下至上分别标记腰椎序数。在扫描过程中如观察到屏幕上显示的图像位置不正确，应选择终止扫描，重新定位。重新定位时可参考屏幕图像，将扫描区域框放至合适的位置后，再重新开始扫描。扫描完毕后，操作者确定图像清晰、准确无误，移开扫描臂及定位装置，协助受检者离开扫描床或继续进行股骨近端扫描。

三、腰椎测量分析要点

应核查DXA腰椎扫描体位、影像范围及自动划分的感兴趣区是否符合要求，如不符合要求，可不予分析，并重新扫描；如符合要求，应根据DXA影像判定腰椎自动分析的感兴趣区定位是否符合要求，如符合要求，应尽量保持自动分析结果，避免手动调整感兴趣区边缘，并尽可能保证随访前、后测量分析的一致性。如果DXA腰椎图像中仪器自动生成的感兴趣区分析定位不准确，应用手动调整功能调整感兴趣区的定位。

以往DXA腰椎正位测量的感兴趣区根据型号不同而有所不同，如GE-Lunar多选L_1-L_4，而Hologic多选为L_2-L_4；现ISCD已将腰椎骨密度测量感兴趣区定为L_1-L_4。如腰椎感兴趣区内有骨水泥或金属固定装置等，应将该椎体从感兴趣区中去除。如腰椎测量分析是随访测量，测量分析时应参考前次的图像定位，尽量保持感兴趣区的定位线等与基线测量时完全一致。

总之，腰椎诸椎体的标记对测量结果至关重要。对于同一受检者，随访前后摆位、腰椎序数的标记和感兴趣区的分析应尽量保持一致。

四、腰椎正常扫描及错例影像

DXA腰椎正常扫描影像及错例影像见图9-2～图9-9。

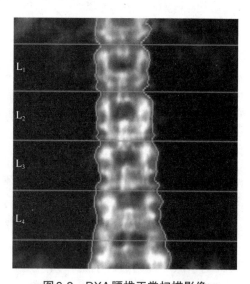

图9-2 DXA腰椎正常扫描影像

注：腰椎垂直居中；范围：L_5椎体上半部至T_{12}椎体下半部；髂峰上缘连线平L_4-L_5椎间隙水平。

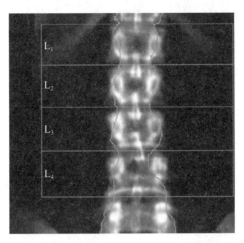

图9-3　测量部位（腰椎）感兴趣区骨边缘界定线错误

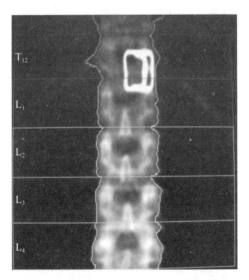

图9-4　测量部位（腰椎）感兴趣区的影像中内衣金属钩重叠

注：L_3-L_4、L_4-L_5椎间隙定位线位置错误。

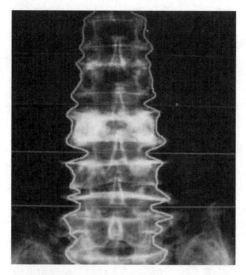

图9-5 测量部位（腰椎）感兴趣区有
异常病变的影像

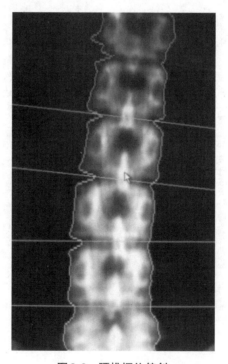

图9-6 腰椎摆位偏斜

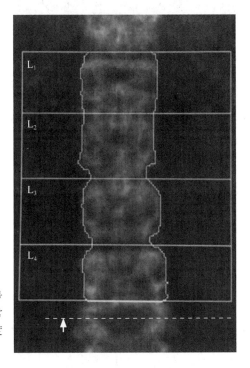

图9-7　腰椎椎间隙定位有误

　　注：多见于L$_4$椎体下线应下移至L$_4$-L$_5$椎间隙水平（箭号和虚线所示）。提示：正常L$_1$-L$_4$椎体高度应逐渐增加，正常L$_4$椎体高度和密度多应≥L$_3$椎体高度和密度；如L$_4$椎体高度＜L$_3$椎体高度，应考虑定位线是否正确或是否有椎体骨折。

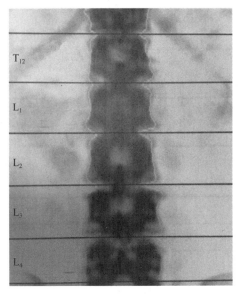

错误　　　　　　　　　　　　　　　　正确

图9-8　腰椎标序错误

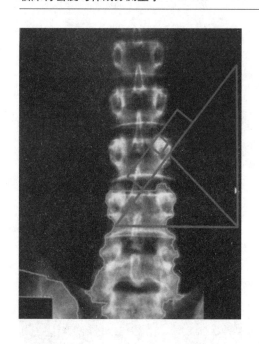

图9-9 扫描部位与软件分析部位不一致
注：扫描部位为腰椎，分析部位为左侧股骨近端。

第三节 DXA股骨近端测量

一、股骨近端测量的意义

根据WHO推荐的骨质疏松症诊断标准，股骨近端是用于诊断骨质疏松症的首选测量部位之一，是预测髋部骨折风险的良好骨密度指标。当受检者腰椎有明显骨质增生、压缩性骨折、脊柱侧凸、畸形或手术史时，股骨近端的测量结果对骨质疏松症的诊断尤为重要。常规选择左侧股骨近端进行扫描测量，若左侧股骨近端因手术史、骨折、有局部疾病，应选择右侧股骨近端测量。DXA股骨近端测量感兴趣区包括股骨颈、大粗隆、Ward三角、全髋等数据，其中股骨颈和全髋的测量结果可用于骨质疏松症的诊断。

受检者准备：扫描前去除扫描区域内能产生伪影、影响测量结果的体外物品，包括拉锁、腰带、药贴、纽扣、吊袜带、磁疗内裤、裤兜内物品等。如近3天内注射过放射性核素、造影剂者应推迟或改期进行DXA股骨近端骨密度测量。孕妇不宜做DXA骨密度测量。

二、股骨近端扫描要点

DXA操作者应协助受检者仰卧在扫描床中央，身体中轴与扫描床中轴一致，双上肢可放置胸前。如常规选择左侧股骨近端测量，应使左下肢略外展并内旋转15°～25°，可使股骨与床的长轴平行且股骨颈轴线与床面平行。扫描起始点定位于股骨大粗隆下方约股骨近端1/3处。

扫描范围：从股骨近端至髋臼上方；扫描图像中，上缘可见股骨头完全显现，并包括股骨头上方部分髋臼结构，下缘可见位于小粗隆下方的部分股骨干近端。另外，扫描正确体位应为股骨干与图像底边垂直，股骨干近端小粗隆应不显示或仅显示小部分。在扫描过程中，如观察到屏幕上显示的图像位置不正确，应重新定位扫描。重新定位时可参考屏幕图像，将扫描区域框放至合适的位置后再开始扫描。扫描完毕后，操作者确定图像清晰、准确无误，移开扫描臂及定位装置，协助受检者下床。

三、股骨近端测量分析要点

首先核实DXA股骨近端扫描影像是否符合要求，如影像不符合要求，可不予分析，并重新扫描。如扫描符合要求，根据股骨近端DXA影像进一步判定股骨近端自动分析的感兴趣区定位是否符合要求，如符合要求，应尽量保持自动分析的结果，避免手动调整感兴趣区。如果DXA股骨近端影像中仪器自动生成的感兴趣区分析定位不准确，应用手动调整功能调整感兴趣区的定位。股骨近端感兴趣区定位的要点是软件自动分析骨骼边缘应与股骨近端解剖的形态应一致；感兴趣区两端都有适当的软组织，矩形感兴趣区与股骨颈长轴垂直，股骨颈感兴趣区的大小不应手动调整。股骨颈感兴趣区内不应含除股骨颈以外的骨结构，如不应含有大粗隆和耻骨结构，股骨颈感兴趣区包含这些非股骨颈骨结构，可用软件分析功能将该骨结构去除。准确定位股骨颈感兴趣区后，股骨近段的其他感兴趣区会自动定位，不需手动调节。

总之，股骨近端的正确摆位和分析对其测量结果至关重要。对于同一受检者，随访前后体位摆位和感兴趣区的分析应尽量保持一致。

四、股骨近端正常扫描及错例影像

DXA股骨近端正常影像及错例影像见图9-10～图9-21。

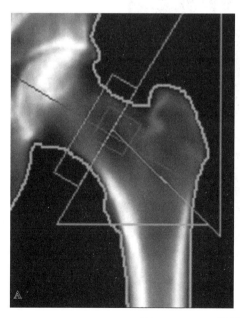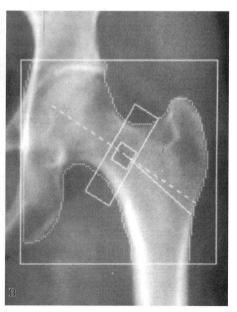

图9-10 DXA股骨近端正常扫描影像

注：股骨干垂直；股骨小粗隆隐约可见；A．GE-Lunar DXA股骨近端分析的感兴趣区应位于股骨颈中段最窄处；B．Hologic DXA股骨近端分析的感兴趣区应位于股骨颈基底部，紧邻股骨大粗隆。

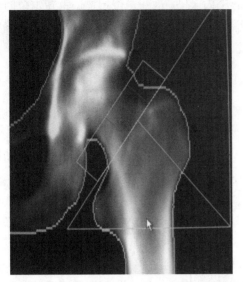 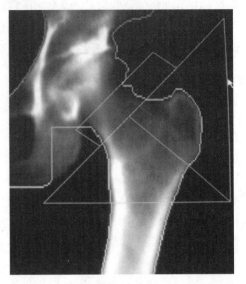

图9-11　股骨内旋不足（股骨小粗隆　　　　图9-12　股骨近端摆位不正（内收
显示过多）　　　　　　　　　　　　　　过度）

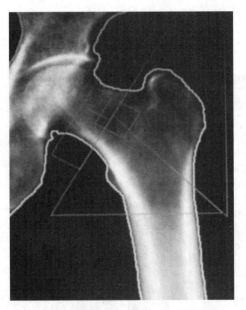

图9-13　股骨近端摆位不正（外展过度）

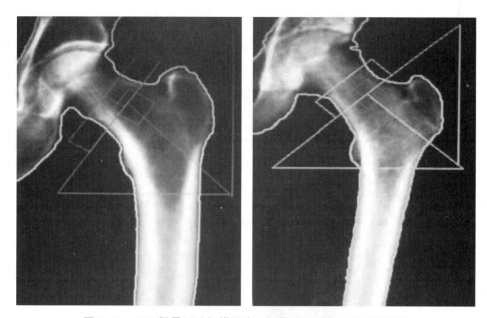

图9-14 DXA股骨近端扫描影像：股骨颈感兴趣区的手动调节

注：通常不需手动调节股骨颈感兴趣区的大小（长度及宽度均不需手动调整），应保持自动分析的大小。

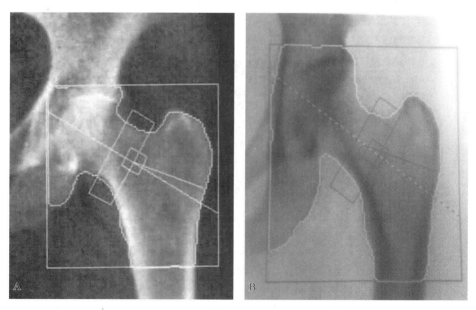

图9-15 股骨颈感兴趣区定位有误

注：Hologic DXA股骨近端股骨颈感兴趣区定位应在股骨颈基底部，紧邻股骨大粗隆。A. 股骨颈感兴趣区定位偏上；B. 股骨颈感兴趣区定位偏下。

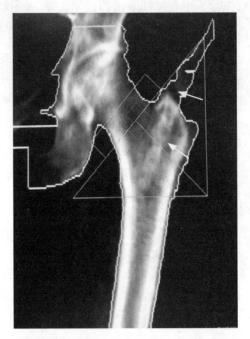

图9-16　股骨近端摆位不正过度内收

注：可见测量部位的骨及骨外软组织内异物影（箭头所示），使骨－软组织边缘定位错误变形，进而造成测量感兴趣区定位不准确，影响骨密度测量。

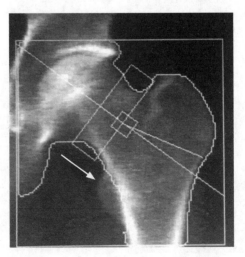

图9-17　股骨近端小粗隆误除影像

注：股骨近端测量摆位有误所见左下肢内旋不足，股骨小粗隆明显凸示；分析时又将骨－软骨边缘线错调，试图将股骨小粗隆排除在测量感兴趣区外（箭头所示）。

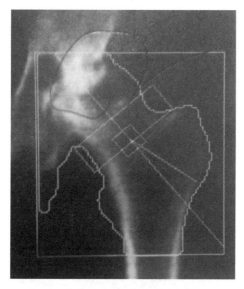

图9-18　髋关节病变

注：此时不宜行此侧股骨近端骨密度测量。

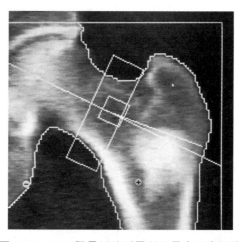

图9-19　DXA股骨近端测量所见骨内异常影像

注：股骨粗隆下方高密度异常影像，不宜行此侧股骨近端骨密度测量，应进一步行相应影像学检查（X线、CT或MRI等），并结合临床进行影像学诊断（也不应仅依据此DXA影像进行影像学诊断）。

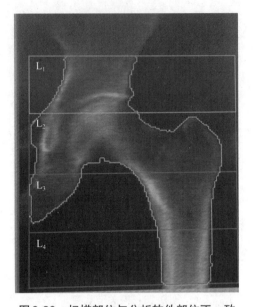

图9-20 扫描部位与分析软件部位不一致

注：是由操作者扫描部位选择错误所致；本例扫描部位为左侧股骨近端，分析软件部位为腰椎。

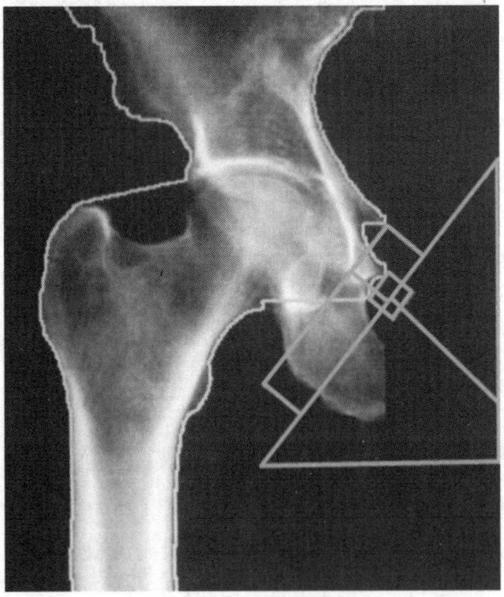

图9-21 扫描侧与软件分析侧不一致

注：操作者左右定位错误所致。

第四节　DXA前臂测量

一、前臂骨密度测量的意义

根据WHO推荐的骨质疏松症诊断标准，DXA前臂测量结果可用于骨质疏松症的诊断；但前臂不是首选DXA测量部位，首选腰椎正位和股骨近端。在腰椎退行性病变较为明显、腰椎侧凸严重、股骨近端骨折等情况不宜行DXA测量时，可选择DXA前臂测量。肥胖者体重超出DXA腰椎和股骨近端测量范围者，可选择前臂测量。另外，DXA前臂桡骨远端1/3感兴趣区测量结果主要反映骨皮质变化情况，故想了解甲状旁腺功能亢进等以骨皮质变化为主的某些继发性骨质疏松，可选用DXA前臂测量。值得指出的是，并非所有DXA机型均有前臂测量功能，有的DXA机型需另安装前臂测量软件。DXA前臂测量应首选非优势侧前臂。DXA前臂测量的感兴趣区为桡骨远端1/3、尺骨远端1/3、桡骨超远端和尺桡骨超远端，但仅桡骨远端1/3感兴趣区测量结果可用于诊断。

受检者准备：扫描前去除扫描区域内能产生伪影、影响测量结果的体外物品，包括手表、手环和其他手腕饰物等；近3天内注射过放射性核素、造影剂者应推迟或改期进行DXA前臂股骨近端骨密度测量；孕妇不宜做DXA骨密度测量。

二、前臂扫描要点

测量过程中，制动是关键。DXA操作者应协助受检者稳坐扫描床旁，也可选用厂家提供的固定装置，固定非优势前臂，避免扫描时移动（有的DXA机型新版软件可不用前臂固定装置进行测量）；有的DXA厂家为避免受检者坐位测量时前臂移动，建议受检者仰卧于检查床，将非优势侧前臂平置（手掌向下）在厂家提供的定位装置上，测量时，非优势侧前臂手平伸、手掌向下，肘关节尽可能垂直使前臂平行于扫描床长轴。叮嘱受检者在扫描过程中保持静止不动。

扫描起始点定位：腕中部；扫描范围：从腕关节中部至前臂尺桡骨近端。外周骨DXA（pDXA）测量前臂时，可依据厂家说明手握固定杆并将前臂侧位放置于扫描仪上。在扫描过程中如观察到屏幕上显示的图像位置不正确，应重新定位扫描。重新定位时，可参考屏幕图像，将扫描区域框放至合适的位置后再开始扫描。扫描完毕后，操作者确定图像清晰、准确无误，移开扫描臂及定位装置。

三、前臂测量分析要点

首先核实DXA前臂扫描影像是否符合要求（如无体外异物、前臂不倾斜、无移动伪影等），如不符合要求，可不予分析，并重新扫描。根据DXA前臂影像判定前臂自动分析的感兴趣区定位是否符合要求，如符合要求，应尽量保持自动分析的结果；如DXA图像中前臂自动分析的感兴趣区定位不准确，可选择手动分析功能调整感兴趣区的定位。前臂感兴趣区定位要点：尺、桡骨间的垂直分离线应位于尺、桡骨中间，此线不应与尺骨或桡骨重叠；桡骨超远端感兴趣区远侧缘应置于桡骨远端关节终板下，既不应与终板重叠，也不应远离终板下。前臂感兴趣区的大小（长、宽）不应随意手动调整。如DXA影像显示前臂尺、桡骨的骨与软组织边界线明显偏离尺、桡骨解剖形态时，可选择手动添加功能进行调整。外周肾DXA（pDXA）分析前臂时，也应首先根据前臂影像判定前臂感兴趣区自动定位是否合适。如不合适，可依据厂家说明将桡骨超远端感兴趣区远侧缘定在尺、桡骨远端交界处。

对随访受检者应用与基线测量相同的摆位、扫描模式以及扫描范围。

四、前臂正常扫描及错例影像

DXA前臂正常影像及错例影像见图9-22～图9-26。

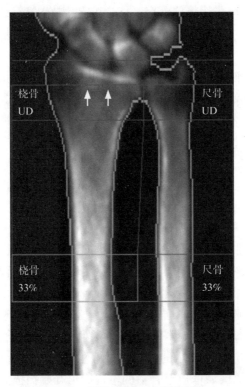

图9-22　DXA前臂正常扫描影像

注：前臂垂直居中，尺、桡骨间垂直分离线位于尺、桡骨中间；桡骨超远端感兴趣区远侧缘定位线应在桡骨远端关节终板下（箭头所示）。

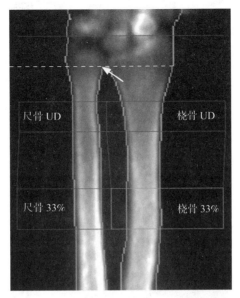

图9-23　桡骨超远端感兴趣区远侧缘定位线有误

注：应在桡骨远端关节终板下（箭头所示）。

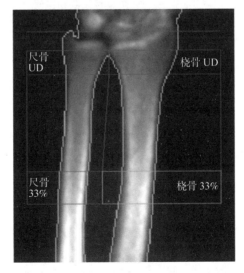

图9-24　前臂位置略倾斜

注：应重新摆正垂直后扫描。

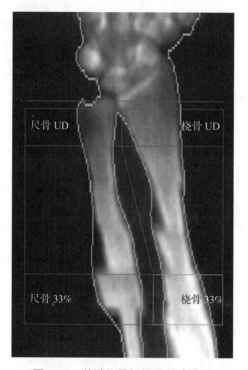

图 9-25　前臂位置摆位及制动错误

注：前臂偏斜，扫描过程中前臂移动致尺、桡骨影像变形。

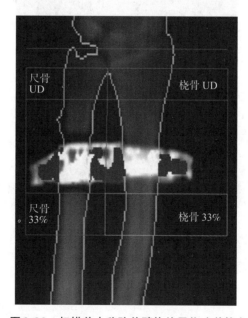

图 9-26　扫描前未移除前臂体外异物（首饰）

第五节　DXA报告解析

上述仅就腰椎、股骨近端及前臂的扫描、测量及分析的要点进行介绍，只是骨密度报告内容的一部分，完整的DXA骨密度测量报告（图9-27，以DXA腰椎正位测量骨密度报告为例）主要包括4个方面。

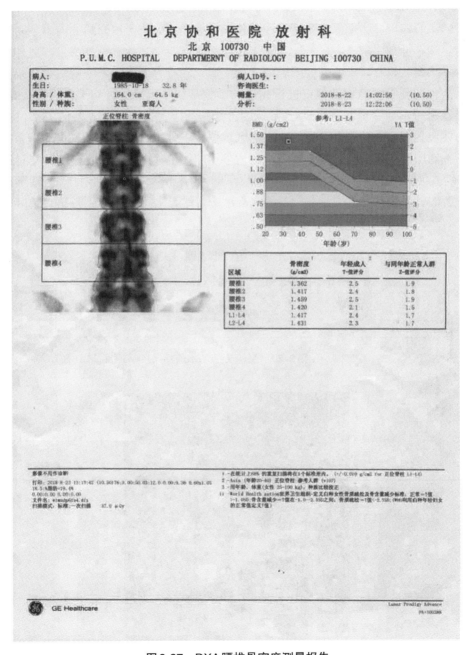

图9-27　DXA腰椎骨密度测量报告

1. 受检者和DXA测量仪基本信息，包括姓名、性别、出生年月日、民族、身高、体重、病历号、DXA测量仪机型、分析软件的版本和测量的参照人群等（图9-28）。

2. 腰椎测量扫描影像及感兴趣区（图9-29）。

3. 测量结果的参照曲线坐标图（图9-30）。

4. 测量感兴趣区内各部位测量结果表格（图9-31）。

解析DXA骨密度测量结果报告时，应仔细分析上述四大部分的每一项内容。在受检者和DXA测量仪基本信息中应注意性别、年龄、DXA测量仪机型、分析软件的版本和测量的参照人群。测量部位及感兴趣区扫描影像中，应按前述介绍的内容判断是否符合要求。如不符合要求，应尽可能告知操作者不符合要求之处，重新测量。另外，受检部位及感兴趣区如有异常或病变的影像征象，切记除放弃该部位骨密度测量结果外，还应根据具体的异常征象积极建议进行相应的影像学和临床检查，切不可仅依据DXA影像的异常进行影像学诊断，因DXA影像的分辨率有限，仅可用于观察测量部位扫描成像时的体位是否合适、测量部位的感兴趣区定位线、骨边缘界定线是否正确等，目前其影像还不能用于疾病诊断。关于测量结果的参照曲线坐标图，根据骨密度的测量结果所在的位点参照横坐标的年龄轴、左侧纵坐标的骨密度轴及右侧纵坐标T-值轴迅速粗估该受检者的骨密度状况。测量部位各感兴趣区测量结果表格中应看到各感兴趣区的骨密

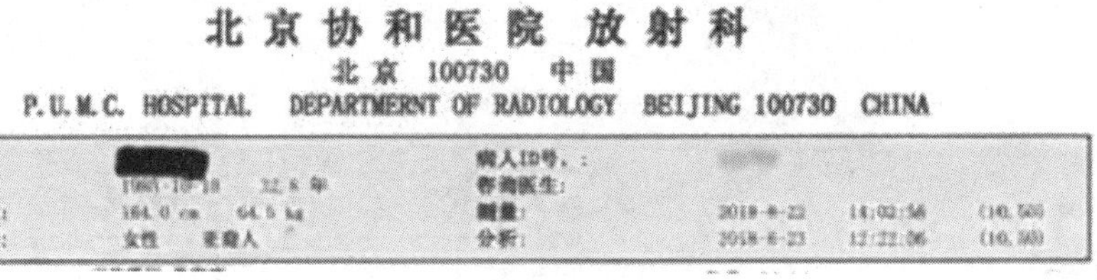

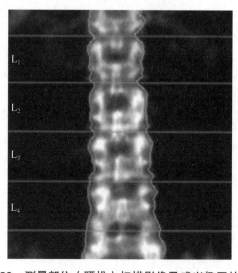

图9-28　受检者的基本信息

图9-29　测量部位（腰椎）扫描影像及感兴趣区的定位

度测量值、T-值、Z-值及平均值T-值、Z-值等参数（也有的报告根据临床和/或科研要求在表格中列出BMC、面积、百分比等参数）。这些数值应在上述测量部位及感兴趣区扫描影像符合要求下方可应用。应用这些数据的要点：绝经后妇女或年龄＞50岁的男性受检者如需进行原发性骨质疏松症的诊断或评估，应选择T-值加以判定，如测量了多个部位及感兴趣区，应选择公认测量部位感兴趣区的最低的T-值加以判定（腰椎应选L₁-L₄平均T-值、股骨近端应选择股骨颈和全髋、前臂应选桡骨远端1/3，即选择这些T值中的最低T值加以判定）；绝经前后妇女或年龄≤50岁的男性受检者应选择Z-值加以评估（这些受检者多为继发性骨质疏松，骨密度测量结果点通常在偏左下区，此时应积极查找引起继发性骨质疏松的病因）；首次DXA骨密度测量报告结果中应首选T-值并参照WHO推荐的骨质疏松症诊断标准判断是正常、骨量减少还是骨质疏松；随访

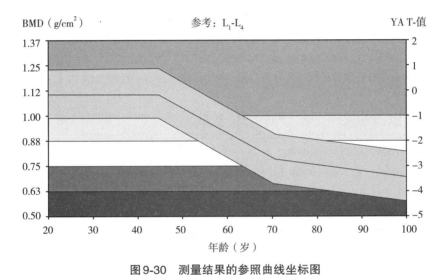

图9-30 测量结果的参照曲线坐标图

注：左侧纵坐标为骨密度、横坐标为年龄、右侧纵坐标为T值或标准差。

参考数据库

区域	BMD (g/cm²)	T-值	Z-值
L₁	1.182	0.7	0.9
L₂	1.246	1.1	1.2
L₃	1.220	1.2	1.4
L₄	1.237	0.6	0.8
L₁～L₂	1.191	0.9	1.0
L₁～L₃	1.241	1.1	1.2
L₁～L₄	1.240	0.9	1.0
L₂～L₃	1.289	1.2	1.3
L₂～L₄	1.268	1.0	1.1
L₃～L₄	1.277	0.9	1.0

图9-31 腰椎测量感兴趣区内各部位测量结果

注：感兴趣区内各部位的骨密度测量值、T-值、Z-值及平均值T-值、Z-值等。

DXA骨密度测量报告结果中应首选骨密度值，并与首次（或前次）骨密度报告中的骨密度值比较，再根据最小有意义变化值判定是否有真正的变化或判定疗效是否有效（最小有意义变化值的计算可参照第十一章或参考文献）。

值得指出的是，如骨密度测量结果表明受检者为骨质疏松症（即T-值≤-2.5），这仅表示骨密度的状况，虽是骨质疏松，但并不能指出骨质疏松的病因。尽管受检者的性别和年龄属于绝经后妇女的范畴，但也应结合临床，在除外其他继发性骨质疏松病因的基础上诊为绝经后所致骨质疏松。否则，仅凭骨密度报告诊断骨质疏松症，则极易遗漏许多继发性骨质疏松病因。因此，在分析骨密度测量结果的同时，应注重结合临床寻找病因。

参 考 文 献

［1］国务院办公厅. 中国防治慢性病中长期规划（2017—2025 年）. ［2017-02-14］. http：//www.gov.cn/zhengce/content/2017-02-14/content_5167886.htm

［2］中华医学会骨质疏松和骨矿盐疾病分会. 原发性骨质疏松症诊疗指南2017［J］. 中华骨质疏松和骨矿盐疾病杂志，2017，10（5）：3-33.

［3］MILLER PD, BONNICK SL, ROSEN CJ, et al. Clinical utility of bone mass measurements in adults：consensus of an international panel. The Society for Clinical Densitometry［J］. Semin Arthritis Rheum，1996，25（6）：361-372.

［4］WHO. Assessment of fracture risk and its application to screening for postmenopausal osteoporosis. WHO，1994.

［5］KAMIMURA M, HIRABAYASHI H, KONISHI M, et al. Comparison of lumbar spine BMD and T-scores with conventional and OneScan leg positioning in a Japanese population［R］. Kyoto：17th International Bone Densitometry Workshop，2006.

［6］DEL RIO L. Spine BMD measurement with and without conventional leg elevation［R］. Nice：the 31st European Calcified Tissue Society Congress，2004.

［7］MAZESS RB, NORD R, HANSON JA, et al. Bilateral measurement of femoral bone mineral density［J］. J Clin Densitom，2000，3（2）：133-140.

［8］GUAN W, YU W, LIN Q, et al. Lumbar Vertebrae Morphological Analysis and an Additional Approach for Vertebrae Identification in Lumbar Spine DXA Images［J］. J Clin Densitom，2018：on line. DOI：10.1016/j.jocd.2018.1009.1004.

［9］GORDON CM, BACHRACH LK, CARPENTER TO, et al. Dual energy X-ray absorptiometry interpretation and reporting in children and adolescents：the 2007 ISCD Pediatric Official Positions［J］. J Clin Densitom，2008，11（1）：43-58.

［10］GLUER CC, BLAKE G, LU Y, et al. Accurate assessment of precision errors：how to measure the reproducibility of bone densitometry techniques［J］. Osteoporos Int，1995，5（4）：262-270.

第十章

骨密度测量质量控制

目前骨密度测量设备种类较多，同类设备骨密度的测量结果也常有不同，以DXA为例，DXA的类型或机型较多，有笔形线束扫描与扇形线束扫描的不同、有分析软件的版本不同等，而DXA设备内的X线管球也会随时间老化、探测器也受温度和湿度等因素影响、设备的移动部件也会随时间出现磨损等，这些因素均会影响DXA的测量结果，造成测量结果的差异、漂移（drift）或位移（shift）等。另外，同一厂家不同机型、甚至是同一机型不同单位测量的结果也存在差异。上述测量结果的差异可通过质量控制（简称质控，quality control，QC）加以避免或校正，因此，骨密度测量的质控工作至关重要。当然，骨密度测量的质控工作是在严格按照厂家的操作手册正确测量的基础上进行的。实际上，骨密度测量的质控是源于分析化学和工业方面的质控，因为分析化学是应用仪器进行定量测量，也是需要质控来检测测量仪是否准确。同理，如临床骨密度测量时无质控或质控不完全，则所测量的数据不可靠，进而误导临床诊治过程中的分析。美国国家骨质疏松基金会（National Osteoporosis Foundation，NOF）早已明确指出：如无良好的质控程序确保测量的准确性，则不应进行相应的骨密度测量。测量结果准确性和精确性也是质控中较为核心的问题。正因为质控对骨密度测量结果的评估至关重要，NOF、国际临床骨密度测量学会（ISCD）分别于1996年和2002年拟定了相关的质控文件。骨密度测量的质控是在评估测量的准确性和精确性的同时，进行纵向质控和横向质控两方面的工作，但无论是纵向质控还是横向质控，均需通过分析和评估骨密度测量仪配置的体模测量结果。为此，本章仅就有关测量的准确性和精确性，较为常见的DXA骨密度测量体模，以及纵向质控和横向质控的评估方法简介如下。

第一节 测量的准确性和精确性

一、准确性

准确性（accuracy）是指物体感兴趣区测量的结果与其实际"真实量"的差异，DXA骨密度测量的准确性可用准确误（accuracy error，AE）表示，具体方法计算：假设DXA测量面积1cm^{2}的骨标本结果为1.000g/cm^2，然后将所测量标本灰化，灰化后的骨灰称重结果是0.970g，则其准确误应为$\frac{1.000-0.970}{1.000}=0.03$（或$0.03\times100\%=3\%$）。
准确误越小越好，说明测量结果越准确。通常DXA测量的准确性是其厂家在出厂前测量并提供的，临床上无须再进行DXA不同部位感兴趣区的准确性测量或评估。实际上，因"真实量"是难以丝毫不差地测量，尽管上述骨标本灰化后测得了实际灰重，但这样测量出的灰重也不可能100%反映骨矿物质含量，其中难免掺杂该骨标本内蛋白质灰化后的重量（尽管极少），加之测量仪自身也有误差，所以该标本灰化后测量所得灰重仍不是真正的"真实量"。因此，真正的准确性是不存在的，所谓的准确性是相对的。

二、精确性

精确性（precision）又称可重复性（reproducibility），是对每台DXA所测的感兴趣区重复测量结果评估的指标，也可用精确误（precise error，PE）表示。通常DXA厂家提供了不同部位感兴趣区的测量精确误，但安装DXA设备后和临床应用前或临床药物试验研究前应重新评估所测部位的精确误，而不应用DXA厂家提供的精确误，主要是因该部位测量的精确误不仅反映DXA设备本身的工作状况，还反映实际工作中DXA操作者的测量分析步骤是否正确，以及受试者自身因素对重复测量的影响。以往精确误用变异系数（coefficient of variation，CV）表示，计算公式：$CV=\frac{SD}{平均值}\times100\%$，变异系数越小，其测量的可重复性越好。但因变异系数CV的结果是百分数，而百分数不易于反映临床实际工作中或药物试验中预期疗效和实际疗效"量"的变化，故Glüer等选择用标准差均方根（root mean square，RMS）来表示，以克服上述变异系数的局限性。

DXA测量的精确性不仅对个体不同时期的诊断有重要作用，而且对骨质疏松症治疗后的疗效评估至关重要。众所周知，虽然引起骨质疏松的骨量丢失随着年龄增大而日趋明显，但这种年龄性的骨量丢失的速度相当缓慢。有文献报道，正常人和早期绝经后妇女每年的骨量丢失分别为0.5%～2%和2%～5%，正是因为人体骨量丢失这种缓慢的特点，有人称骨质疏松症为"隐形杀手"或隐匿性疾病。另外，各种骨质疏松症治疗方法在短期内骨量的变化都不甚明显，许多药物的预期疗效中骨量的增加也不很明显，如用Raloxifene治疗的预期疗效：3年内腰椎骨密度和全髋部骨密度增加2.4%；用Alendronate治疗的预期疗效：3年内腰椎骨密度增加9%，髋部骨密度增加6%；用Risedronate治疗的预期疗效：3年内腰椎骨密度增加5%，髋部骨密度增加3%；用Calciton治疗的预期疗效：5年内腰椎骨密度的增加仅为1.2%。由此可见，如果观察对象在用药半年或1年后复查，其骨密度变化的幅度可能更小，所以不论从诊断监测骨密度的变化，还是观察药物治疗后的骨密度变化，都应考虑到骨量或骨密度变化慢、幅度小的特点。当然，要监测或观察到这种幅度小、速度慢的变化，就需要测量仪的精确误一定要小于骨量或骨密度变化的幅度，这样才能观察到骨量或骨密度的细微变化。若骨密度测量仪的精确误大于骨密度变化的幅度，则无法正确监测骨密度的变化，更无法评估药物疗效。这便是临床骨密度测量时强调测量可重复性的意义所在。临床DXA骨密度测量评估多选用30例志愿者在同一天重复测量两次正位腰椎和/或股骨近端的骨密度。因腰椎测量的评估受年龄和性别等因素影响，故30例志愿者的年龄和性别应在机构行DXA测量人群年龄和性别内，使DXA测量可重复性评估更具有所在单位或机构DXA测量人群的代表性。如某综合医院，其30例志愿者的年龄多应在20～80岁，男性、女两性均应包括；如是妇产医院，年龄可与综合医院相似，但性别仅为女性即可；如是老年医院或医学养老机构等，年龄和性别可选为60～80岁的男女老年人进行腰椎重复测量评估。两次腰椎的重复测量需重新摆放体位。30例（n）腰椎测量可重复性用标准差均方根表示，具体计算公式如下：

$$RMS-SD = \sqrt{\frac{\Sigma CV^2}{n}} = \sqrt{\frac{\Sigma \left(\frac{SD}{\overline{X}}\right)^2}{n}}$$

式中，$n = 30$；CV为变异系数；SD为标准差；$\overline{X}$为均值。

另外，也有学者建议应用变异系数误均方根（RMS-CV）评估测量的可重复性，用标准差均方根（RMS-SD）评估测量的精确误；虽然RMS-CV和RMS-SD均可用于测量的可重复性或精确性评估，但RMS-CV是经过平均值校正的精密性（标准差除以均值）。在两个比较对象的平均值已知且相等时，比较RMS-SD即可。如果两个比较对象的平均值未知或不相等，RMS-CV是对RMS-SD的有效补充。

上述精确性评估通常是指短期精确性（多限于1内年测量评估）。而长期精确性的评估时间至少是1年以上的随访观察，但在实际工作中是较难实施的。其精确性计算方法也不相同，需要用统计学的线性回归方法进行评估，主要是因为长时间内将会出现生物学上的变化。其精确性的表达不是SD，而是估计标准误（standard error of estimate，SEE）。由于时间较长，随测量次数的增加可出现其他的误差，如机器的漂移和操作者及操作技术的不同等，结果导致长期的精确性不如短期的精确性好。虽然长期精确性更适于反映临床的实际情况，但操作较困难，因此，难以在临床应用。

还需强调的是，精确性评估并不需要经常做，但至少应做一次。如更换新的操作者或机器内主要部件的更换，则需重新评估上述各种变化后的精确性。另外，参与精确性测量的受检人群应具有临床患者人群的代表性；如两个或两个以上的操作者操作同一台骨密度仪，则应做所有操作者共同测量的精确性，以保证与临床实际工作的一致性。实际工作中，常见精确性评估选择的受检者为骨密度正常和体重正常的青年人，而临床工作中或药物研究中的人群多为老年人和/或骨质疏松人群。然而，通过正常人群计算的精确性不能代表实际临床工作或药物研究工作中测量人群的精确性。

第二节　DXA所用的不同质控体模

骨密度测量体模的类型有多种，有的是基于人体骨骼形态，有的是基于人体不同部位的骨密度梯度。体模的主要目的是根据骨密度测量仪的漂移或位移校准不同次测量和比较不同骨密度仪测量的结果，也有的体模用于每天开机的纵向评估校准测量。每个厂家生产的体模都是基于该厂家生产的骨密度仪的特点，也有非骨密度仪生产厂家生产的体模，旨在用于不同厂家生产的骨密度仪测量的质控分析。

通常体模是根据人体不同部位骨骼的形态及密度由羟基磷灰石（hydroxyapatite）或铝（aluminum）制成，制作体模的材料多已通过美国食品和药品管理局（Food and Drug Administration，FDA）认证，主要是因羟基磷灰石和铝对X线的吸收与骨组织相似。体模周围包绕的环氧树脂（epoxy resin）或塑料、水、生米等其他物质，与骨周围的软组织密度相似。这种与人体骨骼形态、密度梯度及周围软组织密度相似的体模是用于评估骨密度测量仪检测不同密度骨骼和其区分骨与周围软组织边缘的能力。不同厂家的体模有各自的特点，现将用于DXA测量质控的不同体模简介如下。

一、欧洲脊椎体模

欧洲脊椎体模（European Spine Phantom，ESP）是根据COMC-BME（Commited Actions Concertés-Biomedical Engineering，COMC-BME）委员会建议研发的，旨在用于所有DXA腰椎骨密度测量仪的质控，该体模的椎体模块形态与人体腰椎的形态不同，椎体模块和其附件分别由不同大小的羟基磷灰石直方体组成。体模内共有3个完整的腰椎模块（分别是L_2、L_3、L_4）和两个半椎体模块（分别是L_1椎体下部和L_5椎体上部），L_2、L_3和L_4标准的BMD值分别为$0.5g/cm^2$、$1.0g/cm^2$、$1.5g/cm^2$。腰椎椎体模块周围的材料是与10%脂肪含量软组织相似的塑料或环氧树脂。整个体模上面是半卵圆形，下面大小为28cm×18cm（图10-1）。ESP主要用于临床药物试验，主要是因为体模的费用相对较高。最初期望将欧洲脊椎体模测量值作为所有DXA腰椎骨密度测量仪参照的标准BMD，但实际工作中因各DXA厂家均配有腰椎体模，故最初的期望尚难实行。尽管如此，ESP仍作为可行的多中心不同厂家DXA腰椎骨密度测量质控横向校准体模（图10-2）。另外，EPS

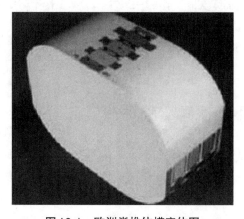

图10-1 欧洲脊椎体模实体图

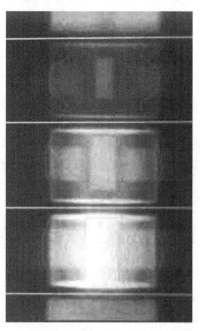

图10-2 欧洲脊椎体模DXA扫描测量图

也可用于QCT测量的质控。

二、Hologic腰椎体模

Hologic腰椎体模的椎体形态与人体腰椎相似。最初旨在用于校准Hologic公司生产的腰椎骨密度测量仪，但现也常用于其他厂家的腰椎骨密度测量仪校准。Hologic腰椎体模内的椎体是由羟基磷灰钙（calcium hydroxyapatite）构成，共有4个腰椎椎骨（图10-3），骨密度相似，周围为相当于含60%脂肪软组织的丙烯酸块（acrylic block）。Hologic腰椎体模可用于每天腰椎骨密度测量仪的校准（图10-4），但因4个腰椎椎骨体模的骨密度相似，故不用于多中心腰椎骨密度测量仪的横向质控。

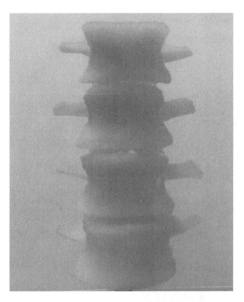

图10-3　Hologic腰椎体模DXA实体图

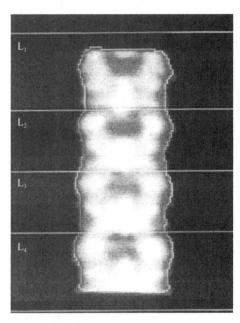

图10-4　Hologic腰椎体模DXA扫描测量图

三、Hologic股骨近端体模

Hologic股骨近端体模的形态与人体基本相同（图10-5），因其探测股骨近端骨与软组织边缘是由测量仪的软件而不是由硬件控制的，提供的质控信息不如Hologic腰椎体模确切，有关研究和报道也相对较少（图10-6）。所以，临床和科研的质控很少应用Hologic股骨近端体模。

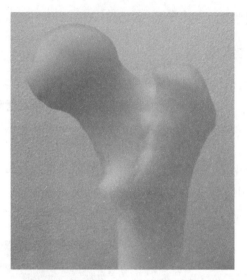

图 10-5　Hologic 股骨近端体模实体图

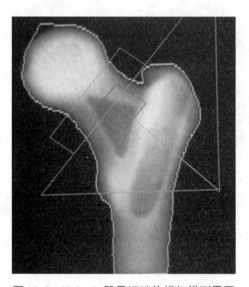

图 10-6　Hologic 股骨近端体模扫描测量图

四、Hologic 全身体模

Hologic 全身体模由类似骨骼组织的铝模块和包绕在铝模块周围的类似脂肪的聚乙烯（polyethylene）及类似肌组织的氯化聚氯乙烯物（chlorinated polyvinylchloride）组成，其中铝模块间的密度、聚乙烯间的密度及氯化聚氯乙烯物间的密度均有所不同，不同铝模块所构成的形态如儿童积木摆成的人体形态。该体模可用于 Hologic 公司生产的 DXA 全身不同体质成分测量的质控分析。

五、GE-Lunar腰椎体模

GE-Lunar腰椎体模是一个长方形的铝梯体模，铝梯体模内还有类似椎间隙的数个分隔，分别根据人体T_{12}-L_5脊椎的序列将体模由上至下分成T_{12}椎体下半部、L_1-L_4全椎体和L_5椎体上半部等。L_1-L_4各椎体铝块的宽度相同，但其高度或面积由上至下逐渐增大。各椎体铝块密度根据铝梯的厚度由上至下逐渐增高。铝梯体模周围的软组织类似物最初是用水代替，检测扫描时将铝梯体模至于水深15cm的塑料容器内。现椎体模块周围用环氧树脂代替原来的水，使腰椎体模整体上均为固体，故操作更为方便。

六、Norland腰椎体模

Norland腰椎体模由L_1椎体下半部、L_2-L_4全椎体和L_5椎体上半部构成，椎体由羟基磷灰钙制成，椎体周围用类似软组织的丙烯酸塑料包埋。体模的厚度较薄，仅为2cm，其内诸椎体的形态与人体基本相同（图10-7、图10-8）。

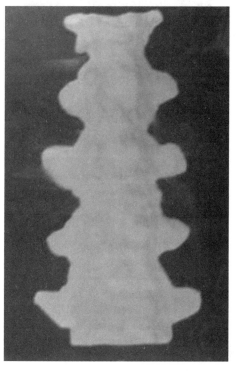

图10-7 Norland腰椎体模实体图

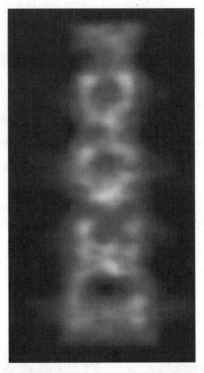

图 10-8　Norland腰椎体模DXA扫描图

第三节　DXA测量质控

一、纵向质控

纵向质控主要是用于评估某个单位的某台骨密度测量仪体模测量结果随时间波动的情况，并据此评估该测量仪是否出现问题、找出问题的原因或及时维修。纵向质控评估可每天进行，也可在某一时段进行评估。每天（或每工作日）的纵向质控评估是每天测量受检者前常规进行腰椎体模测量评估，主要是分析判断该腰椎体模的摆位是否正确及测量结果是否在正常波动范围内。正常波动范围的界定常在临床DXA装机后或临床药物试验开始前完成，具体方法是在同一天扫描腰椎体模10次，这10次扫描无须重新摆位。随后的研究期间，每周应至少扫描体模3次，扫描受检者时应每天扫描体模。但也有作者认为当天扫描体模10次，如不重新摆位不能反映每天的机器动态变化，建议每天扫描体模一次，连续扫描15天或25天，再取其平均值。腰椎正常波动范围的界定有所不同，分别为体模均值±3%、±2%、±1.5%等。判断腰椎体模测量结果的波动、漂移（是指结果逐渐向上或向下变化）或位移（是指结果突然向上或向下出现明显变化）的几种常见方法如下。

1. **腰椎体模-测量的结果评估**　应在已知密度（厂家提供）的±2%或±3%范围

内，如要求在 ±2% 范围内、已知腰椎体模（L_2-L_4）密度是 1.273g/cm^2，则每天的腰椎体模测量范围应是 1.273 ± 1.273×2%，即 1.248 ～ 1.298g/cm^2，如测量结果超过此范围，再重新测量一次，如第 2 次测量结果在此范围内，则可继续进行日常的测量工作，如第 2 次测量结果仍超出此测量范围，应暂停测量工作并与厂家联系查找原因。如找不出原因，可连续测量腰椎体模 10 次，每次测量时，腰椎体模无须重新摆位，10 次测量完成后，求出均值，以此均值为已知测量结果，再重新计算其 2% 或 3% 的波动范围。值得指出的是，不同厂家不同的 DXA 机型要求的腰椎体模测量结果波动范围有所不同，通常是 ±2% 或 ±3%；但国际临床骨密度测量学会（ISCD）和多数临床药物试验中对腰椎体模测量结果波动范围的要求是 ±1.5%。

2. Shewhart 质控图的评估 纵轴（Y 轴）为腰椎体模测量的 BMD 值，横轴（X 轴）为测量腰椎体模的时间（日期），在纵轴上定位腰椎体模的均值并通过此均值平行于横轴划一水平实线，再分别根据体模均值 ±1.5% 在纵轴上定出相应的上下两点，并分别过两点划两条平行横轴的虚线。将每天腰椎体模测量的日期（横轴）和结果（纵轴）标注在该图上。根据此 Shewhart 质控图评估每天腰椎体模测量值是否位于两条虚线内。若测量结果在上、下两条虚线外，应立即重复扫描测量。如重复扫描的体模测量值仍在上、下两条虚线外，则应与厂家联系查找原因。Shewhart 质控图有助于纵向观察腰椎体模测量结果的波动趋势。每天测量结果越接近均值越理想。正常情况下，腰椎体模测量的结果应随机波动在均值两侧，但应均在上、下两条虚线内。位移可通过测量结果突然超出上限或下限加以判定；尽管体模测量结果未超出上、下限，但不是随机在均值的上下两侧，而是仅在均值的一侧（上限或下限），开始在上限或下限的点（测量日期和结果）虽可认为是漂移起始点，但这是回顾性观察，不易在当天辨出。另外，可在 Shewhart 质控图纵轴上标记腰椎体模测量的均值和均值上下的标准差（SD）或均值的百分比（%），如 Shewhart 质控图纵轴也可用均值及其百分比表示（均值的 0.5% 近于 1SD，均值的 1.0% 近于 2SD；均值的 1.5% 近于 3SD；均值的 2.0% 近于 4SD），将腰椎体模测量结果波动范围限定在均值 ±2SD（均值的 1.0%），并根据下列原则判定测量故障。①一天（次）体模测量值超出均值 ±3SD 或均值 ±1.5%；②连续 2 天（次）体模测量值位于均值 +2SD 或 -2SD 的同一侧；或位于均值 +1% 或 -1% 的同一侧；③连续 2 天（次）体模测量值相差大于均值的 4SD；或相差大于均值的 2%；④连续 4 天（次）体模测量值位于均值 +1SD 或 -1SD 的同一侧；或位于均值 +0.5% 或 -0.5% 的同一侧；⑤连续 10 天（次）体模测量值均位于均值线的一侧。

但依据上述原则判定有可能过于灵敏，尽管 DXA 测量仪工作状态正常，也会报出现假故障信息，并不一定是测量故障、需要维修。为了弥补这种情况，可通过重新连续扫描测量 10 次体模的 BMD 均值结果加以核实判定，如重新连续扫描测量 10 次体模的 BMD 均值超出原来基线均值的 1SD（均值的 0.5%），则可证实是测量故障，需要维修或查找原因。另外，也可通过扩大测量结果正常波动范围，将其扩展至 ±3SD；如果仅有一次测量结果超出均值 ±3SD（均值的 1.5%），则须结合 Shewhart 质控图的其他准则判断测量仪是否出现测量故障。明确测量故障并找到原因校正或维修后，应重新建立腰椎体模新的测量基线均值，并以此新的基线均值及其SD或百分比重新绘制新的Shewhart质控图。腰椎体模新的测量基线均值可通过1天内扫描腰椎体模10次，并求其均值，10次体模测量时无须重新摆位。

3. CUSUM图的质控评估　CUSUM是累积和（cumulative sum）的缩写。正常骨密度测量仪的测量结果会波动在均值基线的周围，无论这些测量结果高于或低于均值基线，其变化幅度还是相对恒定的。CUSUM图在骨密度测量质控中的主要作用是预测体模测量结果的随机变化。

先在1天内测量腰椎体模10次并求其均值和标准差SD，或连续15天或25天扫描测量腰椎体模并求其均值和标准差。CUSUM图也是由纵轴（Y轴）和横轴（X轴）组成。纵轴是以均值的SD为单位，横轴是以每次测量的日期为单位，图中纵轴和横轴的起始点0代表腰椎体模测量的基线均值；根据下面公式，求出每次腰椎体模测量的CUSUM值：CUSUM值 $= \sum_{p=1}^{n}(BMD_{测量值}-BMD_{基线均值})$。式中，$n$为体模测量的序次数。然后，根据所测CUSUM值计算纵轴的SD（或称Z-值）（SD $= \dfrac{CUSUM 值}{基线均值的 SD}$）。以基线值为准并设为0的绘图：Y轴或垂直轴为均值的SD（或Z-值），将每天（次）测量并计算出的SD值标在CUSUM图上，观察评估方法可分为连续观察和定点观察。连续观察是目视CUSUM图中点连线的走行趋势，如点连线的趋势为水平，则可视为正常；如点连线趋向上升或趋向下降表明不正常。定点观察则需分别计算CUSUM的上、下限值。CUSUM上限值公式：

$$CUSUM 上限_{n} = \frac{BMD_{测量值}-BMD_{基线均值}}{SD_{基线}} - 系数k（0.5）+CUSUM上限_{n-1}$$

CUSUM下限值公式：

$$CUSUM 下限_{n} = \frac{BMD_{基线均值}-BMD_{测量值}}{SD_{基线}} - 系数k（0.5）+CUSUM下限_{n-1}$$

如CUSUM上限或下限值小于0，则将小于0的上限值或下限值视为0，用以计算随后的CUSUM上限或下限值。如CUSUM上限或下限值超过5，则表明测量仪可能有问题。CUSUM图及计算方法均较复杂，不宜用于日常骨密度测量的质控评估。

上述复杂的计算可应用统计学软件完成，但CUSUM图相对不如Shewhart质控图直观。

4. 自动质控程序　近年来，有些厂家在双能骨密度测量仪内安装了自动质控检测程序。Shewhart质控图和连续测量的体模值可自动地显示在测量仪的屏幕上，并可告知测量仪是正常、故障或给出判断故障的准值。

二、横向质控

目前，防治骨质疏松的药物层出不穷，临床药物试验研究也较多见，这些药物研究通常在多中心进行，这就需要横向质控工作将多中心不同单位评估新药的不同骨密度测量结果进行统一分析、中心化处理。目前我国开展骨质疏松DXA骨密度测量已近30年，多数单位也多面临DXA设备更换等相关质控问题，因DXA设备更换等相关质控也属横向质控范畴。基于上述原因，现将横向质控的参数校正方法介绍如下。

通常在多中心临床药物研究试验启动之前，课题主要负责人应组织对各中心（或每个单位）的负责人和DXA操作者（主要是DXA操作者）进行统一或逐一的培训，培训中除强调操作者应严格按DXA厂家的操作手册进行操作测量外，还应介绍不同DXA设备的异同，如扫描方式不同、骨与软组织成像机制不同、分析软件版本等，使各中心（或每个单位）负责人和操作者充分认识横向质控在多中心临床药物研究试验中的重要性。各中心（或每个单位）DXA操作者应全程参与该临床药物研究试验志愿者的DXA测量。如该临床药物研究试验中途，某个中心（或某个单位）的DXA操作者因事不能全程参与药物研究试验的骨密度测量、需要更换另一位操作者时，应对新的操作者重新进行上述的测量培训。

多中心各单位测量培训后，分别选择相同厂家的一个腰椎体模在多中心的相同厂家的DXA设备上进行测量，如对多中心中有GE-Lunar DXA参与的单位，随机选择其中某一个单位的GE-Lunar腰椎铝梯体模在所有参与单位的GE-Lunar DXA上进行测量；对多中心中有Hologic DXA参与的单位，随机选择其中某一个单位的Hologic腰椎体模在所有参与单位的Hologic DXA上进行测量；如参与多中心临床药物研究的还有其他厂家的DXA，可以此类推。另外，可选择欧洲脊椎体模（ESP），在所有参与该临床药物研究试验的多中心各单位DXA上进行测量。

具体腰椎体模的测量方法：腰椎体模在多中心的使用相同厂家DXA的单位进行10次连续测量，10次连续测量应在当天完成，不需要重新摆位。在完成上述各中心的腰椎体模统一测量的基础上，将各中心的腰椎体模测量结果进行校正。目前常用的校正方法两种，现介绍如下。

为了便于理解，假设参与临床药物研究试验的中心有10个单位，DXA厂家有两个，一个是GE-Lunar DXA，有7个单位；另一个是Hologic的DXA，有3个单位。

方法一：GE-Lunar DXA腰椎测量结果与Hologic DXA腰椎测量结果直接转换。

首先校正多中心内同一DXA厂家不同单位的DXA腰椎体模测量结果，具体步骤如下：分别求上述7个单位GE-Lunar的DXA 70次腰椎体模测量的平均值及7个单位中各单位的10次腰椎体模测量的平均值，用以分别计算各单位与总的7个单位均值之间的转换系数（CF），$CF = \dfrac{总的均值（70次）}{各单位均值（10次）}$，用此公式可分别求出7个单位的7个转换系数，即$CF_1$、$CF_2$、$CF_3$、$CF_4$、$CF_5$、$CF_6$和$CF_7$。然后，各单位分别用各自的转换系数将本单位所有参加试验的受检者腰椎BMD测量结果分别转换为统一校正后的GE-Lunar DXA腰椎BMD，以第1个单位为例，$BMD_{（GE统一）} = BMD_{（受检者）} \times CF_1$，其余6个单位受检者腰椎骨密度以此类推分别都校正为GE-Lunar统一的骨密度$BMD_{（GE统一）}$。同理，可分别将3个Hologic公司DXA测量的受检者校正为Hologic统一的骨密度BMD$_{(Hologic统一)}$，最后参照公式：BMD$_{(Hologic统一)}$ = 0.9178×BMD$_{(GE统一)}$ -0.038，可将GE-Lunar统一的骨密度（BMD$_{(GE统一)}$）与Hologic统一的骨密度相互转换。

方法二：利用欧洲脊椎体模（ESP）校正各DXA厂家腰椎骨密度。

首先校正多中心内同一DXA厂家不同单位的DXA腰椎体模测量结果，具体步骤如下：根据各单位10次测量ESP中L$_2$（已知骨密度500mg/cm^2）、L$_3$（已知骨密度1000mg/cm^2）和L$_4$（已知骨密度1500mg/cm^2）的测量结果求出线性回归方程［$Y=k$（系数）·$X+b$），则7个使用GE-Lunar公司DXA的单位测量ESP的回归方程如下：

$$BMD_{(ESP)} = k_{GE1} \cdot BMD_{(GE1)} + b_{GE1}$$

$$BMD_{(ESP)} = k_{GE2} \cdot BMD_{(GE2)} + b_{GE2}$$

$$BMD_{(ESP)} = k_{GE3} \cdot BMD_{(GE3)} + b_{GE3}$$

$$BMD_{(ESP)} = k_{GE4} \cdot BMD_{(GE4)} + b_{GE4}$$

$$BMD_{(ESP)} = k_{GE5} \cdot BMD_{(GE5)} + b_{GE5}$$

$$BMD_{(ESP)} = k_{GE6} \cdot BMD_{(GE6)} + b_{GE6}$$

$$BMD_{(ESP)} = k_{GE7} \cdot BMD_{(GE7)} + b_{GE7}$$

3个使用Hologic公司DXA的单位测量ESP的回归方程如下：

$$BMD_{(ESP)} = k_1 \cdot BMD_{(Hologic1)} + b_{Hologic1}$$

$$BMD_{(ESP)} = k_2 \cdot BMD_{(Hologic2)} + b_{Hologic2}$$

$$BMD_{(ESP)} = k_3 \cdot BMD_{(Hologic3)} + b_{Hologic3}$$

分别求上述7个GE-Lunar公司DXA和3个Hologic公司DXA的平均线性回归方程：

$$BMD_{(ESP)} = \frac{k_{GE1}+k_{GE2}+k_{GE3}+k_{GE4}+k_{GE5}+k_{GE6}+k_{GE7}}{7} \times BMD_{(GE平均)} + \frac{b_{GE1+}b_{GE2}+b_{GE3}+b_{GE4}+b_{GE5}+b_{GE6}+b_{GE7}}{7}$$

$$BMD_{(ESP)} = \frac{k_{Hologic1}+k_{Hologic2}+k_{Hologic3}}{3} \times BMD_{(Hologic平均)} + \frac{b_{Hologic1}+b_{Hologic2}+b_{Hologic3}}{3}$$

上述两个平均线性回归方程均是通过ESP得出，故上述两个方程合并后，即可用于两个厂家DXA不同单位参与临床药物试验受检者的GE-Lunar DXA和Hologic DXA腰椎测量结果的相互转换公式。

$$\frac{k_{GE1}+k_{GE2}+k_{GE3}+k_{GE4}+k_{GE5}+k_{GE6}+k_{GE7}}{7} \times BMD_{(GE平均)} + \frac{b_{GE1+}b_{GE2}+b_{GE3}+b_{GE4}+b_{GE5}+b_{GE6}+b_{GE7}}{7} =$$

$$\frac{k_{Hologic1}+k_{Hologic2}+k_{Hologic3}}{3} \times BMD_{(Hologic平均)} + \frac{b_{Hologic1}+b_{Hologic2}+b_{Hologic3}}{3}$$

标化骨密度（standardized BMD，sBMD）多用于大样本多中心临床药物研究的不同DXA测量结果的比较。sBMD是通过标准差均方根（root mean square of standard deviviation）计算得出的，sBMD的计算方式如下。

假设要标记GE-Lunar、Hologic两个厂家设备测量得出的骨密度，分别用BMD$_L$和BMD$_H$表示，两家骨密度与sBMD转换系数分别用k_L和k_H表示，则可衍生出两个公式：

$sBMD = k_L \cdot BMD_L$；$sBMD = k_H \cdot BMD_H$。转换为线性回归方程：$Y = k$（系数）$\cdot X + b$。相关参数见表10-1。

表10-1　GE-Lunar DXA测量结果转换为Hologic相关参数

感兴趣区	转换系数	截距b
腰椎	0.917	−0.038
股骨近端		
股骨颈	0.864	−0.039
全股骨	0.971	−0.037
大粗隆	0.859	−0.023

依据上述公式将GE-Lunar的DXA腰椎骨密度测量值转换为Hologic的DXA测量值：

$$BMD_H = 0.917 \cdot BMD_L - 0.038$$

据此公式同样也可将Hologic的DXA腰椎骨密度测量值转换为GE-Lunar的DXA测量值：

$$BMD_L = （BMD_H + 0.038）/ 0.917$$

同血压相比，人体的骨密度差异较大，而众多厂家生产的骨密度测量仪也不尽相同，各种骨密度测量仪均不如血压计稳定。因此笔者认为，目前骨密度测量仪诊断骨质疏松还不能等同于血压计诊断高血压。人体的变异难以控制，测量仪的差异或漂移可以通过质控加以校正。骨密度测量仪的纵向质控可依照生产厂家的说明书进行。纵向质控分析方法较多：有Shewhart质控图法、CUSUM图法、移动平均数法（moving average method）等。Lu等率先比较了各种方法，并发现Shewhart质控图法和CUSUM图法用于DXA的纵向质控较好。横向质控以DXA为例：目前各厂家生产的DXA产品系统不同，测量差异较大，同一厂家不同机型，甚至是同一机型不同地区测量结果也存在差异，不同的DXA运行情况校正方法不同。Genant等观察表明，GE-Lunar、Hologic和Norland 3家公司的DXA存在差异，且提出上述3个厂家的BMD测量结果的换算公式，但随着各厂家的机器更新和完善，以及新的厂家和新的机型产出，这些公式已不能满足目前多中心的临床研究需要。因此，在临床研究中应校正所有参加研究的DXA，以减少它们之间的差异。DXA横向体模校正是将体模放在不同DXA中进行测量，具体的校正体模有多种，各有利弊。实际工作中，也可用一个体模在不同研究单位的DXA中进行测量，通过换算加以校正。横向体模校正也有其局限性，虽实际工作中通过体模测量可在一定程度上区分不同厂家DXA测量的差异，但有时也可能根据研究的需要进行活体的DXA测量校正，这种校正在理论上较为理想，但在临床实际工作中极为困难。

值得指出的是，无论横向质控还是纵向质控均是在正确的扫描和分析的基础上进行的，所以不能忽视对扫描和分析过程的检测，操作者的扫描和分析出现误差时，其后的横向质控和纵向质控也是无意义的。目前，许多机构在进行多中心或多地区的骨矿物质测量用于诊断和治疗随访的研究，但不同地区、不同厂家的骨密度测量仪如何参照对比是一直存在的问题，目前还不能用一个固定模式来解决这类问题，只有在做多中心研究同时进行横向质控才可在一定程度上解决这方面的问题；当然，质控的研究无疑要增添费用和时间，这也是有些研究机构或厂家不愿投入的因素，但在目前骨密度测仪繁多、差异较大的情况下，若要比较多中心或多地区的骨矿物质测量的诊治结果，质控是势在必行的。

三、DXA更换质控

DXA骨密度测量仪更换时所面临的问题是：新、旧DXA设备是否是同一厂家生产的？如是同一厂家的DXA，是否是相同型号？如何保证新、旧DXA设备更换前后测量结果的一致性？这种新、旧DXA设备更换处理的原则：无论新、旧DXA是否是同一厂家生产或同一厂家相同或不同型号的DXA更换，均需进行新、旧DXA的质控评估。DXA骨密度测量仪的更换有两种情况：一种是旧的DXA仍可继续使用；一种是旧的DXA突然故障无法维修继续使用。无论哪种情况，这种机器的质控都相当于两种DXA之间的横向质控。较为简易的评估方法是：比较新、旧DXA共同测量10次腰椎体模的均值，如其差异小于1%，则新、旧DXA测量数据可连续互用、不须校准。但DXA体模评估不如活体比较评估。在旧的DXA仍可继续使用的情况下，可进行活体和体模新、旧DXA测量，并建立新的体模基线值。活体横向质控测量时，选60～100例受检者分别在新、旧测量仪中测量骨密度，所选受检者应在所在机构检查人群的年龄和性别范围内，骨密度范围也应介于峰值至骨质疏松之间。然后，应用线性回归方程在估计标准误（SEE）为3%进行新、旧两个机器的校准，SEE也可称为回归线的SD，在统计学或者统计软件的帮助下，可求出95%可信区间内的个体测量的换算值。计算公式如下。

$$\left[\overline{y}+b\left(x-\overline{x}\right)\right]\pm t_{n-2,0.05}\sqrt{X^2 y \cdot x\left[1+\frac{1}{n}+\frac{\left(x-\overline{x}\right)^2}{\sum\left(x-\overline{x}\right)}\right]}$$

若活体测量不可行，则需进行体模测量校正，新、旧机器在一定时间内扫描体模60～100次。同样应用线性回归方程。但这种根据线性回归的校准只是在体模密度范围内的校准换算，虽然体模校准不如活体校准，但临床上新、旧DXA的活体比较评估相对复杂，也有学者认为20～30例活体受检者即可满足DXA新、旧更换的质控评估。

参 考 文 献

[1] WESTGARD JO, BARRY PL, HUNT MR, et al. A multi-rule Shewhart chart for quality control in clinical chemistry [J]. Clin Chem, 1981, 27 (3): 493-501.

［2］JOHNSTON CC，MELTON LJ，LINDSAY R，et al. Clinical indications for bone mass measurements：a report from the scientific advisory board of the National Osteoporosis Foundation［J］. J Bone Miner Res，1989，4（S2）：S1-S28.

［3］MILLER PD，BONNICK SL，ROSEN CJ. Consensus of an international panel on the clinical utility of bone mass measurements in the detection of low bone mass in the adult population［J］. Calcified Tissue International，1996，58（4）：207-214.

［4］KHAN AA，BROWN J，FAULKNER K，et al. Standards and guidelines for performing central dual x-ray densitometry from the Canadian Panel of International Society for Clinical Densitometry［J］. J Clin Densitom，2002，5（4）：247-257.

［5］林强，余卫，秦明伟，等. 年龄因素对中老年妇女髋部双能X线骨密度仪测量重复性的影响［J］. 中国医学科学院学报，2005，27（1）：108-110.

［6］林强，余卫，秦明伟，等. 年龄因素对中老年妇女腰椎双能X线骨密度测量重复性的影响［J］. 中华放射学杂志，2006，40（3）：631-633.

［7］GLUER CC，BLAKE G，LU Y，et al. Accurate assessment of precision errors：how to measure the reproducibility of bone densitometry techniques［J］. Osteoporos Int，1995，5（4）：262-270.

［8］NILAS L，CHRISTIANSEN C. Rates of bone loss in normal women：evidence of accerated trabecular bone loss after the menopausal［J］. Eur J Clin Inves，1988，18（5）：529-534.

［9］NILAS L，GOTFREDSEN A，HADBERG A，et al. Age-related bone loss in women evaluated by the single and dual photon technique［J］. Bone Miner，1988，4（1）：95-103.

［10］BLOCK JE，SMITH R，GLUEER CC，et al. Models of spinal trabecular bone loss as determined by quantitative computed tomography［J］. J Bone Miner Res，1989，4（2）：249-257.

［11］KALENDER WA，FELSENBERG D，LOUIS O，et al. Reference values for trabecular and cortical vertebral bone density in single and dual-energy quantitative computed tomography［J］. Eur J Radiol，1989，9（2）：75-80.

［12］HARRIS S，DAWSON-HUGHES B. Rates of change bonemineral density of the spine，heal，femoral neck and radius in healthy postmenopausal women［J］. Bone Miner，1992，17（1）：87-95.

［13］DAVIS JW，ROSS PD，WASNICH RD，et al. Long-term precision of bone loss rate measurements among postmenopausal women［J］. Calcif Tissue Int，1991，48（5）：311-318.

［14］DELMAS PD，BJARNASON NH，MITLAK BH，et al. Effects of raloxifene on bone mineral density，serum cholesterol concentrations，and uterine endometrium in postmenopausal women［see comments］［J］. N Engl J Med，1997，337（23）：1641-1647.

［15］HARRIS ST，WATTS NB，GENANT HK，et al. Effects of risedronate treatment on vertebral and nonvertebral fractures in women with postmenopausal osteoporosis：a randomized controlled trial［J］. JAMA，1999，282（14）：1344-1352.

［16］CHESNUT CH，SILVERMAN S，ANDRIANO K，et al. A randomized trial of nasal spray salmon calcitonin in postmenopausal women with established osteoporosis：the prevent recurrence of osteoporotic fractures study［J］. Am J Med，2000，109（4）：267-276.

［17］GARY MK，SARAH L，FREDERICK P. Which to Use to Evaluate Change in BMD at Follow-Up：RMS-SD or RMS-%CV？［J］. J Clin Densitom，2012，15（1）：16-31.

［18］SHEPHERD JA，FAN B，LU Y，et al. Comparison of BMD precision for Prodigy and Delphi spine and femur scans［J］. Osteoporos Int，2006，17（9）：1303-1308.

［19］BONNICK SL. Bone densitometry in clinical practice ［M］. 2ed. Totowa, New Jersey: Humana Press, 2004.

［20］VERHEIJ LF, BLOKLAND JA, PAPAPOULOS SE, et al. Optimization of follow-up measurements of bone mass ［J］. J Nucl Med, 1992, 33（7）: 1406-1410.

［21］KALENDER WA, FELSENBERG D, GENANT HK, et al. The European Spine Phantom--a tool for standardization and quality control in spinal bone mineral measurements by DXA and QCT ［J］. Eur J Radiol, 1995, 20（2）: 83-92.

［22］PEARSON J, DEQUEKER J, HENLEY M, et al. European semi-anthropomorphic spine phantom for the calibration of bone densitometers: assessment of precision, stability and accuracy ［J］. The European quantitation of osteoporosis study group. Osteoporosis Int, 1995, 5（3）: 174-184.

［23］PEARSON D. Standardization and pre-trial quality control ［M］. London, England: Springer, 2002.

［24］LOUIS O, VERLINDE S, THOMAS M, et al. Between-centre variability versus variability over time in DXA whole body measurements evaluated using a whole body phantom ［J］. Eur J Radiol, 2006, 58（3）: 431-434.

［25］WESTHOVENS R, ROBLES M, XIMENES AC, et al. Clinical efficacy and safety of abatacept in methotrexate-naive patients with early rheumatoid arthritis and poor prognostic factors ［J］. Ann Rheum Dis, 2009, 68（12）: 1870-1877.

［26］LU Y, MATHUR AK, BLUNT BA, et al. Dual X-ray absorptiometry quality control: comparison of visual examination and process-control charts ［J］. J Bone Miner Res, 1998, 11（5）: 626-637.

［27］HUI SL, GAO S, ZHOU XH, et al. Universal standardization of bone density measurements: a method with optimal properties for calibration among several instruments ［J］. J Bone Miner Res, 1997, 12（9）: 1463-1470.

［28］LU Y, FUERST T, HUI S, et al. Standardization of bone mineral density at femoral neck, trochanter and Ward's triangle ［J］. Osteoporo Int, 2001, 12（6）: 438-444.

［29］GENANT HK, GRAMPP S, GLUER CC, et al. Universal standardization for dual x-ray absorptiometry: patient and phantom cross-calibration results ［J］. J Bone Miner Res, 1994, 9（10）: 1503-1514.

［30］ZHU H, FANG J, LUO X, et al. A survey of bone mineral density of healthy Han adults in China ［J］. Osteoporos Int, 2010, 21（5）: 765-772.

［31］LU Y, GENANT HK, SHEPHERD J, et al. Classification of osteoporosis based on bone mineral densities ［J］. J Bone Miner Res, 2001, 16（5）: 901-910.

［32］GENANT HK, GUGLIELMI G, JERGAS M. Bone Densitometry and Osteoporosis ［M］. Berlin: Springer, 1998.

［33］SHEPHERD JA, SCHOUSBOE JT, BROY SB, et al. Executive Summary of the 2015 ISCD Position Development Conference on Advanced Measures From DXA and QCT: Fracture Prediction Beyond BMD ［J］. J Clin Densitom, 2015, 18（3）: 274-286.

［34］BLAKE GM. Replacing DXA scanners: cross-calibration with phantoms may be misleading ［J］. Calcif Tissue Int, 1996, 59（1）: 1-5.

第十一章

骨密度变化的监测及其评估

目前，骨质疏松症干预是否有效是临床工作中极受关注的问题之一，也是骨密度测量的主要目的之一。监测骨密度的变化不仅有助于骨质疏松症的疗效评估，也是临床上评估骨折风险性是否降低的因素，骨密度的增加可降低骨折的风险。由此可见，监测骨密度变化意义重大。

如前面章节所述，精确性主要用于定量测量技术的评估，骨密度的测量也是如此。同临床上所有定量测量技术一样，所有的骨密度测量技术均非尽善尽美，尽管每次严格按照厂家操作说明进行测量也是如此。因此，需用同一方式重复测量的结果进一步判断随访骨密度测量结果的变化是测量仪的因素还是真正的生物变化。由此可见，骨密度测量的精确性对随访过程中观察骨密度的变化至关重要。精确性的表达为标准差均方根（RMS-SD）。如何判定骨密度变化是否是真正的生物变化，最小有意义变化（least significant change，LSC）则是判定这个变化的参照值，可通过计算相应的精确性得出对应的LSC。精确性的计算有些枯燥乏味，但并不复杂，具体见第十章。如某单位的DXA测量仪的精确性尚未计算或评估时，其LSC各可信区间评估值也不可能确定，因此，要在该单位评估随访过程中的骨密度变化也是不可能的。另外，用LSC还可判断随访时复查的最小间隔时间。

第一节　最小有意义变化的计算

如已知某部位测量的精确性（具体计算见第十章），即可计算出真正的生物学变化，这便是最小有意义变化。但最小有意义变化的确立要取决于可信区间的确立及基线测量和随访测量的次数。理想的可信区间CI为95%，但80% CI通常也可满足临床的需要。LSC的计算公式如下：

$$LSC = (CI) \times (Pr) \sqrt{\frac{1}{n_1} + \frac{1}{n_2}}$$

式中，CI为可信区间（表11-1），Pr为精确性，RMS-SD或RMS-CV均可，n_1为基线测量次数，n_2为随访测量次数。

表 11-1　不同可信区间的 CI 值

可信区间（%）	CI 值
99	2.58
95	1.96
90	1.65
85	1.44
80	1.28

根据精确性或基线测量和随访测量次数计算所得的变化都应是统计学上的显著性变化，LSC 则是这种显著性变化的最小统计学阈值。LSC 随基线测量和随访测量次数的增加而减小。临床上，基线测量和随访测量均为 1 次，则前述公式即为：

$$\text{LSC} = (CI) \times (\text{Pr})\sqrt{\frac{1}{1}+\frac{1}{1}} = (CI) \times (\text{Pr})\sqrt{2}$$

进一步算出基线测量和随访测量为 1 次的 LSC：

$$_{1\times1}\text{LSC} = (CI) \times (\text{Pr})\,1.414$$

如基线测量和随访测量次数为 2 次，其 LSC 为：

$$_{2\times2}\text{LSC} = (CI) \times (\text{Pr})\sqrt{\frac{1}{2}+\frac{1}{2}} = (CI) \times (\text{Pr})\sqrt{1} = (CI) \times (\text{Pr})$$

在此基础上选择可信区间，可见基线测量和随访测量次数为 1 次的 LSC 小于基线测量和随访测量次数为 2 次的 LSC，约小 30%。将表 11-1 中的 95% CI 和 80% CI 值代入上述公式可得出基线测量和随访测量次数为 1 次和 2 次的 95% CI 和 80% CI 的 LSC。

$$_{1\times1}\text{LSC}^{95} = 1.96\,(\text{Pr})\,1.414 = 2.77\,(\text{Pr})$$
$$_{1\times1}\text{LSC}^{80} = 1.28\,(\text{Pr})\,1.414 = 1.81\,(\text{Pr})$$
$$_{2\times2}\text{LSC}^{95} = 1.96\,(\text{Pr})\,1 = 1.96\,(\text{Pr})$$
$$_{2\times2}\text{LSC}^{80} = 1.28\,(\text{Pr})\,1 = 1.28\,(\text{Pr})$$

2002 年，国际临床骨密度测量学会（ISCD）建议：LSC 应在 95% 可信区间水平上进行计算，如果结果大于等于或大于 LSC，可认为该变化有显著性差异，这种评估相对较严。虽然有必要知道究竟什么可信区间水平的评估才能显示真正的变化，但影响临床制订干预措施的统计学可信区间不只是 95%，如 80% 可信区间也可满足临床需要。如果前后 BMD 的变化不等于、也不大于 95% 可信区间的 LSC，但等于 5% 可信区间的 LSC，面临的问题是什么可信区间水平可以反映真正骨密度变化。根据已知的精确性和骨密度变化通过公式可算出可信区间水平。

$$\mathrm{LSC} = (CI) \times (\mathrm{Pr}) \sqrt{\frac{1}{n_1} + \frac{1}{n_2}}$$

根据上面公式，所测量的变化结果都应视为LSC，因测量的精确性和基线测量次数和随访测量次数均为已知，因此，可算出可信区间CI值，此即为可信区间水平。究竟什么可信区间水平更适合评估或反映真正的骨密度变化，并是否足以满足临床诊疗方案制订的要求，也是医师所关注的问题之一。目前，临床药物研究和ISCD等多建议用相对较严格的：基线测量和随访测量均为1次的95% CI的LSC计算公式，即 $_{1 \times 1}\mathrm{LSC}^{95} = 2.77$（Pr）。

第二节　平均值的回归和随访监测

2000年，Cummmings在JAMA中发表的文章指出，临床系列骨密度测量的实际工作中，平均值的回归（regression to the mean，RTM）是无效的。Cummmings分析了绝经后妇女Alendronate骨折干预研究（Fracture Interventional Trial of Alendrinate）和Raloxifene评估研究多种结果（Multiple Outcomes of Raloxifene Evaluation）的资料。这些分析资料仅限于受试者参研的前两年资料。骨密度测量的部位为股骨近端，并分为用药组和对照组。每组分别计算第1年底的骨密度平均变化，进而根据骨密度的实际变化再进一步分为亚组。至第2年底再分析和比较各亚组第1年和第2年底骨密度的变化。观察的结果是相同的。第1年骨密度增加的亚组到第2年骨密度丢失。相反，第1年骨密度丢失的亚组在第2年增加。亚组骨密度增加越多，其随后失去的越多；相反，亚组骨密度丢失越多的，其随后的增加也越多。Cummings等指出，这些观察是归于RTM，随之而来的问题是监测治疗过程中的骨密度值。因为RTM，第1年药物治疗过程中出现骨密度丢失的个体，第2年的骨密度很可能增加；同样，第1年药物治疗过程中出现骨密度增加的个体，第2年的骨密度很可能丢失；如果这种情况是正确的，预估与监测将不关联；如果这种情况不正确，RTM则只是统计学的现象，可能是特殊研究设计和分析所致。Cummings等的研究设计和分析可满足生成RTM的必要条件：①变量是在两个分别的机遇（occasions）测量的，这个变量是第1年骨密度变化和第2年骨密度的变化；②变量的值也可变化，每两年的BMD变化量也可因药物的作用或精确性的误差而发生变化；③亚组的分组是根据第一次测量值的高、低进行划分的，这里的亚组是根据第1年底骨密度变化的量进行划分的。满足上述3个条件，Cummings的分析结果是可预测的。对全组的评估结果，无论第1年底亚组的变化如何，第2年底亚组的变化将是回转或回归至第1年底的平均变化。换句话说，分析满足了RTM的条件，也确实观察到了RTM。虽这与临床不相关，但如前所述，RTM是统计学现象，并不是生物学现象。这也是一个组的现象，而非个体现象。因此，RTM与临床个体骨密度变化不相关。观察随访的变化不应依据RTM，而应依据LSC进行判断。

第三节　随访测量间隔时间

在确定随访人体骨密度变化或评估骨质疏松症治疗疗效的骨密度测量间隔时，临床上通常笼统地认为是1年或2年，主要是因为人体骨密度变化慢、变化"量"小，即使是治疗后变化也较慢、"量"也是相对较小的，变化所需的时间并非像血糖或血压那样迅速，即便是评估能迅速引起骨量丢失的激素因素所致的骨密度变化时，重复测量至少也应间隔6个月；但在药物试验中某种药物治疗骨质疏松症的疗效评估时，随访测量的间隔时间选择应保证有足够的时间使其变化大于最小有意义变化（LSC），要观察到骨密度这种变化，则需要计算相应部位重复或随访骨密度测量的间隔时间，计算公式如下：

$$随访间隔时间 = \frac{LSC}{预期年变化率}$$

公式中的LSC是通过评估操作者对30例受检者重复测量结果计算得出的，是已知的；公式中不同药物或不同疾病预期年变化率可从文献中查找。随访间隔时间应选择在计算所得的随访间隔时间外（即大于随访间隔时间），若随访重复测量时间在公式计算所得的随访间隔时间内，则骨密度的变化不会超过LSC，通常是浪费人力、物力，达不到预期目的。值得指出的是，上述随访间隔时间公式中的LSC和预期年变化率均用百分比表示，若LSC以百分比表示，则计算LSC时应选用评估可重复性的RMS-CV，而不用评估精确误的RMS-SD。

不同部位测量的精确性和预期年变化率有所不同。如某部位测量的精确性好，但其预期年变化率低时，则所需随访间隔时间也会太长，以至于不易被临床所接受。表11-2列举了基线和随访测量次数均为1次、可信区间为95%的不同精确性和不同预期年变化率所需的随访间隔时间。精确性越好其数据值越低。腰椎、全髋、股骨近端、跟骨等部位的测量精确性差异非常大。因此，在随访药物或疾病变化时，应选择测量精确性较好且预期年变化率较大的部位，有助于在有效的时间内、在节省人力和物力的基础上达到预期的评估效果。

表11-2　$_{1 \times 1}LSC^{95}$ 不同精确性和预期年变化率的随访时间

精确性（CV，%）	年变化率（%）	随访BMD测量时间	
		月	年
0.5	1	16.7	1.39
	3	5.60	0.46
	5	3.30	0.28

精确性（CV，%）	年变化率（%）	随访BMD测量时间	
		月	年
1.0	1	33.2	2.77
	3	11.0	0.92
	5	6.70	0.55
1.5	1	50.0	4.16
	3	16.6	1.39
	5	10.0	0.83
2.0	1	66.5	5.54
	3	22.2	1.85
	5	13.3	1.11
2.5	1	83.2	6.93
	3	27.7	2.31
	5	16.6	1.39

第四节　随访测量部位的选择

随访监测骨密度变化时选择何部位进行测量评估也是临床上常见的问题，Bonnick认为，目前用于监测疾病或药物对骨密度影响的测量部位选择有4个基本原则：①选择易受影响的部位或影响不同骨结构的部位测量；②选择可能受影响，骨密度变化最大的部位；③选择测量精确性最好的部位；④任何方法均不选择外周骨进行测量。

第一个原则众所周知，但若不知道某个疾病、药物等对骨骼的哪个特殊部位的骨密度有影响，就无法选择监测的测量部位。第一个原则的前提是要求申请者知道某个疾病、药物等对骨骼的哪个特殊部位的骨密度有影响，了解哪个部位受影响最大，则可根据第二条原则选择该部位进行测量，主要是因为监测变化的量要足够大，使之≥LSC。另外，变化量越大，检出的时间越短、越早。第三条选择原则要选测量精确性较好的部位，有助于迅速检测出有显著差异的变化。表11-2列出预期年变化率、精确性、到达LSC时间之间的关系，理想的测量部位是预期年变化率最大、测量精确性最好。但应指出的是第四条原则，外周骨是不用于监测骨密度变化的测量部位。虽然外周骨测量的精确性较好，但其变化率较低或变化较慢，使之不能满足临床检测的需要。因此，第四条原则旨在选择腰椎和股骨近端进行测量监测。如前面相关章节所述，腰椎和股骨近端均为承重骨和中央部位（central sites），腰椎是中轴骨的一部分，股骨近端为四肢骨的一部分。根据上述第一条和第二条原则，腰椎和股骨近端不同区域的骨皮质和骨松质所占的百分比是不同的。不同测量部位感兴趣区的大小和面积也与第三条原则有关。腰椎骨松质所占比例通常为66%。股骨近端骨松质所占比例最大的是Ward三角和粗隆区。虽然Ward三角的骨松质所占百分比并不十分清楚，但该部位确是骨松质占比最高的部位。粗隆区骨松质所占百分为50%。变化较快的部位常是骨松质占比较高的部位，因为骨松质的代谢比骨皮质快。然而，Ward三角和粗隆区的测量精确性相对较差。另外，精确性通常与测量的感兴趣区大小有关，感兴趣区越大，测量的精确性相对越好；腰椎测量感兴趣区是将3个或4个椎体（L_1-L_4或L_2-L_4）作为一个测量区，故其感兴趣区最大；股骨近端感兴趣区最大的是全髋，其次为粗隆区。

综上所述，ISCD专家认为将骨密度变化的量和测量精确性结合得最好的测量部位是正位腰椎。因此，2002年ISCD指出，监测疾病或药物对骨密度影响的测量部位应首选腰椎。若腰椎因各种原因不能测量，全髋为其替代测量部位。以往的文献尚未明确选择L_1-L_4还是选择L_2-L_4，有关L_1-L_4精确性和L_2-L_4精确性比较的文献也较少见。显然，L_1-L_4的面积比L_2-L_4大，通常是面积越大，精确性越好。但进一步增加面积并不能显著地改善测量的精确性。有研究比较了GE-Lunar DXA L_1-L_4和L_2-L_4精确性，Bonnick和Lewis的研究结果表明，L_1-L_4和L_2-L_4的精确性均较好，50～70岁妇女两种椎体结合测量的RMS-SD和RMS-CV值分别是$0.012g/cm^2$和1.1%，20～49岁青年组L_1-L_4的RMS-SD和RMS-CV值分别是$0.009g/cm^2$和0.7%、L_2-L_4的RMS-SD和RMS-CV值分别是$0.011g/cm^2$和0.9%。两者结果有显著性差异。国内研究也有类似结论。虽然腰椎的两个感兴趣区的临床意义尚未完全确定，以往也认为正位腰椎的L_1-L_4或L_2-L_4测量均可用于监测骨密度的变化，但目前多用L_1-L_4作为腰椎常规的基线和随访的测量感兴趣区。

ISCD建议选择股骨近端的全股骨测量的原因在于测量面积较大，精确性较好。Bonnick和Lewis的结果表明，青年组妇女GE-Lunar DXA全股骨测量精确性的RMS-SD和RMS-CV值分别是$0.007g/cm^2$和0.7%，老年组RMS-SD和RMS-CV值分别是$0.006g/cm^2$和0.7%。虽然该部位的变化率较低或变化较慢，也较股骨颈的变化慢，但股骨颈测量面积小于粗隆区。全股骨的变化率较低，但精确性较好，使临床医师有可能在一定时间内观察到显著性变化。而粗隆区的感兴趣区测量可作为正位腰椎的替代测量部位用以监测骨密度的变化，该区的变化率同腰椎的变化率相似，这是因为两者的骨松质所占比例相似。粗隆区感兴趣区的测量面积大于股骨颈，但不如全股骨。由于DXA多用的是扇形线束扫描技术，所以粗隆区测量的精确性明显地得以改善。GE-Lunar DXA青年妇女组的粗隆区测量精确性RMS-SD和RMS-CV值分别是$0.008g/cm^2$和0.9%，老年妇女组RMS-SD和RMS-CV值分别是$0.009g/cm^2$和1.3%。这些值均小于正位腰椎值、与全股骨值相似。因此，如腰椎正位不能测量，综合粗隆区变化率和精确性因素考虑，可将其作为替代的测量监测部位。

总之，ISCD认为：正位腰椎测量的精确性使之在1年的间隔时间、95% CI条件下多可反映显著的骨密度变化。因此认为，正位腰椎重复测量的间隔时间至少应为1年；

虽然全股骨的精确性较好，但该部位骨密度变化较慢，间隔2年时间也还不足以反映骨密度的显著性变化，股骨颈区域也是如此。新的DXA仪粗隆区测量的精确性也较好，其骨密度预期变化率同腰椎相似，据此认为多数粗隆区重复测量的间隔时间也是1年。在此基础上，再详细计算具体的测量部位的随访间隔时间更有助于节省人力、物力而达到预期观察和评估骨密度变化的目的。

上述内容介绍了骨质疏松症患者治疗后的DXA骨密度随访测量的间隔时间，但正常健康、骨密度正常的绝经前和绝经后妇女在没用使用任何药物进行骨质疏松症干预的情况下，其随访间隔时间还不十分清楚。Abrahamsen等建议这些人群的随访间隔时间应根据骨密度的测量结果，而不是固定在某一个随访间隔时间。该作者分析了丹麦的骨质疏松症预防研究（Danish Osteoporosis Prevention Study，DOPS）的结果，该多中心研究资料中包括45～58岁绝经前和绝经后20年的妇女共925例，随访年限为5年，用以确定随访时间的最大间隔。随访过程中观察从正常基线骨密度测量T-值变化至−1的时间，阈值T-值选为−1是因为小于此值即可诊断为骨量减少，这些人也是治疗干预的对象。笔者建议，该人群随访测量间隔时间见表11-3，并指出如有导致骨量丢失的并发症或其他危险因素，随访间隔时间可相应缩短。

表11-3 健康绝经前和绝经后妇女随访间隔时间（并非根据危险因素）

腰椎和股骨颈T-值（最低者）	建议重复测量时间（年）
＞0	5
−0.5～0	3
−1～−0.5	1

参 考 文 献

[1] BONNICK SL. Bone densitiometry in clinical practice [M]. Totowa, New Jersey: Humana Press, 2004.

[2] WASNICH RD, MILLER PD. Antifracture efficacy of antiresorptive agents are related to changes in bone density [J]. J Clin Endocrinol Metab, 2000, 85 (1): 231-236.

[3] CUMMINGS SR, BATES D, BLACK DM. Clinical use of bone densitometry: scientific review[J]. JAMA, 2002, 288 (15): 1889-1897.

[4] HOCHBERG MC, THOMPSON DE, ROSS PD. Validation of risk indices to identify postmenopausal women with an increased likelihood of osteoporosis [J]. Osteoporos Int, 2002, 13: S111.

[5] LENCHIK L, KIEBZAK GM, BLUNT BA. What is the role of serial bone mineral density measurements in patient management? [J]. J Clin Densitom, 2002, 5 (3): S29-S38.

[6] CUMMINGS SR, PALERMO L, BROWNER W, et al. Monitoring osteoporosis therapy with bone densitometry: misleading changes and regression to the mean. Fracture Intervention Trial Research Group [J]. JAMA, 2000, 283 (10): 1318-1321.

［7］BONNICK SL. Monitoring osteoporosis therapy with bone densitometry：a vital tool or regression toward mediocrity? ［J］. J Clin Endocrinol Metab，2000，85（10）：3493-3495.

［8］BONNICK SL，LEWIS LA. The precision of PA spine，dualfemur and single femur bone density studies on the GE Lunar Prodigy，a DXA fan-array device ［J］. J Clin Densitom，2002，5：S48.

［9］邵红宇，余卫，林强，等. 女性腰1-4和腰2-4椎体DXA测量结果比较 ［J］. 中华骨质疏松和骨矿盐疾病杂志，2018，4（11）：353-358.

［10］ABRAHAMSEN B，NISSEN N，HERMANN AP，et al. When should densitometry be repeated in healthy peri-and postmenopausal women：the Danish osteoporosis prevention study ［J］. J Bone Miner Res，2002，17（11）：2061-2067.

第十二章

继发性骨质疏松症及相关的骨密度

临床上，许多疾病可以并发或继发骨质疏松症，虽然不同疾病继发骨质疏松症的病因或发病机制有所不同，但最终是通过影响骨代谢使破骨增加或成骨活动受到抑制引起骨量丢失，进而继发骨质疏松症。对这些患者骨密度的测量和分析也有助于其骨质疏松症的诊、防、治措施的制订。虽然继发性骨质疏松症的原发病较多、分类也较多，但本章节仅就临床上较为常见的继发性骨质疏松症的原发病和相关骨密度测量分析加以简介。

第一节 糖 尿 病

糖尿病通常分为1型（胰岛素依赖型）糖尿病和2型（非胰岛素依赖型）糖尿病，二者病因和发病机制有所不同。1型糖尿病绝大多数是自身免疫病导致胰岛B细胞破坏，胰岛素缺乏导致血糖升高，发病年龄在30岁前。2型糖尿病是由于生活方式、肥胖等因素所致的胰岛素调控葡萄糖代谢能力下降，伴随胰岛B细胞功能缺陷，进而引起胰岛素分泌减少和血糖升高。目前研究表明，1型糖尿病可导致骨质疏松症，而2型糖尿病是否导致骨质疏松症尚不确定，但2型糖尿病作为骨质疏松症的危险因素已肯定。

糖尿病继发骨质疏松症的机制可分别从血糖、胰岛素和肾功等异常进行分析。糖尿病的血糖升高所致的渗透性利尿可使体内的钙、磷、镁等骨结构的主要无机盐成分从尿中大量排出。血糖升高又可导致尿糖高，进而阻碍肾小管对钙、磷、镁等成分的重吸收，使血清的钙和磷浓度降低，而低血钙又可继发甲状旁腺功能亢进，使破骨细胞活性增强、骨质吸收增加，结果导致骨密度下降。血糖升高还可抑制胰岛素样生长因子的合成和释放，相对地抑制成骨细胞的合成和分化，进而抑制骨质的形成。糖尿病患者胰岛素的不足，使胰岛素刺激成骨细胞、促进骨胶原合成和骨基质分泌的功能下降，进而阻碍骨的形成。糖尿病合并肾病所致的肾功能异常可继发甲状旁腺功能亢进，使破骨细胞活性增强、骨质吸收增加进而导致骨量减少。而糖尿病肾病还可致肾 α-羟化酶活性降低，使活性维生素D合成减少，进而使钙吸收减少，影响骨内矿化，进而可引起骨质疏松症和骨质软化。

研究表明，成人1型糖尿病患者的腰椎和股骨近端骨密度均低于同年龄和性别对照组的骨密度，且其并发症和病情的严重程度均与低骨密度相关。儿童1型糖尿病患者的骨密度也低于同龄人。1型糖尿病患者髋部和其他部位骨折风险相对增加，绝经后妇女患者髋部骨折风险明显高于无糖尿病患者的髋部骨折风险。2型糖尿病患者骨密度研究报道有所不同，Schwartz等研究表明2型糖尿病患者的骨量丢失较对照组明显，而Sosa等应用DXA测量了2型糖尿病患者的腰椎和股骨近端骨密度，同时用QCT测量了患者的腰椎骨密度，结果显示，腰椎DXA和QCT测量结果和DXA股骨近端的测量结果同对照组比较均无显著性差异。另外，还有研究表明2型糖尿病患者的腰椎骨密度高于正常对照组。虽然2型糖尿病患者的骨密度高低尚存争议，但多数研究表明2型糖尿病是骨质疏松性骨折的风险因素。

第二节　库欣综合征

库欣综合征（Cushing syndrome）即皮质醇增多症（hypercortisolism），是由于多种原因引起的肾上腺皮质分泌过多糖皮质激素所致，又称内源性库欣综合征。长期应用大剂量糖皮质激素也可引起类似库欣综合征的临床表现，称为外源性、药源性或类库欣综合征。过量使用糖皮质激素所致的骨质疏松症（glucocorticoid-induced osteoporosis，GIOP）是临床常见的继发性骨质疏松症，骨松质受累为著，其骨质疏松的程度与糖皮质激素应用的剂量和时间有关，剂量越大和/或时间越长，其骨量下降相对越明显，糖皮质激素应用初期骨质疏松较为明显。

GIOP发病机制较复杂，主要是通过以下机制导致骨质疏松：①抑制成骨细胞增殖、Ⅰ型胶原和非胶原蛋白质合成，同时也促进成骨细胞和骨细胞凋亡；②促进破骨细胞活化、骨吸收增加，并减少破骨细胞的凋亡；③抑制肠道钙、磷的吸收，增加尿钙排泄，进而引起继发性甲状旁腺功能亢进、破骨细胞活化，导致骨量丢失增加；④通过降低垂体促性腺激素分泌，使肾上腺合成的雄激素减少，进而导致成骨细胞的活性下降、破骨细胞活性增加。

Luisetto等研究表明，库欣综合征患者垂体外科手术治疗后，腰椎骨密度可显著回升，而药物治疗后其激素水平虽可恢复正常，但腰椎骨密度未见变化。Reid等应用DPA观察了因哮喘口服糖皮质激素患者腰椎和股骨近端的骨密度变化，结果显示，患者的腰椎和股骨近端的骨密度均低于正常对照组，但患者的服用量和时间与BMD的下降无显著相关。Laan等应用QCT观察了因活动期类风湿关节炎服用泼尼松（prednison）患者腰椎的骨密度变化，结果显示，最初20周，服用泼尼松患者的腰椎骨松质骨密度下降8.2%，服用安慰剂患者腰椎骨松质骨密度无变化，两组腰椎骨皮质骨密度均无变化。停用后的24周，服用泼尼松患者的腰椎骨松质骨密度增加5.3%；Sambrook等应用DPA观察了患者服用糖皮质激素后不同时期的腰椎骨密度变化，结果显示：患者腰椎骨密度第一年比第二年下降明显。

第三节　强直性脊柱炎

强直性脊柱炎（ankylosing spondylitis，AS）患者多继发骨质疏松症，不同国家和地区报道的发病率有所不同。我国有报道该病继发骨质疏松症的发病率为34%，低骨量率为33.78%；男性患者继发骨质疏松症的发病率高于女性，男性相应的骨量下降程度也较女性明显。AS继发骨质疏松症机制尚不十分清晰。有报道显示，AS继发骨质疏松症患者且病情活动明显的免疫炎性指标（如红细胞沉降率、C-反应蛋白等）均较非骨质疏松症患者高，据此推测AS继发骨质疏松症患者与免疫炎症反应有关。也有报道认为，AS继发骨质疏松症是由于AS本身疼痛引起的活动受限所致的失用性骨质疏松症，但AS活动未受限的患者也可见有骨质疏松症，难以用失用性骨质疏松症加以解释。总之，可笼统地认为AS是通过慢性炎症过程引起骨质疏松和骨质侵蚀，随后继发新骨形成受影响，这种紊乱的骨结构可使患者在微小的外力作用下即发生椎体骨折。

虽然DXA是测量骨密度的常见方法，但AS患者腰椎DXA的骨密度测量结果通常不低，或出现假性增高，可能是由于韧带钙化、椎体边缘异常硬化、韧带骨赘（syndesmophyte）等因素所致。这也可由AS患者股骨近端DXA和腰椎QCT骨密度降低的结果加以证实。QCT因可选择性仅测量椎体骨小梁（或骨松质）的骨密度，故较DXA更为灵敏地评估AS患者骨量丢失的情况。另外，近来新型的DXA可在测量骨密度的同时进行脊椎侧位成像扫描，据此可评估AS并发椎体骨折的状况。

第四节　类风湿关节炎

类风湿关节炎（rheumatoid arthritis，RA）是因免疫异常引起的以双手、双足受累为主要特征的炎性结缔组织病，约有半数RA患者并发骨质疏松症。其合并骨质疏松症的危险因素较多，主要是RA炎性病变的活动、长期糖皮质激素的应用、吸收不良和性激素缺乏，而其中炎性病变的活动更为主要。RA早期的骨质疏松症是外周手、足小关节周围的骨质疏松症，随长期糖皮质激素的应用可导致外周骨和中轴骨的骨量丢失，进而产生继发性骨质疏松症，其继发的骨质疏松症并发椎体压缩性骨折和股骨颈骨折的风险高于同龄正常人的2倍。

Toyodas等应用DXA测量了40～79岁（平均年龄61岁）女性RA患者的桡骨远端和桡骨中部的骨密度，研究结果显示：50岁和60岁年龄组的桡骨远端和桡骨中部的骨密度均低于对照组，但40岁和70岁年龄组的桡骨远端和桡骨中部的骨密度与对照组比较无显著性减低。因此，该作者认为绝经后的因素可加重RA患者的骨量丢失。Devlin等应用DXA测量了202例RA患者手、腰椎和股骨近端骨密度，患者的平均年龄为51岁，平均病程为1.8年，结果显示患者手部骨密度与腰椎和股骨颈骨密度测量结果相关。Martin等应用DXA和pQCT分别测量了绝经后女性RA患者腰椎和股骨近端、桡骨超远端骨密度，并同时选择定量超声对患者的跟骨进行了测量，以评估跟骨骨矿物质含量，用Norland XR-26型DXA测量腰椎和股骨近端骨密度。患者的病程为2～35年。对照组入选29例绝经后妇女。结果显示，除腰椎和桡骨超远端骨皮质测量结果外，绝经后RA患者所有部位的骨密度均低于正常对照组，表明RA继发骨质疏松症主要累及骨松质。

Lane等应用DXA测量了120例65岁以上服用糖皮质激素治疗的绝经后妇女RA患者的腰椎和股骨近端骨密度，同时用SPA测量患者桡骨远端和跟骨骨密度。根据患者的激素服用史分为3组，即曾服用组、目前服用组和未服用组。结果显示：RA患者各部位的骨密度均低于正常对照组；未服用糖皮质激素组的桡骨远端、跟骨和全髋骨密度显著低于正常对照组；目前服用糖皮质激素组的桡骨远端、跟骨和全髋的骨密度最低。据此，该作者认为RA患者无论是否服用糖皮质激素，其外周骨和中轴骨骨量均减少，服用糖皮质激素后可加重骨量丢失。

第五节 获得性免疫缺陷综合征

获得性免疫缺陷综合征（acquired immune deficiency syndrome，AIDS），简称艾滋病，是由人类免疫缺陷病毒（human immunodeficiency virus，HIV）引起的一种传染病。自1996年抗反转录病毒治疗（antiretroviral therapy，ART）的出现，虽极大地改善了AIDS/HIV患者预后，但AIDS/HIV患者除自身疾病和ART治疗带来的一些不良反应外，其骨量丢失所致的骨质疏松症也是需要关注的问题。虽然HIV导致骨质疏松症的发生机制仍不十分清晰，但也有相关的报道和推测。有研究认为HIV通过侵袭CD4$^+$ T细胞破坏免疫系统，导致持续免疫激活的异常状态，产生大量的可溶性细胞因子和炎症因子，进而影响RANKL-RANK-OPG通路，刺激破骨细胞的活化、分化及抑制其凋亡，打破骨重建的平衡，最终导致骨量丢失。总之，可笼统地认为AIDS/HIV患者的骨量丢失是由于骨代谢异常导致骨形成减少和破骨活动增加所致。另外，ART后骨量丢失的机制有所不同，这些抗病毒药物主要是核苷类反转录酶抑制剂（nucleoside reverse transcriptase inhibitor，NRTI）和蛋白酶抑制剂（protease inhibitor，PI）两类，而NRTI中引起骨量降低发生率较高的是替诺福韦酯（tenofovir disoproxil，TDF）。TDF通过损伤肾近曲小管上皮细胞，引起低磷酸盐血症，进而可导致甲状旁腺激素水平升高，促进骨质吸收，同时，肾功能受损也影响了25-（OH）D$_3$的羟基化，造成1,25-（OH）$_2$D$_3$生成障碍。PI所致骨量丢失机制是其可竞争性抑制蛋白酶活性或作为互补蛋白酶活性点的抑制剂，并可通过影响细胞色素P450而影响维生素D的摄入而使骨量丢失。

AIDS/HIV患者骨量丢失的特点：通常患者的骨密度低于正常对照组；ART治疗后的骨量丢失多发生在初始半年至1年，随后骨量保持相对稳定。因目前随访时长有限，AIDS/HIV患者及ART治疗后的长期骨量变化尚有待进一步观察。

第六节 维生素D缺乏

维生素D在骨质疏松症的发生、发展和防治中发挥着不可忽视的作用，其是体内钙调节的重要激素，可增加肠道及肾对钙的吸收，并可通过血钙升高或直接作用于甲状旁腺，抑制甲状旁腺激素分泌，进而减少继发性甲状旁腺功能亢进症的发生，从而抑制甲状旁腺激素引起的骨质吸收增加。维生素D还可通过与成骨细胞和骨细胞核的维生素D受体结合，调节多种基因的表达影响骨合成、重建和矿化的过程。因此，足够的维生素D有助于提高峰值骨量和减少峰值后的骨量丢失，预防骨质疏松症的发生。然而，老年人维生素D的缺乏与骨吸收增加、骨量丢失、骨折风险增加密切相关。维生素D和钙剂的补充是防治骨质疏松症的基础措施。有研究表明，补充足够的维生素D可降低骨转换水平、减少骨量的丢失、增加腰椎和髋部骨密度。Chapuy等随访研究表明，服用维生素D和钙剂组妇女非椎体骨折的发生率低于服用安慰剂组，髋部骨折风险更低。

第七节　甲状旁腺功能亢进

甲状旁腺功能亢进（hyperparathyroidism），简称甲旁亢。甲旁亢时过多甲状旁腺激素与骨和肾的相应受体结合，使破骨细胞和成骨细胞的活性增加、尿钙排除增加，蛋白质分解代谢也加速，进而在骨量丢失导致骨质软化的同时也导致了骨质疏松的发生。骨密度测量除评估甲旁亢所致的骨质疏松程度外，还可评估甲旁亢治疗前后的骨密度变化。甲旁亢骨量丢失多累及骨皮质。Silverberg等研究结果表明，甲旁亢患者平均腰椎、股骨颈和桡骨骨密度均减低，其中骨密度下降最为明显的是桡骨远端。该研究还观察了甲旁亢手术和药物治疗前后的骨密度变化，结果显示，术后第1年腰椎骨密度平均增长为15%，至第4年共增长21%；非手术药物治疗的患者其腰椎骨密度4年内未见明显变化。

第八节　骨性关节炎

骨性关节炎（osteoarthritis，OA），又称退行性骨关节病（degenerative joint disease，DJD）或骨质增生病（hyperostosis）。骨性关节炎和骨质疏松症均为常见的老年性疾病，但性质不同。两种病变的病理改变或发病机制也有所不同，骨性关节炎是由于软骨深层细胞变性坏死后邻近骨板继发反应性的骨质增生和骨质硬化（主要累及骨皮质）所致，因此，骨性关节炎病变的实质是关节病或软骨病；而骨质疏松则是由骨代谢异常所致的全身骨量丢失（骨皮质和骨松质均受累）、骨结构受损所致的骨折或骨折风险增加，换句话讲，骨质疏松的实质是骨病。因两种病变可同时发生在同一个体的同一部位，如脊椎等，因此，两种病变之间的关系一直备受学者们关注。

骨性关节炎是否能防护骨质疏松症所致的骨折尚有争议。国外报道，严重骨质疏松症患者其骨质增生和椎间隙狭窄的变化并不常见或程度较轻。笔者也曾研究报道骨性关节炎不同程度的骨质增生、硬化等改变与骨质疏松症所致的骨折（严重骨质疏松）无显著相关。据此表明，骨性关节炎和骨质疏松症两者相互之间尚无阻止各自发生的作用。有关不同部位骨性关节炎的骨密度研究报道较多。在骨性关节炎的骨质增生、关节间隙狭窄和骨质硬化存在的条件下，无论是腰椎还是髋部DXA的准确测量较为困难，其BMD测量结果均较无骨质增生者显著增高。Preidler等指出，DXA股骨近端不同的测量感兴趣区中，股骨颈和Ward三角区骨密度与骨性关节炎的股骨皮质厚度高度相关，但粗隆区骨密度与其皮质厚度无关。因此，该作者认为对髋关节骨性关节炎患者骨密度测量最好的感兴趣区是粗隆区。但无论如何，腰椎的退行性骨关节病改变多较髋关节的常见，且较髋关节严重。因此，对腰椎退行性骨关节病严重者，应选用股骨近端的骨密度测量结果进行相应的骨质疏松状况的评估。

参 考 文 献

[1] MUNOZ-TORRES M, JODAR E, ESCOBAR-JIMENEZ F, et al. Bone mineral density measured by dual X-ray absorptiometry in Spanish patients with insulin-dependent diabetes mellitus [J]. Calcif Tissue Int, 1996, 58 (5): 316-319.

[2] HAMILTON EJ, RAKIC V, DAVIS WA, et al. Prevalence and predictors of osteopenia and osteoporosis in adults with Type 1 diabetes [J]. Diabet Med, 2009, 26 (1): 45-52.

[3] HOFBAUER LC, BRUECK CC, SINGH SK, et al. Osteoporosis in patients with diabetes mellitus [J]. J Bone Miner Res, 2007, 22 (9): 1317-1328.

[4] WEBER DR, HAYNES K, LEONARD MB, et al. Type 1 diabetes is associated with an increased risk of fracture across the life span: a population-based cohort study using The Health Improvement Network (THIN) [J]. Diabetes Care, 2015, 38 (10): 1913-1920.

[5] SCHWARTZ AV, EWING SK, PORZIG AM, et al. Diabetes and change in bone mineral density at the hip, calcaneus, spine, and radius in older women [J]. Front Endocrinol (Lausanne), 2013, 4: 62.

[6] SOSA M, DOMINGUEZ M, NAVARRO MC, et al. Bone mineral metabolism is normal in non-insulin-dependent diabetes mellitus [J]. J Diabetes Complications, 1996, 10 (4): 201-205.

[7] GUPTA R, MOHAMMED AM, MOJIMINIYI OA, et al. Bone mineral density in premenopausal Arab women with type 2 diabetes mellitus [J]. J Clin Densitom, 2009, 12 (1): 54-57.

[8] VESTERGAARD P. Discrepancies in bone mineral density and fracture risk in patients with type 1 and type 2 diabetes--a meta-analysis [J]. Osteoporos Int 2007, 18 (4): 427-444.

[9] KOH WP, WANG R, ANG LW, et al. Diabetes and risk of hip fracture in the Singapore Chinese Health Study [J]. Diabetes Care, 2010, 33 (8): 1766-1770.

[10] YAMAMOTO M, YAMAGUCHI T, YAMAUCHI M, et al. Diabetic patients have an increased risk of vertebral fractures independent of BMD or diabetic complications [J]. J Bone Miner Res, 2009, 24 (4): 702-709.

[11] JANGHORBANI M, VAN DAM RM, WILLETT WC, et al. Systematic review of type 1 and type 2 diabetes mellitus and risk of fracture [J]. Am J Epidemiol, 2007, 166 (5): 495-505.

[12] LUISETTO G, ZANGARI M, CAMOZZI V, et al. Recovery of bone mineral density after surgical cure, but not by ketoconazole treatment, in Cushing's syndrome [J]. Osteoporos Int, 2001, 12 (11): 956-960.

[13] REID IR, EVANS MC, WATTIE DJ, et al. Bone mineral density of the proximal femur and lumbar spine in glucocorticoid-treated asthmatic patients [J]. Osteoporos Int, 1992, 2 (2):

103-105.

[14] LAAN RF，VAN RIEL PL，VAN DE PUTTE LB，et al. Low-dose prednisone induces rapid reversible axial bone loss in patients with rheumatoid arthritis. A randomized，controlled study [J]. Ann Intern Med，1993，119（10）：963-968.

[15] SAMBROOK P，BIRMINGHAM J，KELLY P，et al. Prevention of corticosteroid osteoporosis. A comparison of calcium，calcitriol，and calcitonin [J]. N Engl J Med，1993，328（24）：1747-1752.

[16] 孔维萍，张卫，陶庆文，等. 1051例强直性脊柱炎患者骨密度分析 [J]. 中国骨质疏松杂志，2012，18（11）：1036-1041.

[17] BONNICK SL. Bone densitiometry in clinical practice [M]. Totowa，New Jersey：Humana Press，2004.

[18] 丁明，魏建，薛峰，等. 早期强直性脊柱炎患者腰椎骨密度QCT测定分析 [J]. 实用医药杂志，2013，30（2）：116-117.

[19] LEONE A，MARINO M，DELL'ATTI C，et al. Spinal fractures in patients with ankylosing spondylitis [J]. Rheumatol Int，2016，36（10）：1335-1346.

[20] DAVEY-RANASINGHE N，DEODHAR A. Osteoporosis and vertebral fractures in ankylosing spondylitis [J]. Curr Opin Rheumatol，2013，25（4）：509-516.

[21] JACOBS WB，FEHLINGS MG. Ankylosing spondylitis and spinal cord injury：origin，incidence，management，and avoidance [J]. Neurosurg Focus，2008，24（1）：E12.

[22] WESTERVELD LA，VERLAAN JJ，ONER FC. Spinal fractures in patients with ankylosing spinal disorders：a systematic review of the literature on treatment，neurological status and complications [J]. Eur Spine J，2009，18（2）：145-156.

[23] FINKELSTEIN JA，CHAPMAN JR，MIRZA S. Occult vertebral fractures in ankylosing spondylitis [J]. Spinal Cord，1999，37（6）：444-447.

[24] PRAY C，FEROZ NI，NIGIL HAROON N. Bone Mineral Density and Fracture Risk in Ankylosing Spondylitis：A Meta-Analysis [J]. Calcif Tissue Int，2017，101（2）：182-192.

[25] MASIERO S，BONALDO L，PIGATTO M，et al. Rehabilitation treatment in patients with ankylosing spondylitis stabilized with tumor necrosis factor inhibitor therapy：a randomized controlled trial [J]. J Rheumatol，2011，38（7）：1335-1342.

[26] VOSSE D，FELDTKELLER E，ERLENDSSON J，et al. Clinical vertebral fractures in patients with ankylosing spondylitis [J]. J Rheumatol，2004，31（10）：1981-1985.

[27] GEUSENS P，DE WINTER L，QUADEN D，et al. The prevalence of vertebral fractures in spondyloarthritis：relation to disease characteristics，bone mineral density，syndesmophytes and history of back pain and trauma [J]. Arthritis Res Ther，2015，17：294.

[28] WEGIERSKA M，DURA M，BLUMFIELD E，et al. Osteoporosis diagnostics in patients with rheumatoid arthritis [J]. Reumatologia，2016，54（1）：29-34.

[29] SPECTOR TD，HALL GM，MCCLOSKEY EV，et al. Risk of vertebral fracture in women with rheumatoid arthritis [J]. BMJ，1993，306（6877）：558.

[30] HOES JN，BULTINK IE，LEMS WF. Management of osteoporosis in rheumatoid arthritis patients [J]. Expert Opin Pharmacother，2015，16（4）：559-571.

[31] TOYODA T，INOKUCHI S，SAITO S，et al. Bone loss of the radius in rheumatoid arthritis. Comparison between 34 patients and 40 controls [J]. Acta Orthop Scand，1996，67（3）：

269-273.

[32] DEVLIN J, LILLEY J, GOUGH A, et al. Clinical associations of dual-energy X-ray absorptiom-etry measurement of hand bone mass in rheumatoid arthritis [J]. Br J Rheumatol, 1996, 35（12）: 1256-1262.

[33] MARTIN JC, MUNRO R, CAMPBELL MK, et al. Effects of disease and corticosteroids on appendicular bone mass in postmenopausal women with rheumatoid arthritis: comparison with axial measurements [J]. Br J Rheumatol, 1997, 36（1）: 43-49.

[34] LANE NE, PRESSMAN AR, STAR VL, et al. Rheumatoid arthritis and bone mineral density in elderly women [J]. The Study of Osteoporotic Fractures Research Group. Journal of bone and mineral research: the official journal of the American Society for Bone and Mineral Research, 1995, 10（2）: 257-263.

[35] WALSH MC, CHOI Y. Biology of the RANKL-RANK-OPG System in Immunity, Bone, and Be-yond [J]. Front Immunol, 2014, 5: 511.

[36] SERRANO S, MARINOSO ML, SORIANO JC, et al. Bone remodelling in human immunodefi-ciency virus-1-infected patients [J]. Bone, 1995, 16（2）: 185-191.

[37] GAO Y, GRASSI F, RYAN MR, et al. IFN-gamma stimulates osteoclast formation and bone loss in vivo via antigen-driven T cell activation [J]. J Clin Invest, 2007, 117（1）: 122-132.

[38] HOLICK MF. Resurrection of vitamin D deficiency and rickets [J]. J Clin Invest, 2006, 116（8）: 2062-2072.

[39] CURTIS JR, SMITH B, WEAVER M, et al. Ethnic variations in the prevalence of metabolic bone disease among HIV-positive patients with lipodystrophy [J]. AIDS Res Hum Retroviruses, 2006, 22（2）: 125-131.

[40] ZHANG L, SU Y, HSIEH E, et al. Bone turnover and bone mineral density in HIV-1 infected Chi-nese taking highly active antiretroviral therapy-a prospective observational study [J]. BMC Musculo-skelet Disord, 2013, 14: 224.

[41] PATON NI, MACALLAN DC, GRIFFIN GE, et al. Bone mineral density in patients with hu-man immunodeficiency virus infection [J]. Calcif Tissue Int, 1997, 61（1）: 30-32.

[42] FAIRFIELD WP, FINKELSTEIN JS, KLIBANSKI A, et al. Osteopenia in eugonadal men with acquired immune deficiency syndrome wasting syndrome [J]. J Clin Endocrinol Metab, 2001, 86（5）: 2020-2026.

[43] FOCA E, MOTTA D, BORDERI M, et al. Prospective evaluation of bone markers, parathor-mone and 1,25-（OH）$_2$ vitamin D in HIV-positive patients after the initiation of tenofovir/emtricit-abine with atazanavir/ritonavir or efavirenz [J]. BMC Infec Dis, 2012, 12: 38.

[44] STELLBRINK HJ, ORKIN C, ARRIBAS JR, et al. Comparison of changes in bone density and turnover with abacavir-lamivudine versus tenofovir-emtricitabine in HIV-infected adults: 48-week re-sults from the ASSERT study [J]. Clin Infect Dis, 2010, 51（8）: 963-972.

[45] TEICHMANN J, STEPHAN E, LANGE U, et al. Osteopenia in HIV-infected women prior to highly active antiretroviral therapy [J]. J Infect, 2003, 46（4）: 221-227.

[46] HOLICK MF. Vitamin D deficiency [J]. N Engl J Med, 2007, 357（3）: 266-281.

[47] HAUSSLER MR, WHITFIELD GK, KANEKO I, et al. Molecular mechanisms of vitamin D action [J]. Calcif Tissue Int, 2013, 92（2）: 77-98.

[48] WEAVER CM, GORDON CM, JANZ KF, et al. The National Osteoporosis Foundation's po-

sition statement on peak bone mass development and lifestyle factors: a systematic review and implementation recommendations [J]. Osteoporos Int, 2016, 27 (4): 1281-1386.

[49] LI SS, GAO LH, ZHANG XY, et al. Genetically Low Vitamin D Levels, Bone Mineral Density, and Bone Metabolism Markers: a Mendelian Randomisation Study [J]. Sci Rep, 2016, 6: 33202.

[50] SEAMANS KM, HILL TR, SCULLY L, et al. Vitamin d status and indices of bone turnover in older European adults [J]. International journal for vitamin and nutrition research Internationale Zeitschrift fur Vitamin-und Ernahrungsforschung Journal international de vitaminologie et de nutrition 2011, 81 (5): 277-285.

[51] 中华医学会骨质疏松和骨矿盐疾病分会. 原发性骨质疏松症诊疗指南2017 [J]. 中华骨质疏松和骨矿盐疾病杂志, 2017, 10 (5): 3-33.

[52] EBELING PR. Vitamin D and bone health: Epidemiologic studies [J]. Bonekey Rep, 2014, 3: 511.

[53] REID IR, BOLLAND MJ, GREY A. Effects of vitamin D supplements on bone mineral density: a systematic review and meta-analysis [J]. Lancet, 2014, 383 (9912): 146-155.

[54] CHAPUY MC, ARLOT ME, DUBOEUF F, et al. Vitamin D3 and calcium to prevent hip fractures in the elderly women [J]. N Engl J Med, 1992, 327 (23): 1637-1642.

[55] DEQUEKER J, GORIS P, UYTTERHOEVEN R. Osteoporosis and osteoarthritis (osteoarthrosis). Anthropometric distinctions [J]. JAMA, 1983, 249 (11): 1448-1451.

[56] SMITH RWJ, RIZEK J. Epidemiologic studies of osteoporosis in Women of Puerto Rico and southeastern Michigan with special reference to age, race, national origin and to other related or associated findings [J]. Clin Orthop Relat Res, 1966, 45 (1): 31-48.

[57] DEQUEKER J. The relationship between osteoporosis and osteoarthritis [J]. Clin Rheum Dis, 1985, 11 (2): 271-296.

[58] 余卫, 秦明伟, 张燕, 等. 腰椎退行性骨关节病对骨密度测定的影响 [J]. 中华放射学杂志, 2002, 36 (3): 245-248.

[59] NEVITT MC, LANE NE, SCOTT JC, et al. Radiographic osteoarthritis of the hip and bone mineral density [J]. The Study of Osteoporotic Fractures Research Group. Arthritis and rheumatism, 1995, 38 (7): 907-916.

[60] PREIDLER KW, WHITE LS, TASHKIN J, et al. Dual-energy X-ray absorptiometric densitometry in osteoarthritis of the hip. Influence of secondary bone remodeling of the femoral neck [J]. Acta Radiol, 1997, 38 (4 Pt 1): 539-542.

第十三章

骨质疏松症诊断标准及骨密度测量相关问题

目前，国内、外诊断骨质疏松症的依据是1994年WHO推荐的Kanis等提出的诊断标准，该标准主要依据双能X射线吸收测量法（DXA）对腰椎、股骨近端和桡骨远端测量结果加以判定，具体判定标准：DXA骨密度（BMD）或骨矿物质含量（BMC）测量结果的T-值≥-1者定为骨密度正常；-2.5＜T-值＜-1者定为低骨量；T-值≤-2.5定为骨质疏松症；严重骨质疏松症是指T-值符合骨质疏松诊断标准，并伴有一处或多处骨折者。此标准应用已近30年，此间Kanis等有关学者也就相关问题不断更新，有关研究报道也不断增加。从标准中可见，其内容主要涉及DXA测量和骨质疏松性骨折两个方面的问题。为能合理地应用此诊断标准及认识此诊断标准的要点，笔者分别就诊断标准中有关骨质疏松性骨折和DXA测量两个主要方面的问题及其相关报道简述如下。

第一节 骨质疏松性骨折的判定

骨质疏松性骨折在骨折的各种分类中，其归属范畴如何尚存争议。骨折的分类多种多样，如依据外伤史可分为外伤性骨折和非外伤性骨折（病理性骨折）；外伤性骨折又可依据其外伤的作用力和骨结构不同分为应力性骨折（stress fracture），而应力性骨折又分为疲劳骨折（fatigue fracture）和衰竭骨折或功能不全骨折。疲劳骨折是指异常外力反复作用于正常骨骼所致的骨折。衰竭骨折或功能不全骨折通常是指正常外力作用于异常骨骼所致的骨折。因骨质疏松性骨折是脆性骨折（fragile fracture）或轻微外伤（lower trauma）所致的骨折，故应将其归属为衰竭骨折或功能不全骨折范畴。

如前所述，骨质疏松性骨折为脆性骨折，脆性骨折的判定通常是用轻微外伤加以阐述。如何衡量这种"轻微"的外伤程度，文献将"轻微"解释为，患者在站立身高或低于身高的高度（受力）摔伤所致的骨折。虽此说法在有关文件和文献中多次被引用，但在临床实际工作中尚难以仅凭这种简单的站立身高或低于身高的量化指标加以判定。

根据骨折的发生时间可分为急性或慢性骨折。虽判定的骨折（包括骨质疏松性骨折）急、慢性有助于治疗方案的制订，但有关急、慢性骨折的时限尚未见明确界定标准。因此，以往国内、外文献中所述急（acute）/慢（chronic）性骨折和新鲜（fresh）/陈旧（old）骨折及新（new）/旧（old）骨折等均未给予详细的解释或界定。有作者将

MR表现为椎体压缩伴骨髓水肿的骨折视为急性骨折、新鲜骨折或近期（recent）骨折。如果急性或新鲜骨折长时间未能及时治愈或既往"陈旧"骨折再受创伤时也均可见骨髓水肿，故仅凭骨髓水肿也难以界定是否是急性或新鲜骨折。如骨折部位的骨髓不伴水肿征象，则可表明不是急性的、新鲜的或近期的骨折。

　　临床常见的骨质疏松性椎体骨折、髋部骨折和桡骨远端骨折判定中，髋部骨折和桡骨远端骨折多较容易通过外伤病史和/或影像学检查（常见的为X线摄片）加以判定。而脊椎椎体骨折常因无临床症状或症状不明显或不特异而难以判定。有研究报道，临床上可从病史中的身高降低程度间接推测是否有椎体的压缩骨折，如人体身高减低4cm、前后两次随访身体高度减低大于2cm，或不同年龄（60～80岁）身高同本人青年身高比较减低2～6cm均可作为骨质疏松性椎体骨折的间接指征。这些间接指征不能明确身高减低的真正原因是因为身高的减低不仅可因椎体压缩骨折所致，椎体间的椎间盘脱水变形所致的椎间盘高度减低也可造成身高减低。因此，出现这些间接指征时应建议进行相应的脊椎影像学检查及椎体形态评估。

　　尽管影像学检查（椎体侧位X线摄片）可作为判定椎体骨折的直接客观依据，但临床上对于胸腰椎椎体侧位X线摄片技术和判定椎体骨折方法的认识和运用并不理想，所以正确地认识和掌握胸腰椎椎体侧位X线摄片技术和判定椎体骨折的方法至关重要。胸腰椎椎体侧位X线摄片技术要点除X线焦点分别对准T_7和L_3之外，摄片时受检者静止侧卧体位和正常呼吸等也是成像清晰的重要因素。

　　X线脊椎侧位影像椎体形态评估通常可分为椎体半定量评估和定量评估。虽然目前尚无判定椎体骨折形态的金标准，但Genant提出的目视半定量（semiquantitative，SQ）方法是目前多数学术团体，包括国际临床骨密度测量学会（ISCD）、国际骨质疏松基金会（IOF）、欧洲骨放射学会（European Society of Skeletal Radiology）等和临床以及各种临床药物试验研究中常用的椎体骨折判定方法。该方法是将T_4-L_4椎体骨折的形态变化分为楔形、双凹形和压缩形；椎体骨折的程度分为正常（0度）、轻度（1度）、中度（2度）和重度（3度）骨折。具体判定标准：1度椎体骨折相当于椎体前、中或后部的任一高度降低20%～25%；2度椎体骨折相当于上述任一位椎体高度降低26%～40%；3度椎体骨折相当于上述任一椎体高度降低超过约40%。描述椎体形态变化的术语多种多样，如"椎体高度减低""椎体楔形畸形""椎体畸形""椎体骨折"等。因椎体骨折一定会有椎体畸形，而椎体畸形并非均由骨折所致，故有学者建议，当明确骨质疏松性椎体骨折时，应避免应用"椎体高度减低""椎体楔形畸形"等模糊用词，建议用"椎体骨折"对此进行描述。

　　在上述椎体骨折的判定中，椎体中度骨折和重度骨折不难评估，但椎体轻度骨折或椎体轻微楔形变常与先天变异或退行性改变所致的椎体（特别是胸椎中段和胸腰段椎体）变形相混淆。Jiang等将椎体终板压缩作为判断椎体骨折的可靠依据，并认为椎体终板压缩可鉴别椎体高度轻度减低是骨质疏松性骨折所致还是其他原因（如正常变异和退行性改变等因素）所致。最近，Yu等通过对0.5～97岁的大样本（男、女共10 720例）胸部侧位像椎体的观察，结果显示：小于40岁人群中椎体楔形变或高度减低者极为少见。据此，该作者认为：老年人群的椎体高度减低多既不是先天变异所致，又难以用退行性骨关节病加以解释。因此，老年人群的椎体高度降低仍可认为是骨质疏松性压缩骨折所致或至少应视为椎体骨质疏松性骨折的风险因素之一。

定量形态计量法（quantitative morphometry，QM）评估椎体骨折则是基于对椎体高度的测量结果进行评估，即在胸腰椎椎体侧位X线影像上直接选取椎体前、中、后高的上下共6个参照点，分别依据计算机软件测量椎体前、中、后高度结果并将其结果与正常相应水平椎体高度，如椎体的前、中、后的任一高度的减少大于15%或减少大于相应水平正常椎体高度3个标准差，即可判定为椎体骨折。虽然多数文献将QM方法的椎体骨折定为其高度减少大于相应水平正常椎体高度3个标准差，但也有作者将椎体高度减少大于相应水平正常椎体高度4个标准差作为椎体骨折的判定标准。显然，不同的判定标准势必会造成所检出椎体骨折发生率的不同。另外，若随访中椎体的前、中、后的任一高度的减少大于15% ～ 20%或减少大于3 ～ 4cm，即可判定为椎体的再发骨折。SQ和QM两种方法的比较：QM方法的假阴性结果较多，容易遗漏椎体骨折，而SQ检出轻度椎体骨折的灵敏度相对较高。鉴于这两种方法判定结果存在差异，有作者建议：将两种方法联合使用。以往国外多中心临床药物研究中也多同时用SQ和QM方法分别评估，再将有争议的椎体进行最终判定。因QM的判定结果是同正常人群的椎体参照数据相比较得出的，参照数据的种族、年龄和性别等因素可能会影响判定结果。而我国未见到有关国人正常胸腰椎椎体前、中、后高度的数据报道，也未见有关QM方法在国内的应用报道。

上述椎体形态的半定量和定量评估虽均可为椎体骨质疏松性骨折提供客观的量化依据及数据，但两种判定方法均有其各自的局限性。半定量的判定看似容易、迅速且简单易行，但阅片者在进行胸腰椎椎体侧位形态评估前均需经过严格的培训，需了解胸腰椎侧位X线摄片及椎体形态变异等因素对评估的影响，以减少实际工作中对胸腰椎椎体侧位形态评估的误差，否则阅片者之间的差异较大，可能会对椎体骨质疏松性骨折产生过度诊断或漏诊。椎体定量形态计量虽对椎体高度的判定较准确且操作者的培训较简单，但椎体X线片定量方法判定所需的测量时间相对较长，尽管是手工定位椎体上下前、中、后高度，但其判定结果需专用计算机软件辅以计算分析。因此，其判定过程较为复杂。

椎体影像上的形态变化可由许多原因引起，而放射影像医师对脊椎或椎体的X线影像解剖较为熟悉，并在判定椎体骨质疏松性骨折的同时可凭其临床影像经验鉴别出脊椎或椎体的其他病理性病变、先天变异和畸形、退行性病变等导致的椎体形态改变。因此，放射影像医师在这方面较其他科室的医务人员更有优势。当然，非放射影像医师在经过系统培训后，也能进行脊柱椎体形态的半定量或定量评估，但尚不足以在椎体形态的半定量或定量评估同时进行相应的影像学鉴别诊断。

另外，值得注意的是，尽管椎体骨折在侧位X线影像上能清楚地显示，但临床工作中未能将椎体侧位X线所示的椎体骨折给予及时诊断，椎体骨折经常被忽视或遗漏，对此国内、外均有相关报道，旨在提高有关学者的重视。

总之，虽然骨质疏松性骨折的判定对骨质疏松症的诊断至关重要，但不同判定方法、不同判定标准及不同阅片者对椎体骨折的是否或多寡的判断势必会影响骨质疏松症的诊断及相应的防治方案的制订，这应引起有关学者的关注。

第二节　DXA骨密度诊断及测量的相关问题

骨密度测量是DXA的主要功能。依据人体DXA骨密度（BMD）和骨矿物质含量（BMC）等测量结果及相关指标可分别进行相应的骨质疏松症诊断、骨质疏松性骨折风险评估和骨质疏松症干预疗效评估，这是目前国际上骨质疏松症的公认诊断和评估手段。众所周知，诊断骨质疏松症的DXA骨密度测量部位为腰椎、股骨近端和/或前臂；诊断指标是DXA基于的BMD测量所衍生的T-值。T-值是测量的BMD值和正常同性别及同种族年轻人平均BMD峰值之差除以正常同性别及同种族年轻人平均BMD峰值的标准差（SD），具体计算公式为：

$$\text{T-值} = \frac{BMD_{(测量值)} - BMD_{(正常同性别及同种族年轻人平均峰值)}}{SD_{(正常同性别及同种族年轻人平均峰值)}}$$

Z-值是测量的BMD值和同性别及同种族、同年龄组BMD平均值除以同性别及同种族、同年龄组BMD平均值的标准差（SD），具体计算公式为：

$$\text{Z-值} = \frac{BMD_{(测量值)} - BMD_{(正常同性别、同种族及同年龄组平均值)}}{SD_{(正常同性别、同种族及同年龄组平均值)}}$$

WHO基于DXA骨密度测量结果诊断骨质疏松症的标准：T-值≥-1者为正常骨密度；-2.5＜T-值＜-1者为低骨量（osteopenia）；T-值≤-2.5者为骨质疏松症（osteoporosis），T-值≤-2.5且存有一个或多个脆性骨折者为严重骨质疏松症（severe osteoporosis）。

众所周知，从20世纪90年代至今，DXA骨密度的测量已应用多年，但随着时间的推移以及相关学者认识的不断提高，对DXA骨密度测量的原则问题的探讨也日益深入。应用WHO骨质疏松症DXA测量诊断标准时，有必要了解其诊断标准提出的目的。Kanis等提出骨质疏松症诊断标准时，旨在依据大量的流行病学资料划分出与已报道骨折风险人群一致的人群，而不是将标准用于个体的骨质疏松症的诊断，这种个体诊断的应用也非WHO提出标准的初衷。尽管WHO也强调该标准用于个体，该诊断结果会受骨密度测量部位、测量设备及参照人群的影响，但临床工作中仍将其作为个体的诊断依据。将这个流行病学的人群分类标准用于临床上的个体诊断，势必会产生相应问题。这些问题涉及DXA测量相关内容，包括测量设备的名称、扫描方式与分辨率、骨密度和/或骨矿物质含量、T-值和标准差、峰值的年龄范围、参照数据库、测量部位和感兴趣区、诊断标准的界定和标准适用的人群等。为更进一步了解DXA测量结果在其应用中的作用，本文就上述DXA测量的相关问题分别简述如下。

一、设备名称

双能X线吸收测量仪问世于20世纪80年代末，依据测量原理不同，DXA生产厂家给予的名称也有所不同：Hologic公司称该测量技术为定量数字影像法（quantitative digital radiography，QDR）；GE-Lunar公司称其产品为双能X线吸收测量仪（dual-energy X-ray absorptiometry，DEXA），随后国外文献见到QDR、DEXA、DXA等不同的缩写。为了规范该测量设备的名称，1992年Genant等在给编辑部回复读者来信中建议规范此名称为双X线吸收测量仪（dual X-ray absorptiometry，DXA），而国际临床骨密度测量学会（ISCD）则反复强调应用双能X线吸收测量仪（dual-energy X-ray absorptiometry，DXA）为规范化术语，目前国外文献在缩写方面已统一为DXA（已不再用QDR和DEXA），但在全称方面仍见有双能X线吸收测量仪（dual-energy X-ray absorptiometry）和双X线吸收测量仪（dual X-ray absorptiometry）的不同提法。国内文献对dual-energy X-ray absorptiometry的翻译也有多种，如双能X线骨密度测量仪、双能X线骨密度仪、双能X线吸收检测法、双能X线测量仪等。鉴于目前DXA的功能不仅限于骨密度的测量，故笔者建议将其译为双能X线吸收测量仪（dual-energy X-ray absorptiometry）或依据影像CT或MR等的中文译称将"仪"字去除，译为双能X线吸收测量。

二、骨质疏松症骨密度测量诊断标准的出处

目前国内、外相关文献均将骨质疏松症DXA测量的诊断标准称为WHO诊断标准，但在文献引用方面有所不同。笔者曾作为中国的唯一代表分别在瑞士日内瓦的WHO总部应邀参加了WHO骨质疏松专题委员会会议及其中期和2003年的终期报告的起草工作，期间了解到WHO从未进行关于骨质疏松症诊断标准的制订及研究工作，所用的诊断标椎是Kanis等提出的骨质疏松症诊断标椎。据此，笔者认为将该标准的出处或引用描述为"WHO推荐的骨质疏松症诊断标准"更为确切。

三、扫描方式与影像分辨率

从DXA问世时的线束扫描成像至1991年扇形线束扫描成像技术的推出乃至随后的完善，就DXA测量设备进程而言，扇形线束扫描的推出可谓里程碑式的进展。DXA扇形线束扫描是通过复杂的探测器设计和精细对焦X线管球，进而收集更多的射线光子、减少图像噪声的水平的扫描成像技术。该技术不仅明显地缩短了DXA的扫描测量的时间，同时也改善了测量部位的影像质量和测量结果。改善后的影像分辨率可高达$0.5 \sim 1.0$ line pairs/mm，使受检者在测量骨密度的同时可进行胸腰椎椎体骨折、腹主动脉壁钙化和假体周围骨密度等依据DXA影像评估成为现实。尽管现在新型的DXA影像下面的标注中仍保留DXA问世时所标注的"影像不能用于诊断"（Image not for diagnosis purposes）。但有学者指出：依据现今新型DXA的清晰影像，这种"影像不能用于诊断"的标注虽在法规上仍有其作用，但现已不合时宜。笔者依据临床工作经验认为，当今这种清晰的DXA影像确可显示许多骨骼疾病的异常影像，未来有可能依据DXA影像所见提出相应骨骼疾病诊断的可能性，而这种DXA影像标注也将随DXA影像分辨率进一步完善会逐渐消失。

四、骨密度和骨矿物质含量

1994年WHO推荐的骨质疏松症诊断标准中，所用T-值是通过DXA测量的BMD或BMC结果换算的T-值。而随后发表的WHO推荐的骨质疏松症诊断标准中的T-值仅是用DXA测量的BMD结果换算的T-值，并未提及BMC；其他有关学术机构和相关文献在引用骨质疏松症诊断标准中也未提及BMC，如2014年NOF的骨质疏松防治指南中引用的骨质疏松症诊断标准中未提及BMC。迄今为止，未见有关文献对此加以阐释。笔者曾以电子邮件形式咨询过Kanis，得到的回复是："无单一文献说明此问题，但BMC有预测骨折风险的价值"（There is no single publication that can considers a decision making concerning bone mineral content. It is, however, recognized that BMC has predictive value for fracture）。另外，有关厂家的DXA报告设置中也是用BMD的结果计算T-值。由此看来，DXA测量的BMD或BMC在诊断过程中或疗效判定中的作用是否相同，可能有待于进一步研究加以明确。

五、T-值和标准差

T-值名字的来源可追溯其提出的背景：DXA测量结果所用的T-值并非统计学的*t*分布。早在前臂单光子骨密度年代，Robert Neer和Tom Kelly就讨论过骨密度报告中，如何使医师避免混淆"正常年轻人均值的百分比"（percent of young normal）和"百分位数"（percentile）。然后，两人又谈及为区分成人年龄匹配（age-matched adult）的Z-值，应将年轻人匹配（young adult）的结果命以类似的名字，Neer医师则建议用Tom Kelly名字的首字母"T"，T-值便由此产生。WHO推荐诊断标准中选用T-值作为诊断指标是因为，无论何种仪器测量，年轻人骨密度的峰值是正态分布的，但个体BMD的测量值如没有参照人群的比较，不能判定受检者与正常人群的关系，也难以将其归类。因此，个体的骨密度测量值的评估应以参照人群的骨密度均值作为参照对象进行比较评估。又因为参照人群骨密度测量值也是来源于不同仪器的测量，测量的误差也不尽相同，故用参照人群骨密度测量值的SD加以校正，此即前述的T-值公式。另外，值得指出的是，虽然T-值的应用旨在减少不同测量仪测量差异的影响，但目前实际的临床工作和研究中均表明：不同仪器间的测量结果的差异并不能简单地通过T-值加以消除。不同DXA仪器测量结果在未进行横向质控前不能简单地进行直接比较。

六、骨密度峰值的年龄范围

T-值是通过测量结果与参照人群骨峰值的均值和标准差（SD）比较换算得出的结果。故骨峰值的选择势必会影响T-值的结果。以往有关文献中的峰值年龄范围选取有所不同：有选20～29岁的、20～39岁的、20～50岁等。然而，最初1994年Kanis提出的骨质疏松症诊断标准中的峰值年龄则为女性25～50岁。因此，统一峰值的年龄范围对DXA测量结果的分析至关重要。目前，多数DXA采用第3次美国国家健康和营养普查（The Third National Health and Nutrition Examination Survey，NHANES Ⅲ）数据库中的峰值的年龄范围是20～29岁。

七、参照数据库

选择T-值的参照人群在国内、外均有争议，现在常用的参照人群数据库多选用NHANES Ⅲ的数据。该参照数据库最初是用Hologic公司生产的DXA收集的股骨近端测量数据，随后其他DXA设备的数据库以此进行标化。该参照数据库包含的国家和人群种族较多。因其正常人群间的平均BMD和SD的差异较小，这种不同国家或不同种族正常人群的BMD差异（近1个SD）远小于不同骨折风险的差异（约10倍）。又因当初Kanis等提出的诊断标准也主要是依据流行病学的骨折发生及骨折风险评估数据加以界定的。Kanis等和ISCD在2019年更新的官方文献中仍建议：各族裔目前还不能确定某地区的正常参照人群数据是否能增加此方面评估骨折风险的信息前，应选用第3次美国国家健康和营养普查（NHANES Ⅲ）的参照数据库。若当地参考数据可用，应仅限用于计算Z-值，而不是T-值。另外，国内、外男性诊断标准中的参照人群性别也有所不同，主要是因为男性诊断标准的参照人群的性别不同，其男性的患病率及椎体骨折和髋部骨折的风险评估结果也有所不同。国内最近发表的男性骨质疏松症诊疗指南认为：男性诊断T值的参照人群的性别应为男性。但2019年发表的欧洲骨质疏松症诊断指南和ISCD更新文献均认为男性参照人群的性别应为女性。

八、测量部位或感兴趣区

1994年，WHO推荐Kanis等提出的骨质疏松症诊断标准中，测量部位为腰椎和髋部的股骨颈及桡骨远端。2000年，国际骨质疏松基金会（IOF）在此诊断标准的基础上增添了股骨近端全髋的测量结果为诊断的指标之一，主要是因为全髋测量的准确误较低，精确性较好。2002年，国际临床骨密度测量学会（ISCD）除增加股骨近端全髋的测量结果作为诊断指标之一外，还增加了股骨近端粗隆区的测量结果作为诊断指标之一。如受检者腰椎和双侧股骨近端不适于DXA测量（如椎体多发骨折、腰椎严重退行性变或股骨近端手术等因素）或旨在了解某些代谢性骨病骨皮质的变化时（如甲状旁腺功能亢进等），可选用非优势侧桡骨远端的测量结果加以判定。多个诊断测量部位和感兴趣区测量结果应选择其中的最低结果加以判定。另外，Kanis等于2008年在考虑不同流行病学调查的患病率的比较时，建议选择股骨颈部位的骨密度作为参照标准，并在随后及在欧洲绝经后妇女骨质疏松症诊疗指南中指出选择股骨颈骨密度作为流行病患病参照标椎并不影响临床上常规选择腰椎和股骨近端骨密度测量。ISCD最近更新的文件中提及参照标准的部位及感兴趣区的骨密度不仅是股骨颈，又同时提及全髋。虽然前臂骨密度测量一直作为诊断的测量部位，且近年的文献均重复强调其诊断作用，特别是当腰椎或股骨近端难以满足DXA测量条件或其测量结果难以解释时，以及肥胖受检者和甲状旁腺功能亢进患者的骨密度评估时，前臂的骨密度测量作为诊断的可靠指标更为适用，但相对腰椎和股骨近端骨密度测量的应用范围而言，前臂骨密度测量仍有待进一步推广和普及。

另外，关于DXA腰椎正位测量的感兴趣区选择也存在相应的问题。1994年WHO推荐Kanis等提出的骨质疏松症诊断标准中，虽提及腰椎正位可作为诊断骨质疏松症的DXA测量部位之一，但并未详细明确腰椎正位测量感兴趣区的范围。近年的ISCD和NOF的文件中引用的腰椎测量感兴趣区均为L_1-L_4椎体，而未提及L_2-L_4椎体感兴趣区的测量结果。但目前国内、外大量临床药物研究和有关应用DXA腰椎正位测量所选的感兴趣区文献报道中，有选用L_1-L_4椎体为测量的感兴趣区，也有选用L_2-L_4椎体为测量的感兴趣区。国内邵等比较了L_1-L_4椎体和L_2-L_4椎体测量的差异，结果表明，L_1-L_4椎体和L_2-L_4椎体的平均骨密度值和T-值均有显著性差异，L_1-L_4椎体的平均骨密度值和T值均低于L_2-L_4椎体的平均骨密度值和T-值；并认为L_2-L_4椎体比L_1-L_4椎体的测量结果更易受腰椎退行性骨关节病及腹主动脉钙化的影响。ISCD现已明确指出，DXA腰椎骨密度测量的感兴趣区为L_1-L_4；另有关于腰椎测量部位的研究报道认为，60岁以上者腰椎骨关节退行性变及腹主动脉钙化较为明显，因此，60岁以上者不宜用DXA正位腰椎测量结果作为骨质疏松诊断指标。

关于随访测量部位，应首选DXA腰椎和股骨近端。ISCD分别就腰椎和股骨近端不同感兴趣区随访评估的最小有意义变化（LSC）指标进行了相应的规范。腰椎骨松质所占比例较大，代谢的骨转换相对较为敏感。因此，临床药物试验的疗效评估常多以DXA腰椎骨密度结果作为主要疗效的观察指标。

关于骨折风险评估的测量部位，通常预测某部位骨折风险选择该部位的骨密度测量，增加另一部位骨密度测量结果的评估可增加该部位骨折风险评估的能力。

综上所述，就骨质疏松症的诊断、治疗随访及骨折风险评估而言，笔者认为目前国内工作中沿用的DXA测量部位［腰椎L_1-L_4、股骨近端（股骨颈和全髋）和/或非优势侧前臂（桡骨1/3处）］及诊断依据上述测量结果最低的T值是可行的。

九、诊断标准的界定

将T-值≤-2.5定为骨质疏松症的判定标准，是因为此值界定出的不同年龄骨质疏松人群与流行病学调查的不同年龄的骨折人群结果一致；如骨质疏松症诊断的T-值定得太低，其骨折风险人群将会太小，如T-值定得太高，则骨折风险人群势必太大，均不符合流行病学观察到的实际结果。低骨量的划分主要是为了检出在未来10年后易发展为骨质疏松症的个体。最初，WHO界定低骨量的初衷是假设骨量丢失是从妇女绝经时（约50岁）开始，故低骨量和骨质疏松者在绝经期很少见。但实际上，峰值后的骨量丢失（如股骨近端）远早于妇女的绝经期，所以绝经期妇女（约50岁）低骨量发生得相对较多。但无论如何，Kanis等认为低骨量不应归于疾病范畴。

十、诊断标准适用人群

1994年，WHO推荐Kanis等提出的骨质疏松症诊断标准中的人群适用范围仅限于高加索白种人绝经后妇女。2007年的ICSD文件中扩大了该标准的诊断人群范围，分别将该标准的年龄和性别扩大至：围绝经期的妇女及 ≥ 50 岁以上的男性人群的判定均可参照此标准。50 岁以上的男性人群参照此标准的依据主要是其评估椎体骨折和髋部骨折的风险与女性的评估结果相似。男性参照该诊断标准中的峰值选择也有不同之处：IOF 认为男性诊断 T-值的参照峰值应为男性人群，但 ISCD 最近更新的文献认为男性诊断 T-值的参照峰值可为女性人群。

十一、正视不同 DXA 骨密度测量的差异

不同 DXA 设备骨密度测量的结果不同早已是全球范围内 DXA 测量存在的问题，如相比之下 Hologic 的 DXA 骨密度测量结果相对较低，GE-Lunar 的 DXA 骨密度测量结果相对较高，这种差异无法确定谁对谁错。虽有研究通过横向质控比较不用厂家生产的 DXA 测量结果及其相互转换公式，但其公式仅适于该研究所选的 DXA 之间的比较。因临床 DXA 骨密度测量的结果不仅取决于 DXA 设备，也受 DXA 操作者的扫描及测量过程的影响。因此，ISCD 建议的 DXA 重复性测量结果是结合该单位 DXA 设备和操作者的综合因素所得，如要比较不同单位和/或不同的 DXA 测量结果，仍需在对不同单位和/或不同的 DXA 进行质控校正的前提下进行。不能进行横向质控时，笔者认为：应正视目前不同厂家腰椎和股骨近端骨密度测量结果的差异可能会造成临床上对骨质疏松症的诊断方面的偏倚的基础上，还应注意到影响 DXA 测量诊断骨质疏松症的因素还有很多。除不同厂家 DXA 测量结果不同外，还有同一厂家不同机型的选择、参照数据库的选择、参照峰值种族和性别的选择等因素均可影响骨质疏松症的诊断。因此，在实际临床工作中，上述因素均应给予考虑。此外，建议避免对同一个体进行两种 DXA 的双重测量。对同一受检者在同一时段行不同厂家 DXA 腰椎和股骨近端骨密度测量结果比较时，除应了解目前不同厂家 DXA 测量结果尚不能完全统一的局限性外，也应重视对该患者或受检者其他骨质疏松症和/或骨质疏松性骨折危险因素的分析，从而进行个体化综合性评估。

十二、DXA 骨密度测量的局限性

虽然有关章节也简要地介绍了 DXA 骨密度测量的相关局限性，且骨密度测量的结果是面密度、其腰椎测量的结果可受体重和老年人严重的脊柱骨关节病变影响的局限性也是众所周知的。针对 DXA 测量的上述局限性也有许多研究报道。早在 1995 年 Adami 和 Kanis 等的报道表明，体重较大者 DXA 的面密度测量结果可高估其体积密度；因腰椎的退行性骨关节病和/或腹主动脉钙化的老年人腰椎 DXA 测量可过高地评估实际腰椎骨矿物质状况。为此，有关研究通过结合 DXA 腰椎侧位扫描测量结果计算出的体积骨密度试图避免这些影响因素，但此相关研究也仅表明 DXA 腰椎的体积骨密度测量有助于改善骨折和非骨折人群的区分，尚未见用 DXA 腰椎侧位测量结果诊断骨质疏松症的报道。另有研究表明，DXA 腰椎侧位测量的可重复性不如腰椎正位，可能也是 DAX 腰椎侧位测量应用受限的另一主要原因。

综上所述，WHO 推荐的 Kanis 提出的骨质疏松症诊断标准应用已近 30 年，虽然有

关的科学技术在不断发展，学者们的认识在逐渐提高，问题的研究也在广泛的领域中深入地展开，但从标准的不同方面分析可见有些问题仍待解决。然而，无论如何，该标准仍是目前全世界公认的、并一直在用的骨质疏松症诊断标准，对此，我们应给予充分的认识。

参 考 文 献

［1］WHO. Assessment of fracture risk and its application to screening for postmenopausal osteoporosis Technical Report Series 843. Geneva：WHO，1994.

［2］KANIS JA. Assessment of fracture risk and its application to screening for postmenopausal osteoporosis：synopsis of a WHO report［J］. Osteoporos Int，1994，4（6）：368-381.

［3］KANIS JA. An Update on the Diagnosis of Osteoporosis［J］. Curr Rheumatol Rep，2000，2（1）：62-66.

［4］KANIS JA，MCCLOSKEY EV，JOHANSSON H，et al. A reference standard for the description of osteoporosis［J］. Bone，2008，42（3）：467-475.

［5］WANG PH，LEE WL，CHENG MH. Imaging evaluation of osteoporotic vertebral fracture［J］. J Chin Med Assoc，2015.

［6］LENCHIK L，ROGERS LF，DELMAS PD，et al. Diagnosis of osteoporotic vertebral fractures：importance of recognition and description by radiologists［J］. AJR Am J Roentgenol，2004，183（4）：949-958.

［7］MARONGIU G，CONGIA S，VERONA M，et al. The impact of magnetic resonance imaging in the diagnostic and classification process of osteoporotic vertebral fractures［J］. Injury，2018，49（S3）：S26-S31.

［8］OEI L，RIVADENEIRA F，LY F，et al. Review of radiological scoring methods of osteoporotic vertebral fractures for clinical and research settings［J］. Eur Radiol，2013，23（2）：476-486.

［9］GEHLBACH SH，BIGELOW C，HEIMISDOTTIR M，et al. Recognition of vertebral fracture in a clinical setting［J］. Osteoporos Int，2000，11（7）：577-582.

［10］ETTINGER B，BLACK DM，NEVITT MC，et al. Contribution of vertebral deformities to chronic back pain and disability［J］. The Study of Osteoporotic Fractures Research Group. J Bone Miner Res，1992，7（4）：449-456.

［11］KREGE JH，SIMINOSKI K，ADACHI JD，et al. A simple method for determining the probability a new vertebral fracture is present in postmenopausal women with osteoporosis［J］. Osteoporos Int，2006，17（3）：379-386.

［12］BAIM S，BINKLEY N，BILEZIKIAN JP，et al. Official Positions of the International Society for Clinical Densitometry and executive summary of the 2007 ISCD Position Development Conference［J］. J Clin Densitom，2008，11（1）：75-91.

［13］SIMINOSKI K，WARSHAWSKI RS，JEN H，et al. The accuracy of historical height loss for the detection of vertebral fractures in postmenopausal women［J］. Osteoporos Int，2006，17（2）：290-296.

［14］KLEEREKOPER M，NELSON D，PETERSON E. Effect of Body Size on Bone Mass Is Not Influenced By Estrone Levels In Obese Postmenopausal Women［R］. Florence，Italy：XIth International Conference on Calcium Regulating Hormones, 1992.

[15] JERGAS M, FELSENBERG D. Assessment of Vertebral Fracture [M]. Berlin: Springer, 1998.

[16] BANKS LM, VAN KUIJK C, GENANT HK. Radiographic technique for assessing osteoporotic vertebral deformity [M]. San Francisco: Radiology Research and Education Foundation, 1995.

[17] GUGLIELMI G, DIACINTI D, VAN KUIJK C, et al. Vertebral morphometry: current methods and recent advances [J]. Eur Radiol, 2008, 18 (7): 1484-1496.

[18] GENANT HK, WU CY, VAN KUIJK C, et al. Vertebral fracture assessment using a semiquantitative technique [J]. J Bone Miner Res, 1993, 8 (9): 1137-1148.

[19] LINK TM. Osteoporosis imaging: state of the art and advanced imaging [J]. Radiology, 2012, 263 (1): 3-17.

[20] GRADOS F, FECHTENBAUM J, FLIPON E, et al. Radiographic methods for evaluating osteoporotic vertebral fractures [J]. Joint Bone Spine, 2009, 76 (3): 241-247.

[21] WILLIAMS AL, AL-BUSAIDI A, SPARROW PJ, et al. Under-reporting of osteoporotic vertebral fractures on computed tomography [J]. Eur J Radiol, 2009, 69 (1): 179-183.

[22] JIANG G, EASTELL R, BARRINGTON NA, et al. Comparison of methods for the visual identification of prevalent vertebral fracture in osteoporosis [J]. Osteoporos Int, 2004, 15 (11): 887-896.

[23] YU W, LIN Q, ZHOU X, et al. Reconsideration of the relevance of mild wedge or short vertebral height deformities across a broad age distribution [J]. Osteoporos Int, 2014, 25 (11): 2609-2615.

[24] BLACK DM, CUMMINGS SR, STONE K, et al. A new approach to defining normal vertebral dimensions [J]. J Bone Miner Res, 1991, 6 (8): 883-892.

[25] MCCLOSKEY EV, KANIS JA. The assessment of vertebral deformity [D]. San Francisco: University of California, San Francisco: Radiology Research and Education Foundation, 1995.

[26] MELTON LJD, KAN SH, FRYE MA, et al. Epidemiology of vertebral fractures in women [J]. Am J Epidemiol, 1989, 129 (5): 1000-1011.

[27] ROSS PD, DAVIS JW, EPSTEIN RS, et al. Ability of vertebral dimensions from a single radiograph to identify fractures [J]. Calcif Tissue Int, 1992, 51 (2): 95-99.

[28] HURXTHAL LM. Measurement of anterior vertebral compressions and biconcave vertebrae [J]. Am J Roentgenol Radium Ther Nucl Med, 1968, 103 (3): 635-644.

[29] EASTELL R, CEDEL SL, WAHNER HW, et al. Classification of vertebral fractures [J]. J Bone Miner Res, 1991, 6 (3): 207-215.

[30] MCCLOSKEY EV, SPECTOR TD, EYRES KS, et al. The assessment of vertebral deformity: a method for use in population studies and clinical trials [see comments] [J]. Osteoporos Int, 1993, 3 (3): 138-147.

[31] MELTON LJ, 3RD, EGAN KS, O'FALLON WM, et al. Influence of fracture criteria on the outcome of a randomized trial of therapy [J]. Osteoporos Int, 1998, 8 (2): 184-191.

[32] LEIDIG-BRUCKNER G, LIMBERG B, FELSENBERG D, et al. Sex difference in the validity of vertebral deformities as an index of prevalent vertebral osteoporotic fractures: a population survey of older men and women [J]. Osteoporos Int, 2000, 11 (2): 102-119.

[33] SMITH-BINDMAN R, CUMMINGS SR, STEIGER P, et al. A comparison of morphometric

definitions of vertebral fracture [J]. J Bone Miner Res, 1991, 6 (1): 25-34.

[34] GRADOS F, ROUX C, DE VERNEJOUL MC, et al. Comparison of four morphometric definitions and a semiquantitative consensus reading for assessing prevalent vertebral fractures [J]. Osteoporos Int, 2001, 12 (9): 716-722.

[35] GENANT H, JERGAS M, PALERMO L, et al. Comparison of semiquantitative visual and quantitative morphometric assessment of prevalent and incident vertebral fractures in osteoporosis [J]. J Bone Miner Res, 1996, 11 (7): 984-996.

[36] GENANT HK, NEVITT MC, BLACK DM, et al. Assessment of Prevalent Vertebral Fractures Combining Visual Semiquantitative & Morphometric Analyses [J]. Journal of Bone & Mineral Research, 1993, 8 (1): S338.

[37] ROSS PD, WASNICH RD, DAVIS JW, et al. Vertebral dimention diffrencese between Caucasian populations, and between Caucasians and Japanese [J]. Bone, 1991, 12: 107-112.

[38] GRADOS F, FARDELLONE P, BENAMMAR M, et al. Influence of age and sex on vertebral shape indices assessed by radiographic morphometry [J]. Osteoporos Int, 1999, 10 (6): 450-455.

[39] 余卫，姚金鹏，林强，等. 胸侧位像椎体压缩骨折诊断忽视原因的浅析 [J]. 中华放射学杂志，2010，44 (5): 504-507.

[40] DELMAS PD, VAN DE LANGERIJT L, WATTS NB, et al. Underdiagnosis of vertebral fractures is a worldwide problem: the IMPACT study [J]. J Bone Miner Res, 2005, 20 (4): 557-563.

[41] KIM N, ROWE BH, RAYMOND G, et al. Underreporting of vertebral fractures on routine chest radiography [J]. AJR, 2004, 182 (2): 297-300.

[42] MUI LW, HARAMATI LB, ALTERMAN DD, et al. Evaluation of vertebral fractures on lateral chest radiographs of inner-city postmenopausal women [J]. Calcif Tissue Int, 2003, 73 (6): 550-554.

[43] MUELLER D, ISBARY M, BOEHM H, et al. Recognition of osteoporosis-related vertebral fractures on chest radiographs in postmenopausal women [C]. Chicago: Radiological Society of North America 2004 Scientific Assembly and Annual Meeting, 2004.

[44] BLAKE GM, FOGELMAN I. The role of DXA bone density scans in the diagnosis and treatment of osteoporosis [J]. Postgrad Med J, 2007, 83 (982): 509-517.

[45] KANIS J. Treatment of osteoporosis in elderly women [J]. Am J Med, 1995, 98 (S2A): 60S-66S.

[46] BONNICK SL. Bone densitometry in clinical practice [M]. Totowa, New Jersey: Humana Press, 2004.

[47] GLUER CC. 30years of DXA technology innovations [J]. Bone, 2017, 104: 7-12.

[48] GENANT HK, GLUER C, FAULKNER DK, et al. Letter to the Editor: Acronyms in Bone Densitometry [J]. Calcif Tissue Int, 1999, 51: 449.

[49] SHEPHERD JA, SCHOUSBOE JT, BROY SB, et al. Executive Summary of the 2015 ISCD Position Development Conference on Advanced Measures From DXA and QCT: Fracture Prediction Beyond BMD [J]. J Clin Densitom, 2015, 18 (3): 274-286.

[50] GENANT HK, COOPER C, POOR G, et al. Interim report and recommendations of the World Health Organization Task-Force for Osteoporosis [J]. Osteoporos Int, 1999, 10 (4): 259-264.

[51] GROUP WS. Prevention and management of osteoporosis: WHO Tecnical report series 921 [R]. Geneva: WHO, 2003.

[52] KANIS JA. Assessment of fracture risk and its application to screening for postmenopausal osteoporosis: a synopsis of a WHO report [J]. Osteoporos Int, 1994, 4: 368-381.

[53] 中华医学会骨质疏松和骨矿盐疾病分会. 原发性骨质疏松症诊疗指南2017 [J]. 中华骨质疏松和骨矿盐疾病杂志, 2017, 10（5）: 3-33.

[54] TOOMBS RJ, DUCHER G, SHEPHERD JA, et al. The impact of recent technological advances on the trueness and precision of DXA to assess body composition [J]. Obesity（Silver Spring）, 2012, 20（1）: 30-39.

[55] REA JA, STEIGER P, BLAKE GM, et al. Optimizing data acquisition and analysis of morphometric X-ray absorptiometry [J]. Osteoporos Int, 1998, 8（2）: 177-183.

[56] REA JA, LI J, BLAKE GM, et al. Visual assessment of vertebral deformity by X-ray absorptiometry: a highly predictive method to exclude vertebral deformity [J]. Osteoporos Int, 2000, 11（8）: 660-668.

[57] LINK TM, GUGLIELMI G, VAN KUIJK C, et al. Radiologic assessment of osteoporotic vertebral fractures: diagnostic and prognostic implications [J]. Eur Radiol, 2005, 15（8）: 1521-1532.

[58] COSMAN F, DE BEUR SJ, LEBOFF MS, et al. Clinician's Guide to Prevention and Treatment of Osteoporosis [J]. Osteoporos Int, 2014, 25（10）: 7-44.

[59] THE WRITING GROUP FOR THE ISCDPO: Nomenclature and decimal places in bone densitometry [J]. J Clin Densitom, 2004, 7（1）: 45-50.

[60] MELTON LJ, 3RD. The prevalence of osteoporosis [J]. J Bone Miner Res, 1997, 12（11）: 1769-1771.

[61] LOOKER AC, WAHNER HW, DUNN WL, et al. Updated data on proximal femur bone mineral levels of US adults [J]. Osteoporos Int, 1998, 8（5）: 468-489.

[62] BINKLEY N, KIEBZAK G, LEWIECKI E, et al. Recalculation of the NHANES Database SD improves T-score agreement and reduces osteoporosis prevalence [J]. J Bone Miner Res, 2005, 20（2）: 195-201.

[63] PARR RM, DEY A, MCCLOSKEY EV, et al. Contribution of calcium and other dietary components to global variations in bone mineral density in young adults [J]. Food Nut Bull, 2002, 23（3S）: 180-184.

[64] ELFFORS I, ALLANDER E, KANIS JA, et al. The variable incidence of hip fracture in southern Europe: the MEDOS Study [J]. Osteoporos Int, 1994, 4（5）: 253-263.

[65] BACON WEA. International comprison of hip fracture rates in 1988-1989 [J]. Osteoporos Int, 1996, 6（1）: 69-75.

[66] JOHNELL O, GULLBERG B, ALLANDER E, et al. The apparent incidence of hip fracture in Europe: a study of national register sources [J]. Osteoporos Int, 1992, 2（6）: 298-302.

[67] SHUHART CR, YEAP SS, ANDERSON PA, et al. Executive Summary of the 2019 ISCD Position Development Conference on Monitoring Treatment, DXA Cross-calibration and Least Significant Change, Spinal Cord Injury, Peri-prosthetic and Orthopedic Bone Health, Transgender Medicine, and Pediatrics [J]. J Clin Densitom, 2019, 22（4）: 453-471.

[68] DE LAET CE, VAN HOUT BA, BURGER H, et al. Hip fracture prediction in elderly men and

women: validation in the Rotterdam study [J]. J Bone Miner Res, 1998, 13 (10): 1587-1593.

[69] DE LAET CE, VAN DER KLIFT M, HOFMAN A, et al. Osteoporosis in men and women: a story about bone mineral density thresholds and hip fracture risk [J]. J Bone Miner Res, 2002, 17 (12): 2231-2236.

[70] DE LAET CE, VAN HOUT BA, BURGER H, et al. Bone density and risk of hip fracture in men and women: cross sectional analysis [J]. BMJ, 1997, 315 (7102): 221-225.

[71] WASNICH RD, DAVIS JW, ROSS PD. Spine fracture risk is predicted by non-spine fractures [J]. Osteoporos Int, 1994, 4 (1): 1-5.

[72] 中华医学会骨质疏松和骨矿盐疾病分会. 男性骨质疏松症诊疗指南 [J]. 中华内分泌代谢杂志, 2020, 36 (10): 817-827.

[73] KANIS JA, COOPER C, RIZZOLI R, et al. European guidance for the diagnosis and management of osteoporosis in postmenopausal women [J]. Osteoporos Int, 2019, 30 (1): 3-44.

[74] BINKLEY NC, SCHMEER P, WASNICH RD, et al. What are the criteria by which a densitometric diagnosis of osteoporosis can be made in males and non-Caucasians? [J]. J Clin Densitom, 2002, 5 Suppl: S19-S27.

[75] KANIS JA, GLUER CC. An update on the diagnosis and assessment of osteoporsois with densitometry Committee of Scientific Advisors International Osteoporosis Foundation [J]. Osteoporos Int, 2000, 11 (3): 192-202.

[76] HAMDY RC, PETAK SM, LENCHIK L. Which central dual X-ray absorptiometry skeletal sites and regions of interest should be used to determine the diagnosis of osteoporosis? [J]. J Clin Densitom, 2002, 5 (3): S11-S18.

[77] MILLER PD, NJEH CF, JANKOWSKI LG, et al. What are the standards by which bone mass measurement at peripheral skeletal sites should be used in the diagnosis of osteoporosis? [J]. J Clin Densitom, 2002, 5 (3): S39-S45.

[78] KANIS JA, ADACHI JD, COOPER C, et al. Standardising the descriptive epidemiology of osteoporosis: recommendations from the Epidemiology and Quality of Life Working Group of IOF [J]. Osteoporos Int, 2013, 24 (11): 2763-2764.

[79] KESKA A, LUTOSLAWSKA G, BERTRANDT J, et al. Relationships between bone mineral density and new indices of body composition in young, sedentary men and women [J]. Ann Agric Environ Med, 2018, 25 (1): 23-25.

[80] CAMACHO PM, PETAK SM, BINKLEY N, et al. American Association of Clinical Endocrinologists/American College of Endocrinology Clinical Practice Guidelines for the Diagnosis and Treatment of Postmenopausal Osteoporosis-2020 Update [J]. Endocr Pract, 2020, 26 (S1): 1-46.

[81] SHEPHERD JA, CHENG XG, LU Y, et al. Universal standardization of forearm bone densitometry [J]. J Bone Miner Res, 2002, 17 (4): 734-745.

[82] ROSEN EO, MCNAMARA EA, WHITTAKER LG, et al. Effect of Positioning of the ROI on BMD of the Forearm and Its Subregions [J]. J Clin Densitom, 2018, 21 (4): 529-533.

[83] ADIL C, AYDIN T, TASPINAR O, et al. Bone mineral density evaluation of patients with type 2 diabetes mellitus [J]. J Phys Ther Sci, 2015, 27 (1): 179-182.

[84] ZHU TY, GRIFFITH JF, AU SK, et al. Bone mineral density change in systemic lupus erythematosus: a 5-year followup study [J]. J Rheumatol, 2014, 41 (10): 1990-1997.

[85] TSAMPALIEROS A, BERKENSTOCK MK, ZEMEL BS, et al. Changes in trabecular bone

density in incident pediatric Crohn's disease: a comparison of imaging methods [J]. Osteoporos Int, 2014, 25 (7): 1875-1883.

[86] LEE S, CHUNG CK, OH SH, et al. Correlation between Bone Mineral Density Measured by Dual-Energy X-Ray Absorptiometry and Hounsfield Units Measured by Diagnostic CT in Lumbar Spine [J]. J Korean Neurosurg Soc, 2013, 54 (5): 384-389.

[87] LAZZARI AA, DUSSAULT PM, THAKORE-JAMES M, et al. Prevention of bone loss and vertebral fractures in patients with chronic epilepsy--antiepileptic drug and osteoporosis prevention trial [J]. Epilepsia, 2013, 54 (11): 1997-2004.

[88] GANDA K, NGUYEN TV, POCOCK N. Gender disparity in BMD conversion: a comparison between Lunar and Hologic densitometers [J]. Arch Osteoporos, 2014, 9: 180.

[89] NAKAVACHARA P, POOLIAM J, WEERAKULWATTANA L, et al. A normal reference of bone mineral density (BMD) measured by dual energy X-ray absorptiometry in healthy thai children and adolescents aged 5-18 years: a new reference for Southeast Asian Populations [J]. PLoS One, 2014, 9 (5): e97218.

[90] ELDEEB AM, KHODAIR AS. Three-dimensional analysis of gait in postmenopausal women with low bone mineral density [J]. J Neuroeng Rehabil, 2014, 11 (1): 55.

[91] 邵红宇, 余卫, 林强, 等. 女性腰1-4和腰2-4椎体DXA测量结果比较 [J]. 中华骨质疏松和骨矿盐疾病杂志, 2018, 11 (4): 353-358.

[92] SEOK H, KIM KJ, KIM KM, et al. High prevalence of spine-femur bone mineral density discordance and comparison of vertebral fracture risk assessment using femoral neck and lumbar spine bone density in Korean patients [J]. J Bone Miner Metab, 2014, 32 (4): 405-410.

[93] MARSHALL D, JOHNELL O, WEDEL H. Meta-analysis of how well measures of bone mineral density predict occurrence of osteoporotic fractures [see comments] [J]. BMJ, 1996, 312 (7041): 1254-1259.

[94] SIRIS ES, ADLER R, BILEZIKIAN J, et al. The clinical diagnosis of osteoporosis: a position statement from the National Bone Health Alliance Working Group [J]. Osteoporos Int, 2014, 25 (5): 1439-1443.

[95] KANIS JA, MCCLOSKEY EV, JOHANSSON H, et al. European guidance for the diagnosis and management of osteoporosis in postmenopausal women [J]. Osteoporos Int, 2013, 24 (1): 23-57.

[96] COSMAN F, DE BEUR SJ, LEBOFF MS, et al. Clinician's Guide to Prevention and Treatment of Osteoporosis [J]. Osteoporos Int, 2014, 25 (10): 2359-2381.

[97] LEWIECKI EM, WATTS NB, MCCLUNG MR, et al. Official positions of the international society for clinical densitometry [J]. J Clin Endocrinol Metab, 2004, 89 (8): 3651-3655.

[98] BINKLEY N, BILEZIKIAN JP, KENDLER DL, et al. Official positions of the International Society for Clinical Densitometry and Executive Summary of the 2005 Position Development Conference [J]. J Clin Densitom, 2006, 9 (1): 4-14.

[99] KANIS JA, MELTON LJ, CHRISTAINSEN C, et al. The Diagnosis of Osteoporosis [J]. J Bone Min Res, 1994, 9 (8): 1137-1141.

[100] MELTON LJI, ATKINSON EJ, O'CONNOR MK, et al. Determinants of bone loss from the femoral neck in women of different ages [J]. J Bone Miner Res, 2000, 15 (1): 24-31.

[101] KANIS JA, JOHNELL O, ODEN A, et al. Risk of hip fracture according to the World Health

Organization criteria for osteopenia and osteoporosis ［J］. Bone，2000，27（5）：585-590.

［102］GENANT HK，GRAMPP S，GLUER CC，et al. Universal standardization for dual x-ray absorptiometry：patient and phantom cross-calibration results ［J］. J Bone Miner Res，1994，9（10）：1503-1514.

［103］余卫，崔丽嘉，尹香君，等. 正视不同厂家DXA腰椎和股骨近端骨密度测量结果的差异 ［J］. 中华骨质疏松和骨矿盐疾病杂志，2021，14（2）：126-133.

［104］ADAMI S，KANIS JA. Assessment of involutional bone loss：methodological and conceptual problems ［J］. J Bone Miner Res，1995，10（4）：511-517.

［105］YU W，GLUER CC，FUERST T，et al. Influence of degenerative joint disease on spinal bone mineral measurements in postmenopausal women ［J］. Calcif Tissue Int，1995，57（3）：169-174.

［106］JERGAS M，BREITENSCHER M，GLUER CC，et al. Estimates of volumetric bone density from projectional measurements improve the discriminatory capability of dual x-ray absorptiometry ［J］. J Bone Miner Res，1995，10（7）：1101-1110.

［107］YU W，GLUER CC，GRAMPP S，et al. Spinal bone mineral assessment in postmenopausal women：a comparison between dual X-ray absorptiometry and quantitative computed tomography ［J］. Osteoporos Int，1995，5（6）：433-439.

［108］MAZESS RB，BARDEN HS，EBERLE RW，et al. Age changes of spine density in posterior-anterior and lateral projections in normal women ［J］. Calcif Tissue Int，1995，56（3）：201-205.

第十四章

体成分的不同测量方法及DXA的应用

本章节所指的体成分主要包括脂肪、瘦组织（lean mass）和骨量。体内脂肪因分布不同临床意义明显不同，故可按体内脂肪的分布将其大体分为皮下脂肪和内脏脂肪；瘦组织不同于肌组织，但肌组织包含在瘦组织之内，所谓的瘦组织包括肌组织、肝、脾等内脏等非脂肪成分。除人体增龄性的骨量下降或骨密度降低可导致骨质疏松症外，脂肪的年龄性增加与心血管疾病和2型糖尿病密切相关。随着年龄增加，肌量减少也使肌少症的风险性相应增加。另外，肌力下降可导致患者摔倒和骨折风险增高、日常活动受限或致残等。有研究显示，人体在40岁后即可出现年龄相关的脂肪增加、骨量和肌量下降等变化，而不同的个体或群体其体内不同成分的变化也有其各自的特点，如绝经后妇女的骨量丢失明显多于男性，而男性下肢肌量的丢失也明显多于女性等。因此，如能早期发现和评估这些体成分的变化无疑有助于针对这些变化引起的相应疾病诊防治方案的制订。理想的客观体成分定量评估方法应包括以下特点：测量的精确性高、设备操作简便、测量时间短、检查价格低廉、测量可重复性好、无或低辐射等。而现有的体成分测量或评估方法多种多样，从简单的体重测量到各种仪器测量，直接或间接测量，单一的骨密度、肌肉或脂肪的测量，将体成分分为脂肪或非脂肪两种成分的测量，还有分为全身或区域各种体成分测量等。另外，各种方法的可接受性和可操作性也是不可回避的重要因素。实际上，真正的体成分直接测量评估很难，所谓体成分的评估多是通过相应的间接测量方法完成。尽管如此，目前也无完全准确的间接体成分测量或评估方法，不同的测量方法各有其利弊。例如，简单的体重评估和体重指数的评估仅是人体总的体成分的笼统评估，难以将脂肪成分进行单独评估。因有关的骨量和/或骨密度测量评估前面章节已做了大量介绍，故本章节在介绍体成分不同测量方法和评估时着重介绍脂肪成分和肌成分的测量和评估。

第一节 体成分的不同测量方法简介

一、体重指数

体重指数（body mass index，BMI）是体重（kg）除以身高（m）的平方所得的数值。可用公式表达为$BMI = \dfrac{体重（kg）}{身高（m）^2}$，是临床上大致评估人体胖瘦的笼统指标。其优点是免费，测量和计算迅速；局限性是不能独立评估体内脂肪含量或所占百分比。在测量上，身高的测量受身体姿势的影响，体重测量也受每天不同时间和状况体内含水量和肠内容物多寡的影响。另外，随着年龄的增加，体成分也会发生相应变化，包括骨量下降、肌组织减少和脂肪组织增加，进而可导致老年人群体内脂肪的百分比增加。Shaw 等研究表明，男、女两性瘦组织均随年龄增高而明显减少，可通过体重和 BMI 显著降低进行评估。也有报道表明，如身高减低，尽管没有脂肪的增加也可导致 BMI 的增高。另外，评估健身（fitness）后的状况，即肌组织的变化是难以通过体重测量和/或 BMI 加以评估，这主要是因为健身是减少脂肪而不仅是减低体重，因此，仅凭 BMI 难以评估这种体成分的变化。

二、腰臀比

腰臀比（waist-to-hip ratio，WHR）是腰围（waist circumference）和臀围（hip circumference）的比值，可用公式表达为 $WHR = \dfrac{腰围（cm）}{臀围（cm）}$。腰围是指脐部中心的水平围长，或肋骨最低点与髂嵴上缘两水平线间中点线的围长，应在呼气之末或吸气未开始时测量，主要反映人体脂肪状况。臀围是指直立时臀后最突出部位的水平围长，主要反映髋部骨骼和肌肉的状况。腰臀比测量也具有免费、测量和计算迅速等优点，该指标可间接反映体内的脂肪状况，如腰臀比男性＞0.9、女性＞0.8 即可诊断为腹性肥胖。女性体内脂肪百分比、躯干脂肪百分比和腰臀比随年龄显著增加，但其全身脂肪、腰围、臀围无显著差异。BMI 和腰围与体内脂肪占比的相关性显著高于腰臀比，主要是年龄性体成分变化所致，这些年龄变化包括臀部肌肉减少、后凸畸形、身高减低、躯干肌肉减少、脂肪从四周向中央重分布等，这些变化均可在体内脂肪成分不增加的情况下通过腰臀比的增加加以评估。但该指标测量结果无体内脂肪的数据，且受呼吸状态和测量位置的影响。另外，脂肪的重分布（如人体中部的脂肪相对增加，臀部的肌肉减少）而不是脂肪的增加，也可导致腰围的增加。因此，腰臀比的临床作用有限。

三、皮褶厚度测量

皮褶厚度测量（skinfold thickness measurement）原理是皮肤厚度个体差异很小，因而皮褶厚度可以代表皮下脂肪厚度，不同部位的皮褶厚度代表相应部位的脂肪厚度，进而推测相应部位的皮下脂肪含量；又因为皮下脂肪约占人体脂肪的 2/3，且与人体的肥胖程度平行，故测定皮下脂肪厚度可大体反映人体脂肪含量的多少。皮褶厚度测量部位包括肱二头肌、肱三头肌、肩胛下角及髂前上棘等。局限性是该方法精确性低，测量与皮肤受压程度和年龄性的皮肤差异有关，对较瘦或过胖的个体测量不够准确，如测量部位的不同、不同人群体脂率差异以及腹部器官和肌肉的大小等均可影响其精确性。若用皮褶厚度测量和胸围测量同时评估可能有助于减小测量的局限性。

四、水下称重

水下称重（underwater weighing，UWW）优点是相对准确，随访体内脂肪含量百分比变化的一致性好。局限性为测量的舒适性差，水的潮湿性，测量设备的体积差，需特制的套装，测量时间长，费用较高，如肌肉含量较高时常高估体内的脂肪百分比。

五、超声测量

超声测量评估脂肪变化与超声检查部位密切相关，超声测量是通过颧骨和四肢部位的脂肪厚度进行评估，其诊断脂肪减少的灵敏度为67%～71%，特异度为65%～71%，阳性预测值和阴性预测值分别为11%～20%和96%～97%。超声在评估腹部脂肪、腰臀比及下肢脂肪方面优于皮褶厚度测量法，其精确性和可重复性与后者无明显差异。超声测量腹部内脏脂肪方法简便，且与CT测量腹部内脏脂肪含量明显相关（相关系数$r=0.74$，$P<0.01$）。有研究表明，操作者之间及每个操作者前后对脂肪评估的差异性在可接受范围内，而且在评估腹部内脏脂肪和下肢脂肪厚度方面与CT有较高的相关性，加之超声检查具有快速、简便、无辐射、价格低廉等优点，故这种测量方法也可用于临床实际工作中。但超声测量仍受操作者的经验、腹部管腔内气体及肥胖等因素影响。此外，由于缺乏正常人群参考值和无法定量测量脂肪含量，所以还不能作为临床诊断脂肪营养不良的金标准。

六、生物电阻抗法

生物电阻抗法（bioelectric impedance analysis，BIA）测量的主要机制是通过身高、体重和其他因素及体内的含水量评估体成分。脂肪和肌肉的含水量不同，体内的含水量与电阻抗呈负相关，通过向体内引入小量交流电，计算电流在体内脂肪或肌肉中的水传导及阻抗信息，进而推算体内脂肪或肌肉含量。BIA具有设备携带方便、操作简便、测量迅速、无辐射、可重复测量等优点；其局限性主要是测量结果仅反映体内总脂肪量，不能区分不同部位的脂肪组织，且难以准确观察人体脂肪含量的百分比变化；体重和身高等因素影响测量的准确性；测量时还受体内水的成分，受脱水、水肿、日常饮水多寡、温度变化、出汗、膀胱含水量和前臂位置等多种因素的影响。为避免这些因素的影响，需仔细制订测量方案，包括每次随访测量应在每天的同一时间等，使测量时的条件与基线测量或前一次随访测量的条件一致，尽可能保证结果可反映实际的脂肪或肌肉含量变化。另外，不同测量仪的横向质控和单一测量仪的准确性和可重复性尚有待进一步研究。

七、CT和MRI

随着CT及MRI软件的不断研发，现今的CT和MRI在特有软件的支持下均可分别用于体成分的测量评估。虽二者体成分的测量机制有所不同，但均是依据断层影像进行的体成分（脂肪和肌组织）测量，其测量的指标有许多相似可比之处。

CT测量体成分主要是依据CT值（Hounsfield unit，Hu）与其他组织CT值明显不同，并通过软件加以测量区分，其中脂肪组织CT值为-190 ～ -30Hu，肌肉组织CT值为-29 ～ +150Hu，骨组织CT值为+152 ～ +1000Hu；常规CT图像采集过程除依据上述不同组织的CT值外，还可校正射线线束硬化（beam hardening）和伪影对CT值的影响，进而使测量结果更加准确。CT体成分测量可进一步分为全身体成分定量测量和外周（peripheral）定量CT（pQCT）测量。全身体成分测量的感兴趣区和测量指数较多，如大腿中部及上臂等（具体肢体测量层面或感兴趣区选择可参见MRI测量），腹部肌肉感兴趣区包括中轴腰肌的厚度、腹壁肌面积、腹壁肌指数、肌肉截面面积、肌内脂肪含量、竖脊肌和腰大肌密度、腰肌密度、腰肌指数、椎旁肌面积、椎旁肌指数、骨骼肌指数、全腰肌面积、腰肌截面厚度、全腰肌体积、腹部截面脂肪面积及含量等。腹部体成分测量层面定位的参照点也很多，包括体表脐部，影像上的L_3、L_4、椎间盘、髂嵴等。从上述众多测量的感兴趣区和指数不难看出CT肌量测量的复杂性。上述CT感兴趣区的测量可分别计算内脏脂肪/皮下脂肪比、内脏脂肪/全身脂肪比等参数加以表达，若内脏脂肪/全身脂肪比值＞0.45，可认为脂肪分布异常。单层面CT测量和MR测量均具有可重复性好的优点，二者在评估皮下脂肪减少方面与其他测量方法应用价值相同，且单层面CT（即L_4水平，约平脐水平）与多层面CT扫描测得的脂肪含量有显著相关性，而单层面扫描又具有放射剂量低、检查时间短等优点。虽然CT在测量腹部脏器脂肪成分方面有绝对优势，三维成像可观察脂肪分布并测量脂肪体积，但CT测量的主要不足之处为检查费用相对较高、辐射剂量较其他方法高、需要专门的受培训人员及特殊的测量软件等，这些局限性均限制了其临床上的应用。

pQCT是在肢体单一层面扫描的影像基础上，测量肢体横断面的骨密度及肌肉面积、肌肉密度及肌肉内脂肪面积等。该方法的优越性包括辐射量相对较低（＜1μSv）、扫描时间较短及费用较常规CT低等。pQCT测量部位包括胫骨和桡骨远端，新型pQCT机架孔较大，可测量股骨和肱骨等部位。不同pQCT的具体感兴趣区有所不同，包括胫骨远端66%或38%层面、肱骨远端65%或55%层面等。儿童和成人感兴趣区定位参照线分别为儿童测量部位骨骼远端生长障碍线和成人测量部位骨骼远端关节面。有报道，pQCT肌肉面积和密度测量的可重复性分别为2.1% ～ 3.7%和0.7% ～ 1.9%；肌肉内脂肪面积测量的可重复性波动较大，达3%和42%。因此，通常选择肌肉面积和密度的测量结果。近年研发的高分辨率pQCT（HR-pQCT）的测量部位为胫骨远端，测量指标为横层的肌肉和肌腱组织密度。研究表明，HR-pQCT胫骨远端肌肉和肌腱组织测量结果与pQCT胫骨66%处肌肉密度呈中度相关（$r = 0.75$，$P < 0.01$）。pQCT的主要局限性是尚无统一感兴趣区的选择标准及测量方案，使其测量结果存在差异。

磁共振成像（magnetic resonance imaging，MRI）：MRI体成分测量评估的影像序列常用T1加权像，因为该序列加权像上肌肉和脂肪对比清晰，有助于肌肉和脂肪的量化测量。MR和CT的下肢层面定位相似，测量的感兴趣区可分别选取股骨头下20cm层面、股骨头至其远端30cm，也有以股骨远端为参照点，取其向上60%处为单一层面的感兴趣区，也可选择胫骨远端66%处层面。上臂的感兴趣区为肱骨头至其远端30cm。MRI

的全身扫描范围从手至足（体位：双上肢垂直过头），以L_4-L_5椎间隙为参照点，L_4-L_5以下为下体部，L_4-L_5以上为上体部。因MRI影像组织分辨率高，可清晰显示扫描层面的骨骼肌轮廓和肌内脂肪，且测量可重复性好，测量结果与对应尸体测量结果一致，故MRI测量可迅速反映体成分变化，并可用于长期随访和相关疾病的疗效监测，这些优点正是将MRI作为体成分中脂肪和肌量评估金标准的主要原因。另外，MRI还可显示体成分内的炎性病变、脂肪浸润、纤维化和肌萎缩等改变，这是其他测量方法难以评估的。但因不同单位MR设备的场强、测量分析软件、测量部位或感兴趣区、参照人群、样本例数不同等，均可导致体成分评估报道的结果不同。值得指出的是，虽然MRI可较准确地对肌肉和脂肪进行测量和评估，但目前尚无统一的判定标准。软件不同、测量部位和层面或感兴趣区不同、自动和半自动或手动分析等因素均可导致测量上的差异。

除上述常规MRI对脂肪和肌肉进行测量或评估外，现今较先进的MR技术也可用于脂肪和肌肉的评估，如MR波谱（magnetic resonance spectroscopy，MRS）成像可通过对肌内感兴趣区磷质子（^{31}P）波谱的量化分析评估肌肉的生物能量、对肌内氢质子（^{1}H）波谱的分析评估其内脂类成分含量、对肌内碳质子（^{13}C）的波普分析评估其内糖原含量、对肌内钠质子（^{23}Na）评估分析细胞的功能。也可应用测量组织的T2弛豫时间（又称T2图，T2 mapping）的方法评估肌萎缩状况；另外，弥散张量成像（diffusion tensor imaging，DTI）和血氧水平依赖成像（blood oxygenation level-dependent imaging，BOLDI）可分别评估肌肉的结构和微循环状况。但这些先进的MR技术均较为复杂，目前也多限于对少数疾病的研究，其应用前景有待进一步评估。

MRI体成分测量的主要局限性有设备庞大、检查费用高、测量部位影像采集参数不同、测量和分析软件复杂、缺乏标准测量方法、检查时间较长、幽闭症（claustrophobic）、MRI检查禁忌证（如胰岛素泵、心脏起搏器、金属假体植入）等，这些局限性限制了MRI体成分测量评估的实际应用。

八、双能X线吸收测量法

双能X线吸收测量法（DXA）可同时测量体内不同的主要成分（如脂肪、瘦组织和骨骼等成分），其具体测量应用见下节。

第二节　DXA体成分测量及应用

DXA测量原理是通过发出两种不同的能量，经不同组织（骨和软组织）衰减后的不同能量的接收来区分骨和软组织，主要是因为骨组织对两种不同能量的衰减明显大于软组织。然而，软组织中的脂肪和瘦组织区分机制主要是依据它们的含水百分比不同，进而通过软件计算后产生不同像素的影像。瘦组织和脂肪组织的含水百分比具体界定是将瘦组织的含水量定为73%，将脂肪组织的含水量定在67%～85%。因此，若受检者体内水含量增多，则DXA测量结果将高估实际脂肪含量。若受检者的瘦组织的含水量在68.2%～78.2%，不会明显影响总脂肪所占的百分比；若体内水分严重增多（腹水或水肿等），则可影响体内脂肪百分比的评估。DXA测量脂肪结果可为脂肪含量、脂肪百分比等。肌组织测量结果表达为瘦组织含量；骨骼肌指数（skeletal muscle index，SMI），即（骨骼肌量/体重）×100%；四肢肌量身高指数（appendicular skeletal muscle mass，ASM），即四肢肌量/身高的平方等；还有腹臀脂肪或瘦组织比等。DXA上述结果是推算的肌肉和脂肪的含量及其比例。虽然DXA测量骨密度的部位包括腰椎、股骨近端、前臂和全身，但仅能测量全身的软组织成分，包括全身扫描中四肢和躯干部位的脂肪和瘦组织。不能测量其他部位的软组织主要是因为腰椎、股骨近端、前臂等扫描部位多数像素是由骨组织衰减产生的，故不能测量软组织，只能进行这些部位骨组织的测量分析。

一、质控

同所有测量方法相同，DXA体成分测量的质控也至关重要。ISCD认为，全身DXA质控首先应按厂家的操作说明，如厂家操作说明未提供该方面的信息，应按下述步骤进行相关的质控工作：每工作日或每周至少应进行一次体成分体模的测量；并取前30次测量结果计算均值、再依次制出各体成分测量结果与时间的散点图，以便随时观察，如出现问题或超出均值的1.5%～2%，应重复再测量一次，如两次测量结果均超出均值的1.5%～2%，应即停止测量并及时联系厂家查找原因；保存各种维修记录；遵循当地有关法规，做好辐射的防护工作。所有维修后应核实脂肪百分比、脂肪量、瘦组织的测量结果。ISCD认为，如DXA的某些硬件进行了维修或更换，应进行相应的质控评估，具体方法：硬件进行维修及更换或软件升级前后，分别重新摆位扫描体成分体模10次，如其脂肪百分比、脂肪量、瘦组织量的均值差异超过2%，应与厂家或相应人员联系进行进一步的核实或校正。

DXA体成分测量分析的精确性评估是质控的重要组成部分，在充分掌握和正确操作体成分扫描和测量分析的各个步骤的基础上，应进行所在单位的DXA体成分测量分析的精确性评估，这种精确性或精确误的评估是对操作者、DXA机型和受检人群的综合评估，不应仅视为对操作者的评估。当然，操作者的准确操作和测量起着重要作用。DXA扫描模式，受检者身体的各个亚测量部位和区域、身体状况、年龄等因素也均在精确性综合评估的范畴。同DXA骨密度测量相同，重复性和LSC评估时，所选择的测量人群的参数（年龄、性别、身高、体重、BMI等）应与临床工作测量人群的参数一致，因DXA体成分的测量结果也与受检者身体的具体状态有关，包括受检者测量时的扫描体位、体内含水状态、饮食所致胃肠内容物等因素，这些因素均可影响体成分的测量结果。为了尽可能减少这些因素的影响，总的扫描、测量原则是保证测量前、后的一致性或测量前准备工作的一致性，如空腹及排尿、特定或固定的服装、固定测量的具体时间等；若是特殊人群（如厌食极瘦人群或严重肥胖人群等）的研究，也应重新选择相应的特殊人群进行测量，求出其相应的精确性和LSC。

通常瘦组织含量测量的精确性优于脂肪含量测量的精确性，体重较重或体型较大者测量的精确性不如常态人体测量的精确性，新型DXA测量的精确性优于旧型DXA测量的精确性。ISCD认为，最小可接受的全身脂肪含量、瘦组织含量、脂肪百分比测量的精确误分别为3%、2%、2%。还有报道显示，DXA全身骨矿物质含量和体成分测量的变异系数分别为1%和2% ～ 3%、全身和上肢脂肪重复测量的变异系数RMS-CV分别为1.6%、4.0%。尽管国外有不同的文献报道身体的各个亚测量部位和区域体成分测量的精确性，而国内余卫等也做了相关的报道，但ISCD认为还不足以推荐出身体的各个亚测量部位和区域测量的精确性数值。

　　DXA全身扫描的体位对体成分测量的精确性评估也十分重要，通常受检者扫描的体位：身体仰卧居中，全身包括身体周边的软组织均应位于扫描床上的标记线以内（如受检者过高，应将身体中央位于扫描床的标记线中心；如受检者过胖，两侧身体周边的软组织无法位于扫描床上的标记线以内，则建议选择侧半身扫描方式）。其他各部位的体位：头、面、颏向上置于中立位，无须颈枕（避免颏部与颈部重叠），双臂伸直或略弯曲、与身体分开并位于两侧（避免双臂内侧软组织与胸、腹壁两侧软组织或胸部乳腺组织重叠），双掌面向下，如双手或对应的臀部较大，可将双手掌心向内、拇指向上垂直放置（避免手与臀部侧方软组织重叠）；双足中立位，双踝关节用宽带捆绑固定，以便扫描时移动。但笔者认为，双踝关节用宽带捆绑固定可导致双下肢软组织紧贴、重叠，分析时不利于双下肢分割线划分双下肢内侧软组织，又因目前的DXA扫描速度较快，故建议受检者的双下肢中立平直伸开（不需要双下肢内收），扫描时保持静止状态。另外，如受检者不能平置仰卧在扫描床上，可视具体情况选择特制的透射的垫枕（radio-lucent pillow）置于相应位置固定。如受检者在固定后仍无法平躺，则应放弃该全身扫描测量的检查。对特别肥胖的个体，因DXA测量床的尺寸大小有限，常规扫描的范围不能涵盖明显超重个体的全身，进而不能进行全身直接扫描测量，有的DXA厂家通过专用软件先扫描明显超重个体的侧半身或完整的躯干和和双下肢（对侧上肢置于扫描床标记线之外），然后通过特定的软件，"镜面"推算对侧的半身或对侧上肢，再计算相应的腰臀比和伪彩图，进而评估体内的脂肪分布。有研究表明左右两侧的软组织成分差异很小。这种半身扫描镜面计算分析方法同扫描"2个半身"比较，既可节省扫描时间，又可减少扫描时受检者接受的辐射剂量，且不增加误差。

　　有研究表明，DXA体成分测量分析可用于长期随访，也可用于短期随访分析，故DXA体成分测量的横向和纵向质控必不可少，而质控中较为重要的是全身体成分体模的选取和测量。尽管已有多中心DXA腰椎测量良好的横向质控，但ISCD认为腰椎体模还不足以用于评估体成分的纵向随访和横向比较，因此需要相应的体成分体模进行纵向质控和横向质控。理想的体成分体模应该是形态和材料与人体的形态和组织成分相似，虽然目前商业化的体模较多，有些体模可用于同一厂家DXA机型的脂肪、瘦组织的纵向随访和横向比较，但几乎很少的体模能满足不同厂家DXA体成分的横向质控，虽然Diessel等报道不同体成分体模（variable composition phantom，VCP）可用于Hologic公司的QDR 4500和GE-Lunar公司的DPX-IQDXA机型的横向质控，但Pearson等报道了应用VCP比较QDR 2000和Prodigy机型测量的体内脂肪含量百分比，结果显示VCP还不足以准确地进行体内脂肪含量百分比的横向比较。

二、不同部位体成分测量的意义

许多研究表明，DXA是特定部位体成分测量的可靠评估方法，并可早期发现内脏脂肪和体内脂肪的增加。内脏脂肪增加可显著提高罹患心血管疾病和2型糖尿病的风险，且可作为预估代谢综合征的良好指标。因此，腹部脂肪测量的研究和临床应用备受关注。DXA测量腹部脂肪是假设腹部腰椎上方覆盖的软组织是均匀一致的，但实际上不同个体腹部覆盖的软组织不是均匀一致的，进而可导致腰椎骨密度测量出现误差，但这种误差极小且无法定量。体内各个亚部位或区域中，腹部脂肪测量的研究和临床应用备受关注，其测量结果有助于肥胖、神经性厌食和艾滋病患者的体成分分析。以往有研究将DXA和CT或MRI的测量进行了比较分析，这些研究中DXA测量感兴趣区（ROI）尽可能与CT和MRI相同，但因ROI的大小和位置等因素不同，仍无法标化DXA、CT和MRI测量感兴趣区的位置。因此，感兴趣区定位的不一致性是比较3种测量方法的阻碍。尽管如此，也有许多报道观察了这些方法测量体成分的相关性。Park等将正常男性体脂成分的DXA和MRI测量进行了比较分析，结果显示DXA感兴趣区测量与MRI腹部全脂肪测量结果相似。Bertin等将肥胖女性腹部体脂成分的DXA和CT测量进行了比较分析，显示DXA感兴趣区测量与CT测量结果相似。CT和MRI肌量测量的相关性（r）可达0.99；HR-pQCT与DXA测量结果的相关性较低（$r=0.38 \sim 0.52$）；生物电阻抗与DXA和MRI的测量结果呈高度相关。

肌量减少的判定标准也未统一，有学者笼统地将肌量减少判定的阈值（cut-off）定为低于正常人群峰值或参照值2个标准差，但也有不同的判定标准。以DXA为例，通常将肌量减少阈值定为低于正常人群肌量均值2个标准差，但不同国家或地区、不同学会、不同测量方法、不同测量感兴趣区判断的DXA测量阈值也有所不同：欧洲老年人肌少症工作组将四肢肌量身高指数（四肢肌量/身高的平方）的男性和女性诊断阈值分别定为7.26kg/m²和5.44kg/m²；国际肌少症工作组将全身肌量身高指数（全身肌量/身高的平方）的男女诊断阈值分别定为7.23kg/m²和5.67kg/m²；亚洲肌少症工作组将身高校正后肌量指数（height-adjusted skeletal muscle mass）的男性和女性诊断阈值分别定为7.0kg/m²和5.4kg/m²；我国Cheng等将男女性四肢肌量身高指数（四肢肌量/身高的平方）诊断阈值分别定为7.01kg/m²和5.42kg/m²。另有研究报道将DXA测量判断阈值分别定为-1标准差和-2标准差，以区分肌量减少的程度。还有报道将DXA测量判定阈值定为正常人群肌量百分位数的20%以下。另外，肌少症的诊断也不仅是依据肌量测量，而是结合肌量和肌肉功能的综合评估，主要评估指标有肌量（mass）减少、肌强度（strength）下降、日常活动功能（physical performance）失调等。肌强度不仅依赖于肌量，且与肌量并非线性相关，因此仅以肌量减少定义肌少症不足以满足临床需要，应综合评估肌量、肌强度和日常活动功能进行诊断。最近，有关对肌少症的再认识和进展请参阅第十五章。

上述介绍不同体成分测量方法各有特点，虽均可不同程度反映体成分变化，但测量原理、测量部位、测量结果、表示方式、分析软件的差异均可导致测量的结果不同。日常的体育锻炼与塑身（fitness）或减肥有所不同，日常体育锻炼改变体成分主要是增加人体的肌组织，塑身或减肥主要是减少体内脂肪。因此，不同活动观察的指标有所不同，日常的体育锻炼可通过测量四肢肌量改变加以评估，塑身或减肥则通过测量脂肪成分加以评估。另外，值得指出的是，目前体成分测量临床应用的最主要问题是除骨量和/或骨密度测量有评估指标外，脂肪和肌量尚无统一全球公认的评估标准。有报道将内脏脂肪/全身脂肪比值＞0.45视为脂肪分布异常；Bonnet等首次提出用脂肪比（fat mass ratio，FMR）诊断HIV携带者的脂肪营养不良（HIV-related lipodystrophy，HIV-LD），脂肪比即指躯干脂肪百分比/下肢脂肪百分比，理论依据是80%的躯干脂肪是脏器周围脂肪，98%的四肢脂肪是皮下脂肪，HIV-LD患者多表现为皮下脂肪减少和/或脏器周围脂肪积聚。Bonnet等以DXA全身测量为基础，将FMR＝1.5定为诊断脂肪营养不良的分界值。Paula Freitas等在此基础上提出了性别相关性FMR诊断标准，男性FMR＞1.961、女性FMR＞1.329即可诊断脂肪营养不良，男性FMR95%CI为0.66～0.82，灵敏度58.3%，特异度83.7%，阳性预测值89.6%，阴性预测值45.5%；女性FMR 95%CI 0.63～0.86，灵敏度51.4%，特异度94.6%，阳性预测值90.5%，阴性预测值66.0%。姚金朋等利用DXA全身测量方法回顾性分析了2002年1月至2009年12月北京协和医院成年HIV感染的汉族患者66例接受抗反转录病毒治疗（anti-retroviral therapy，ART）后体内脂肪分布状况，结果显示，HIV/AIDS患者脂肪量与HIV感染时间及ART治疗时间相关，脂肪量随感染时间、抗病毒治疗时间延长而减少。体内脂肪分布与国外报道不同的是，这些患者治疗后的脂肪异常分布不是四肢脂肪减少和内脏脂肪增加，而是四肢脂肪和内脏脂肪均减少，即脂肪的全身减少。

综上所述，虽然体成分测量分析的方法较多，但从精确性、可重复性、检查费用、操作简便性等方面考虑，DXA可作为临床上体成分测量分析的首选可靠方法。虽然DXA全身体成分测量扫描接受的辐射剂量为5～7μSv，略高于腰椎和/或股骨近端的骨密度测量，但明显低于常规CT检查的辐射剂量。另外，DXA体成分测量分析方法也有其局限性，主要是还不能进行独立的内脏脂肪测量分析。相信随着软件的不断开发和设备的不断完善，体成分的测量分析将会更加准确。

三、全身测量分析要点

核实DXA影像扫描是否符合要求（如无体外物、身体未明显倾斜、无移动伪影、全身均在扫描范围内等），如不符合要求，可不予分析，并建议重新扫描；根据DXA全身影像判定全身各感兴趣区自动定位是否符合要求，如符合要求，应尽量保持自动测量分析的结果，以尽可能保证随访前、后测量分析的一致性；如DXA全身影像中自动定位的感兴趣区定位不准确，可选择手动调整功能调整感兴趣区的定位。具体定位线位置如下：①头颈交界线。垂直于头颈，并位于颏下。②双上肢分隔线：左、右分隔线分别位于上肢软组织影的内侧，但尽可能与躯体软组织影分开。③脊柱旁线。尽量位于脊柱两侧，但左、右两侧脊柱线不应与脊柱椎体相重叠。④骨盆上线。紧贴左、右两侧髂嵴上缘，但不与髂棘上缘重叠。⑤骨盆下线。分别起于骨盆上线两侧，经股骨颈，斜向内下，相交于双大腿内侧软组织交界处。⑥双下肢分隔线。内侧分隔线位于双下肢中部，外侧分隔线分别位于双下肢外侧软组织轮廓外。

重复测量分析时，应尽量保证受检者上述感兴趣区定位线与基线测量时相同。

四、全身DXA正常扫描及错例影像（图14-1～图14-5）

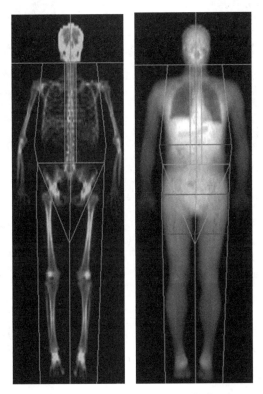

图14-1　正常全身DXA扫描像

左图骨骼图像示：身体中线与扫描床中线一致；双上肢平伸、位于躯体两侧；双下肢平直；右图软组织图像示：双上肢组织与躯干两侧软组织无重叠；双下肢两侧软组织无重叠。诸感兴趣区定位线正确，头颈交界线：垂直于头颈并位于颏下；双上肢分隔线：左、右分隔线分别位于其上肢软组织影的内侧，与躯体软组织影分开；脊柱旁线：位于脊柱两侧，左、右两侧脊柱线未与脊柱椎体重叠；骨盆上线：紧贴左、右两侧髂棘上缘，未与髂棘上缘重叠；骨盆下线：分别起于骨盆上线，经股骨颈、斜向内下交于双大腿内侧软组织交界处；双下肢分隔线：内侧分隔线位于双下肢中部，外侧分隔线分别位于双下肢外侧软组织轮廓外。

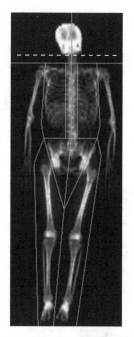

图14-2　全身DXA扫描像错例1

注：扫描体位不正，双下肢右偏；头颈交界感兴趣区定位线偏下（应上移至颏下，如虚线所示）。

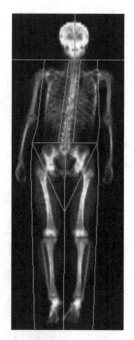

图14-3　全身DXA扫描像错例2

注：扫描体位不正，躯干左偏。

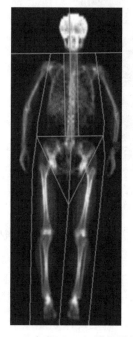

图14-4　全身DXA扫描像错例3

注：扫描体位不正，未居中央并向左偏斜；左腕体外异物未移除。

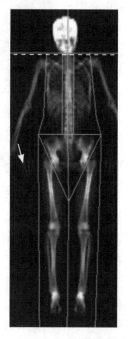

图14-5　全身DXA扫描像错例4

注：双上肢外展过度，超出成像范围外；扫描过程中上手臂移动使右手结构影像分离（箭头所示）；分析头颈交界感兴趣区定位线线偏上（应下移至颏下，如虚线所示）。

参 考 文 献

［1］ MATTSSON S, THOMAS BJ. Development of methods for body composition studies［J］. Phys Med Biol, 2006, 51（13）: R203-R228.

［2］ CHENG XG, YANG DZ, ZHOU Q, et al. Age-related bone mineral density, bone loss rate, prevalence of osteoporosis, and reference database of women at multiple centers in China［J］. J Clin Densitom, 2007, 10（3）: 276-284.

［3］ ANDREOLI A, SCALZO G, MASALA S, et al. Body composition assessment by dual-energy X-ray absorptiometry（DXA）［J］. Radiol Med, 2009, 114（2）: 286-300.

［4］ WELLS JC, FEWTRELL MS. Measuring body composition［J］. Arch Dis Child, 2006, 91（7）: 612-617.

［5］ SHAW KA, SRIKANTH VK, FRYER JL, et al. Dual energy X-ray absorptiometry body composition and aging in a population-based older cohort［J］. Int J Obes（Lond）, 2007, 31（2）: 279-284.

［6］ GALLAGHER D, RUTS E, VISSER M, et al. Weight stability masks sarcopenia in elderly men and women［J］. Am J Physiol Endocrinol Metab, 2000, 279（2）: E366-E375.

［7］ ROUBENOFF R, HUGHES VA. Sarcopenia: current concepts［J］. J Gerontol A Biol Sci Med Sci, 2000, 55（12）: M716-M724.

［8］ VISSER M, PAHOR M, TYLAVSKY F, et al. One-and two-year change in body composition as measured by DXA in a population-based cohort of older men and women［J］. J Appl Physiol（1985）, 2003, 94（6）: 2368-2374.

［9］ KOTLER DP, ROSENBAUM K, WANG J, et al. Studies of body composition and fat distribution in HIV-infected and control subjects［J］. J Acquir Immune Defic Syndr Hum Retrovirol, 1999, 20（3）: 228-237.

［10］ DIOUM A, GARTNER A, MAIRE B, et al. Body composition predicted from skinfolds in African women: a cross-validation study using air-displacement plethysmography and a black-specific equation［J］. Br J Nutr, 2005, 93（6）: 973-979.

［11］ PALELLA FJJ, COLE SR, CHMIEL JS, et al. Anthropometrics and examiner-reported body habitus abnormalities in the multicenter AIDS cohort study［J］. Clin Infect Dis, 2004, 38（6）: 903-907.

［12］ MARTINEZ E, BIANCHI L, GARCIA-VIEJO MA, et al. Sonographic assessment of regional fat in HIV-1-infected people［J］. Lancet, 2000, 356（9239）: 1412-1413.

［13］ PADILLA S, GALLEGO JA, MASIA M, et al. Ultrasonography and anthropometry for measuring regional body fat in HIV-infected patients［J］. Curr HIV Res, 2007, 5（5）: 459-466.

［14］ VAN VUGT JL, LEVOLGER S, DE BRUIN RW, et al. Systematic review and meta-analysis of the impact of computed tomography assessed skeletal muscle mass on outcome in patients awaiting or undergoing liver transplantation［J］. Am J Transplant, 2016, 16（8）: 2277-2292.

［15］ GURALNIK JM, SIMONSICK EM, FERRUCCI L, et al. A short physical performance battery assessing lower extremity function: association with self-reported disability and prediction of mortality and nursing home admission. J Gerontol, 1994, 49（2）: M85-M94.

[16] AL-GINDAN YY, HANKEY CR, LESLIE W, et al. Predicting muscle mass from anthropometry using magnetic resonance imaging as reference: a systematic review [J]. Nutrition Reviews, 2014, 72 (2): 113-126.

[17] GALLAGHER D, VISSER M, DE MEERSMAN RE, et al. Appendicular skeletal muscle mass: effects of age, gender, and ethnicity [J]. J Appl Physiol (1985), 1997, 83 (1): 229-239.

[18] WONG AK, BEATTIE KA, MIN KK, et al. Peripheral quantitative computed tomography-derived muscle density and peripheral magnetic resonance imaging-derived muscle adiposity: precision and associations with fragility fractures in women [J]. J Musculoskelet Neuronal Interact, 2014, 14 (4): 401-410.

[19] MITSIOPOULOS N, BAUMGARTNER RN, HEYMSFIELD SB, et al. Cadaver validation of skeletal muscle measurement by magnetic resonance imaging and computerized tomography [J]. J Appl Physiol (1985), 1998, 85 (1): 115-122.

[20] KUMBHARE DA, ELZIBAK AH, AKBARI A, et al. Advanced Skeletal Muscle MR Imaging Approaches in the Assessment of Muscular Dystrophies [J]. Int J Phys Med Rehabil, 2014, 2 (6): 1-11.

[21] BAUMGARTNER RN, KOEHLER KM, GALLAGHER D, et al. Epidemiology of sarcopenia among the elderly in New Mexico [J]. Am J Epidemiol, 1998, 147 (8): 755-763.

[22] CARR A, EMERY S, LAW M, et al. An objective case definition of lipodystrophy in HIV-infected adults: a case-control study [J]. Lancet, 2003, 361 (9359): 726-735.

[23] HATANO H, MILLER KD, YODER CP, et al. Metabolic and anthropometric consequences of interruption of highly active antiretroviral therapy [J]. AIDS, 2000, 14 (13): 1935-1942.

[24] WANKE C, POLSKY B, KOTLER D. Guidelines for using body composition measurement in patients with human immunodeficiency virus infection [J]. AIDS Patient Care STDS, 2002, 16 (8): 375-388.

[25] PADILLA S, GALLEGO JA, MASIA M, et al. Single-slice computed tomography and anthropometric skinfold analysis for evaluation of facial lipoatrophy in HIV-infected patients [J]. Clin Infect Dis, 2004, 39 (12): 1848-1851.

[26] ERLANDSON MC, LORBERGS AL, MATHUR S, et al. Muscle analysis using pQCT, DXA and MRI [J]. Eur J Radiol, 2016, 85 (8): 1505-1511.

[27] MULLER MJ, GEISLER C, POURHASSAN M, et al. Assessment and definition of lean body mass deficiency in the elderly [J]. Eur J Clin Nutr, 2014, 68 (11): 1220-1227.

[28] JANSSEN I, HEYMSFIELD SB, WANG ZM, et al. Skeletal muscle mass and distribution in 468 men and women aged 18-88 yr [J]. J Appl Physiol (1985), 2000, 89 (1): 81-88.

[29] XU L, CHENG X, WANG J, et al. Comparisons of body-composition prediction accuracy: a study of 2 bioelectric impedance consumer devices in healthy Chinese persons using DXA and MRI as criteria methods [J]. J Clin Densitom, 2014, 14 (4): 458-464.

[30] LAURETANI F, RUSSO CR, BANDINELLI S, et al. Age-associated changes in skeletal muscles and their effect on mobility: an operational diagnosis of sarcopenia [J]. J Appl Physiol (1985), 2003, 95 (5): 1851-1860.

[31] FRANK-WILSON AW, JOHNSTON JD, OLSZYNSKI WP, et al. Measurement of muscle and fat in postmenopausal women: precision of previously reported pQCT imaging methods [J]. Bone,

2015, 75: 49-54.

[32] CHEN HI, KUO CS. Relationship between respiratory muscle function and age, sex, and other factors [J]. J Appl Physiol, 1989, 66 (2): 943-948.

[33] EDWARDS RH, YOUNG A, HOSKING GP, et al. Human skeletal muscle function: description of tests and normal values [J]. Clin Sci Mol Med, 1977, 52 (3): 283-290.

[34] CRUZ-JENTOFT AJ, BAEYENS JP, BAUER JM, et al. Sarcopenia: European consensus on definition and diagnosis: Report of the European Working Group on Sarcopenia in Older People [J]. Age Ageing, 2010, 39 (4): 412-423.

[35] WORKING GROUP ON FUNCTIONAL OUTCOME MEASURES FOR CLINICAL TRIALS. Functional outcomes for clinical trials in frail older persons: time to be moving [J]. J Gerontol A Biol Sci Med Sci, 2008, 63 (2): 160-164.

[36] ETTINGER WHJ, BURNS R, MESSIER SP, et al. A randomized trial comparing aerobic exercise and resistance exercise with a health education program in older adults with knee osteoarthritis. The Fitness Arthritis and Seniors Trial (FAST) [J]. JAMA, 1997, 277 (1): 25-31.

[37] HUDELMAIER M, WIRTH W, HIMMER M, et al. Effect of exercise intervention on thigh muscle volume and anatomical cross-sectional areas--quantitative assessment using MRI [J]. Magn Reson Med, 2010, 64 (6): 1713-1720.

[38] FINANGER EL, RUSSMAN B, FORBES SC, et al. Use of skeletal muscle MRI in diagnosis and monitoring disease progression in Duchenne muscular dystrophy [J]. Phys Medicine Rehabil Clin N Am, 2012, 23 (1): 1-10.

[39] DALAKAS MC. Inflammatory Muscle Diseases [J]. N Engl J Med, 2015, 373 (4): 393-394.

[40] BERTIN E, MARCUS C, RUIZ JC, et al. Measurement of visceral adipose tissue by DXA combined with anthropometry in obese humans [J]. Int J Obes Relat Metab Disord, 2000, 24 (3): 263-270.

[41] LASKEY MA. Dual-energy X-ray absorptiometry and body composition [J]. Nutrition, 1996, 12 (1): 45-51.

[42] KELLY TK, SHEPHERD JA. A quality control phantom for DXA body composition measurements [R]. Delavan: 13th International Bone Densitometry Workshop, 1998.

[43] PIETROBELLI A, WANG Z, FORMICA C, et al. Dual-energy X-ray absorptiometry: fat estimation errors due to variation in soft tissue hydration [J]. Am J Physiol, 1998, 274 (5 Pt 1): E808-E816.

[44] LANDS LC, HORNBY L, HOHENKERK JM, et al. Accuracy of measurements of small changes in soft-tissue mass by dual-energy x-ray absorptiometry [J]. Clin Invest Med, 1996, 19 (4): 279-285.

[45] HANGARTNER TN, WARNER S, BRAILLON P, et al. The Official Positions of the International Society for Clinical Densitometry: acquisition of dual-energy X-ray absorptiometry body composition and considerations regarding analysis and repeatability of measures [J]. J Clin Densitom, 2013, 16 (4): 520-536.

[46] TOTHILL P, AVENELL A, REID DM. Precision and accuracy of measurements of whole-body bone mineral: comparisons between Hologic, Lunar, and Norland dual-energy X-ray absorptiometers [J]. Br J Radiol, 1994, 67 (804): 1210-1217.

[47] DELMAS PD, VAN DE LANGERIJT L, WATTS NB, et al. Underdiagnosis of vertebral

fractures is a worldwide problem: the IMPACT study [J]. J Bone Miner Res, 2005, 20 (4): 557-563.

[48] TOOMBS RJ, DUCHER G, SHEPHERD JA, et al. The impact of recent technological advances on the trueness and precision of DXA to assess body composition [J]. Obesity (Silver Spring), 2012, 20 (1): 30-39.

[49] KOHRT WM. Preliminary evidence that DEXA provides an accurate assessment of body composition [J]. J Appl Physiol (1985), 1998, 84 (1): 372-377.

[50] HIND K, OLDROYD B, TRUSCOTT JG. In vivo precision of the GE Lunar iDXA densitometer for the measurement of total body composition and fat distribution in adults [J]. Eur J Clin Nutr, 2011, 65 (1): 140-142.

[51] KIEBZAK GM, LEAMY LJ, PIERSON LM, et al. Measurement precision of body composition variables using the lunar DPX-L densitometer [J]. J Clin Densitom, 2000, 3 (1): 35-41.

[52] GALGANI JE, SMITH SR, RAVUSSIN E. Assessment of EchoMRI-AH versus dual-energy X-ray absorptiometry to measure human body composition [J]. Int J Obes (Lond), 2011, 35 (9): 1241-1246.

[53] LEONARD CM, ROZA MA, BARR RD, et al. Reproducibility of DXA measurements of bone mineral density and body composition in children [J]. Pediatr Radiol, 2009, 39 (2): 148-154.

[54] CORDERO-MACINTYRE ZR, PETERS W, LIBANATI CR, et al. Reproducibility of DXA in obese women [J]. J Clin Densitom, 2002, 5 (1): 35-44.

[55] FAN B, LEWIECKI EM, SHERMAN M, et al. Improved precision with Hologic Apex software [J]. Osteoporos Int, 2008, 19 (11): 1597-1602.

[56] 余卫, 林强, 于晓波, 等. 双能X线骨密度仪iDXA机型测量的精确性评估 [J]. 中华放射学杂志, 2009, 43 (12): 1291-1294.

[57] DE LORENZO A, BERTINI I, CANDELORO N, et al. Comparison of different techniques to measure body composition in moderately active adolescents [J]. Br J Sports Med, 1998, 32 (3): 215-219.

[58] CAVALCANTI RB, CHEUNG AM, RABOUD J, et al. Reproducibility of DXA estimations of body fat in HIV lipodystrophy: implications for clinical research [J]. J Clin Densitom, 2005, 8 (3): 293-297.

[59] TATARANNI PA, RAVUSSIN E. Use of dual-energy X-ray absorptiometry in obese individuals[J]. Am J Clin Nutr, 1995, 62 (4): 730-734.

[60] ROTHNEY MP, BRYCHTA RJ, SCHAEFER EV, et al. Body composition measured by dual-energy X-ray absorptiometry half-body scans in obese adults [J]. Obesity (Silver Spring), 2009, 17 (6): 1281-1286.

[61] WANG JM, DUDZEK CA, DUDZEK KM, et al. Can results of the left or right half of a whole body DXA composition study effectively reflect results of a total body composition DXA study? [J]. J Clin Densitom, 2013, 16 (3): 264-264.

[62] SHERMAN ME, FAN B, POWERS C, et al. Accuracy and precision of the Hologic reflection technique for obese whole body scan analysis [J]. J Clin Densitom, 2011, 14 (2): 165.

[63] HOUTKOOPER LB, GOING SB, SPROUL J, et al. Comparison of methods for assessing body-composition changes over 1 y in postmenopausal women [J]. Am J Clin Nutr, 2000, 72 (2): 401-406.

［64］DE JONG N，CHIN APMJ，DE GROOT LC，et al．Dietary supplements and physical exercise affecting bone and body composition in frail elderly persons［J］．Am J Public Health，2000，90（6）：947-954．

［65］MILLER C，HORVATH B，YU HJ．Dual energy X-ray absorptiometry body composition：a new phantom for clinical trials［R］．Minneapolis，Minnesota：2012 ASBMR Annual Meeting 2012．

［66］Universal whole body DXA phantom-Oscar Jr．Available at：http：//wwworthometrixnet/products/diagnostic/oscar/，2013．

［67］DIESSEL E，FUERST T，DOCKRELL M，et al．Evaluation of a New Body Composition Phantom for Cross-Calibration of DXA Devices．1998．

［68］PEARSON D，HORTON B，GREEN DJ．Cross calibration of Hologic QDR2000 and GE lunar prodigy for whole body bone mineral density and body composition measurements［J］．J Clin Densitom，2011，14（3）：294-301．

［69］PARK YW，HEYMSFIELD SB，GALLAGHER D．Are dual-energy X-ray absorptiometry regional estimates associated with visceral adipose tissue mass?［J］．Int J Obes Relat Metab Disord，2002，26（7）：978-983．

［70］HILL AM，LAFORGIA J，COATES AM，et al．Estimating abdominal adipose tissue with DXA and anthropometry［J］．Obesity（Silver Spring），2007，15（2）：504-510．

［71］DE LORENZO A，DEURENBERG P，AL PME．How fat is obese?［J］．Acta Diabetol，2003，40（S1）：S254-S257．

［72］BREDELLA MA，GHOMI RH，THOMAS BJ，et al．Comparison of DXA and CT in the assessment of body composition in premenopausal women with obesity and anorexia nervosa［J］．Obesity（Silver Spring），2010，18（11）：2227-2233．

［73］SNIJDER MB，VISSER M，DEKKER JM，et al．The prediction of visceral fat by dual-energy X-ray absorptiometry in the elderly：a comparison with computed tomography and anthropometry［J］．Int J Obes Relat Metab Disord，2002，26（7）：984-993．

［74］TAYLOR AE，KUPER H，VARMA RD，et al．Validation of dual energy X-ray absorptiometry measures of abdominal fat by comparison with magnetic resonance imaging in an Indian population［J］．PLoS One，2012，7（12）：e51042．

［75］BEMBEN MG，MASSEY BH，BEMBEN DA，et al．Isometric muscle force production as a function of age in healthy 20-to 74-yr-old men［J］．Med Sci Sports Exerc，1991，23（11）：1302-1310．

［76］BEAN JF，KIELY DK，LAROSE S，et al．Is stair climb power a clinically relevant measure of leg power impairments in at-risk older adults?［J］．Arch Phys Med Rehabil，2007，88（5）：604-609．

［77］JETTE AM，BRANCH LG．The Framingham Disability Study：II．Physical disability among the aging［J］．Am J Public Health，1981，71（11）：1211-1216．

［78］KWON S，PERERA S，PAHOR M，et al．What is a meaningful change in physical performance? Findings from a clinical trial in older adults（the LIFE-P study）［J］．J Nutr Health Aging，2009，13（6）：538-544．

［79］BUCHNER DM，LARSON EB，WAGNER EH，et al．Evidence for a non-linear relationship between leg strength and gait speed［J］．Age Ageing，1996，25（5）：386-391．

［80］CRUESS R．The Musculosskeletal system embryology，biochemistry andpyysiology［M］．New

York: Churchill Livingstone, 1982.

[81] CHEN LK, LIU LK, WOO J, et al. Sarcopenia in Asia: consensus report of the Asian Working Group for Sarcopenia [J]. J Am Med Dir Assoc, 2014, 15 (2): 95-101.

[82] MATHIAS S, NAYAK US, ISAACS B. Balance in elderly patients: the "get-up and go" test [J]. Arch Phys Med Rehabil, 1986, 67 (6): 387-389.

[83] GOODPASTER BH, PARK SW, HARRIS TB, et al. The loss of skeletal muscle strength, mass, and quality in older adults: the health, aging and body composition study [J]. J Gerontol A Biol Sci Med Sci, 2006, 61 (10): 1059-1064.

[84] ANDREOLI A, MELCHIORRI G, VOLPE SL, et al. Multicompartment model to assess body composition in professional water polo players [J]. J Sports Med Phys Fitness, 2004, 44 (1): 38-43.

[85] ANDREOLI A, MONTELEONE M, VAN LOAN M, et al. Effects of different sports on bone density and muscle mass in highly trained athletes [J]. Med Sci Sports Exerc, 2001, 33 (4): 507-511.

[86] BONNET E, DELPIERRE C, SOMMET A, et al. Total body composition by DXA of 241 HIV-negative men and 162 HIV-infected men: proposal of reference values for defining lipodystrophy [J]. J Clin Densitom, 2005, 8 (3): 287-292.

[87] FREITAS P, SANTOS AC, CARVALHO D, et al. Fat mass ratio: an objective tool to define lipodystrophy in hiv-infected patients under antiretroviral therapy [J]. J Clin Densitom, 2010, 13 (2): 197-203.

[88] YAO J, YU W, LI T, et al. The pilot study of DXA assessment in chinese HIV-infected men with clinical lipodystrophy [J]. J Clin Densitom, 2011, 14 (1): 58-62.

[89] 姚金朋, 余卫, 李太生, 等. 女性人类免疫缺陷病毒相关相关脂肪营养不良综合征患者体成分变化特点 [J]. 中国医学科学院学报, 2011, 33 (4): 421-426.

第十五章

肌少症的再认识及其评估方法的应用和进展

自1989年Rosenberg提出肌少症（sarcopenia）以来，其对人类健康及生活的影响和对社会所带来的经济方面的问题备受学者们的关注。就人类健康方面而言，肌少症会增加跌倒和骨折的风险和日常生活活动能力的受损，并与心脏病、呼吸系统疾病和认知障碍的发生有关；因可导致行动障碍及生活质量的下降，故可使其丧失独立生活能力，并需要长期护理，甚至最终的死亡。就经济方面而言，肌少症的医疗保健系统耗费也较高，特别是肌少症可增加患者住院风险及其住院期间的费用，患有肌少症老年患者的直接医疗费用是无肌少症老年人直接医疗费用的2倍以上，老年入院患者伴肌少症者的住院费用是不伴肌少症住院费用的5倍以上。肌少症所致步速减低和坐起立时间较低的评分是日常生活活动（activities of daily living，ADL）中致残的潜在因素，并且这种致残因素与相关研究目标群体的生活质量（quality of life，QoL）较低和花费的医疗费用密切相关；无论年轻还是超过65岁肌少症的患者其住院期间的护理费用也显著升高。由此可见，肌少症对患者的影响及给社会带来的经济负担不容忽视，对肌少症的认识并重视是对其患者管理的前提，若发现或诊治疗不及时，势必对患者本人和社会造成较重的经济负担。因此，世界各国有关学者进行了广泛的研究和相关的临床诊防治工作，对肌少症的流行病学和病理生理学的许多方面有了更深入的认识。

现已明确肌肉病理学与不良健康结果之间的联系，研究还表明有些治疗策略有助于患者预防或延缓不良后果的发生。2019年欧洲老年肌少症工作组（European Working Group on Sarcopenia in Older People，EWGSOP）的共识更新的内容包括：①以往认为肌少症仅与老年人有关，但现在认为肌少症的发生始于生命早期，且其表型（phenotype）除衰老外还有许多促成因素。这对早期预防或延缓其病情进展干预措施的制订具有重要意义。②现已认为肌少症是一种肌肉衰竭（muscle failure）性疾病，作为起主要决定因素作用的是低肌力，而不是以往认为的低肌量，预计这一新观点将有助于在实际工作中及时检出肌少症患者。③虽肌少症与肌的量和质的降低有关，但有关的评估参数现主要用于研究而非临床。肌的量和质的评估在技术上仍难以准确测量。④现因多种复杂因素，实际工作中肌少症仍存在被忽视和治疗不足方面的问题，这些复杂因素主要包括哪些变量需要测量评估，如何测量，诊断和治疗依据的测量阈值如何，如何更好地评估治疗干预的效果等。

尽管如此，2019年EWGSOP为选择与临床工作相关的诊断措施和相应的阈值提出相应建议。为了提高对肌少症的认识和强化管理，EWGSOP在2019年也颁布了新的其定义和诊断策略。新的具体目标是：①依据有关骨骼肌学、流行病学和临床研究等的最新进展重新定义肌少症；②确定能检出肌少症并预测结果的变量，以及测量每个变量的最佳方法；③提出测量变量的阈值。④推荐易于在临床工作中使用的更新筛查方法和评估途径。随后，2020年亚洲肌少症工作组（Asian Working Group for Sarcopenia，AWGS）也颁布了更新的共识。

然而，肌少症的评估也因国家、地区、人种和生活方式等的不同而异。有关不同国家、地区关于肌少症的评估及管理方面的共识和/指南也有所不同。中华医学会骨质疏松和骨矿盐疾病分会于2016年关于肌少症共识和肌少症的评估方法，本文在相关文献报道的基础上主要依据2019年EWGSOP和2020年AWGS更新共识等相关文献，就有关肌少症定义、分类、病理生理学、评估方法、阈值的界定、病例的检出、诊断及评估流程、鉴别诊断、疗效评估等相关应用和研究进展依次进行介绍。

一、肌少症定义

关于肌少症的定义及其不断的更新包括将其认定为是一种疾病经历了较为漫长的过程，其中有两个里程碑标志：最初是将有关老年肢体骨骼肌量（appendicular skeletal muscle mass，ASM）作为衡量指标。为如肌量低于特定性别人群（20～40岁）的肌量者视为肌少症，但仍无关于肌力（muscle strength）统一的定义。2010年，EWGSOP基于肌肉的质和量提出肌少症的诊断，即将肌肉功能引入肌少症的概念中，这是第一个里程碑。之所以提出肌肉功能是通过肌力、肌量和体能加以表达，是因为研究已证实用肌肉功能预测肌少症及其相关临床结局比用单独肌量预测的能力更强。随后，肌少症研究在全球范围内蓬勃发展，亚洲也不例外。因亚裔人种、文化或生活方式不同于西方人，如亚裔人相对的体型小、肥胖、机械力锻炼少但日常体力活动较多等，故诊断亚裔人肌少症需要这些特殊的因素。2014年，亚洲肌少症工作组（Asian Working Group for Sarcopenia，AWGS）提出一种基于亚洲数据的诊断评估方法；这种评估方法与2010年EWGSOP提出的评估方法相似，除测量的评估方法外，还就个体诊断提出相应的阈值。2016年AWGS报告了重要的进展，并计划相应地更新其共识。第二个里程碑是肌少症作为独立疾病列入在2016年国际疾病分类（International Classification of Diseases，ICD）编码中，有其独立的疾病代码：M62.84，这个重要的里程碑在国际领域上促进了相关诊断和临床药物试验的进一步研究。随后，日本于2018年颁布肌少症临床实践指南，EWGSOP和AWGS分别于2019年和2020年相继颁布更新的共识。

2019年EWGSOP颁布的更新共识中指出：肌少症是一种进行性和全身性骨骼肌疾病，可增加跌倒、骨折、身体残疾和死亡等不良结局发生的可能性。随着全球新的研究证据的不断增加和认识的深入，肌少症的定义和诊断也在不断地更新，但鉴于亚洲新的数据增加有限，并且关于肌少症的术语也因其与其他异常（如恶病质或瘫痪等）同在而存有争议，因此，2020年AWGS更新的共识中将所有肌肉萎缩均视为减少症，并保留了其原始定义中"与年龄相关的骨骼肌量丢失和肌力损失和/或体力活动的降低"方面的内容；每个国家如何定义"老年人"的年龄范围有所不同。AWGS更新的共识保留年龄的阈值为60岁或65岁；AWGS更新的共识指出：虽然肌少症也可见于年轻人，此时诊断不应仅限于简单的肌少症诊断，而应进一步明确其病因或发生机制。更新的共识并不提倡"肌肉减少症前期"（pre-sarcopenia）的提法，主要是因为其预后价值的证据不足。对难以控制或临床急症可能导致肌少症的患者，AWGS建议应对其进行适当的干预，同时治疗导致潜在的临床疾病，进而防止肌少症的进一步发展或加重。

2020年AWGS为早期识别肌少症患者或有肌少症风险的人群，采取了更为积极的筛查策略，以促进在没有先进诊断测量设备的情况下进行必要的干预，并提出了"可能肌少症"（possible sarcopenia）的术语，具体是肌力低，伴或不伴体力活动降低者。同时也指出可能肌少症的评估仅限于初级卫生保健和预防的群体，但不适于医院就诊或研究领域的人群。对"可能肌减少症"者的初级卫生保健和预防主要是进行生活方式干预和相关健康教育，并也鼓励将其转至相关医院进行进一步确诊；但无论医院的最终诊断如何，生活方式干预都应继续进行。对医院急诊和研究领域的人群，除诊断外，还应进一步查找或明确潜在的病因，特别是可逆性因素，进而为肌少症的老年人提供适当的个性化干预措施。

二、肌少症病理生理学

肌少症的病理生理学较为复杂，Cruz-Jentoft等认为衰老似乎可导致肌肉蛋白质合成代谢和分解代谢途径之间失平衡，进而导致骨骼肌的整体损失，但衰老扰乱骨骼肌的平衡状态（homoeostasis）及这种肥大和再生之间取得平衡的较为复杂的途径尚不清晰。肌肉减少的肌细胞变化包括肌纤维大小和数量的减少，尤其是Ⅱ型胶原蛋白的减少。这主要是由于肌肉纤维随着年龄的增长从Ⅱ型转变为Ⅰ型，肌内和肌间脂肪浸润（肌脂肪变性）以及Ⅱ型胶原纤维神经节细胞数量的减少。脂肪组织和肌肉之间相互的病生机制在肌少症中也很重要。另外，肌细胞中的线粒体完整性被改变。肌肉减少的肌分子变化涉及复杂信号通路的改变，包括胰岛素样生长因子1（insulin-like growthfactor 1），哺乳动物雷帕霉素靶标（mammalian target of rapamycin）和叉头盒蛋白转录因子（forkheadbox protein transcription factors）以及其他相互关联的途径。神经信号传导和控制机制在肌肉功能中也起重要作用。研究表明，肌肉和骨骼相互关联是内分泌因子介导所致，如肌肉生长抑制素、鸢尾素（irisin）、骨钙素和许多其他因素的介导等，但肌少症发病机制中的这种相关性尚未完全阐明。初步证据表明，通过不同的途径，与年龄相关的apelin（一种由肌肉收缩诱导的内源性肽）产生下降与肌肉功能下降之间存在关联。

肌少症发生时期和肌量和肌力的病理生理变化有其相应的特点，出生时体重与肌力关系呈正相关，虽这种正相关的关系在一生中保持不变，但肌量和肌力在人的一生中变化既有相似之处，也有差异之点。通常二者是随着青年和年轻成年期的年龄和机体的增长而增加至峰值，中年期维持在平台状态，然后随着年龄的增长而减少。肌量和肌力达到最高水平峰值是在年轻成年期40岁时，男性高于女性。但50岁后，肌量和肌力的下降水平有所不同，腿部肌量每年损失1%～2%、肌力每年丧失1.5%～5%。虽然遗传和生活方式因素可以加速肌肉衰弱和向功能障碍和残疾的方向进展，但包括营养和运动训练等干预措施似乎可以减缓或逆转这些进展过程。因此，为了预防或延缓肌少症的发生和进展，应最大限度地增加青年和年轻成年期的肌肉，维持中年期肌肉，并尽量减少老年人的肌肉丢失。肌量和肌力这种平台期后开始不同步地下降（肌力的下降更快）的特点也带来了工作模式的转变，WHO已就此提出老年人综合管理措施的重点应从以疾病为中心的模式转向以功能为中心的模式，即重点应放在决定肌肉功能的机体内在能力（是指体力和心理状况所构成的复合体）与环境相互作用的领域。

三、肌少症分类

就肌少症的年龄和病因的因素分类而言，肌少症的分类同其他的原发性和继发性疾病的分类相同，当未见有特定病因的肌少症则被认为是原发性肌少症（即或与年龄增加相关的肌少症）；能除外年龄性衰老并可找到明确的致病因素的肌少症则被认为是继发性肌少症。原发性肌少症和继发性肌少症区分有助于临床的防治措施的制订。虽原发性肌少症主要是因为年龄的增加所伴随的衰老所致，但在许多情况下，还可以找到其他导致肌少症的病因。继发性肌少症病因多为全身性疾病所致，有关导致肌少症常见的因素包括：营养方面因素（包括低蛋白饮食、低能量饮食、微量元素缺乏、吸收不良和胃肠道疾病、年龄性吞咽障碍性厌食）、活动方面因素（包括卧床、活动障碍和活动量减少的生活方式）、疾病方面因素（骨关节性疾病、心血管和呼吸系统疾病，如心力衰竭和慢性阻塞性肺疾病、代谢性疾病特别是糖尿病、内分泌性疾病特别是雄激素缺乏性疾病、神经性疾病、癌症、肝肾疾病等）和医源方面因素（包括长期住院、应用相关药物等）等。由此可见，虽肌少症的原发性和继发性的分类是分别依据年龄因素和疾病等因素而进行划分，但临床工作中，还应考虑无论是原发性还是继发性肌少症都可能是多种因素的相互作用所致，其原发性肌少症和/或继发肌少症常相互重叠、难以区分。

就肌少症的时间或持续时间而言，肌少症可分为急性和慢性。2019年EWGSOP更新的共识中提出急性和慢性肌少症的分类标准：急性肌少症是指其持续时间少于6个月，而持续时间≥6个月者被认为是慢性肌少症。急性肌少症通常与急性疾病或损伤有关，而慢性肌肉减少症可能与慢性和进行性疾病相关，其增加死亡风险。这种依据时间分类的意义旨在强调需要对可能有肌肉减少症风险的个体进行定期评估，进而在明确病情进展及其速度基础上实施早期的干预或治疗、预防或延缓肌少症病情的进展和不良结局的发生。

就人体的肌肉、脂肪、骨骼或器官的合并受累而言，又可见有关于肌少性肥胖（sarcopenic obesity）、骨肌少症（osteosarcopenia）、肌少性骨质疏松症（sarco-osteoporosis）、骨肌少性肥胖（osteosarcopenic obesity）、虚弱（frailty）等区分。这些身体成分不同方面的年龄相关变化可能对老年人产生不同的临床后果，其共存也可能会发挥协同作用。虽AWGS也主张进一步明确这些合并或共存异常的病因或发病机制，但因没有可靠的证据，所以没有进一步推荐相关的诊断标准和治疗措施。EWGSOP更新的共识中也仅提及了肌少性肥胖和虚弱，现简介如下。

肌少性肥胖是指瘦体重减少（lean body mass）的过度肥胖，最常见于老年人，其风险和患病率均随年龄增长而增加。肌少症和肥胖症潜在的病理生理学途径相同。肥胖者体内增加的脂肪渗入肌肉内，可使肌少症病情加重、降低躯体功能并增加死亡的风险，也可导致肥胖者体重下降过程中其死亡和残疾的风险增加。肌少性肥胖还可是机体的一种特殊状况，有时也可能与瘦身（leanness）相关，如瘦身过程中忽视肌少性肥胖，则可导致其残疾和死亡率的增加可能性。另外，现已明确肌少症与吞咽困难相关（肌少性吞咽困难）。然而，关于肌少性肥胖的明确定义尚未达成共识，以及肌力等应如何用于这些患者的评估仍不清楚。

虚弱多是指见于老年人的多维综合征，其特征是身体内多种系统或功能累积性下降。之所以说虚弱是多维的综合征，是因其发病机制不仅涉及机体内的多系统或多器官，还可涉及社会层面的因素。虚弱可加速疾病所产生的对不良后果，如残疾较重、住院时间延长、生活质量下降甚至死亡等。虚弱和肌少症虽有所重叠，但也有所不同，虚弱是老年综合征，肌少症是一种疾病。肌少症仅是促使机体虚弱发展的因素之一，而虚弱综合征则代表了一个更广泛的概念，是一生中机体多种生理系统的下降，其结果可产生对身体、认知和社会维度等负面的影响。Fried 等认为虚弱与肌少症的共存显而易见，两者均可有握力低和步速慢等特殊表现。体重减轻即是虚弱的另一个判断标准，也是肌少症的评估指标。同样，虚弱和肌少症的治疗方案也有重叠之处，如均需要最佳蛋白质摄入、补充维生素 D 和体育锻炼等。

虽上述分类也提及了有关营养不良因素可作为继发肌少症的病因，但也有关于营养不良相关性肌少症（malnutrition-associated sarcopenia）的专述。无论营养不良状况是否源于饮食摄入不足（如饥饿、无法进食）、营养生物利用度降低（如腹泻、呕吐）或营养需求高（如癌症或恶病质器官衰竭）等疾病，肌少症的发生均可与这些营养不良的因素或疾病有关。有学者提出将肌量低作为营养不良中的一部分，同样在营养不良中，还可见脂肪量的减低。

四、肌少症评估方法及其意义

肌少症的的评估是其诊防治工作环节的重要造成部分。目前的评估方法较多，在此仅就国际共识和指南中提的肌少症评估方法依据问卷调查评估、肌力测试、肌量测量、体能测量和其他测量或检测方法等依次介绍如下。

（一）肌少症患者生活质量问卷调查及意义

肌少症患者生活质量问卷评估已被证实是一致和可靠的评估方法，并可用于临床护理和研究领域。肌少症患者生活质量问卷常是患者自我管理（self-administered）方面的问卷。有关问卷有助于识别并预测可能会影响肌少症患者生活质量的并发症，也有助于医疗保健机构增强对肌少症患者自我认知意识和体力、心理和社会健康方面的评估。有关肌少症患者生活质量问卷对患者随时间变化状况的敏感性评估尚需未来有关纵向性方面的研究加以验证。若能得到验证，则问卷便可作为评估治疗效果的替代指标。

通过回顾东亚和东南亚利用筛查或评估工具早期识别肌少症的研究，2020年AWGS建议应用小腿周长（calf circumference，CC）或肌力-辅助行走-坐椅起站-爬楼梯和跌倒评估SAR（Strength，Assistance in walking，Rising from a chair，Climbing stairs，and falls，SARC-F）或肌力-辅助行走-坐椅起站-爬楼梯和小腿周长-跌倒（Strength，Assistance in walking，Rising from a chair，Climbing stairs，calf and Falls，SARC-CalF）等问卷进行评估。

CC是用非弹性带测量两小腿周长的最大值，其在预测肌少症或低骨骼肌量方面有中至高度的灵敏度和特异度。男性CC阈值为32～34cm，女性阈值为32～33cm；2020年AWGS提出CC筛查或个案检出的男性阈值为＜34cm，女性＜33cm。另外，CC的替代法是"Yubi-wakka"指环（finger-ring）测试，具体是双手的示指和拇指包绕其非优势小腿的最粗部分，如非优势小腿的最粗部分等于或小于其双手的指环围长，则会增加其患肌少症的风险。

SARC-F问卷评估包括5部分内容：肌力、辅助行走、坐椅起站、爬楼梯和跌倒等。SARC-F评分≥4则为肌少症，SARC-F的低灵敏度和高特异度可能有助于高风险人群转诊进行确诊，而不应安排在社区进行随访。而SARC-CalF则是通过添加CC提高SARC-F评估的灵敏度，其评分结果≥11者可诊断肌少症。

（二）肌力测试

以往EWGSOP对肌少症定义中是在基于低肌量测量的基础上添加了肌肉功能的评估，但在随后修订后的多个指南中，焦点集中在对肌力的评估，这主要是因为研究表明在预测不良结局能力方面，肌力优于肌量的评估。在EWGSOP更新的共识中，明确了用低肌力作为肌少症评估的主要参数，且是目前衡量肌肉功能最可靠的指标，特别是当测量结果表明肌力低下时，表明其可能已发生肌少症。肌力评估的测试方法较多，常见的有手握力评估和坐椅起站测试（chair stand test）评估。

1. 手握力测试　东亚和东南亚几乎所有关于肌力、功能和肌少症方面的研究均使用握力器评估其相应的肌力，据此，2020年AWGS的建议中也保留了应用握力器的评估。虽然握力器的评估已广泛应用，但不同研究的测量方法各不相同。亚洲最常用的设备是弹簧式测量仪，其次是液压式的测量仪。2020年AWGS建议无论使用两种中何种测量仪测量评估，均应遵照其指定型号的标准操作手册进行测量。液压式测量仪测量的老年人握力结果可能高于弹簧式测量仪测量的结果，故两者测量结果的数据不能直接比较。美国手部治疗师协会（American Society of Hand Therapists）和南安普敦（the Southampton）协议建议使用液压式握力器，并将坐位且肘部屈曲90°作为测量握力的标准姿势；而美国国家健康和营养调查（US National Health and Nutrition Examination Survey，NHANES）所使用弹簧式握力器则将站立位且肘部完全伸展作为测量握力的标准姿势，这同加拿大健康措施调查握力的方法相似。NHANES调查还允许在没有帮助的情况下无法站立的人进行坐着握力测量。以往有明确描述测量体位文献报道中，使用弹簧式握力器、肘部完全伸展站立是最常见的测量方法，而使用液压式握力器多数测量都是在坐位且肘部屈曲90°的体位下进行。因此，2019年AWGS推荐的有关握力器及测量标准体位为：弹簧式握力器是站立位、肘部完全伸展，液压式握力器是坐位、肘部屈曲90°。若老年人不能在没有帮助的情况下进行站立位，其坐位测量也可以接受。以往多数文献握力测量的是测量双手握力或优势侧手的握力，且取2次或3次测量中的最佳结果。2020年亚洲肌少症工作组推荐的握力测量方案是选取双手或优势侧手在最大努力2次测量中最大结果，且不限定握力测量的采集时间。

虽手握力与身体其他部位的肌力强度呈中度相关，但研究表明手握力临床结果可替代较复杂的手臂和腿部肌力测量的评估。由于手握力评估简单且成本低廉，故建议在临床或社区医疗保健中常规应用。低握力可预测患者预后不良的结局，这些不良结局包括住院时间增加，功能限制加重，与健康相关的生活质量下降和死亡等。虽肌力低于参照的阈值者应怀疑其患肌少症，但应注意鉴别分析握力手的因素，如导致肌力或握力低下的潜在疾病（如手部骨关节炎和神经系统疾病）等。

2. 坐椅起站测试 可用于评估腿部（股四头肌群）肌力。该测试是测量受试者在不借助手臂的情况下反复5次从坐椅至站立所需的时间；定时坐起测试（timed chair stand test）是另一种测试，具体是计算受试者在30秒内从坐椅起站次数。

（三）肌量测量

许多方法可用于肌量的评估，体内不同区域或部位以及不同的测量方法，其肌量测量的结果及其意义有所不同。肌量测量有全身骨骼肌量（skeletal muscle mass，SMM），肢体骨骼肌量（appendicular skeletal muscle mass，ASM）或特定肌群或特定部位的肌肉横截面积的肌量之分；另外，肌量测量的结果也与身体大小或体型相关。虽可根据身体大小其SMM或ASM测量结果可以通过不同的方法进行调整，如用身高平方（ASM/身高^2）、体重（ASM/体重）或体重指数（ASM/BMI）进行校正等，但有关研究并没有指出根据具体体型校正的统一方案，校正也仅限用于具有相关正常人群数据库的人群。

虽人体测量学（anthropometry）评估有时可用于反映老年人的营养状况方面的报道，但它不是衡量肌量的良好方法。CC已被证明可预测老年人的体能和生存状况（阈值＜31cm）。因此，若不具备用于诊断测量肌量的设备，可采用CC测量进行老年人的评估。

肌量测量的设备包括磁共振成像（magnetic resonance imaging，MRI）、计算机断层扫描（computed tomography，CT）、双能X线吸收测量仪（dual-energy X-ray absorptiometry，DXA）、生物电阻抗分析（bioelectrical impedance analysis，BIA）和超声（ultrasound）等。

1. MRI和CT 曾被认为是无创评估肌量的金标准，其测量的方法和部位较多，但较为集中的部位是腿部肌量和腰部肌量的测量和评估。腿部肌量测量的研究表明，大腿中部水平肌量的MRI或CT测量的结果是预测全身骨骼肌量的良好指标，且对其变化的评估非常敏感。同L_1-L_5水平的腰肌面积相比，大腿中部水平肌肉面积与全身肌肉体积的相关性更强；L_3椎体水平肌量CT测量结果与全身肌肉量显著相关。除肿瘤患者外，L_3

椎体水平肌量CT测量还可用于ICU住院患者和肝病患者死亡风险和其他结局的预测评估。L_3椎体水平CT横截面积肌肉的定量测量结果也已被MRI测量加以证实。另外，也有关于腰大肌CT的测量的报道，并认为该方法简单，其结果可以预测肝硬化、结直肠手术等患者肌少症的状况。但也有学者认为腰大肌的肌肉较小，尚不代表全身整体肌少症的状况，究竟腰大肌测量对肌少症临床评估的意义如何有待于进一步研究。CT测量还可用于评估肿瘤患者体重正常或较高体重者的低肌量状况及预后。随着早期发现肌少症肌肉量化测量的需求不断增加，高分辨率CT测量结果有望未来从初始的研究到临床的转化中得到更广泛的应用。尽管如此，由于MR和CT设备成本高、缺乏便携性、需要经培训并有经验操作者使用设备、较为复杂的分析软件、测量时间较长和评估低肌量的阈值尚不明等因素的影响，这些较大的测量设备并不适于初级保健或社区人群的检查及评估。

2. DXA 是较为广泛应用人体成分测量方法，也用于测量全身瘦组织（lean mass）肌量和肢体骨骼肌肌量。虽DXA是迄今为止最有效的肌量测量方法，但不同的DXA厂家测量的结果尚不一致。另外，人体的肌量与体型有关，即体型较大通常其肌量也较多，故在量化肌量时，SMM或ASM的测量结果应用体型校正参数进行校正，如身高平方（ASM/身高^2）、体重（ASM/体重）或体重指数（ASM/BMI）等，但目前关于这种校正结果是否能用于所有人群仍存有争议。DXA的另一优点是用相同的DXA和阈值时，可在数分钟内提供ASM的可重复评估结果，但缺点是DXA仪器尚不如手提测量设备方便，不适于社区人群或国家养老基地人群的测量评估。另外，DXA测量结果也可能受受试者体内水合状态等因素影响。

3. BIA 该设备价格易于接受，使用便携，尤其是单频仪器的测量，可广泛地用于全身或肢体的的肌量评估。BIA并非直接体内的测量肌量，而是根据全身电导率推导出肌量的估计值。BIA所使用的转换方程是通过参考DXA测量特定人群中的瘦组织进行校准而得。但不同品牌的仪器和参考人群有所不同，故其肌量的估计值也会有所不同，使用不同设备原始测量值应采用横向校正的Sergi公式进行标化。BIA预测模型与它们所校正选用的人群相关，而Sergi公式则基于欧洲老年人群的测量数据而得，因此，其临床应用还应考虑年龄、种族和其他相关人群和患者间差异等因素。有关不同人群的预测方程有待于更多的研究加以证实。此外，BIA测量也可受到体内水合状态的因素影响。尽管如此，由于费用可行性和使用的便携性，BIA的肌量测量在初级保健或社区人群普查是可能比DXA更优选。

4. 超声 肌量测量扩大了其临床应用的范围，具有良好的操作者内和操作者间的可信性，即便是在年龄较大的受试者的测量评估也是如此。超声肌量的测量同临床超声的疾病诊断一样需由训练有素的临床医师在受试者床边进行测量。通过肌肉萎缩及肌质的超声评估，可有助于老年人肌少症的诊断。超声测量可在相对较短的时间内检测出股四头肌等肌肉的厚度和横截面积的减少；Perkisas等研究组报道了应用肌肉厚度、横截面积、筋膜长度、肌纤维羽状角（pennation angle）和回声等超声测量评估肌少症的共识。另外，因肌脂肪变性（myosteatosis）的非收缩性组织可见有高回声，故可通过超声的回声反映肌质量状况。有关依据超声评估人群肌肉的综述表明超声评估老年人及其并发其他疾病者（如合并冠状动脉疾病、脑卒中和慢性阻塞性肺疾病等）的肌肉大小是可靠且可行的。同DXA、MRI和CT相比，上述这些评估肌量和质量特点表明超声测量在临床和社区评估肌少症的应用潜力和良好可行性。虽现已有可用的老年人的数据，但还需要更多的研究验证有关不同健康状况和功能状态人群的预测方案。

上述肌量测量的设备中，DXA和BIA是亚洲最常用的测量方法，2020年AWGS建议应用经过身高校正的DXA或多频（multifrequency）BIA进行肌量的测量和肌少症的评估，2014年AWGS提出的评估阈值仍被广泛地采用。但因家庭专用型BIA设备诊断准确性的欠佳，故AWGS不建议使用。尽管有些研究报道应用超声测量小腿肌肉的肌量，2018年有关报道也建议将超声作为临床上测量肌量简单的替代方法，但其测量结果尚未标准化，且也未见经过验证的评估阈值，因此，在没有获得更多数据之前AWGS不建议使用超声进行肌量的测量及评估。

（四）体能测试

体能是指客观测量的与运动相关的全身功能，也可认为是指日常生活身体独立执行体力任务的能力，这是一个多重的概念，其不仅涉及肌肉，还涉及中枢和周围神经功能等。体能评估可预测肌少症的不良结果，也可用于评估肌少症的严重程度。具体体能评估方法包括日常步速（usual gait speed）、简易体能评估（short physical performance battery，SPPB）测试、6分钟步行测试（6-minute walk test，6-MWT）、登楼梯能力测试（stair-climb power test，SCPT）、计时起走测试（timed-up-and-go test，TUG）和400米步行测试等。

1. 日常步速测试　是肌少症的快速、安全和高度可靠的检查方法，可以预测与肌减少症相关的不良结局，如残疾、认知障碍、跌倒和死亡等，并广泛地用于老年人肌少症的评估。步速测试方法也有多种，常用的步速测试是为4m长的步行速度测试，即使用秒表手动测量或使用电子设备测量行走4m所需的时间。就简而言，EWGSO建议仅凭受试者步速值≤0.8m/s（即阈值）的单一指标即可视为严重肌少症。

2. SPPB测试　是老年人肌肉功能综合评定方法。共包括平衡测试、4m定时行走测试和定时坐起立测试3项测试。3项测试中每一个单项测试最高分为4分，满分为12分。若受试者测试≤8分则视为体能差。

（1）平衡测试：具体方法是评估受试者用3种站立姿势持续的时间，分别是并足站立、一侧前足后跟内侧紧贴另一侧足踇趾站立、双足前后对联站立。站立时，受试者可用手臂或其他方式保持平衡，保持足底静止无移动。若受试者足底移动、扶以外物以保持平衡或者时间超过10秒，则终止计时。评分标准：第1种、第2种站立＞10秒为1分，＜10秒为0分；第3种站立＞10秒为2分，3～10秒为1分，＜3秒为0分。

（2）4m定时行走测试：是评估受试者以平常步速（可借助拐杖等工具）行走4m直线距离所需的时间。共测2次，取最快的一次结果评估。评分标准：≤4.82秒为4分；4.82～6.20秒为3分；6.21～8.70秒为2分；＞8.71秒为1分；不能完成为0分。

（3）5次坐起立时间测试：是评估受试者坐起站立所需的时间，用于反映受试者的下肢力量、协调性以及平衡能力。具体方法是受试者双手交叉放在胸部并坐在距地约40cm的椅子上，椅子背靠墙，以最快的速度反复起立/坐下5次，并记录5次所需的时间。评分标准：≤11.19秒，为4分；11.20～13.69秒，为3分；13.70～16.69秒，为2分；＞16.7秒，得1分；＞60秒或不能完成为0分。

（4）6分钟步行测试：是通过运动对受试者6分钟行走的距离进而综合评估其的全身功能状态。具体方法是受试者以尽可能快的速度往返地行走于间距约为30.5米直线距离的平直路面上，此间每2分钟记录受试者可能发生的气促、胸痛等不适状况。若其体力难以继续行走可暂缓休息或终止测试。行走6分钟后计算受试者往返的步行距离。Arslan等报道表明6分钟行走距离≤300（米）组和行走距离＞300（米）组之间的2年心脏病死亡率有显著差异（79%和7%，$P < 0.001$），前者的死亡风险也显著升高（$P = 0.005$）。

（5）登楼梯测试：是临床用来评估老人下肢肌力、功率以及移动能力的方法。阶梯的选择要求通常为6～15个阶梯，楼梯高度为15～20cm；记录受试者在感觉舒服的状态下一步一阶持续登爬所需的时间，连续测试两次，取较短时间作为评估指标。

（6）TUG测试：是快速定量评定受试者功能性步行能力的简单方法。该方法仅需一张有扶手的椅子和一个秒表（没有秒表时可用普通带有秒针的手表）。受试者评定时穿平常用鞋，背靠坐在椅高约46cm、扶手高约20cm的背椅上，测试受试者从座椅起立、向前直线行走3m后转身走回座椅、并坐下所需总的时间。正式测试前，可先预习1～2次。计时起走测试预测跌倒风险的时间阈值为13.5秒。时间＞13.5秒，摔倒风险较高；时间≤10秒，活动能力正常；时间＞30秒，活动能力严重受损。

（7）400m步行测试：是评估步行能力和耐力。受试者以尽可能快速完成20圈20m的步行距离，且在测试间最多允许两次休息。

上述测试中日常步速是最常用的测试，其测试结果与残疾、严重行动不便和死亡率密切相关。以往发表有关亚洲研究的文献中，日常步速测量方法也多不相同。2020年AWGS测量常速（不减速）行走初始6m所需的时间，并取测量2次的平均结果。虽然多数研究用手动秒表计时，但自动计时器的使用越来越普及。多数亚洲研究应用2014年AWGS提出的0.8m/s日常步速阈值进行肌少症的体能评估，但也有应用其他标准评估的文献报道。缓慢步速的阈值定为＜1.0m/s，并可独立地作为评估老年男性认知力快速下降和社区老年人痴呆风险较高的指标。另外，许多有关虚弱或功能性残疾研究也将缓慢步速定为＜1.0m/s。最近一项基于2014年AWGS标准的老年肌少症研究中，将步速阈值定为为0.96m/s，其他亚洲有关研究的步速阈值也较为相似。因此，2020年AWGS建议应用日常步速评估体能状态，并将阈值从＜0.8m/s增至＜1.0m/s。虽有些研究报道日常步速存有性别差异，但AWGS并不建议阈值的性别区分。其他步速测试如SPPB、TUG、400m步行测试虽多可以在临床上应用，但就其使用方便性和预测肌少症相关结局的能力而言，EWGSOP的是认为步速评估；虽SPPB也可预测相关的结局，因其是一系列的测试且实施至少需要10分钟才能完成，故多用于研究而不是临床评估；同样，虽400m步行测试可预测死亡率，但该测试需要超过20m长的测试通道；TUG也可预测死亡风险，其实施和应用也相对简便。尽管如此，上述这些方法并不适于所有老年人的体能评估，如痴呆患者、步态障碍或平衡障碍的老年人等则难以应用这些方法评估。然而，2020年AWGS更新的共识中认为虽SPPB、6分钟步行测试、5次坐椅站立测试评估低体能状态，但因定时站立和行走测试结果受许多复杂因素的影响，故不予推荐。

（五）其他评估方法

虽目前有许多其他替代或较新的方法可用于老年人肌少症的肌量或肌质量的评估，如肌质量（muscle quality）测量、肌酸稀释测试（creatine dilution test）以及肌酐清除率（excretion rate）、生化标志物（biomarkers）的评估等，但这些评估方法的有效性、可靠性和准确性还有待于进一步认证。就实际工作的可行性而言，还应考虑这些方法在各种临床环境所不同群体评估时其成本效益、标准化和重复性等方面的问题。

1. 肌质量测量　肌肉质量简称肌质量或肌质，是相对较新的术语，是指肌肉微观和宏观的结构和组成，也可意为是每单位肌量的肌肉功能，有用肌力和肢体肌量（和/或肌肉体积）的比率加以表达。高敏感的MRI和CT成像可通过测量肌肉内脂肪的多寡等，进而评估肌肉的质量。另外，肌量还可以通过BIA衍生的相位角测量进行评估。值得指出的是，到目前为止临床上评估肌质量的方法尚未达成共识，作为定义肌少症的主要参数仍然存在许多问题，虽肌质量证明是比肌量更相关的评估指标，但目前尚不足以用于临床；希望未来的肌量评估研究能有助于治疗方案的制定和治疗反应的检测。

2. 肌酸稀释测试　肌酸由肝脏和肾脏产生，也可从富含肉类的食物中摄取。肌酸被肌肉细胞吸收，其中一部分不可逆地转化为高能量代谢的磷酸肌酸（phosphocreatine），过量的肌酸通过体内循环转为肌酐并通过尿液中排泄到体外。因此，肌酐清除率（excretion rate）有望成为评估全身肌量的替代指标。而肌酸稀释测试是受试者空腹口服氘标记肌酸（deuterium-labelled creatine）D3-肌酸（D3-creatine）的示踪剂后，通过液相色谱和串联质谱法（liquid chromatography and tandem mass spectrometry）测量尿液中标记的和未标记的肌酸及肌酐。根据尿液中D3-肌酐量并通过计算得出全身肌酸池大小及相应的肌量。研究表明，肌酸稀释测试结果与MRI肌量测量的结果密切相关，与BIA和DXA的测量结果适度相关。目前，肌酸稀释测试主要用于研究，其临床应用还有待于进一步评估。

3. 生化标志物的评估　虽生物标志物的开发和验证可能是诊断和监测肌少症患者简单且是成本效益的理想方法。潜在的评估肌少症的生物标志物可能包括神经肌肉联合（neuromuscular junction）、肌肉蛋白转化（muscle protein turnover）、行为介导的通路（behaviour-mediated pathways）、炎症介导的通路（inflammationmediated pathways）、氧化还原相关因子（redox-related factors）以及激素或其他合成代谢因子等。目前，临床上生物标志物尚不用于肌少症的评估，可能主要是肌少症的病理生理学复杂，不可能仅凭单一的生物标志物进行识别年轻和老年的异质人群状况。因此，有必要考虑开发一组潜在的血清标志物和组织标志物，并通过相关通路的模化（modelling）及实施多维方法提出对肌少症的风险进行分层评估的方案，据此方案可有助于病情进展的辨识和疗效的监测。

五、评估肌少症阈值的界定

众所周知，肌少症的评估方法较多，各种方法评估的阈值界定至关重要。无论何种评估方法，其阈值的界定均取决所用的测量评估技术及其可用参考人群的数据。由于缺乏研究的一致性，最初的EWGSOP共识文件没有建议具体的界定有关的阈值。因阈值的争议的确阻碍了该领域的研究和开发，故EWGSOP更新的共识中提出肌少症常用的评估方法和阈值（表15-1），旨在增加肌少症研究的一致性。

表15-1　欧洲老年人肌少症工作组建议评估男性、女性肌少症的有关测量方法、阈值及相关参考文献

测试方法	阈　值	
	男性	女性
肌力		
握力	＜27kg	＜16kg
坐椅起站	5次＞15秒	
肌量		
ASM	＜20kg	＜15kg
ASM/height^2	＜7.0kg/m^2	＜5.5kg/m^2
体能		
步速	≤0.8m/s	
SPPB	≤8point score	
TUG	≥20秒	
400m步行	未完成或完成时间≥6分钟	

2014年EWGSOP共识侧重的是欧洲人群，是通过参照正常健康年轻人的数据将阈值界定为正常人群均值的−2标准差。在某些特定情况下，建议使用−2.5标准差进行更为保守的诊断。2019年EWGSOP表中的阈值界定也是依据欧洲人群正常数据而定。因步速和肌力等测量的结果还取决于身材或体型的因素，因此，2019年EWGSOP建议如可能应参考本地区身材或体型正常的人群数据。然而，在2020年AWGS颁布的肌少症诊治更新文献中可见有与2010年EWGSOP共识不同之处，具体包括：低肌力的阈值男性为握力＜28kg，女性＜18kg；低体能标准是6m步行＜1.0m/s，SPPB为≤9，或5次椅子站立测试≥12秒。DXA肌量测量阈值男性为＜7.0kg/m^2、女性为＜5.4kg/m^2；BIA阈值男性为＜7.0kg/m^2、女性＜5.7kg/m^2。此外，AWGS更新文献中为社区与医院的评估提出了单独的算法，这两者均从筛查小腿周长（男性＜34cm，女性＜33cm）SARC-F

（≥4）或SARC-CalF（≥11）开始，旨在促进在亚洲人群中早期识别有肌少症风险的个体。AWGS还指出虽通过BMI校正的肌量而不是身高校正的肌量来评估肌少症可以更好地预测不良结局，但在改变校正因素之前仍需要更多的证据。我国研究报道相对较少，Cheng等报道将男性、女性肌指数（四肢肌量/身高）诊断阈值分别定为$7.01kg/m^2$和$5.42kg/m^2$，但国内尚未见有关于肌量阈值统一共识的报道。

欧洲肌少症工作组将SPPB≤8视为低体能，另有报道认为行动障碍SPPB评分≤9更能预测全因（all-cause）的死亡率。因此，2020年AWGS建议将SPPB评分≤9作为低体能评估的阈值，并提议将5次坐起立时间作为步速的替代指标。因5次坐起立时间阈值为11.6秒相当于步速1.0m/s，故2020年AWGS将建议将5次坐起立时间≥12秒作为评估低体能的阈值。

六、临床和研究中肌少症患者的筛查

目前在临床和研究中用于评估肌少症的测试或方法很多。测量方法的选择可能取决于患者的状况（如残疾程度、活动能力等）、医疗单位（社区、诊所、医院或研究中心）获取测量设备的条件以及测试的目的（进展监测、康复和恢复监测）。另外，也应考虑测量方法是否已经认证或合规，以及各种测量方法各自的优缺点。

临床上，若患者出现肌少症的症状或体征（如跌倒、感觉体弱、行走速度减慢、难以从坐椅站起或体重减轻/肌肉萎缩等），这是病例发现的线索，据此应建议进一步进行肌少症检测及评估。EWGSOP建议在社区医疗保健和临床上通过SARC-F关于肌力、行走辅助、座椅站起、爬楼梯和跌倒问卷等5项内容进行筛查。该筛查工具曾用于非裔美国人健康研究（African American Health Study）、巴尔的摩老龄化纵向研究（Baltimore Longitudinal Study）和国家健康与营养检查研究（National Health and Nutrition Examination Study）及中国香港男女性肌少症的调查研究，这些调查结果表明：SARC-F对于检出肌少症及相关不良结局的高风险人群是有效且一致的。

病例筛查应集中用于肌少症患病风险较高的人群，如临时入院、康复机构、疗养院或居家被照顾的人群等。SARC-F是经证实的常用病例筛查工具，也是既廉价又方便的肌少症风险的筛查方法，虽其中低肌力评估灵敏度为低至中度，但特异度非常高。因此，SARC-F将其中肌力的测试结果用于严重肌少症的评估，并将SARC-F总分作为临床上肌少症的评估和治疗的一种手段。

七、肌少症病例发现、诊断和严重程度的评估流程

肌少症评估的标准：①低肌力者视为肌少症可能；②低肌力和低肌量或低肌质者为肌少症；③如满足前两者并低体能者可视为严重肌少症。这是肌少症评估流程的核心。EWGSOP更新了其用于肌少症病例的检出、诊断和严重程度确定的合乎逻辑且可行性的评估流程，使之简单明了，有助于促进其在临床上的应用。具体推荐用于临床和研究中的发现－评估－确认－严重程度（Find-Assess-Confirm-Severity，F-A-C-S）的流程是：应用SARC-F问卷结合临床上有关肌少症的症状寻找可能患有肌少症或有高风险的个

体；应用握力和坐椅起站的测量阈值检出肌力低下者，同时寻找肌力低下的其他病因，如抑郁、脑卒中、平衡障碍、外周血管疾病等。某些特殊受试者和研究评估中，也可用其他的方法（如膝曲/伸测试等）评估其肌力；临床上建议应用DXA和BIA方法评估肌肉数量或质量低下。研究和特殊的护理（specialty care）领域上，可通过DXA、BIA、MRI或CT检查及测量结果对有不良结局高风险者进行个体化的肌肉评估并加以确认；应用体能测试（如步速测试、SPPB、TUG和400m步行测试等）评估肌少症的严重程度。

2019年EWGSOP将体能测试的结果视为评估肌少症严重程度的指标。对肌少症的严重程度进行分级评估旨在预测进展的结局和选择干预的强度，这主要是研究已证实干预措施对严重的肌少症和非严重的肌少症可产生不同的结局，如对于严重的肌少症，需要始终包括运动的强化、多维（multi-dimensional）干预等。

八、肌少症鉴别诊断

肌少症的鉴别诊断应从营养不良（malnutrition）、恶病质和虚弱3个方面入手。

营养不良的概念应在全球范围内力争达成共识，相关研究也有助于对营养不良和肌少症定义变化的理解。全球营养不良领导机构（Global Leadership Initiative on Malnutrition）已将肌量减少列为营养不良的3个标准之一，肌量减少且肌力正常比肌少症更能提示是营养不良所致，而肌量减少伴肌肉功能受损应是作为肌少症诊断的依据。临床上应避免仅根据低肌量诊断肌少症的原始方法。若对某种疾病（如癌症）的肌少症仅考虑肌量的研究可能不是肌少症的研究，而是营养不良或恶病质方面的研究，因为肌少症的研究应包含肌肉功能因素。

恶病质一直用于描述与癌症、HIV阳性和艾滋病或器官衰竭晚期相关的严重体重下降和肌肉萎缩方面的术语。恶病质和肌少症可以共存，肌少症定义的某些方面，特别是低肌量也含在恶病质现代的定义中。恶病质病理生理学变化较为复杂，包括过度的分解代谢、炎性变化、内分泌异常和神经系统变化等，所有这些复杂变化均与肌少症有所不同。炎症和细胞因子在恶病质中的作用似乎比在肌少症中更重要。恶病质的国际共识定义可指导临床相应的评估。

虚弱被定义是机体内多生理系统功能持续下降的结果。身体虚弱特征性表现包括体重无意中下降、自感疲惫和无力（或低握力）、行走速度减慢和体力活动降低。由此可见，虚弱和肌少症有许多重叠之处。身体虚弱和肌少症密切相关，肌少症可视为身体虚弱生物的底物。

九、肌少症疗效评估

虽在研究和临床实践中对干预措施的评估至关重要，但有关对采用何种评估疗效的方法尚未达成明确共识。有文献报道在干预和初步评估期间可使用相同的肌力和体能测试评估指标评估其相应的干预疗效。临床上，SPPB改善1分钟或步速超过0.1m/s，被视为与临床疗效相关。然而，握力的最小变化对评估疗效的作用尚未明确。日常活动或跌倒次数改善的评估可能比肌力评估更为相关，但其难以具体实施。

另外，有关肌少症患者自检报告的结局指标对干预疗效方面评估的研究也日趋备受关注，肌少症生活质量评估问卷也可用于了解干预措施对患者生活质量的影响。

总之，虽目前对肌少症的发生、进展、诊断方法、阈值界定及预后的等多个方面有了较为全面的认识，但无论是从临床应用还是研究领域，仍有许多问题亟待解决。特别是我国在该领域方面的工作刚刚起步，许多国际方面的研究报道值得借鉴和分析，如能找出我国人群肌少症发生的特点，势必有助于今后相关诊防治工作的开展。

参 考 文 献

[1] ROSENBERG IH. Sarcopenia: origins and clinical relevance [J]. J Nutr, 1997, 127 (5 Suppl): 990S-991S.

[2] BISCHOFF-FERRARI HA, Orav JE, Kanis JA, et al. Comparative performance of current definitions of sarcopenia against the prospective incidence of falls among community-dwelling seniors age 65 and older [J]. Osteoporos Int, 2015, 26 (12): 2793-2802.

[3] SCHAAP LA, VAN SCHOOR NM, Lips P, et al. Associations of Sarcopenia Definitions, and Their Components, With the Incidence of Recurrent Falling and Fractures: The Longitudinal Aging Study Amsterdam [J]. J Gerontol A Biol Sci Med Sci, 2018, 73 (9): 1199-1204.

[4] MALMSTROM TK, MILLER DK, SIMONSICK EM, et al. SARC-F: a symptom score to predict persons with sarcopenia at risk for poor functional outcomes [J]. J Cachexia Sarcopenia Muscle, 2016, 7 (1): 28-36.

[5] CRUZ-JENTOFT AJ, BAHAT G, BAUER J, et al. Sarcopenia: revised European consensus on definition and diagnosis [J]. Age Ageing, 2019, 48 (1): 16-31.

[6] BONE AE, HEPGUL N, KON S, et al. Sarcopenia and frailty in chronic respiratory disease [J]. Chron Respir Dis, 2017, 14 (1): 85-99.

[7] CHANG KV, HSU TH, WU WT, et al. Association Between Sarcopenia and Cognitive Impairment: A Systematic Review and Meta-Analysis [J]. J Am Med Dir Assoc, 2016, 17 (12): 1164.e7-1164.e15.

[8] MORLEY JE, ABBATECOLA AM, ARGILES JM, et al. Sarcopenia with limited mobility: an international consensus [J]. J Am Med Dir Assoc, 2011, 12 (6): 403-409.

[9] BEAUDART C, BIVER E, REGINSTER JY, et al. Validation of the SarQoL (R), a specific health-related quality of life questionnaire for Sarcopenia [J]. J Cachexia Sarcopenia Muscle, 2017, 8 (2): 238-244.

[10] DOS SANTOS L, CYRINO ES, ANTUNES M, et al. Sarcopenia and physical independence in older adults: the independent and synergic role of muscle mass and muscle function [J]. J Cachexia Sarcopenia Muscle, 2017, 8 (2): 245-250.

[11] AKUNE T, MURAKI S, OKA H, et al. Incidence of certified need of care in the long-term care insurance system and its risk factors in the elderly of Japanese population-based cohorts: the ROAD study [J]. Geriatr Gerontol Int, 2014, 14 (3): 695-701.

[12] STEFFL M, BOHANNON RW, SONTAKOVA L, et al. Relationship between sarcopenia and

physical activity in older people: a systematic review and meta-analysis [J]. Clin Interv Aging. 2017, 12: 835-845.

[13] DE BUYSER SL, PETROVIC M, TAES YE, et al. Validation of the FNIH sarcopenia criteria and SOF frailty index as predictors of long-term mortality in ambulatory older men [J]. Age Ageing, 2016, 45（5）: 602-608.

[14] CAWTHON PM, LUI LY, TAYLOR BC, et al. Clinical Definitions of Sarcopenia and Risk of Hospitalization in Community-Dwelling Older Men: The Osteoporotic Fractures in Men Study [J]. J Gerontol A Biol Sci Med Sci, 2017, 72（10）: 1383-1389.

[15] STEFFL M, SIMA J, SHIELLS K, et al. The increase in health care costs associated with muscle weakness in older people without long-term illnesses in the Czech Republic: results from the Survey of Health, Ageing and Retirement in Europe（SHARE）[J]. Clin Interv Aging, 2017, 12: 2003-2007.

[16] ANTUNES AC, ARAUJO DA, VERISSIMO MT, et al. Sarcopenia and hospitalisation costs in older adults: a cross-sectional study [J]. Nutr Diet, 2017, 74（1）: 46-50.

[17] MIJNARENDS DM, LUIKING YC, HALFENS RJG, et al. Muscle, Health and Costs: A Glance at their Relationship [J]. J Nutr Health Aging, 2018, 22（7）: 766-773.

[18] SOUSA AS, GUERRA RS, FONSECA I, et al. Financial impact of sarcopenia on hospitalization costs [J]. Eur J Clin Nutr, 2016, 70（9）: 1046-1051.

[19] SAYER AA, SYDDALL H, MARTIN H, et al. The developmental origins of sarcopenia [J]. J Nutr Health Aging, 2008, 12（7）: 427-432.

[20] DODDS RM, SYDDALL HE, COOPER R, et al. Grip strength across the life course: normative data from twelve British studies [J]. PLoS One, 2014, 9（12）: e113637.

[21] SAYER AA, SYDDALL HE, GILBODY HJ, et al. Does sarcopenia originate in early life? Findings from the Hertfordshire cohort study [J]. J Gerontol A Biol Sci Med Sci, 2004, 59（9）: M930-M934.

[22] IBRAHIM K, MAY C, PATEL HP, et al. A feasibility study of implementing grip strength measurement into routine hospital practice（GRImP）: study protocol [J]. Pilot Feasibility Stud, 2016, 2: 27.

[23] LEONG DP, TEO KK, RANGARAJAN S, et al. Prognostic value of grip strength: findings from the Prospective Urban Rural Epidemiology（PURE）study [J]. Lancet, 2015, 386（9990）: 266-273.

[24] ALLEY DE, SHARDELL MD, PETERS KW, et al. Grip strength cutpoints for the identification of clinically relevant weakness [J]. J Gerontol A Biol Sci Med Sci, 2014, 69（5）: 559-566.

[25] BUCKINX F, LANDI F, CESARI M, et al. Pitfalls in the measurement of muscle mass: a need for a reference standard [J]. J Cachexia Sarcopenia Muscle, 2018, 9（2）: 269-278.

[26] MASANES F, ROJANO ILX, SALVA A, et al. Cut-off Points for Muscle Mass-Not Grip Strength or Gait Speed-Determine Variations in Sarcopenia Prevalence [J]. Nutr Health Aging, 2017, 21（7）: 825-829.

[27] MCGREGOR RA, CAMERON-SMITH D, POPPITT SD. It is not just muscle mass: a review of muscle quality, composition and metabolism during ageing as determinants of muscle function and mobility in later life [J]. Longev Healthspan, 2014, 3（1）: 9.

[28] TREVINO-AGUIRRE E, LOPEZ-TEROS T, GUTIERREZ-ROBLEDO L, et al. Availability and

use of dual energy X-ray absorptiometry（DXA）and bio-impedance analysis（BIA）for the evalua-tion of sarcopenia by Belgian and Latin American geriatricians［J］. J Cachexia Sarcopenia Muscle, 2014, 5（1）: 79-81.

［29］HAN A, BOKSHAN SL, MARCACCIO SE, et al. Diagnostic Criteria and Clinical Outcomes in Sarcopenia Research: A Literature Review［J］. J Clin Med, 2018, 7（4）: 70.

［30］中华医学会骨质疏松和骨矿盐疾病分会. 肌少症共识［J］. 中华骨质疏松和骨矿盐疾病杂志, 2016, 9（3）: 215-227.

［31］余卫, 程晓光, 袁凌青. 肌少症的评估方法［J］. 中华骨质疏松和骨矿盐疾病杂志, 2016, 9: 240-246.

［32］CRUZ-JENTOFT AJ, SAYER AA. Sarcopenia［J］. Lancet, 2019, 393（10191）: 2636-2346.

［33］BEAUDART C, RIZZOLI R, BRUYERE O, et al. Sarcopenia: burden and challenges for public health［J］. Arch Public Health, 2014, 72（1）: 45.

［34］FIELDING RA, VELLAS B, EVANS WJ, et al. Sarcopenia: an undiagnosed condition in older adults. Current consensus definition: prevalence, etiology, and consequences. International work-ing group on sarcopenia［J］. J Am Med Dir Assoc, 2011, 12（4）: 249-256.

［35］CRUZ-JENTOFT AJ, BAEYENS JP, BAUER JM, et al. Sarcopenia: European consensus on definition and diagnosis: Report of the European Working Group on Sarcopenia in Older People［J］. Age Ageing, 2010, 39（4）: 412-423.

［36］MUSCARITOLI M, ANKER SD, ARGILES J, et al. Consensus definition of sarcopenia, cachex-ia and pre-cachexia: joint document elaborated by Special Interest Groups（SIG）"cachexia-anorexia in chronic wasting diseases" and "nutrition in geriatrics"［J］. Clin Nutr, 2010, 29（2）: 154-159.

［37］CHEN LK, LIU LK, WOO J, et al. Sarcopenia in Asia: consensus report of the Asian Working Group for Sarcopenia［J］. J Am Med Direc Asso, 2014, 15（2）: 95-101.

［38］STUDENSKI S, PERERA S, PATEL K, et al. Gait speed and survival in older adults［J］. JAMA, 2011, 305（1）: 50-58.

［39］CLARK BC, MANINI TM. Sarcopenia=/=dynapenia［J］. J Gerontol A Biol Sci Med Sci, 2008, 63（8）: 829-834.

［40］GOODPASTER BH, PARK SW, HARRIS TB, et al. The loss of skeletal muscle strength, mass, and quality in older adults: the health, aging and body composition study［J］. J Gerontol A Biol Sci Med Sci, 2006, 61（10）: 1059-1064.

［41］DELMONICO MJ, HARRIS TB, VISSER M, et al. Longitudinal study of muscle strength, quali-ty, and adipose tissue infiltration［J］. Am J Clin Nutr, 2009, 90（6）: 1579-1585.

［42］VISSER M, SCHAAP LA. Consequences of sarcopenia［J］. Clin Geriatr Med, 2011, 27（3）: 387-399.

［43］CHEN LK, LEE WJ, PENG LN, et al. Recent Advances in Sarcopenia Research in Asia: 2016 Update From the Asian Working Group for Sarcopenia［J］. J Am Med Direc Assoc, 2016, 17（8）: 767.e1-e7.

［44］ANKER SD, MORLEY JE, VON HAEHLING S. Welcome to the ICD-10 code for sarcopenia［J］. J Cachexia Sarcopenia Muscle, 2016, 7（5）: 512-514.

［45］CHEN LK, WOO J, ASSANTACHAI P, et al. Asian Working Group for Sarcopenia: 2019 Con-sensus Update on Sarcopenia Diagnosis and Treatment［J］. J Am Med Direc Assoc, 2020, 21（3）: 300-307.e2.

［46］AKISHITA M, KOZAKI K, IIJIMA K, et al. Chapter 1 Definitions and diagnosis of sarcopenia［J］. Geriatr Gerontol Int, 2018, 18（S1）: 7-12.

［47］CORREA-DE-ARAUJO R, HARRIS-LOVE MO, MILJKOVIC I, et al. The Need for Standardized Assessment of Muscle Quality in Skeletal Muscle Function Deficit and Other Aging-Related Muscle Dysfunctions: A Symposium Report［J］. Front Physiol, 2017, 8: 87.

［48］VERDIJK LB, SNIJDERS T, DROST M, et al. Satellite cells in human skeletal muscle, from birth to old age［J］. Age（Dordr）, 2014, 36（2）: 545-547.

［49］FRONTERA WR, ZAYAS AR, RODRIGUEZ N. Aging of human muscle: understanding sarcopenia at the single muscle cell level［J］. Phys Med Rehabil Clin N Am, 2012, 23（1）: 201-207, xiii.

［50］CICILIOT S, ROSSI AC, DYAR KA, et al. Muscle type and fiber type specificity in muscle wasting［J］. Int J Biochem Cell Biol, 2013, 45（10）: 2191-2199.

［51］ZAMBONI M, RUBELE S, ROSSI AP. Sarcopenia and obesity［J］. Curr Opin Clin Nutr Metab Care, 2019, 22（1）: 13-19.

［52］PICCA A, CALVANI R, BOSSOLA M, et al. Update on mitochondria and muscle aging: all wrong roads lead to sarcopenia［J］. Biol Chem, 2018, 399（5）: 421-436.

［53］ZIAALDINI MM, MARZETTI E, PICCA A, et al. Biochemical Pathways of Sarcopenia and Their Modulation by Physical Exercise: A Narrative Review［J］. Front Med（Lausanne）, 2017, 4: 167.

［54］MANINI TM, HONG SL, CLARK BC. Aging and muscle: a neuron's perspective［J］. Curr Opin Clin Nutr Metab Care, 2013, 16（1）: 21-26.

［55］BONEWALD L. Use it or lose it to age: A review of bone and muscle communication［J］. Bone, 2019, 120: 212-218.

［56］VINEL C, LUKJANENKO L, BATUT A, et al. The exerkine apelin reverses age-associated sarcopenia［J］. Nat Med, 2018, 24（9）: 1360-1371.

［57］DODDS R, DENISON HJ, NTANI G, et al. Birth weight and muscle strength: a systematic review and meta-analysis［J］. J Nutr Health Aging, 2012, 16（7）: 609-615.

［58］KELLER K, ENGELHARDT M. Strength and muscle mass loss with aging process. Age and strength loss［J］. Muscles Ligaments Tendons J, 2013, 3（4）: 346-350.

［59］BLOOM I, SHAND C, COOPER C, et al. Diet Quality and Sarcopenia in Older Adults: A Systematic Review［J］. Nutrients, 2018, 10（3）: 308.

［60］FERRUCCI L, de CABO R, KNUTH ND, et al. Of Greek heroes, wiggling worms, mighty mice, and old body builders［J］. J Gerontol A Biol Sci Med Sci, 2012, 67（1）: 13-16.

［61］CESARI M, ARAUJO de CARVALHO I, Amuthavalli Thiyagarajan J, et al. Evidence for the Domains Supporting the Construct of Intrinsic Capacity［J］. J Gerontol A Biol Sci Med Sci, 2018, 73（12）: 1653-1660.

［62］DREY M, SIEBER CC, BERTSCH T, et al. Osteosarcopenia is more than sarcopenia and osteopenia alone［J］. Aging Clin Exp Res, 2016, 28（5）: 895-899.

［63］ORMSBEE MJ, PRADO CM, ILICH JZ, et al. Osteosarcopenic obesity: the role of bone, muscle, and fat on health［J］. J Cachexia Sarcopenia Muscle, 2014, 5（3）: 183-192.

［64］HUNTER GR, SINGH H, CARTER SJ, et al. Sarcopenia and Its Implications for Metabolic Health［J］. J Obes, 2019, 2019: 8031705.

[65] PRADO CM, WELLS JC, SMITH SR, et al. Sarcopenic obesity: A Critical appraisal of the current evidence [J]. Clin Nutr, 2012, 31 (5): 583-601.

[66] JOHNSON STOKLOSSA CA, SHARMA AM, FORHAN M, et al. Prevalence of Sarcopenic Obesity in Adults with Class II/III Obesity Using Different Diagnostic Criteria [J]. J Nutr Metab, 2017, 2017: 7307618.

[67] BATSIS JA, VILLAREAL DT. Sarcopenic obesity in older adults: aetiology, epidemiology and treatment strategies [J]. Nat Rev Endocrinol, 2018, 14 (9): 513-537.

[68] KALINKOVICH A, LIVSHITS G. Sarcopenic obesity or obese sarcopenia: A cross talk between age-associated adipose tissue and skeletal muscle inflammation as a main mechanism of the pathogenesis [J]. Ageing Res Rev, 2017, 35: 200-221.

[69] BARBAT-ARTIGAS S, PION CH, LEDUC-GAUDET JP, et al. Exploring the role of muscle mass, obesity, and age in the relationship between muscle quality and physical function [J]. J Am Med Dir Assoc, 2014, 15 (4): 303.e13-e20.

[70] TIAN S, XU Y. Association of sarcopenic obesity with the risk of all-cause mortality: A meta-analysis of prospective cohort studies [J]. Geriatr Gerontol Int, 2016, 16 (2): 155-166.

[71] NEWMAN AB, HAGGERTY CL, GOODPASTER B, et al. Strength and muscle quality in a well-functioning cohort of older adults: the Health, Aging and Body Composition Study [J]. J Am Geriatr Soc, 2003, 51 (3): 323-330.

[72] CAVA E, YEAT NC, MITTENDORFER B. Preserving Healthy Muscle during Weight Loss [J]. Adv Nutr, 2017, 8 (3): 511-519.

[73] HAMER M, O'DONOVAN G. Sarcopenic obesity, weight loss, and mortality: the English Longitudinal Study of Ageing [J]. Am J Clin Nutr, 2017, 106 (1): 125-129.

[74] BARAZZONI R, BISCHOFF SC, BOIRIE Y, et al. Sarcopenic obesity: Time to meet the challenge [J]. Clin Nutr, 2018, 37 (6 Pt A): 1787-1793.

[75] ZHAO WT, YANG M, WU HM, et al. Systematic Review and Meta-Analysis of the Association between Sarcopenia and Dysphagia [J]. J Nutr Health Aging, 2018, 22 (8): 1003-1009.

[76] FUJISHIMA I, FUJIU-KURACHI M, ARAI H, et al. Sarcopenia and dysphagia: Position paper by four professional organizations [J]. Geriatr Gerontol Int, 2019, 19 (2): 91-97.

[77] SCOTT D, SANDERS KM, AITKEN D, et al. Sarcopenic obesity and dynapenic obesity: 5-year associations with falls risk in middle-aged and older adults [J]. Obesity (Silver Spring). 2014, 22 (6): 1568-1574.

[78] MORLEY JE, VELLAS B, VAN KAN GA, et al. Frailty consensus: a call to action [J]. J Am Med Dir Assoc, 2013, 14 (6): 392-397.

[79] CLEGG A, YOUNG J, ILIFFE S, et al. Frailty in elderly people [J]. Lancet, 2013, 381 (9868): 752-762.

[80] LANGLOIS F, VU TT, KERGOAT MJ, et al. The multiple dimensions of frailty: physical capacity, cognition, and quality of life [J]. Int Psychogeriatr, 2012, 24 (9): 1429-1436.

[81] SIEBER CC. Frailty-From concept to clinical practice [J]. Exp Gerontol, 2017, 87 (Pt B): 160-167.

[82] FRIED LP, TANGEN CM, WALSTON J, et al. Frailty in older adults: evidence for a phenotype [J]. J Gerontol A Biol Sci Med Sci, 2001, 56 (3): M146-M156.

[83] DODDS R, SAYER AA. Sarcopenia and frailty: new challenges for clinical practice [J]. Clin

Med（Lond），2015，15（S6）：S88-S91.

［84］CEDERHOLM T. Overlaps between Frailty and Sarcopenia Definitions［J］. Nestle Nutr Inst Workshop Ser，2015，83：65-69.

［85］CEDERHOLM T，BARAZZONI R，AUSTIN P，et al. ESPEN guidelines on definitions and terminology of clinical nutrition［J］. Clin Nutr，2017，36（1）：49-64.

［86］CEDERHOLM T，JENSEN GL，CORREIA M，et al. GLIM criteria for the diagnosis of malnutrition-A consensus report from the global clinical nutrition community［J］. Clin Nutr，2019，38（1）：1-9.

［87］BEAUDART C，BIVER E，REGINSTER JY，et al. Development of a self-administrated quality of life questionnaire for sarcopenia in elderly subjects：the SarQoL［J］. Age Ageing，2015，44（6）：960-966.

［88］BEAUDART C，REGINSTER JY，GEERINCK A，et al. Current review of the SarQoL（R）：a health-related quality of life questionnaire specific to sarcopenia［J］. Expert Rev Pharmacoecon Outcomes Res，2017，17（4）：335-341.

［89］BEAUDART C，LOCQUET M，REGINSTER JY，et al. Quality of life in sarcopenia measured with the SarQoL（R）：impact of the use of different diagnosis definitions. Aging Clin Exp Res，2018，30（4）：307-313.

［90］KAWAKAMI R，MURAKAMI H，SANADA K，et al. Calf circumference as a surrogate marker of muscle mass for diagnosing sarcopenia in Japanese men and women［J］. Geriatr Gerontol Int，2015，15（8）：969-976.

［91］KUSAKA S，TAKAHASHI T，HIYAMA Y，et al. Large calf circumference indicates non-sarcopenia despite body mass［J］. J Phys Ther Sci，2017，29（11）：1925-1928.

［92］MCINTOSH EI，SMALE KB，VALLIS LA. Predicting fat-free mass index and sarcopenia：a pilot study in community-dwelling older adults［J］. Age（Dordr），2013，35（6）：2423-2434.

［93］HWANG AC，LIU LK，LEE WJ，et al. Calf Circumference as a Screening Instrument for Appendicular Muscle Mass Measurement［J］. J Am Med Dir Assoc，2018，19（2）：182-184.

［94］KIM S，KIM M，LEE Y，et al. Calf Circumference as a Simple Screening Marker for Diagnosing Sarcopenia in Older Korean Adults：the Korean Frailty and Aging Cohort Study（KFACS）［J］. J Korean Med Sci，2018，33（20）：e151.

［95］TANAKA T，TAKAHASHI K，AKISHITA M，et al. "Yubi-wakka"（finger-ring）test：A practical self-screening method for sarcopenia，and a predictor of disability and mortality among Japanese community-dwelling older adults［J］. Geriatr Gerontol Int，2018，18（2）：224-232.

［96］MALMSTROM TK，MORLEY JE. SARC-F：a simple questionnaire to rapidly diagnose sarcopenia ［J］. J Am Med Dir Assoc，2013，14（8）：531-532.

［97］KIM S，KIM M，WON CW. Validation of the Korean Version of the SARC-F Questionnaire to Assess Sarcopenia：Korean Frailty and Aging Cohort Study［J］. J Am Med Dir Assoc，2018，19（1）：40-45.e1.

［98］YANG M，HU X，XIE L，et al. SARC-F for sarcopenia screening in community-dwelling older adults：Are 3 items enough？［J］. Medicine（Baltimore），2018，97（30）：e11726.

［99］YANG M，HU X，XIE L，et al. Comparing Mini Sarcopenia Risk Assessment With SARC-F for Screening Sarcopenia in Community-Dwelling Older Adults［J］. J Am Med Dir Assoc，2019，20（1）：53-57.

［100］IDA S，KANEKO R，MURATA K. SARC-F for Screening of Sarcopenia Among Older Adults：A

Meta-analysis of Screening Test Accuracy [J]. J Am Med Dir Assoc, 2018, 19 (8): 685-689.

[101] WOO J, LEUNG J, MORLEY JE. Validating the SARC-F: a suitable community screening tool for sarcopenia? [J]. J Am Med Dir Assoc, 2014, 15 (9): 630-634.

[102] LIM WS, CHEW J, LIM JP, et al. Letter to the editor: Case for validated instead of standard cut-offs for SARC-CalF [J]. J Nutr Health Aging, 2019, 23 (4): 393-395.

[103] SCHAAP LA, KOSTER A, VISSER M. Adiposity, muscle mass, and muscle strength in relation to functional decline in older persons [J]. Epidemiol Rev, 2013, 35: 51-65.

[104] KIM M, SHINKAI S. Prevalence of muscle weakness based on different diagnostic criteria in community-dwelling older adults: A comparison of grip strength dynamometers [J]. Geriatr Gerontol Int, 2017, 17 (11): 2089-2095.

[105] ROBERTS HC, DENISON HJ, MARTIN HJ, et al. A review of the measurement of grip strength in clinical and epidemiological studies: towards a standardised approach [J]. Age Ageing, 2011, 40 (4): 423-429.

[106] WONG SL. Grip strength reference values for Canadians aged 6 to 79: Canadian Health Measures Survey, 2007 to 2013 [J]. Health Rep, 2016, 27 (10): 3-10.

[107] ROSSI AP, FANTIN F, MICCIOLO R, et al. Identifying sarcopenia in acute care setting patients [J]. J Am Med Dir Assoc, 2014, 15 (4): 303.e7-e12.

[108] STEIBER N. Strong or Weak Handgrip? Normative Reference Values for the German Population across the Life Course Stratified by Sex, Age, and Body Height [J]. PLoS One, 2016, 11 (10): e0163917.

[109] BEAUDART C, MCCLOSKEY E, BRUYERE O, et al. Sarcopenia in daily practice: assessment and management [J]. BMC Geriatr, 2016, 16 (1): 170.

[110] CESARI M, KRITCHEVSKY SB, NEWMAN AB, et al. Added value of physical performance measures in predicting adverse health-related events: results from the Health, Aging And Body Composition Study [J]. J Am Geriatr Soc, 2009, 57 (2): 251-259.

[111] JONES CJ, RIKLI RE, BEAM WC. A 30-s chair-stand test as a measure of lower body strength in community-residing older adults [J]. Res Q Exerc Sport, 1999, 70 (2): 113-119.

[112] KIM KM, JANG HC, LIM S. Differences among skeletal muscle mass indices derived from height-, weight-, and body mass index-adjusted models in assessing sarcopenia [J]. Korean J Intern Med, 2016, 31 (4): 643-650.

[113] TOSATO M, MARZETTI E, CESARI M, et al. Measurement of muscle mass in sarcopenia: from imaging to biochemical markers [J]. Aging Clin Exp Res, 2017, 29 (1): 19-27.

[114] LANDI F, ONDER G, RUSSO A, et al. Calf circumference, frailty and physical performance among older adults living in the community [J]. Clin Nutr, 2014, 33 (3): 539-544.

[115] LEE SJ, JANSSEN I, HEYMSFIELD SB, et al. Relation between whole-body and regional measures of human skeletal muscle [J]. Am J Clin Nutr, 2004, 80 (5): 1215-1221.

[116] MOURTZAKIS M, PRADO CM, LIEFFERS JR, et al. A practical and precise approach to quantification of body composition in cancer patients using computed tomography images acquired during routine care [J]. Appl Physiol Nutr Metab, 2008, 33 (5): 997-1006.

[117] KIM EY, KIM YS, PARK I, et al. Prognostic Significance of CT-Determined Sarcopenia in Patients with Small-Cell Lung Cancer [J]. J Thorac Oncol, 2015, 10 (12): 1795-1799.

[118] BARACOS VE, REIMAN T, MOURTZAKIS M, et al. Body composition in patients with non-

small cell lung cancer: a contemporary view of cancer cachexia with the use of computed tomography image analysis [J]. Am J Clin Nutr, 2010, 91 (4): 1133S-1137S.

[119] SCHWEITZER L, GEISLER C, POURHASSAN M, et al. What is the best reference site for a single MRI slice to assess whole-body skeletal muscle and adipose tissue volumes in healthy adults? [J]. Am J Clin Nutr, 2015, 102 (1): 58-65.

[120] FEARON K, STRASSER F, ANKER SD, et al. Definition and classification of cancer cachexia: an international consensus [J]. Lancet Oncol, 2011, 12 (5): 489-495.

[121] MOISEY LL, MOURTZAKIS M, COTTON BA, et al. Skeletal muscle predicts ventilator-free days, ICU-free days, and mortality in elderly ICU patients [J]. Crit Care, 2013, 17 (5): R206.

[122] GU DH, KIM MY, SEO YS, et al. Clinical usefulness of psoas muscle thickness for the diagnosis of sarcopenia in patients with liver cirrhosis [J]. Clin Mol Hepatol, 2018, 24 (3): 319-330.

[123] HANAOKA M, YASUNO M, ISHIGURO M, et al. Morphologic change of the psoas muscle as a surrogate marker of sarcopenia and predictor of complications after colorectal cancer surgery [J]. Int J Colorectal Dis, 2017, 32 (6): 847-856.

[124] BARACOS VE. Psoas as a sentinel muscle for sarcopenia: a flawed premise [J]. J Cachexia Sarcopenia Muscle, 2017, 8 (4): 527-528.

[125] RUTTEN IJG, UBACHS J, KRUITWAGEN R, et al. Psoas muscle area is not representative of total skeletal muscle area in the assessment of sarcopenia in ovarian cancer [J]. J Cachexia Sarcopenia Muscle, 2017, 8 (4): 630-638.

[126] BARACOS V, KAZEMI-BAJESTANI SM. Clinical outcomes related to muscle mass in humans with cancer and catabolic illnesses [J]. Int J Biochem Cell Biol, 2013, 45 (10): 2302-2308.

[127] HULL H, HE Q, THORNTON J, et al. iDXA, Prodigy, and DPXL dual-energy X-ray absorptiometry whole-body scans: a cross-calibration study [J]. J Clin Densitom, 2009, 12 (1): 95-102.

[128] YAMADA Y, NISHIZAWA M, UCHIYAMA T, et al. Developing and Validating an Age-Independent Equation Using Multi-Frequency Bioelectrical Impedance Analysis for Estimation of Appendicular Skeletal Muscle Mass and Establishing a Cutoff for Sarcopenia [J]. Int J Environ Res Public Health, 2017, 14 (7): 809.

[129] KYLE UG, GENTON L, HANS D, et al. Validation of a bioelectrical impedance analysis equation to predict appendicular skeletal muscle mass (ASMM) [J]. Clin Nutr, 2003, 22 (6): 537-543.

[130] SERGI G, DE RUI M, VERONESE N, et al. Assessing appendicular skeletal muscle mass with bioelectrical impedance analysis in free-living Caucasian older adults [J]. Clin Nutr, 2015, 34 (4): 667-673.

[131] GONZALEZ MC, HEYMSFIELD SB. Bioelectrical impedance analysis for diagnosing sarcopenia and cachexia: what are we really estimating? [J]. J Cachexia Sarcopenia Muscle, 2017, 8 (2): 187-189.

[132] YU SC, POWELL A, KHOW KS, et al. The Performance of Five Bioelectrical Impedance Analysis Prediction Equations against Dual X-ray Absorptiometry in Estimating Appendicular Skeletal Muscle Mass in an Adult Australian Population [J]. Nutrients, 2016, 8 (4): 189.

[133] REISS J, IGLSEDER B, KREUTZER M, et al. Case finding for sarcopenia in geriatric inpa-

tients: performance of bioimpedance analysis in comparison to dual X-ray absorptiometry [J]. BMC Geriatr, 2016, 16: 52.

[134] GALINDO MARTÍN CA, MONARES ZEPEDA E, Lescas Méndez OA. Bedside Ultrasound Measurement of Rectus Femoris: A Tutorial for the Nutrition Support Clinician [J]. J Nutr Metab, 2017, 2017: 2767232.

[135] PERKISAS S, BAUDRY S, BAUER J, et al. The SARCUS project: evidence-based muscle assessment through ultrasound [J]. Eur Geriatr Med, 2019, 10 (1): 157-158.

[136] SIPILA S, SUOMINEN H. Muscle ultrasonography and computed tomography in elderly trained and untrained women [J]. Muscle Nerve, 1993, 16 (3): 294-300.

[137] ISMAIL C, ZABAL J, HERNANDEZ HJ, et al. Diagnostic ultrasound estimates of muscle mass and muscle quality discriminate between women with and without sarcopenia [J]. Front Physiol, 2015, 6: 302.

[138] NIJHOLT W, SCAFOGLIERI A, JAGER-WITTENAAR H, et al. The reliability and validity of ultrasound to quantify muscles in older adults: a systematic review [J]. J Cachexia Sarcopenia Muscle, 2017, 8 (5): 702-712.

[139] TICINESI A, NARICI MV, LAURETANI F, et al. Assessing sarcopenia with vastus lateralis muscle ultrasound: an operative protocol [J]. Aging Clin Exp Res, 2018, 30 (12): 1437-1443.

[140] TICINESI A, MESCHI T, NARICI MV, et al. Muscle Ultrasound and Sarcopenia in Older Individuals: A Clinical Perspective [J]. J Am Med Dir Assoc, 2017, 18 (4): 290-300.

[141] ABE T, LOENNEKE JP, YOUNG KC, et al. Validity of ultrasound prediction equations for total and regional muscularity in middle-aged and older men and women [J]. Ultrasound Med Biol, 2015, 41 (2): 557-564.

[142] TANAKA T, TAKAHASHI K, AKISHITA M, et al. Can bioelectrical impedance analysis using a home-use device properly estimate sarcopenia in community-dwelling older adults? [J]. Geriatr Gerontol Int, 2018, 18 (11): 1579-1580.

[143] ISAKA M, SUGIMOTO K, YASUNOBE Y, et al. The Usefulness of an Alternative Diagnostic Method for Sarcopenia Using Thickness and Echo Intensity of Lower Leg Muscles in Older Males [J]. J Am Med Direc Assoc, 2019, 20 (9): 1185.e1-e8.

[144] WANG J, HU Y, TIAN G. Ultrasound measurements of gastrocnemius muscle thickness in older people with sarcopenia [J]. Clin Interv Aging, 2018, 13: 2193-2199.

[145] STRINGER HJ, WILSON D. The Role of Ultrasound as a Diagnostic Tool for Sarcopenia [J]. J Frailty Aging, 2018, 7 (4): 258-261.

[146] PERKISAS S, BAUDRY S, BAUER J, et al. Application of ultrasound for muscle assessment in sarcopenia: towards standardized measurements [J]. Eur Geriatr Med, 2018, 9 (6): 739-757.

[147] ABELLAN VAN KAN G, ROLLAND Y, ANDRIEU S, et al. Gait speed at usual pace as a predictor of adverse outcomes in community-dwelling older people an International Academy on Nutrition and Aging (IANA) Task Force [J]. J Nutr Health Aging, 2009, 13 (10): 881-889.

[148] PEEL NM, KUYS SS, KLEIN K. Gait speed as a measure in geriatric assessment in clinical settings: a systematic review [J]. J Gerontol A Biol Sci Med Sci, 2013, 68 (1): 39-46.

[149] GURALNIK JM, FERRUCCI L, PIEPER CF, et al. Lower extremity function and subsequent disability: consistency across studies, predictive models, and value of gait speed alone compared with the short physical performance battery [J]. J Gerontol A Biol Sci Med Sci, 2000, 55 (4):

M221-M231.

[150] MAGGIO M, CEDA GP, TICINESI A, et al. Instrumental and Non-Instrumental Evaluation of 4-Meter Walking Speed in Older Individuals [J]. PLoS One, 2016, 11（4）: e0153583.

[151] RYDWIK E, BERGLAND A, FORSEN L, et al. Investigation into the reliability and validity of the measurement of elderly people's clinical walking speed: a systematic review [J]. Physiother Theory Pract, 2012, 28（3）: 238-256.

[152] GURALNIK JM, SIMONSICK EM, FERRUCCI L, et al. A short physical performance battery assessing lower extremity function: association with self-reported disability and prediction of mortality and nursing home admission [J]. J Gerontol, 1994, 49（2）: M85-M94.

[153] MARSH AP, LOVATO LC, GLYNN NW, et al. Lifestyle interventions and independence for elders study: recruitment and baseline characteristics [J]. J Gerontol A Biol Sci Med Sci, 2013, 68（12）: 1549-1558.

[154] GOMEZ JF, CURCIO CL, ALVARADO B, et al. Validity and reliability of the Short Physical Performance Battery（SPPB）: a pilot study on mobility in the Colombian Andes [J]. Colomb Med（Cali）, 2013, 44（3）: 165-171.

[155] ARSLAN S, EROL MK, GUNDOGDU F, et al. Prognostic value of 6-minute walk test in stable outpatients with heart failure [J]. Tex Heart Inst J, 2007, 34（2）: 166-169.

[156] BEAN JF, KIELY DK, LAROSE S, et al. Is stair climb power a clinically relevant measure of leg power impairments in at-risk older adults? [J] Arch Phys Med Rehabil, 2007, 88（5）: 604-609.

[157] PODSIADLO D, RICHARDSON S. The timed "Up & Go": a test of basic functional mobility for frail elderly persons [J]. J Am Geriatr Soc, 1991, 39（2）: 142-148.

[158] GREENE BR, O'DONOVAN A, ROMERO-ORTUNO R, et al. Quantitative falls risk assessment using the timed up and go test [J]. IEEE Trans Biomed Eng, 2010, 57（12）: 2918-2926.

[159] BARRY E, GALVIN R, KEOGH C, et al. Is the Timed Up and Go test a useful predictor of risk of falls in community dwelling older adults: a systematic review and meta-analysis [J]. BMC Geriatr, 2014, 14: 14.

[160] YUKI A, ANDO F, OTSUKA R, et al. Sarcopenia based on the Asian Working Group for Sarcopenia criteria and all-cause mortality risk in older Japanese adults [J]. Geriatr Gerontol Int, 2017, 17（10）: 1642-1647.

[161] MATSUMOTO H, TANIMURA C, TANISHIMA S, et al. Association between speed of sound of calcaneal bone assessed by quantitative ultrasound and sarcopenia in a general older adult population: A cross-sectional study [J]. J Orthop Sci, 2019, 24（5）: 906-911.

[162] ISHII S, CHANG C, TANAKA T, et al. The Association between Sarcopenic Obesity and Depressive Symptoms in Older Japanese Adults [J]. PLoS One, 2016, 11（9）: e0162898.

[163] KERA T, KAWAI H, HIRANO H, et al. Differences in body composition and physical function related to pure sarcopenia and sarcopenic obesity: A study of community-dwelling older adults in Japan [J]. Geriatr Gerontol Int, 2017, 17（12）: 2602-2609.

[164] TANIGUCHI Y, KITAMURA A, SEINO S, et al. Gait Performance Trajectories and Incident Disabling Dementia Among Community-Dwelling Older Japanese [J]. J Am Med Dire Assoc, 2017, 18（2）: 192.e13-e20.

[165] KIM M, WON CW. Sarcopenia Is Associated with Cognitive Impairment Mainly Due to Slow Gait

Speed: Results from the Korean Frailty and Aging Cohort Study（KFACS）[J]. Int J Environ Res Public Health, 2019, 16（9）: 1491.

[166] PAVASINI R, GURALNIK J, BROWN JC, et al. Short Physical Performance Battery and all-cause mortality: systematic review and meta-analysis [J]. BMC Med, 2016, 14（1）: 215.

[167] VESTERGAARD S, PATEL KV, BANDINELLI S, et al. Characteristics of 400-meter walk test performance and subsequent mortality in older adults [J]. Rejuvenation Res, 2009, 12（3）: 177-184.

[168] BERGLAND A, JORGENSEN L, EMAUS N, et al. Mobility as a predictor of all-cause mortality in older men and women: 11. 8 year follow-up in the Tromso study [J]. BMC Health Serv Res, 2017, 17（1）: 22.

[169] HEYMSFIELD SB, GONZALEZ MC, LU J, et al. Skeletal muscle mass and quality: evolution of modern measurement concepts in the context of sarcopenia [J]. Proc Nutr Soc, 2015, 74（4）: 355-366.

[170] LYNCH NA, METTER EJ, LINDLE RS, et al. Muscle quality. I. Age-associated differences between arm and leg muscle groups [J]. J Appl Physiol（1985）, 1999, 86（1）: 188-194.

[171] ROLLAND Y, LAUWERS-CANCES V, PAHOR M, et al. Muscle strength in obese elderly women: effect of recreational physical activity in a cross-sectional study [J]. Am J Clin Nutr, 2004, 79（4）: 552-557.

[172] TRACY BL, IVEY FM, HURLBUT D, et al. Muscle quality. II. Effects Of strength training in 65-to 75-yr-old men and women [J]. J Appl Physiol（1985）, 1999, 86（1）: 195-201.

[173] REINDERS I, MURPHY RA, BROUWER IA, et al. Muscle Quality and Myosteatosis: Novel Associations With Mortality Risk: The Age, Gene/Environment Susceptibility（AGES）-Reykjavik Study [J]. Am J Epidemiol, 2016, 183（1）: 53-60.

[174] HAMAGUCHI Y, KAIDO T, OKUMURA S, et al. Impact of Skeletal Muscle Mass Index, Intramuscular Adipose Tissue Content, and Visceral to Subcutaneous Adipose Tissue Area Ratio on Early Mortality of Living Donor Liver Transplantation [J]. Transplantation, 2017, 101（3）: 565-574.

[175] TREMOLLIERES F, POUILLES JM, LOUVET JP, et al. [Transitory bone loss during substitution treatment for hypothyroidism. Results of a two year prospective study] [J]. Rev Rhum Mal Osteoartic, 1991, 58（12）: 869-875.

[176] SHANKARAN M, CZERWIENIEC G, FESSLER C, et al. Dilution of oral D3-Creatine to measure creatine pool size and estimate skeletal muscle mass: development of a correction algorithm [J]. J Cachexia Sarcopenia Muscle, 2018, 9（3）: 540-546.

[177] CLARK RV, WALKER AC, MILLER RR, et al. Creatine（methyl-d3）dilution in urine for estimation of total body skeletal muscle mass: accuracy and variability vs. MRI and DXA [J]. J Appl Physiol（1985）, 2018, 124（1）: 1-9.

[178] BUEHRING B, SIGLINSKY E, KRUEGER D, et al. Comparison of muscle/lean mass measurement methods: correlation with functional and biochemical testing [J]. Osteoporos Int, 2018, 29（3）: 675-683.

[179] CURCIO F, FERRO G, BASILE C, et al. Biomarkers in sarcopenia: A multifactorial approach [J]. Exp Gerontol, 2016, 85: 1-8.

[180] CALVANI R, MARINI F, CESARI M, et al. Biomarkers for physical frailty and sarcopenia [J].

Aging Clin Exp Res, 2017, 29 (1): 29-34.

[181] STUDENSKI SA, PETERS KW, ALLEY DE, et al. The FNIH sarcopenia project: rationale, study description, conference recommendations, and final estimates [J]. J Gerontol A Biol Sci Med Sci, 2014, 69 (5): 547-558.

[182] GOULD H, BRENNAN SL, KOTOWICZ MA, et al. Total and appendicular lean mass reference ranges for Australian men and women: the Geelong osteoporosis study [J]. Calcif Tissue Int, 2014, 94 (4): 363-372.

[183] BISCHOFF HA, STAHELIN HB, MONSCH AU, et al. Identifying a cut-off point for normal mobility: a comparison of the timed 'up and go' test in community-dwelling and institutionalised elderly women [J]. Age Ageing, 2003, 32 (3): 315-320.

[184] NEWMAN AB, SIMONSICK EM, NAYDECK BL, et al. Association of long-distance corridor walk performance with mortality, cardiovascular disease, mobility limitation, and disability [J]. JAMA. 2006, 295 (17): 2018-2026.

[185] CHENG Q, ZHU X, ZHANG X, et al. A cross-sectional study of loss of muscle mass corresponding to sarcopenia in healthy Chinese men and women: reference values, prevalence, and association with bone mass [J]. J Bone Miner Metab, 2014, 32 (1): 78-88.

[186] NISHIMURA T, ARIMA K, OKABE T, et al. Usefulness of chair stand time as a surrogate of gait speed in diagnosing sarcopenia [J]. Geriatr Gerontol Int, 2017, 17 (4): 659-661.

[187] REGINSTER JY, COOPER C, RIZZOLI R, et al. Recommendations for the conduct of clinical trials for drugs to treat or prevent sarcopenia [J]. Aging Clin Exp Res, 2016, 28 (1): 47-58.

[188] MIJNARENDS DM, MEIJERS JM, HALFENS RJ, et al. Validity and reliability of tools to measure muscle mass, strength, and physical performance in community-dwelling older people: a systematic review [J]. J Am Med Direc Assoc, 2013, 14 (3): 170-178.

[189] WOO J, LEUNG J, MORLEY JE. Defining sarcopenia in terms of incident adverse outcomes [J]. J Am Med Dir Assoc, 2015, 16 (3): 247-252.

[190] CHURILOV I, CHURILOV L, MACISAAC RJ, et al. Systematic review and meta-analysis of prevalence of sarcopenia in post acute inpatient rehabilitation [J]. Osteoporos Int, 2018, 29 (4): 805-812.

[191] MAYHEW AJ, AMOG K, PHILLIPS S, et al. The prevalence of sarcopenia in community-dwelling older adults, an exploration of differences between studies and within definitions: a systematic review and meta-analyses [J]. Age Ageing, 2019, 48 (1): 48-56.

[192] DENT E, MORLEY JE, CRUZ-JENTOFT AJ, et al. International Clinical Practice Guidelines for Sarcopenia (ICFSR): Screening, Diagnosis and Management [J]. J Nutr Health Aging, 2018, 22 (10): 1148-1161.

[193] BAHAT G, YILMAZ O, KILIC C, et al. Performance of SARC-F in Regard to Sarcopenia Definitions, Muscle Mass and Functional Measures [J]. J Nutr Health Aging, 2018, 22 (8): 898-903.

[194] GADELHA AB, VAINSHELBOIM B, FERREIRA AP, et al. Stages of sarcopenia and the incidence of falls in older women: A prospective study [J]. Arch Gerontol Geriatr, 2018, 79: 151-157.

[195] CRAMER JT, CRUZ-JENTOFT AJ, LANDI F, et al. Impacts of High-Protein Oral Nutritional Supplements Among Malnourished Men and Women with Sarcopenia: A Multicenter, Randomized,

Double-Blinded, Controlled Trial [J]. J Am Med Direc Assoc, 2016, 17 (11): 1044-1055.

[196] THOMAS DR. Loss of skeletal muscle mass in aging: examining the relationship of starvation, sarcopenia and cachexia [J]. Clin Nutr, 2007, 26 (4): 389-399.

[197] JEEJEEBHOY KN. Malnutrition, fatigue, frailty, vulnerability, sarcopenia and cachexia: overlap of clinical features [J]. Curr Opin Clin Nutr Metab Care, 2012, 15 (3): 213-219.

[198] TER BEEK L, VANHAUWAERT E, SLINDE F, et al. Unsatisfactory knowledge and use of terminology regarding malnutrition, starvation, cachexia and sarcopenia among dietitians [J]. Clin Nutr, 2016, 35 (6): 1450-1456.

[199] KAMARAJAH SK, BUNDRED J, TAN BHL. Body composition assessment and sarcopenia in patients with gastric cancer: a systematic review and meta-analysis [J]. Gastric Cancer, 2019, 22 (1): 10-22.

[200] FUKUSHIMA H, TAKEMURA K, SUZUKI H, et al. Impact of Sarcopenia as a Prognostic Biomarker of Bladder Cancer [J]. Int J Mol Sci, 2018, 19 (10): 2999.

[201] HILMI M, JOUINOT A, BURNS R, et al. Body composition and sarcopenia: The next-generation of personalized oncology and pharmacology? [J]. Pharmacol Ther, 2019, 196: 135-159.

[202] BARACOS VE, MARTIN L, KORC M, et al. Cancer-associated cachexia [J]. Nat Rev Dis Primers, 2018, 4: 17105.

[203] PETERSON SJ, MOZER M. Differentiating Sarcopenia and Cachexia Among Patients With Cancer [J]. Nutr Clin Pract, 2017, 32 (1): 30-39.

[204] CESARI M, LANDI F, VELLAS B, et al. Sarcopenia and physical frailty: two sides of the same coin [J]. Front Aging Neurosci, 2014, 6: 192.

[205] LANDI F, CALVANI R, CESARI M, et al. Sarcopenia as the Biological Substrate of Physical Frailty [J]. Clin Geriatr Med, 2015, 31 (3): 367-374.

[206] DAVIES B, GARCIA F, ARA I, et al. Relationship Between Sarcopenia and Frailty in the Toledo Study of Healthy Aging: A Population Based Cross-Sectional Study [J]. J Am Med Direc Assoc, 2018, 19 (4): 282-286.

[207] RIZZOLI R, REGINSTER JY, ARNAL JF, et al. Quality of life in sarcopenia and frailty [J]. Calcif Tissue Int, 2013, 93 (2): 101-120.

[208] PENA ORDONEZ GG, BUSTAMANTE MONTES LP, RAMIREZ DURAN N, et al. Populations and outcome measures used in ongoing research in sarcopenia [J]. Aging Clin Exp Res, 2017, 29 (4): 695-700.

[209] PERERA S, MODY SH, WOODMAN RC, et al. Meaningful change and responsiveness in common physical performance measures in older adults [J]. J Am Geriatr Soc, 2006, 54 (5): 743-749.

第十六章

儿童骨矿物质含量DXA测量的评估

第一节　儿童骨密度测量的意义及方法简介

骨密度测量的应用始于老年人，特别是绝经后妇女骨质疏松与否的量化评估。随着骨密度测量仪的不断更新和完善，及骨密度测量应用人群的不断扩展，儿童骨密度测量及其量化评估引起同道们的重视。"儿童"的定义不同出处有所不同，也多见混用。ISCD在评估儿童骨密度测量时将儿童笼统地分为5～19岁的"青少年"（adolescent）和0～5岁的"婴幼儿"（infant）。国内多数医学文章所述的儿童通常是指临床儿科服务的18岁以内的对象，但也有根据具体年龄范围将其细分为新生儿（0～28天）、婴儿（1月龄至1岁）、幼儿（1～3岁）、学龄前（3～6岁或7岁）、学龄期（6岁或7～18岁）。但从骨矿物质含量方面，儿童骨矿物质含量的测量分析还难以细划至儿童生长发育的各个阶段，因此，本文也仅就ISCD的笼统划分方法（儿童或青少年指5～19岁；婴幼儿指0～5岁）进行介绍。

儿童原发性骨质疏松症极为少见，多为继发性骨质疏松症。原发性骨质疏松症主要是指特发性骨质疏松症，ISCD将成骨不全也列入原发性骨质疏松症范畴，这是因为该病是因遗传性胶原病变，双膦酸盐类药物可有效改善其临床状况。继发性骨质疏松症的病因较多，但其发病机制大致分为抑制骨的形成、刺激骨的吸收和降低对机械刺激的反应，使组织可能表现为超微结构改变，如骨小梁结构弱化（数目减少、变薄、连接减少）、骨皮质孔隙增加、骨皮质厚度和骨宽度减少等。值得指出的是，ISCD将慢性肾病（chronic kidney disease，CKD）排除在继发性骨质疏松症病因之外。这主要是因为CKD并不仅是骨质疏松，而是伴随着一系列的骨改变，如从低骨转换（骨软化）到高骨转换（不受控制的甲状旁腺功能亢进）的一系列改变，进而出现骨皮质密度下降、骨松质密度增加的特征性改变。无论是原发性骨质疏松症还是继发性骨质疏松症，其骨折风险均高于正常儿童，这主要是不同种类骨质疏松疾病本身所致，但也与患儿炎症、内分泌紊乱和/或药物治疗（主要是糖皮质激素）等因素有关。儿童的这些骨质疏松症中，骨量减少可能会增加骨折的风险，而就健康婴幼儿而言，其骨折的发生是非常罕见的，部分原因是他们的非活动状态和低风险的意外创伤。随着婴幼儿第二年和第三年步行和爬行的开始至站立后，其跌倒和外伤性骨折风险会相应增加。儿童的骨折多发生在外周骨。

近几十年来，儿童骨折尤其是前臂骨折的发生率呈上升趋势。有报道，约1/3儿童在成长过程中至少有1次或1次以上的骨折。除了跌倒和外伤因素，骨量和/或骨密度低下也是骨折风险因素之一，也有许多报道表明儿童前臂和腕部骨折与低骨密度有关；有严重疾病的婴幼儿（如早产儿、成骨不全、Ehlers-Danlos综合征）的骨质疏松性骨折发生率高于健康的同龄儿。由此可见，儿童骨矿物质含量的评估有其重要意义。

儿童骨矿物质含量测量的目的与成人相似，主要用于骨质疏松症的诊断、骨折风险的评估和疗效观察方面的研究。迄今为止，虽然骨密度测量尚未系统地应用于儿童和青少年的各种原发或继发性骨质疏松症的骨折风险评估，但及早检出骨量或骨密度减低也有助于其测量目的的实现。而骨量或骨密度减低的检出有赖于相应的测量方法的选择。儿童骨矿物质含量的评估也有许多方法。X线影像骨密度的目视评估较为主观且不灵敏，在适当摄片条件下的成像，骨密度变化＞25%以上才可通过视觉判断，且不能进行量化评估。也有结合X线片所见并参照相应的金属梯进行密度评估，该方法也不灵敏且仅限于四肢的评估，提供的信息也仅是骨密度的半定量结果。总之，与成人的骨矿物质含量评估相似，X线片也不适于儿童的骨矿物质含量评估。以往用于成人的定量超声（QUS）、外周定量CT（pQCT）和双能X线吸收测量（DXA）等评估方法也均可用于临床儿科受检者的骨密度状况的评估。

定量超声：儿童的QUS测量的主要部位有胫骨中段、桡骨远端或指骨。QUS测量仪的优点主要是移动方便，甚至可移至新生儿重症监护病房对早产儿进行骨测量及评估。不足之处主要是测量结果可受超声探头的大小、小儿皮下脂肪厚度的影响，另一不足之处缺乏参照数据库。因此，定量超声的骨测量评估的应用在我国极为罕见。

外周QCT（pQCT）：测量结果包括感兴趣区的骨松质、骨皮质和二者总的体积骨密度和生物力学的骨强度指数。尽管有研究报道，pQCT已用于婴幼儿和3～5岁儿童的骨密度测量，但其儿童骨密度测量的应用仍有限。若受检者的骨骼较小，骨皮质较薄（厚度＜2mm、体素为0.4mm），则其骨皮质密度无法准确地测量，而3～4岁胫骨远端20%处皮质厚度的平均值为1.2mm，虽相应的骨皮质的体积密度无法测量，但可测量其截面的面积、皮质的面积和皮质的厚度。另外，测量层面、采集参数（体素的大小、扫描速度等）和分析软件尚无统一的标准，相应的参考数据库也有待收集和建立，我国尚未广泛开展儿童骨密度的pQCT评估工作。

双能X线吸收测量（DXA）：因DXA辐射剂量较低，相应的危害性也较小，DXA测量的人群范围也扩展至儿童，如儿童骨密度及全身脂肪评估等。DXA现已成为儿童最常用的骨密度测量方法。ISCD认为婴儿和0～5岁幼儿DXA腰椎测量以及＞3岁儿童全身DXA测量均是可行且是可重复的。有研究报道，早产儿DXA测量的BMD较低，随着早产儿骨矿化加速，6个月后其骨密度可升至新生儿的BMD值。通过对孕妇维生素D浓度和新生儿BMD测量结果研究可见，妊娠期25-羟维生素D缺乏会导致新生儿骨密度和体重减少。另外，儿童或婴幼儿骨矿物质含量低，用成人DXA分析软件难以测算和区分儿童或婴幼儿感兴趣区骨边缘，故需儿童或婴幼儿特殊软件优化其测算方法。尽管以往笔形线束DXA的儿童测量分析软件已被有关机构认证，但随后扇形线束DXA的儿童软件，特别是骨结构较小软件的认证较难通过。因此，以往笔形线束 DXA 软件测量分析的结果不能与扇形线束 DXA 测量结果相比较。现有的 DXA 儿童或婴幼儿专用软件的骨矿物质含量测量均不同于成人。国外儿童骨密度测量研究和临床应用已有30余年，国内儿童 DXA 方面的工作正在开展和普及。有关儿童 DXA 骨矿物质含量测量的问题较多，全球范围内的统一认识或标准也少见。因儿童骨骼较小和不同测量方法的限度、儿童骨量或骨密度研究尚不如成人骨量或骨密度研究成熟，故儿童或婴幼儿骨量或骨密度的评估仍有待于进一步研究。因此，本文在此介绍儿童骨矿物质含量评估时着重介绍 DXA 在儿童骨矿物质含量的应用和局限性。

第二节　DXA 测量时的制动问题

儿童 DXA 测量的可重复性是其评估骨矿物质含量的要点之一。影响儿童 DXA 测量可重复性的主要原因是儿童（特别是婴幼儿）检查期间制动问题。由于儿童或婴幼儿等在全身扫描过程中难以保持静止体位，导致不易准确地获得全身扫描结果。

婴幼儿全身 DXA 测量制动困难主要是因扫描测量时间相对较长、婴幼儿不自主的活动难以控制。婴幼儿不自主活动制动的方法：选择婴幼儿睡觉时测量、给予镇静剂、应用制动装置。选择在婴幼儿睡觉时扫描测量，主要困难是 DXA 日常工作难以专门等待受检者睡觉，且有可能在扫描过程中婴幼儿觉醒；给予镇静剂通常难以在 DXA 检查室实施；目前 DXA 厂家均未配有相应的制动装置，自制制动装置所用材料多会影响 BMC 和 BMD 的测量结果。由此可见，婴幼儿 DXA 测量制动的难度之大。有报道显示，婴幼儿全身 DXA 测量的可重复性尚不清楚，但重新摆位测量新生儿全身 BMD 的精确性较差（8.2%）。全身 DXA 测量的可重复性也受婴幼儿重复体位难以相同的影响，进而导致重复测量的面积差异，而对 BMC 的影响相对较小，这也是 BMC 重复测量的结果优于 BMD 的因素之一。尚未见有 3～5 岁儿童的全身 DXA 测量可重复性的报道。

减少测量扫描的时间也是避免扫描过程中婴幼儿活动影响测量结果的另一方法。减少测量扫描时间可通过变换测量部位加以实施，相对全身 DXA 测量扫描，选择腰椎和前臂等可明显减少扫描测量的时间。腰椎也是最常见的区域测量部位，其扫描时间短、运动伪影少，可明显改善测量的可重复性。有报道显示，利用婴儿腰椎软件测量 1 月龄和 36 月龄婴幼儿腰椎 BMC 和 BMD 的精确性可分别达到 2.2% 和 1.8%，且婴幼儿年龄越大其精确性越好。但腰椎测量的问题是腰椎 BMC 仅占 1 月龄至 12 月龄婴幼儿全身 BMC 的 3%，即使腰椎 BMC 发生 20% 的变化，其骨矿物质含量绝对变化值也相对较小，故其临床意义有限。

第三节　测量部位的选择

一、全身

全身是常见的测量部位，不仅可测量受检者的 BMC 和 BMD，还可测量全身的体成分。选择全身测量主要是因为儿童生长和骨量增加的速度较快，DXA的全身扫描测量可在短期内检出骨量的变化，扫描体位难以一致是婴幼儿全身DXA随访监测应用受限的主要原因。

与成人全身DXA扫描不同，儿童或婴幼儿DXA全身扫描部位是不含头颅（total body less head，TBLH）扫描的，主要是因为儿童头颅的骨含量占全身的比例较大。出生时，头部几乎占全身BMC的50%，而5岁时也占全身BMC的34%。如儿童或婴幼儿所患的疾病本身不影响颅骨，仅影响头部以下骨骼，若将颅骨纳入全身DXA测量将降低评估的灵敏度。相反，如果疾病影响头部，而年长的婴幼儿头部BMC或BMD受活动程度的影响，颅骨的骨量可明显增加。例如，随着卧床时间延长，婴幼儿颅骨可因生长及活动增加，BMC也可显著增加，而其余部分骨骼因长期卧床制动BMC可呈失用性减少。另外，婴幼儿的头颅体位很难置正，如含头颅也可影响其测量结果和可重复性。

DXA全身测量还可进行体成分分析，可能有助于评估与营养不良相关的慢性疾病或同时伴有肌肉和骨骼缺陷的患儿的体成分状况。

二、腰椎

腰椎测量的BMC和BMD变化显著不同应予重视。Gallo等报道显示，1～12月龄的婴幼儿，其腰椎BMC增加102%，而腰椎BMD仅增加10.8%；Kalkwarf等报道显示，12～24月龄的婴幼儿，其腰椎BMC和BMD分别增加64%和26%，24～36月龄婴幼儿分别增加39%和15%。这些报道均显示生长期婴幼儿的BMC增加相对BMD更显著，主要是因为骨骼生长时其尺寸（或形态）增长相对较快，形态的增大使骨密度测量时的面积增加较大，故导致骨密度测量结果相对较小。

三、股骨近端

ISCD建议临床上对生长发育的婴幼儿或儿童不选择股骨近端的DXA测量，主要是因为股骨粗隆形状不规则、股骨颈短和骨密度低等因素所致分析软件难以进行准确的测量，其测量的可重复性也较差。

四、前臂

前臂也可作为婴幼儿DXA测量的部位，儿童测量分析软件的感兴趣区同成人相似，其测量的感兴趣区可为桡骨远端1/3、桡骨中段和桡骨超远端。但目前尚未见到有关上述感兴趣区测量精确性的报道，也尚无＜5岁儿童的参照数据库。

总之，就儿童DXA测量部位而言，ISCD从可重复性和可行性方面建议：0～5岁儿童可选择DXA腰椎的BMC和BMD测量，≥3岁婴幼儿也可选择全身DXA的BMC和BMD的测量结果进行相应的骨量状况评估。较小的婴幼儿还可行DXA的前臂测量，前臂桡骨感兴趣区的构成主要是骨皮质，有利于临床上对某些特殊疾病的测量分析。目前尚无数据确定哪些骨骼部位是评估骨折风险、骨病异常状况或随访疗效的最佳测量部位。但之所以没有选择股骨近端，是因为儿童股骨粗隆形状不规则、股骨颈短和骨密度低等因素所致分析软件难以进行准确的测量，其测量的可重复性也较差。相对DXA测量的BMD而言，特别是对骨折风险的预测，BMC是最佳测量或预测指标。虽然婴幼儿DXA测量指征的选择原则是测量结果的解释有依据，并有助于临床相应防治方案的制订，但尚未见有具体测量指征的选择细则。另外，目前尚缺乏儿童或婴幼儿DXA不同部位的BMC和BMD的正常参照数据，因此，对DXA不同部位测量的BMC和BMD结果，应就具体情况并参照前面所述综合分析。

第四节　性别差异

不同时期儿童及婴幼儿的骨矿物质含量的性别差异有所不同，除个体本身性别因素外，不同的测量部位及测量结果的选择也有所不同，通常是较小的婴幼儿骨矿物质含量的性别差异较小，随后的婴幼儿和青春期儿童骨矿物质含量的性别差异较大，但相关的报道较少。有报道，女性新生儿、1～12月龄婴幼儿的全身BMC相对较低，但BMD不低，女性12～36月龄婴幼儿BMC也较低。另有报道男、女婴幼儿腰椎BMD无性别差异，主要是女性骨骼较男性小、面积也较男性小所致。而在4.5～6.4岁时，即使考虑到年龄、身高和体重等因素，女性腰椎和髋部BMD较男性低。同样，校正或不校正年龄、身高和体重等因素，女性全身不含头颅的BMC低于男性；但校正身高前，仅显示女性儿童的腰椎BMC较低。经全身骨面积调整后，女性3～5岁儿童的全身BMC显著低于男性（$P < 0.05$）。总之，在评估婴幼儿骨密度或骨量时，通常是女性骨矿物质含量低于男性，DXA测量BMC的结果更有利于显示这种性别差异。女性婴幼儿或儿童时期的骨矿物质含量低于男性是否是其终身骨矿物质含量低于男性的基础，目前尚不清楚。虽理论上通过童年时期和成年时期的DXA实施的纵向连续性测量有助于相关问题的阐述，但实际工作中，此类研究则难以实施。

第五节　骨质疏松症的诊断和测量结果的评估

儿童和青少年骨质疏松症的诊断不应仅以DXA密度测量结果为依据。ISCD认为儿童骨质疏松症诊断标准应为低骨密度并有临床骨折史；DXA测量结果根据绝对身高或身高、年龄或与含有年龄、性别、身高等信息的儿童参考数据进行比较。低骨密度是指Z-值≤-2.0；骨折史是指以下一种或多种：下肢长骨骨折、椎体压缩性骨折、上肢2处或2处以上的长骨骨折。

另外，与成人不同的是，成人测量结果有"峰值"作为参照点，而儿童骨骼生长过程中的DXA测量尚无参照值进行比对，这也是测量结果难以解释的原因之一。

第六节　DXA在骨折风险评估中的价值

理论上讲，任何年龄骨折风险的增加均与骨量、骨密度和/或骨强度的降低有关。

有许多研究表明，儿童的骨量或骨密度下降同老年人一样也可导致骨折的风险增加。有些儿科常见的导致骨量降低的疾病，如性早熟、成骨不全、Ehlers-Danlos综合征等，骨折的发生率均高于同龄正常人群。同成人相比，儿童DXA测量的BMC/BMD评估骨折风险证据相对较少，与骨骼生长过程中个体差异较大、测量结果的解释较难有关。已有的报道仍不足以肯定DXA测量骨密度能可靠地评估生长中儿童的骨折风险。

因中轴骨DXA不能分别测量骨松质和骨皮质密度，所以很难反映慢性肾病骨皮质减少和骨松质增加的状况。有报道表明，DXA测量结果与慢性肾病的骨折风险相关较差，以及其在慢性肾病中的应用价值尚未得到证实，故DXA在慢性肾病中的应用价值有限。

第七节　DXA在骨质疏松症治疗启动和
疗效监测中的价值

通常情况下，DXA测量应在骨质疏松症治疗启动之前实施，这有助于对该病的综合管理。儿童骨质疏松症治疗的实施指标尚有争议，ISCD认为DXA测量"低骨量"的结果本身不足以作为启动骨质疏松症治疗的指标，应参考其他骨骼指标综合判定。DXA随访测量间隔应依据预期骨密度变化等于或超过最小显著性变化而定。

综上所述，作为儿童或婴幼儿骨矿物质含量的评估，虽不同测量方法有其相应研究依据和经验的报道，但也均有亟待解决的许多问题。总之，ISCD认为DXA因其费用低、测量容易、精确性好和安全性高的优点可在全球范围内用于较年长儿童的全身骨密度或骨量的评估。DXA测量是对风险增加的患儿进行全面骨骼健康评估的一部分，具体的测量部位应为正位腰椎和不包括头的全身，髋部不作为测量评估的部位。相对BMD而言，特别是对骨折风险的预测，BMC是最佳测量或预测指标；婴幼儿DXA测量指征的选择原则是其测量结果的解释有依据，并有助于临床相应防治方案的制订。尽管有DXA婴幼儿测量指征的选择原则，但尚未见具体测量指征的细则。另外，目前尚缺乏儿童或婴幼儿DXA不同部位的BMC和BMD的正常参照数据，因此，对DXA不同部位测量的BMC和BMD结果，应就具体情况并参照上面所述综合分析。

参 考 文 献

［1］BIANCHI ML，BAIM S，BISHOP NJ，et al. Official positions of the International Society for Clinical Densitometry（ISCD）on DXA evaluation in children and adolescents［J］. Pediatr Nephrol，2010，25（1）：37-47.

［2］KALKWARF HJ，ABRAMS SA，DIMEGLIO LA，et al. Bone densitometry in infants and young children：the 2013 ISCD Pediatric Official Positions［J］. J Clin Densitom，2014，17（2）：243-257.

［3］SYLVESTER FA，DAVIS PM，WYZGA N，et al. Are activated T cells regulators of bone metabolism in children with Crohn disease？［J］. J Pediatr，2006，148（4）：461-466.

［4］LIMA EM，GOODMAN WG，KUIZON BD，et al. Bone density measurements in pediatric patients with renal osteodystrophy [J]. Pediatr Nephrol, 2003, 18 (6): 554-559.

[5] HENDERSON RC, LIN PP, GREENE WB. Bone-mineral density in children and adolescents who have spastic cerebral palsy. [J] J Bone Joint Surg Am, 1995, 77 (11): 1671-1681.

[6] PARFITT AM. A structural approach to renal bone disease [J]. J Bone Miner Res, 1998, 13 (8): 1213-1220.

[7] CUNNINGHAM J, SPRAGUE SM, CANNATA-ANDIA J, et al. Osteoporosis in chronic kidney disease [J]. Am J Kidney Dis, 2004, 43 (3): 566-571.

[8] SANCHEZ CP. Mineral metabolism and bone abnormalities in children with chronic renal failure [J]. Rev Endocr Metab Disord, 2008, 9 (2): 131-137.

[9] CHLEBNA-SOKOL D, LOBA-JAKUBOWSKA E, SIKORA A. Clinical evaluation of patients with idiopathic juvenile osteoporosis [J]. J Pediatr Orthop B, 2001, 10 (3): 259-263.

[10] PRESEDO A, DABNEY KW, MILLER F. Fractures in patients with cerebral palsy [J]. J Pediatr Orthop, 2007, 27 (2): 147-153.

[11] LANDIN LA. Fracture patterns in children. Analysis of 8, 682 fractures with special reference to incidence, etiology and secular changes in a Swedish urban population 1950-1979 [J]. Acta Orthop Scand Suppl, 1983, 202: 1-109.

[12] KHOSLA S, MELTON LJ, 3RD, DEKUTOSKI MB, et al. Incidence of childhood distal forearm fractures over 30 years: a population-based study [J]. JAMA, 2003, 290 (11): 1479-1485.

[13] HAGINO H, YAMAMOTO K, OHSHIRO H, et al. Increasing incidence of distal radius fractures in Japanese children and adolescents [J]. J Orthop Sci, 2000, 5 (4): 356-360.

[14] FERRARI SL, CHEVALLEY T, BONJOUR JP, et al. Childhood fractures are associated with decreased bone mass gain during puberty: an early marker of persistent bone fragility? [J]. J Bone Miner Res, 2006, 21 (4): 501-507.

[15] LANDIN L, NILSSON BE. Bone mineral content in children with fractures [J]. Clin Orthop Relat Res, 1983, 178 (178): 292-296.

[16] GOULDING A, CANNAN R, WILLIAMS SM, et al. Bone mineral density in girls with forearm fractures [J]. J Bone Miner Res, 1998, 13 (1): 143-148.

[17] GOULDING A, JONES IE, TAYLOR RW, et al. Bone mineral density and body composition in boys with distal forearm fractures: a dual-energy x-ray absorptiometry study [J]. J Pediatr, 2001, 139 (4): 509-515.

[18] MA D, JONES G. The association between bone mineral density, metacarpal morphometry, and upper limb fractures in children: a population-based case-control study [J]. J Clin Endocrinol Metab, 2003, 88 (4): 1486-1491.

[19] JONES G, MA D, CAMERON F. Bone density interpretation and relevance in Caucasian children aged 9-17 years of age: insights from a population-based fracture study [J]. J Clin Densitom, 2006, 9 (2): 202-209.

[20] CLARK EM, NESS AR, BISHOP NJ, et al. Association between bone mass and fractures in children: a prospective cohort study [J]. J Bone Miner Res, 2006, 21 (9): 1489-1495.

[21] LUCAS-HERALD A, BUTLER S, MACTIER H, et al. Prevalence and characteristics of rib fractures in ex-preterm infants [J]. Pediatrics, 2012, 130 (6): 1116-1119.

[22] BAR-YOSEF O, POLAK-CHARCON S, HOFFMAN C, et al. Multiple congenital skull fractures as a presentation of Ehlers-Danlos syndrome type VIIC [J]. Am J Med Genet A, 2008, 146A

（23）：3054-3057.

［23］KORAKAKI E, DAMILAKIS J, GOURGIOTIS D, et al. Quantitative ultrasound measurements in premature infants at 1 year of age: the effects of antenatal administered corticosteroids［J］. Calcif Tissue Int, 2011, 88（3）: 215-222.

［24］KOO WW, BAJAJ M, MOSELY M, et al. Quantitative bone US measurements in neonates and their mothers［J］. Pediatr Radiol, 2008, 38（12）: 1323-1329.

［25］BAJAJ M, KOO W, HAMMAMI M, et al. Effect of subcutaneous fat on quantitative bone ultrasound in chicken and neonates［J］. Pediatr Res, 2010, 68（1）: 81-83.

［26］FEWTRELL MS, LOH KL, CHOMTHO S, et al. Quantitative ultrasound（QUS）: a useful tool for monitoring bone health in preterm infants?［J］. Acta Paediatr, 2008, 97（12）: 1625-1630.

［27］SPECKER B, BINKLEY T. Randomized trial of physical activity and calcium supplementation on bone mineral content in 3-to 5-year-old children［J］. J Bone Miner Res, 2003, 18（5）: 885-892.

［28］VILJAKAINEN HT, SAARNIO E, HYTINANTTI T, et al. Maternal vitamin D status determines bone variables in the newborn［J］. J Clin Endocrinol Metab, 2010, 95（4）: 1749-1757.

［29］VILJAKAINEN HT, KORHONEN T, HYTINANTTI T, et al. Maternal vitamin D status affects bone growth in early childhood--a prospective cohort study［J］. Osteoporos Int, 2011, 22（3）: 883-891.

［30］HOLMLUND-SUILA E, VILJAKAINEN H, HYTINANTTI T, et al. High-dose vitamin d intervention in infants--effects on vitamin d status, calcium homeostasis, and bone strength［J］. J Clin Endocrinol Metab, 2012, 97（11）: 4139-4147.

［31］BINKLEY TL, SPECKER BL. pQCT measurement of bone parameters in young children: validation of technique［J］. J Clin Densitom, 2000, 3（1）: 9-14.

［32］SHUHART CR, YEAP SS, ANDERSON PA, et al. Executive Summary of the 2019 ISCD Position Development Conference on Monitoring Treatment, DXA Cross-calibration and Least Significant Change, Spinal Cord Injury, Peri-prosthetic and Orthopedic Bone Health, Transgender Medicine, and Pediatrics［J］. J Clin Densitom, 2019, 22（4）: 453-471.

［33］ZANINI RDE V, SANTOS IS, CHRESTANI MA, et al. Body fat in children measured by DXA, air-displacement plethysmography, TBW and multicomponent models: a systematic review ［J］. Matern Child Health J, 2015, 19（7）: 1567-1573.

［34］QUINTAL VS, DINIZ EM, CAPARBO VDE F, et al. Bone densitometry by dual-energy X-ray absorptiometry（DXA）in preterm newborns compared with full-term peers in the first six months of life［J］. J Pediatr（Rio J）, 2014, 90（6）: 556-562.

［35］BOGHOSSIAN NS, KOO W, LIU A, et al. Longitudinal measures of maternal vitamin D and neonatal body composition［J］. Eur J Clin Nutr, 2019, 73（3）: 424-431.

［36］HAMMAMI M, KOO WW, HOCKMAN EM. Technical considerations for fan-beam dual-energy x-ray absorptiometry body composition measurements in pediatric studies［J］. JPEN J Parenter Enteral Nutr, 2004, 28（5）: 328-333.

［37］KOO WW, HAMMAMI M, HOCKMAN EM. Interchangeability of pencil-beam and fan-beam dual-energy X-ray absorptiometry measurements in piglets and infants［J］. Am J Clin Nutr, 2003, 78（2）: 236-240.

［38］GODANG K, QVIGSTAD E, VOLDNER N, et al. Assessing body composition in healthy newborn infants: reliability of dual-energy x-ray absorptiometry [J]. J Clin Densitom, 2010, 13 (2): 151-160.

[39] KALKWARF HJ, ZEMEL BS, YOLTON K, et al. Bone mineral content and density of the lumbar spine of infants and toddlers: influence of age, sex, race, growth, and human milk feeding [J]. J Bone Miner Res, 2013, 28 (1): 206-212.

[40] GALLO S, COMEAU K, VANSTONE C, et al. Effect of different dosages of oral vitamin D supplementation on vitamin D status in healthy, breastfed infants: a randomized trial [J]. JAMA, 2013, 309 (17): 1785-1792.

[41] GORDON CM, BACHRACH LK, CARPENTER TO, et al. Dual energy X-ray absorptiometry interpretation and reporting in children and adolescents: the 2007 ISCD Pediatric Official Positions [J]. J Clin Densitom, 2008, 11 (1): 43-58.

[42] CHAUHAN S, KOO WW, HAMMAMI M, et al. Fan beam dual energy X-ray absorptiometry body composition measurements in piglets [J]. J Am Coll Nutr, 2003, 22 (5): 408-414.

[43] BIKLE DD, HALLORAN BP. The response of bone to unloading [J]. J Bone Miner Metab, 1999, 17 (4): 233-244.

[44] MCKAY HA, PETIT MA, BAILEY DA, et al. Analysis of proximal femur DXA scans in growing children: comparisons of different protocols for cross-sectional 8-month and 7-year longitudinal data [J]. J Bone Miner Res, 2000, 15 (6): 1181-1188.

[45] KOO MW, YANG KH, BEGEMAN P, et al. Prediction of bone strength in growing animals using noninvasive bone mass measurements [J]. Calcif Tissue Int, 2001, 68 (4): 230-234.

[46] GALLO S, VANSTONE CA, WEILER HA. Normative data for bone mass in healthy term infants from birth to 1 year of age [J]. J Osteoporos, 2012, 2012: 672403.

[47] SUDHAGONI RG, WEY HE, DJIRA GD, et al. Longitudinal effects of fat and lean mass on bone accrual in infants [J]. Bone, 2012, 50 (3): 638-642.

[48] WILLING MC, TORNER JC, BURNS TL, et al. Percentile distributions of bone measurements in Iowa children: the Iowa Bone Development Study [J]. J Clin Densitom, 2005, 8 (1): 39-47.

[49] SPECKER BL, JOHANNSEN N, BINKLEY T, et al. Total body bone mineral content and tibial cortical bone measures in preschool children [J]. J Bone Miner Res, 2001, 16 (12): 2298-2305.

[50] KALKWARF HJ, LAOR T, BEAN JA. Fracture risk in children with a forearm injury is associated with volumetric bone density and cortical area (by peripheral QCT) and areal bone density (by DXA) [J]. Osteoporos Int, 2011, 22 (2): 607-616.

[51] MANIAS K, MCCABE D, BISHOP N. Fractures and recurrent fractures in children; varying effects of environmental factors as well as bone size and mass [J]. Bone, 2006, 39 (3): 652-657.

[52] LEONARD MB. A structural approach to the assessment of fracture risk in children and adolescents with chronic kidney disease [J]. Pediatr Nephrol, 2007, 22 (11): 1815-1824.

第十七章

腰椎骨小梁分数（TBS）临床应用及进展

双能X线吸收测量（DXA）结果是目前国内、外唯一公认客观的骨质疏松症诊断指标，该诊断标准从20世纪90年代被WHO推荐后一直沿用至今，并将其作为评估骨折风险的重要指标。但在临床实际工作中，常见到有些骨质疏松性骨折的患者DXA骨密度测量结果不在骨质疏松范围内，也有的骨密度测量结果在正常范围内。这提示除骨密度因素外，还有其他因素影响骨强度和骨折风险。因此，如仅凭骨密度测量有可能在临床工作中遗漏为数不少的骨质疏松性骨折患者及高风险人群。另外，从骨质疏松症的定义和发病机制分析也不难解释上述DXA测量的局限性。DXA测量的骨密度只能评估骨量的变化，尽管其可反映60%～70%骨强度变化，但几乎难以进行有关骨质量的骨微结构评估，而骨微结构受损与骨折高风险密切相关。因此，有关学者更加关注如何进一步扩展DXA测量功能、寻到可评估骨微结构并可改善骨折高风险人群检出的相应指标。骨小梁分数（trabecular bone score，TBS）（厂家信息：TBS iNsight software，Medimaps Group，Geneva，瑞士）正是通过对腰椎DXA影像像素结构的分析进行骨微结构评估的指标。美国食品和药品管理局（FDA）批准了TBS及其软件分析结果可用于评估骨微结构和临床上用于骨折风险的评估和疗效的监测，随后国外应用TBS的报道层出不穷，但国内TBS应用的相关报道较为罕见，为使国内读者对TBS有进一步的了解，本文就其历史背景、工作机制、临床的初步应用、优越性和局限性等相关报道简介如下。

第一节　TBS研发背景

TBS最初是在大体骨标本经三维微CT（micro-CT）成像转换后的二维影像上进行评估的，Pothuaud等对椎体、股骨颈和桡骨远端等标本进行了观察研究，结果显示大体标本的TBS与骨体积分数、骨小梁空间、骨小梁数量等参数显著相关。随后Hans等将此二维CT影像上的评估方法用于DXA二维影像，结果显示TBS可独立于BMD，与微CT测量的不同骨微结构参数显著相关。Muschitz等研究结果显示，特发性骨质疏松症患者的髂骨活检标本的不同骨微结构参数均与TBS测量结果相关。总之，上述尸检或离体标本的研究显示，TBS可间接地评估骨微结构，但也有些研究报道并不完全支持上述研究所见。目前TBS的评估仅限于腰椎，其感兴趣区同腰椎DXA测量的感兴趣区相同，即取L_1-L_4的平均TBS值。

第二节　TBS测量机制

腰椎DXA影像是腰椎不同骨结构对X线吸收不同产生的二维骨结构影像，虽然TBS是在DXA腰椎影像上进行测量的，但其并非是对腰椎骨微结构的直接机械测量，而是在DXA影像基础上（即相同骨密度的条件下）通过计算比较DXA腰椎影像中不同像素灰阶差异的间距大小，进而评估骨微结构的状况。如不同像素灰阶差异的间距大，则表明其内骨的细微结构相对丰富均匀，相应的TBS分数也较高。相反，如不同像素灰阶差异的间距小，则表明其内骨的细微结构分布均匀性较差，相应的TBS分数也较低。另外，TBS的机制也可解释为，致密的骨小梁微结构在二维影像上的像素差异小而多，相反疏松的骨小梁微结构在二维影像上的像素差异大而少，这种二维影像上像素差异通过骨密度测量难以辨出，但可通过总的像素差异变量（variogram）计算进而评估其三维骨的微结构状况。还有作者将其形象地解释为，鸟瞰森林难以分清具体的树木棵数，同DXA影像难以辨清骨小梁相似，但鸟瞰可通过森林中的空地多寡来评估相同棵数森林的树木分布的均匀状况。同样，可在DXA影像上通过像素灰阶差异计算无骨结构区的多寡，评估其骨结构分布的均匀状况。

第三节　TBS测量的可重复性

TBS测量的可重复性是评估其是否可用于临床的重要指标之一。不同学者关于TBS测量的可重复性的报道有所不同，有些研究报道活体TBS测量的可重复性介于1.1%～1.9%，这与对照DXA测量可重复性范围（0.9%～1.4%）相似；也有研究报道腰椎TBS和BMD的可重复性分别为0.9%～2.1%和1.1%～1.7%。近来ISCD文件也提及TBS测量的可重复性与同一仪器上的BMD测量的可重复性相似。上述有关可重复性的研究均表明其临床应用是可行的。不同报道之间的差异也可能是由于DXA影像分辨率不同所致。Krueger等报道指出，影像的分辨率与TBS显著相关，DXA影像分辨率不同可影响活体TBS测量的可重复性，目前TBS厂家研制出相应的软件，并用特制的体模进行校准以克服这种不同分辨率对TBS的可重复性的影响。

第四节　TBS与其他骨结构测量的相关性分析

如前所述，TBS测量结果可反映BMD以外的骨结构相关信息，目前测量BMD以外的骨结构的影像方法较多，如三维微CT、高分辨率三维微CT、高分辨率外周QCT（HR-pQCT）、定量CT（QCT）、DXA及其面积骨密度（aBMD）等。有关TBS与这些测量方法的相关性研究报道并不少见。与三维微CT比较的离体标本研究结果显示，椎体二维结构的TBS与其三维微CT测量的参数（骨小梁数量、骨小梁间距、骨小梁厚度）相关；但也有研究显示TBS与高分辨率三维微CT测量的骨小梁厚度呈负相关。而Roux的研究显示TBS与三维微CT测量的结构模型指数（structural model index，SMI）相关，TBS也与椎体的力学参数（vertebral mechanical behavior）相关，但TBS和面积骨密度共同评估椎体骨折的风险并不优于单独应用面积骨密度。而Sliva等研究结果显示，TBS与QCT测量的腰椎小梁体积密度、股骨颈和全髋的皮质密度相关。TBS和腰椎面积骨密度评估有关，QCT测量的参数优于单独面积骨密度的评估。TBS与桡骨和胫骨HR-pQCT测量结果（除桡骨皮质厚度和胫骨小梁厚度外）呈弱至中度的相关；Silva等的另一研究显示，TBS与HR-pQCT测量的体积骨密度、皮质厚度、骨小梁数目、骨小梁间距、桡骨强度等相关。尽管TBS与胫骨的体积骨密度、皮质厚度、骨强度相关，但与骨小梁数目、骨小梁间距仅是在校正体重后呈显著相关。另外，TBS与桡骨和胫骨的皮质厚度和强度并不相关。Popp等研究表明，虽未与BMD等其他相关变量校正，但TBS测量结果与HR-pQCT的骨微结构的参数及DXA等测量结果相关。Amstrup等研究结果表明，TBS测量结果与HR-pQCT的骨微结构参数相关甚微。Bousson等认为TBS难以反映骨松质微结构的细小变化，TBS仅是通过DXA影像约半毫米分辨率的灰阶差异像素间距的分析，而不是直接评估骨的微结构，故也不足以分辨骨小梁的细微变化。尽管上述不同研究报道和学术观点有所不同，但较为集中的问题是TBS是否能作为间接评估骨微结构变化的指标。Martineau等认为，将TBS作为反映骨微结构的间接指标的主要是因为TBS与其他骨微结构参数有关，这同DXA测量结果相似，DXA测量的面骨密度结果也与骨微结构等参数相关，但DXA也不是直接测量骨微结构。同样，TBS也不能直接测量骨微结构，但它可通过DXA影像像素灰阶的差异，评估骨的网状微结构的状况，进而评估骨折风险。虽有的体外研究表明，TBS与三维微CT测得的骨微结构指数高度相关，而相关的体内研究则表明呈中度相关，但TBS与骨小梁厚度不相关。据此，Silva等认为TBS还不能完全反映高分辨率影像所示的骨小梁微结构的信息。

第五节　TBS的临床应用

TBS的临床应用同骨密度相似，主要是骨质疏松症的诊断、骨折风险评估和疗效随访。诊断方面，其随年龄的变化规律、正常数据库的建立及诊断标准的确定均是临床应用的前提；药物治疗的随访也是评估TBS是否可行的重要指标。现将国外有关TBS的年龄性变化、临床诊断标准和药物疗效评估等的临床报道分述如下（有关TBS的骨折风险评估将在后面的第六节加以介绍）。

一、TBS的年龄性变化

Dufour等通过大样本横断面研究观察了TBS在5942例45～85岁、BMI＜40的法国白种人女性中的变化，结果显示：TBS与BMI及体重呈微弱负相关（r值分别为0.17和0.14），与身高无明显相关性；45～85岁女性其腰椎TBS呈线性下降，下降幅度为14.5%，其中65岁前下降幅度为6%、65岁后下降幅度为8.5%。Simonelli等观察了691例30～90岁非西班牙裔美国白种人女性的TBS变化，该组人群无骨折、未接受抗骨质疏松药物治疗且无代谢性骨病病史，此横断面研究结果显示：TBS随年龄增长呈线性下降，45～90岁TBS下降幅度为16%，65岁以上TBS下降幅度每年增加4%～6%，这与对法国、加拿大、美国、黎巴嫩、日本和泰国等国家女性的观察结果相似。这些不同国家和地区对女性TBS的研究结论在全球范围内具有代表性，其相似的或一致的研究结果有助于其他国家和地区在TBS应用中借鉴。换句话讲，这些覆盖面较为广泛的一致性报道可从人种、地区方面表明TBS在全球范围应用的可行性。

二、TBS的诊断标准

通常认为TBS高表明骨微结构抗骨折的能力强；TBS低提示骨小梁连接不良、骨微结构抗骨折能力弱、易发生骨折。虽高低的阈值尚难以界定，且目前尚未见有关团体和学术机构提出公认的TBS临床判定标准，但Silva等提出绝经后妇女TBS的判定标准：正常，TBS≥1.35；骨微结构部分受损（partially degraded microarchitecture），TBS介于1.20～1.35；骨微结构受损，TBS≤1.20。但尚未见到男性TBS的判定标准。随后，McCloskey等根据TBS与骨折风险评估的分析结果提出：TBS≤1.23为高风险，1.23＜TBS＜1.31为中风险，TBS≥1.31为低风险的阈值。另外，ISCD强调目前临床上还不能仅凭TBS指标确定是否进行治疗干预。

三、TBS用于疗效监测

临床上，随访受检者骨密度变化及评估骨质疏松干预后的疗效是骨密度测量的主要目的之一。干预骨质疏松症的药物有多种，包括骨吸收抑制剂（如双膦酸盐类药物、RANRL抑制剂）、骨形成促进剂（如甲状旁腺激素类似物）及其他类药物（如锶盐）等。TBS在药物疗效评估方面的应用报道也不少见，在此简介如下。

有关双膦酸盐类药物治疗后BMD和TBS变化的报道：双膦酸盐类药物主要包括阿仑膦酸钠、唑来膦酸、利塞膦酸钠、伊班膦酸钠、依替膦酸二钠和氯膦酸二钠等，给药方式分为口服和静脉给药。不同双膦酸盐类药物疗效观察的BMD和TBS变化的报道有所不同。Krieg等报道的唑来膦酸随访结果和Popp等报道的静脉用双磷酸盐的随访结果均显示，治疗组BMD和TBS增加均显著高于对照组，BMD增加的幅度高于TBS增加的幅度，虽然BMD与TBS显著相关，但相关性较弱（r值介于0.11～0.20）；然而，Krieg等报道的唑来膦酸随访结果略有不同，虽然其结果也显示唑来膦酸治疗后BMD和TBS均显著增加，但BMD增加的幅度不如TBS大，BMD与TBS呈中度相关；其他学者也报道了类似的结果，但ISCD建议不应使用TBS监测口服双膦酸盐的疗效，监测静脉给药的唑来膦酸疗效也不合适。

地舒单抗是破骨细胞骨吸收的重要调节因子，是RANRL抑制剂，其药物作用机制是抑制骨吸收。Gregorio等报道了有关地舒单抗治疗后的BMD和TBS变化，并比较了地舒单抗、特立帕肽、阿仑膦酸钠治疗后BMD和TBS变化的差异，结果显示，上述各种药物治疗后BMD和TBS均呈不同程度的增加，BMD增加幅度高于TBS，地舒单抗和特立帕肽治疗后BMD增加幅度相同，均高于阿仑膦酸钠；TBS增加幅度由高到低依次为特立帕肽、地舒单抗、阿伦膦酸钠。但ISCD认为TBS在监测抗骨质吸收药物3年内的疗效方面似乎没有价值。

有关甲状旁腺激素类似物（特立帕肽）治疗后BMD和TBS变化的报道：Senn等报道了有关特立帕肽治疗后的BMD和TBS变化，结果显示，特立帕肽治疗后TBS和BMD均显著增加，BMD增加幅度高于TBS；该研究还比较了特立帕肽和伊班膦酸钠治疗后TBS和BMD的变化差异，结果显示，特立帕肽治疗后TBS和BMD增加均高于伊班膦酸钠；Saag等比较特立帕肽和阿伦膦酸钠治疗后TBS和BMD的变化差异，结果显示特立帕肽和阿伦膦酸钠治疗后BMD均显著增加，但TBS显著增加仅见于特立帕肽，而阿伦膦酸钠治疗前后的TBS未见明显变化。ISCD认为虽仅凭TBS尚不能评估特立帕肽及其合成类药物的疗效，但TBS在此方面的应用仍有潜在价值。

有关锶盐（雷尼酸锶）治疗后BMD和TBS变化的报道：Hans等报道了雷尼酸锶治疗后的BMD和TBS变化，并比较了雷尼酸锶和阿伦膦酸钠治疗后TBS和BMD的变化差异，结果显示：无论是雷尼酸锶还是阿伦膦酸钠，治疗后BMD和TBS均有所增加，BMD增加幅度均高于TBS。

总之，TBS监测抗骨质疏松药物疗效的机制仍不十分清晰，上述诸多抗骨质疏松药物干预随访的研究显示，药物治疗后TBS可增加，但其变化幅度较BMD小；另外，TBS和BMD两者之间相关性较弱，多数的研究中样本量有限；如样本量较小、治疗后TBS变化幅度有限，因TBS测量的精确性等同于或略差于BMD，故也很难检出TBS这种较小的变化。因此，TBS作为抗骨质疏松药物疗效观察指标的作用有限，ISCD也不建议将其作为药物疗效的观察指标。2015年，ISCD文件中指出TBS无助于对双膦酸盐治疗绝经后骨质疏松症妇女的监测。随后，有些报道评价了唑来膦酸、地舒单抗、特立帕肽和阿巴洛肽治疗后TBS的变化。2019年，ISCD文件仍指出TBS监测抗骨质吸收药物的疗效作用尚不清楚。因此，TBS是否可作为抗骨质疏松药物治疗随访的有效指标还有待于进一步研究。

第六节　骨小梁分数用于骨折风险评估

骨折风险预测简易工具（fracture risk assessment tool，FRAX）是基于不同临床风险因素及DXA股骨颈BMD，评估10年骨折风险概率的工具，但有些独立于BMD的骨折风险因素还不能完全通过FRAX进行反映。而TBS可作为独立的骨结构分析指标用于评估骨折风险。有关单独应用TBS及TBS联合BMD或FRAX对男、女性骨折风险评估的研究报道较多。

一、TBS和/或BMD的骨折风险评估

Hans等关于女性骨折风险评估的研究表明，经年龄校正后，TBS每下降1个SD，其椎体骨折、髋部骨折及其他部位骨折的风险比（hazard ratio，HR）分别增加1.45（1.32～1.58）、1.46（1.30～1.63）及1.35（1.29～1.42）；经年龄和其他临床风险因素（如类风湿关节炎、慢性阻塞性肺疾病、糖尿病、长期饮酒、BMI、骨质疏松性骨折

史、长期服用糖皮质激素史、骨质疏松治疗史等）校正后，其椎体骨折、髋部骨折和其他部位骨折的HR分别是1.22（1.10～1.34）、1.28（1.13～1.46）和1.20（1.14～1.26）。Lamy等的研究结果与Hans报道相似，ISCD也指出TBS与绝经后妇女的椎体、髋部和主要部位的骨质疏松性骨折风险有关。

多项研究显示，绝经后女性椎体骨折组的TBS显著低于对照组，经OR和ROC分析发现，TBS可提高评估椎体骨折风险的能力、联合TBS和BMD后评估椎体骨折风险的能力显著大于单独应用BMD或TBS。Krueger等研究表明，TBS可改善BMD对骨折风险的评估能力。Boutroy等研究显示，腰椎BMD的椎体骨折风险评估能力与TBS相似。Del Rio等研究结果显示，髋部骨折的绝经后妇女腰椎TBS显著低于非骨折组（$P < 0.001$）；腰椎BMD和TBS检出髋部骨折的能力相同，经年龄校正后髋部骨折组的腰椎BMD和TBS的OR有显著差异。Iki等通过探讨TBS对女性再发骨折风险性评估的研究表明，虽然椎体再发骨折更多见于TBS较低的人群，但TBS和BMD联合应用并不显著地优于单独应用BMD进行的骨折风险评估。而Briot等研究结果显示，TBS评估再发骨折风险的能力显著优于BMD（$P = 0.007$），TBS和BMD联合评估再发骨折风险的能力同单独应用BMD无显著差异（$P = 0.105$）。

Leib和Lorenc关于TBS评估男性椎体骨折的研究报道表明，骨折组的TBS显著低于非骨折组。Lorenc的研究还显示，骨折组与非骨折组腰椎BMD无显著差异（$P = 0.07$），TBS评估骨折的曲线下面积（area under the curve，AUC）为0.690（95% CI：0.589～0.783；$P = 0.0004$），TBS的截点为0.987，灵敏度为60%，特异度为80%。低于TBS阈值其椎体骨折风险增高5倍，与高于TBS阈值相比，其OR为5.7（95% CI：2.271～14.28）。另外，也有些研究表明，男性的TBS骨折风险评估能力也与绝经后妇女相似。ISCD则认为TBS与50岁以上的男性髋部骨折和主要部位骨质疏松性骨折风险有关，但未提及与50岁以上的男性椎体骨折风险有关。

包含14个国家男、女性骨折风险研究的Meta分析发现，在基线值和年龄因素校正后，TBS与主要骨质疏松性骨折显著相关，TBS每下降1个SD，主要骨质疏松性骨折OR上升1.44（95% CI：1.35～1.53），其中男性为1.50（95% CI：1.36～1.66）、女性为1.40（95% CI：1.30～1.52）。同单一TBS的骨折风险评估比较，TBS结合BMD和其他临床因素可增加评估髋部骨折和非髋部骨折风险的能力。

二、TBS和/或FRAX的骨折风险评估

McCloskey等研究结果表明，TBS结合FRAX评估骨折的OR为1.32（95% CI：1.24～1.41），其中男性为1.35（95% CI：1.21～1.49）、女性为1.31（95% CI：1.21～1.42）；同单一TBS的骨折风险评估比较，TBS结合FRAX也可增加评估主要关节骨折和髋部骨折风险的能力。Leslie等认为，应用TBS联合FRAX预测骨折的风险的能力优于单独应用腰椎TBS，故建议治疗方案的制订不应仅依靠单一的TBS评估，应参照TBS和FRAX共同评估结果。当FRAX评估结果接近临界值时，行经TBS校正的FRAX进一步评估有助于治疗方案的制订。Leslie等的另一研究结果显示，TBS结合

FRAX可显著提高主要骨折和髋部骨折的检出能力。总之，上述研究也仅是初步报道，未来有望通过TBS结合FRAX的进一步研究，以提高TBS评估骨折风险的能力。

上述多项研究均表明TBS可作为独立指标评估骨折风险。近来Leslie等将TBS测量的结果分别用腰椎、股骨颈、全髋BMD测量的T-值加以校正，并通过计算公式分别计算出腰椎、股骨颈、全髋BMD校正后TBS的T-值，不仅有助于骨折风险评估，还可为依据BMD的医疗保险地区提供了扩大TBS应用的渠道。

第七节　TBS对继发性骨质疏松症及其骨折风险评估

脆性骨折的主要临床风险因素较多，包括糖尿病、类风湿关节炎、原发性甲状旁腺功能亢进（简称甲旁亢）、慢性肾病、库欣综合征（或长期服用糖皮质激素）等继发性骨质疏松性疾病，脆性骨折的风险均相对较高，现将TBS在继发性骨质疏松症中的研究报道简介如下。

一、糖尿病患者TBS评估的报道

有研究表明，糖尿病患者腰椎TBS显著低于对照组，TBS检出糖尿病骨折高风险人群的能力优于BMD；联合应用TBS和BMD评估骨折风险将优于单独应用BMD。但上述研究中，并未区分糖尿病组中糖尿病的具体类型。关于不同类型糖尿病患者TBS和BMD测量的研究报道也不少见，研究显示，糖尿病（1型和2型）患者的骨折风险均较高，但同正常对照组相比，1型糖尿病（type 1 diabetes mellitus，T1DM）组的骨密度降低，而2型糖尿病（type 2 diabetes mellitus，T2DM）组的骨密度反而增加，表明2型糖尿病的骨折风险增加并不完全取决于BMD，骨质量的改变在2型糖尿病患者骨折的发生中起着重要作用。Neumann等报道表明，T1DM患者骨折组的TBS明显低于无骨折组。Kim等认为如BMD难以测量或结果难以解释时，TBS可被用于评估骨微结构受损，Leslie等认为TBS可作为独立于BMD的测量指标用于评估糖尿病患者骨折的风险。上述研究报道均表明TBS测量在评估糖尿病患者骨质疏松及骨折风险中的重要作用。

二、类风湿关节炎患者TBS评估的报道

Breban等的一项纳入多组（包括服用激素与否、骨折与否）女性类风湿关节炎人群的横断面研究显示：不同组别的TBS和BMD均呈显著相关（$P < 0.0001$）；骨折组BMD的T-值及TBS值均显著低于非骨折组的T-值及TBS值（$P < 0.0001$）；TBS、腰椎BMD、股骨颈BMD和全髋BMD的AUC分别为0.704、0.621、0.727和0.719，相互比较均无显著差异，联合应用BMD和TBS后AUC略有增加（0.703～0.730），但该研究未进一步评估这些微小差异。

三、原发性甲状旁腺功能亢进患者TBS评估的报道

原发性甲状旁腺功能亢进（简称甲旁亢）可导致骨皮质的骨量丢失和骨折风险的增

加。仅凭骨密度结果进行评估可低估骨折发生的风险。Romagnoli 等的研究结果显示，甲旁亢组 TBS 显著低于正常对照组（$P < 0.01$），甲旁亢组全髋 BMD 和桡骨 BMD 也均显著低于正常对照组（P 均 < 0.01），但甲旁亢组和正常对照组腰椎 BMD 和股骨颈 BMD 则未见明显差异。甲旁亢组的椎体骨折亚组 TBS 显著低于非椎体骨折亚组（$P < 0.01$），而有、无非椎体骨折两亚组的 TBS 比较未见显著差异。ROC 分析显示，TBS 与椎体骨折显著相关（AUC: 0.716; 95% CI: 0.590 ~ 0.841; $P < 0.002$），若 TBS < 1.2，其椎体骨折检出的灵敏度为 80%、特异度为 60%，但该研究中骨折例数有限。Eller-Vainicher 等研究结果显示，甲旁亢患者组的基线 TBS 显著低于对照组（$P < 0.0001$），甲旁亢组骨折的发生率（43.5%）显著高于对照组（8.2%）（$P < 0.0001$），甲旁亢组各部位 BMD 也低于对照组；独立于腰椎 BMD、年龄、体重指数（BMI）和性别，TBS 评估椎体骨折风险的 OR 为 1.4（95% CI: 1.1 ~ 1.9）。尽管外科手术治疗 24 个月后其 TBS 可得以改善，但接受保守治疗的患者 TBS 无明显变化。值得指出的是，本研究的甲旁亢患者多处于活动期，伴发椎体骨折（43.5%）和肾结石（47.8%）患者较多，尽管如此，TBS 与椎体骨折相关的结论与前述的 Romagnoli 的典型甲旁亢队列研究的结论是一致的。

四、慢性肾病和肾移植患者 TBS 评估的报道

因慢性肾病患者的骨折风险增高，故评估慢性肾病患者的 TBS 也有其临床意义。Naylor 等研究显示，经 FRAX 和 BMD 校正后，TBS 与慢性肾病和肾移植患者的骨折风险相关。Leib 等研究表明，TBS 与腰椎 BMD 及 BMI 的相关性分别为 0.48（$P < 0.001$）和 0.08（$P = 0.4$），慢性肾病组的 TBS 显著低于对照组（$P < 0.001$），而慢性肾病组和对照组腰椎 BMD 未见明显差异（$P = 0.054$）；虽骨折组的 TBS 显著低于无骨折组，但两组 BMD 比较无显著差异（$P = 0.46$）；慢性肾病组的 TBS 每下降 1 个 SD，其骨折风险增加 2.5 倍，TBS 经父母髋部骨折史校正后，骨折风险预测的 OR 为 4.67，但该研究未提供年龄和 BMI 校正后的 OR 值。Martineau 等认为，TBS 在慢性肾病和肾移植中应用价值有待于大样本的研究；目前也尚缺乏认识慢性肾病且骨折风险高的患者的可靠方法。

五、服用糖皮质激素患者 TBS 评估的报道

长期应用大量糖皮质激素（无论是外源性或内源性）可增加骨折发生的风险，有研究报道长期应用大量糖皮质激素者腰椎的 TBS 也随之降低。另有研究报道，皮质醇增多症患者 TBS 低于正常对照组，经年龄、性别、BMI 和腰椎骨密度校正后，其椎体骨折风险也与 TBS 降低相关。Colson 等报道了 TBS 在评估长期服用不同剂量糖皮质激素的研究结果，每天服用大于 5mg 糖皮质激素，且服用时间达 1 年以上的老年女性的 TBS 显著低于对照组（$P < 0.001$），而两组 BMD 的比较无显著差异（$P = 0.49$）；每天服用 3mg 糖皮质激素者，其 TBS 也显著低于对照组（$P < 0.001$）。加入骨折因素分析后，TBS 下降更为突出，如糖皮质激素不伴有骨折者其 TBS 下降为 3.4%（$P < 0.001$）；伴有 Ⅱ 度以上椎体骨折者，其 TBS 下降为 6.2%（$P < 0.0007$）；伴有 1 处外周骨骨折者，其 TBS 下降为

4.6%（$P<0.035$）；2处以上外周骨骨折其TBS下降为7.8%（$P<0.002$）；年龄校正后TBS评估外周骨骨折的OR为1.60，评估椎体骨折的OR为1.62，但BMD评估上述外周骨骨折和椎体骨折风险未见显著相关。虽前述研究表明长期糖皮质激素服用者有必要评估腰椎的TBS，但未来仍需大样本研究TBS和BMD评估长期服用糖皮质激素患者骨折风险的可靠性。

上述分析表明，TBS同许多疾病骨折风险相关，不同继发性骨质疏松所致的骨量丢失及骨折发生的机制不尽相同，有关研究的病例数、随访时间、疾病的分型或分组均有所不同。虽然Hans等指出，TBS可改善FRAX的骨折风险评估能力；在评估继发性骨质疏松的骨折风险方面，TBS的作用优于BMD，但ISCD的文件中仅提及TBS与绝经后2型糖尿病妇女的主要部位的骨质疏松性骨折风险相关。

第八节　TBS的优越性

腰椎退行性改变多见于老年人群，特别是腰椎椎体的骨质增生和硬化均包含在DXA测量的感兴趣区内，可导致DXA腰椎BMD测量结果的假性增高。然而，TBS腰椎测量的感兴趣区同DXA腰椎BMD测量的感兴趣相同，其感兴趣区内的椎体的骨质增生和硬化是否也影响TBS的测量结果备受关注，不少学者比较了腰椎退行性改变对DXA和TBS两种测量方法的影响，结果均表明，DXA测量骨密度结果受腰椎退行性改变影响，并随骨质增生、硬化改变程度（K&L分级）的加重而升高，而TBS测量结果与腰椎退行性改变程度无显著相关。由此可见，TBS可不受腰椎退行性改变的影响。这可解释为TBS主要反映骨微结构的像素之间的灰阶差异，而腰椎退行性改变多在腰椎椎体的周边，且影像致密、灰阶差异小，因此，其对TBS所测量的椎体内微结构的影响并不明显，而对DXA测量所含的周边骨密度影响较大。尽管如此，TBS厂家和有关学者也建议TBS不适于对严重的脊柱侧弯患者的评估，但所谓"严重脊柱侧弯"尚难以界定。

此外，有关研究结果显示椎体退行性改变（包括骨质增生）与椎体的骨折（或骨质疏松）并无直接关系，上述研究结果显示TBS可不受腰椎骨质增生的影响，但目前还未见到TBS是否受腰椎椎体骨折影响的报道，这主要是因为目前所见的TBS研究报道同DXA腰椎BMD测量选取的感兴趣区相同，即已将骨折的椎体从感兴趣区中去除，因此无法评估TBS能否反映椎体骨折状况。

第九节　TBS的局限性

同临床其他评估指标相似，TBS也有其相应的技术及临床方面的局限性。从技术方面观察，TBS间接地评估腰椎骨微结构的同时，许多因素也影响TBS的测量，包括腰椎周围软组织的成分及厚度、DXA有关技术或参数、已有临床研究的数据有限和测量质控的局限性等。

一、软组织的成分及厚度的影响

软组织的密度可显著影响BMD的测量结果，同样，增加腹部软组织的厚度可使TBS值下降，这是因为软组织厚度增加可使DXA影像质量下降。为消除软组织对TBS测量的影响，厂家根据受检者BMI，通过相应软件对其腹部软组织进行了校正，进而可克服男女性相同BMI时因男性腹部软组织增厚造成的TBS下降，使腰椎TBS测量结果无显著的性别差异。另外，目前的软件可消除受检者BMI对GE-Luanr DXA的TBS的影响，但还未完全消除受检者BMI对Hologic DXA的影响。尽管上述提及的分析软件可校正这种软组织厚度因素的影响，但有关学者和厂家仍建议TBS仅限于对BMI在$15 \sim 37kg/m^2$的受检者的评估。值得指出的是，BMI并非一个完善的体成分指标，其不能反映受检者体内脂肪和瘦组织的比例。此外，超出BMI范围外的人群的评估也有待于进一步研究。

二、DXA技术或参数的影响

DXA技术或参数主要包括扫描采集方式和影像分辨率等。目前TBS及其分析软件仅用于扇形线束扫描的DXA，DXA成像噪声可通过影响DXA影像的分辨率进而影响TBS结果，而DXA管球和其他部件的老化等导致DXA影像分辨率下降，可致TBS测量结果的增高，这也是不同DXA的TBS评估结果不能比较的主要原因。Mazzetti等研究显示，同一人群经Hologic和GE-Lunar生产的DXA的TBS评估结果有所不同，Hologic公司生产的DXA的评估结果显示TBS与BMI呈负相关（男性$r=-0.36$，$P<0.001$；女性$r=-0.33$，$P<0.001$），但GE-Lunar公司生产的DXA的评估结果表明，TBS与BMI无显著相关。然而，BMD和BMI在上述两厂家DXA的评估中均呈显著的正相关。

三、临床研究的数据有限

目前TBS的研究人群仍有限，多为绝经后妇女，有关男性的研究较少。迄今尚未见区分正常和异常的统一阈值，未来有待于涵盖不同年龄、不同性别的大样本流行病学调查以完善正常人群的参考数据库。另有应用GE-Lunar DXA的TBS报道显示，男性的TBS低于女性，但这与以往组织学和HR-pQCT所示的男性骨微结构优于女性的结论不同。这两种相悖的研究结果，有待于未来进一步的研究加以解释。

四、质控的局限性

TBS测量是在DXA腰椎骨密度测量的平台上进行的，DXA腰椎BMD测量中的一些局限性也可影响其结果；目前，不同DXA的TBS测量横向质控仍有限度，虽有研究表明TBS可通过不同灰阶TBS体模进行横向质控，但因目前还没有TBS测量的等量体模，故仍难以进行不同DXA上测量结果的横向对比，也无法对不同的DXA的TBS测量结果进行对比。

　　总之，从上述TBS的测量原理和临床应用范围等相关研究的概述可见，作为临床骨测量的评估指标，TBS有其特点和相应的优越性。当然，同DXA骨密度测量的报道比较，TBS的临床应用是初步的，研究报道的数量有限，所得结论仍有待在全球范围内通过大量的临床应用加以确认，TBS应用的局限性也有待进一步研究解决。

参 考 文 献

［1］KANIS JA. Assessment of fracture risk and its application to screening for postmenopausal osteoporosis：a synopsis of a WHO report［J］. Osteoporosis Int，1994，4：368-381.

［2］KANIS JA，BORGSTROM F，DE LAET C，et al. Assessment of fracture risk［J］. Osteoporos Int，2005，16（6）：581-589.

［3］WHO. Assessment of fracture risk and its application to screening for postmenopausal osteoporosis Technical Report Series 843［R］. Geneva：WHO，1994.

［4］MILLER PD，SIRIS ES，BARRETT-CONNOR E，et al. Prediction of fracture risk in postmenopausal white women with peripheral bone densitometry：evidence from the National Osteoporosis Risk Assessment［J］. J Bone Miner Res，2002，17（12）：2222-2230.

［5］SILVA BC，BOUTROY S，ZHANG C，et al. Trabecular bone score（TBS）--a novel method to evaluate bone microarchitectural texture in patients with primary hyperparathyroidism［J］. J Clin Endocrinol Metab，2013，98（5）：1963-1970.

［6］DALLE CARBONARE L，GIANNINI S. Bone microarchitecture as an important determinant of bone strength［J］. J Endocrinol Invest，2004，27（1）：99-105.

［7］MARTINEAU P，LESLIE WD. Trabecular bone score（TBS）：Method and applications［J］. Bone，2017，104：66-72.

［8］SEEMAN E，DELMAS PD. Bone quality--the material and structural basis of bone strength and fragility［J］. N Engl J Med，2006，354（21）：2250-2261.

［9］LEGRAND E，CHAPPARD D，PASCARETTI C，et al. Trabecular bone microarchitecture，bone mineral density，and vertebral fractures in male osteoporosis［J］. J Bone Miner Res，2000，15（1）：13-19.

［10］POTHUAUD L，CARCELLER P，HANS D. Correlations between grey-level variations in 2D projection images（TBS）and 3D microarchitecture：applications in the study of human trabecular bone microarchitecture［J］. Bone，2008，42（4）：775-787.

［11］WINZENRIETH R，MICHELET F，HANS D. Three-dimensional（3D）microarchitecture correlations with 2D projection image gray-level variations assessed by trabecular bone score using high-resolution computed tomographic acquisitions：effects of resolution and noise［J］. J Clin Densitom，2013，16（3）：287-296.

［12］HANS D，BARTHE N，BOUTROY S，et al. Correlations between trabecular bone score，measured using anteroposterior dual-energy X-ray absorptiometry acquisition，and 3-dimensional parameters of bone microarchitecture：an experimental study on human cadaver vertebrae［J］. J Clin Densitom，2011，14（3）：302-312.

［13］KROHN K，SCHWARTZ EN，CHUNG YS，et al. Dual-energy X-ray Absorptiometry Monitoring with Trabecular Bone Score：2019 ISCD Official Position［J］. J Clin Densitom，2019，22（4）：

501-505.

[14] MUSCHITZ C, KOCIJAN R, HASCHKA J, et al. TBS reflects trabecular microarchitecture in premenopausal women and men with idiopathic osteoporosis and low-traumatic fractures [J]. Bone, 2015, 79: 259-266.

[15] ROUX JP, WEGRZYN J, BOUTROY S, et al. The predictive value of trabecular bone score (TBS) on whole lumbar vertebrae mechanics: an ex vivo study [J]. Osteoporos Int, 2013, 24 (9): 2455-2460.

[16] BOUSSON V, BERGOT C, SUTTER B, et al. Trabecular bone score (TBS): available knowledge, clinical relevance, and future prospects [J]. Osteoporos Int, 2012, 23 (5): 1489-1501.

[17] MAQUER G, MUSY SN, WANDEL J, et al. Bone volume fraction and fabric anisotropy are better determinants of trabecular bone stiffness than other morphological variables [J]. J Bone Miner Res, 2015, 30 (6): 1000-1008.

[18] MAQUER G, LU Y, DALL'ARA E, et al. The Initial Slope of the Variogram, Foundation of the Trabecular Bone Score, Is Not or Is Poorly Associated With Vertebral Strength [J]. J Bone Miner Res, 2016, 31 (2): 341-346.

[19] SILVA BC, LESLIE WD, RESCH H, et al. Trabecular bone score: a noninvasive analytical method based upon the DXA image [J]. J Bone Miner Res, 2014, 29 (3): 518-530.

[20] RAMALHO J, MARQUES IDB, HANS D, et al. The trabecular bone score: Relationships with trabecular and cortical microarchitecture measured by HR-pQCT and histomorphometry in patients with chronic kidney disease [J]. Bone, 2018, 116: 215-220.

[21] DUFOUR R, WINZENRIETH R, HERAUD A, et al. Generation and validation of a normative, age-specific reference curve for lumbar spine trabecular bone score (TBS) in French women [J]. Osteoporos Int, 2013, 24 (11): 2837-2846.

[22] BRIOT K, PATERNOTTE S, KOLTA S, et al. Added value of trabecular bone score to bone mineral density for prediction of osteoporotic fractures in postmenopausal women: the OPUS study [J]. Bone, 2013, 57 (1): 232-236.

[23] POPP AW, MEER S, KRIEG MA, et al. Bone mineral density (BMD) and vertebral trabecular bone score (TBS) for the identification of elderly women at high risk for fracture: the SEMOF cohort study [J]. Eur Spine J, 2016, 25 (11): 3432-3438.

[24] HANS D, GOERTZEN AL, KRIEG MA, et al. Bone microarchitecture assessed by TBS predicts osteoporotic fractures independent of bone density: the Manitoba study [J]. J Bone Miner Res, 2011, 26 (11): 2762-2769.

[25] POPP AW, GULER S, LAMY O, et al. Effects of zoledronate versus placebo on spine bone mineral density and microarchitecture assessed by the trabecular bone score in postmenopausal women with osteoporosis: a three-year study [J]. J Bone Miner Res, 2013, 28 (3): 449-454.

[26] KRUEGER D, LIBBER J, BINKLEY N. Spine Trabecular Bone Score Precision, a Comparison Between GE Lunar Standard and High-Resolution Densitometers [J]. J Clin Densitom, 2015, 18 (2): 226-232.

[27] SILVA BC, WALKER MD, ABRAHAM A, et al. Trabecular bone score is associated with volumetric bone density and microarchitecture as assessed by central QCT and HRpQCT in Chinese American and white women [J]. J Clin Densitom, 2013, 16 (4): 554-561.

[28] POPP AW, BUFFAT H, EBERLI U, et al. Microstructural parameters of bone evaluated using

HR-pQCT correlate with the DXA-derived cortical index and the trabecular bone score in a cohort of randomly selected premenopausal women [J]. PLoS One, 2014, 9（2）: e88946.

[29] AMSTRUP AK, JAKOBSEN NF, MOSER E, et al. Association between bone indices assessed by DXA, HR-pQCT and QCT scans in post-menopausal women [J]. J Bone Miner Metab, 2016, 34（6）: 638-645.

[30] BOUSSON V, BERGOT C, SUTTER B, et al. Trabecular Bone Score: Where are we now? [J]. Joint Bone Spine, 2015, 82（5）: 320-325.

[31] SIMONELLI C, LEIB E, MCCLUNG M, et al. Creation of the age - related TBS curve at lumbar spine in US Caucasian women derived from DXA [J]. J Clin Densitom, 2013, 16: S272.

[32] LESLIE WD, KRIEG MA, HANS D, et al. Clinical factors associated with trabecular bone score [J]. J Clin Densitom, 2013, 16（3）: 374-379.

[33] ALOIA JF, MIKHAIL M, USERA G, et al. Trabecular bone score（TBS）in postmenopausal African American women [J]. Osteoporos Int, 2015, 26（3）: 1155-1161.

[34] EL HAGE R, KHAIRALLAH W, BACHOUR F, et al. Influence of age, morphological characteristics, and lumbar spine bone mineral density on lumbar spine trabecular bone score in Lebanese women [J]. J Clin Densitom, 2014, 17（3）: 434-435.

[35] IKI M, TAMAKI J, SATO Y, et al. Age-related normative values of trabecular bone score（TBS）for Japanese women: the Japanese Population-based Osteoporosis（JPOS）study [J]. Osteoporos Int, 2015, 26（1）: 245-252.

[36] SRITARA C, THAKKINSTIAN A, ONGPHIPHADHANAKUL B, et al. Age-Adjusted Dual X-ray Absorptiometry-Derived Trabecular Bone Score Curve for the Lumbar Spine in Thai Females and Males [J]. J Clin Densitom, 2016, 19（4）: 494-501.

[37] HALUPCZOK-ZYLA J, GOJNY L, BOLANOWSKI M. Trabecular bone score（TBS）as a noninvasive and complementary tool for clinical diagnosis of bone structure in endocrine disorders [J]. Endokrynol Pol, 2019, 70（4）: 350-356.

[38] SILVA BC, BROY SB, BOUTROY S, et al. Fracture Risk Prediction by Non-BMD DXA Measures: the 2015 ISCD Official Positions Part 2: Trabecular Bone Score [J]. J Clin Densitom, 2015, 18（3）: 309-330.

[39] KRIEG MA, AUBRY-ROZIER B, HANS D, et al. Effects of anti-resorptive agents on trabecular bone score（TBS）in older women [J]. Osteoporos Int, 2013, 24（3）: 1073-1078.

[40] McCLUNG MR, LIPPUNER K, BRANDI M, et al. Denosumab significantly improved trabecular bone score（TBS）, an index of trabecular microarchitecture, in postmenopausal womenwith osteoporosis [J]. J Bone Miner Res, 2012, 27: S58-S59.

[41] GUENTHER B, POPP A, STOLL D, et al. Beneficial effects of PTH on spine bone mineral density（BMD）and microarchitecture（TBS）parameters in postmenopausal women with osteoporosis. A 2-year study, 23（S565）（2012）[J]. Osteoporos Int, 2012, 23: S565.

[42] PETRANOVA T, SHEYTANOV I, MONOV S, et al. Denosumab improves bone mineral density and microarchitecture and reduces bone pain in women with osteoporosis with and without glucocorticoid treatment [J]. Biotechnology, biotechnological equipment, 2014, 28（6）: 1127-1137.

[43] HANS D, KRIEG MA, LAMY O, et al. Beneficial effects of strontium ranelate compared to alendronate on trabecular bone score in postmenopausal osteoporotic women: a 2-year study [J]. Osteoporos Int, 2012, 23: S266-S267.

［44］DI GREGORIO S, DEL RIO L, RODRIGUEZ-TOLRA J, et al. Comparison between different bone treatments on areal bone mineral density (aBMD) and bone microarchitectural texture as assessed by the trabecular bone score (TBS) [J]. Bone, 2015, 75: 138-143.

［45］SENN C, GUNTHER B, POPP AW, et al. Comparative effects of teriparatide and ibandronate on spine bone mineral density (BMD) and microarchitecture (TBS) in postmenopausal women with osteoporosis: a 2-year open-label study [J]. Osteoporos Int, 2014, 25 (7): 1945-1951.

［46］SAAG KG, AGNUSDEI D, HANS D, et al. Trabecular Bone Score in Patients With Chronic Glucocorticoid Therapy-Induced Osteoporosis Treated With Alendronate or Teriparatide [J]. Arthritis Rheumatol, 2016, 68 (9): 2122-2128.

［47］LESLIE WD, MAJUMDAR SR, MORIN SN, et al. Change in Trabecular Bone Score (TBS) With Antiresorptive Therapy Does Not Predict Fracture in Women: The Manitoba BMD Cohort [J]. J Bone Miner Res, 2017, 32 (3): 618-623.

［48］BANDIRALI M, POLONI A, SCONFIENZA LM, et al. Short-term precision assessment of trabecular bone score and bone mineral density using dual-energy X-ray absorptiometry with different scan modes: an in vivo study [J]. Eur Radiol, 2015, 25 (7): 2194-2198.

［49］SHEPHERD JA, SCHOUSBOE JT, BROY SB, et al. Executive Summary of the 2015 ISCD Position Development Conference on Advanced Measures From DXA and QCT: Fracture Prediction Beyond BMD [J]. J Clin Densitom, 2015, 18 (3): 274-286.

［50］MCCLUNG MR, LIPPUNER K, BRANDI ML, et al. Effect of denosumab on trabecular bone score in postmenopausal women with osteoporosis [J]. Osteoporos Int, 2017, 28 (10): 2967-2973.

［51］BILEZIKIAN JP, HATTERSLEY G, FITZPATRICK LA, et al. Abaloparatide-SC improves trabecular microarchitecture as assessed by trabecular bone score (TBS): a 24-week randomized clinical trial [J]. Osteoporos Int, 2018, 29 (2): 323-328.

［52］KANIS JA, ODEN A, JOHNELL O, et al. The use of clinical risk factors enhances the performance of BMD in the prediction of hip and osteoporotic fractures in men and women [J]. Osteoporos Int, 2007, 18 (8): 1033-1046.

［53］HANS D, BAIM S. Quantitative Ultrasound (QUS) in the Management of Osteoporosis and Assessment of Fracture Risk [J]. J Clin Densitom, 2017, 20 (3): 322-333.

［54］LAMY O, METZGER M, KRIEG MA, et al. OsteoLaus: prediction of osteoporotic fractures by clinical risk factors and DXA, IVA and TBS [J]. Rev Med Suisse, 2011, 7 (315): 2130-2136.

［55］POTHUAUD L, BARTHE N, KRIEG MA, et al. Evaluation of the potential use of trabecular bone score to complement bone mineral density in the diagnosis of osteoporosis: a preliminary spine BMD-matched, case-control study [J]. J Clin Densitom, 2009, 12 (2): 170-176.

［56］RABIER B, HERAUD A, GRAND-LENOIR C, et al. A multicentre, retrospective case-control study assessing the role of trabecular bone score (TBS) in menopausal Caucasian women with low areal bone mineral density (BMDa): Analysing the odds of vertebral fracture [J]. Bone, 2010, 46 (1): 176-181.

［57］DEL RIO LM, WINZENRIETH R, CORMIER C, et al. Is bone microarchitecture status of the lumbar spine assessed by TBS related to femoral neck fracture? A Spanish case-control study [J]. Osteoporos Int, 2013, 24 (3): 991-998.

［58］BOUTROY S, HANS D, SORNAY-RENDU E, et al. Trabecular bone score improves fracture risk prediction in non-osteoporotic women：the OFELY study［J］. Osteoporos Int, 2013, 24（1）：77-85.

［59］IKI M, TAMAKI J, KADOWAKI E, et al. Trabecular bone score（TBS）predicts vertebral fractures in Japanese women over 10 years independently of bone density and prevalent vertebral deformity：the Japanese Population-Based Osteoporosis（JPOS）cohort study［J］. J Bone Miner Res, 2014, 29（2）：399-407.

［60］LEIB E, AUBRY - ROZIER B, WINZENRIETH RDH. Vertebral microarchitecture and fragility fracture in men：a TBS study.［J］J Bone Miner Res, 2102, 27：S435.

［61］DOAT S, CENEE S, TRETARRE B, et al. Nonsteroidal anti-inflammatory drugs（NSAIDs）and prostate cancer risk：results from the EPICAP study［J］. Cancer Med, 2017, 6（10）：2461-2470.

［62］LORENC RWHS. TBS as a predictor of vertebral fracture in Polish men.［J］J Bone Miner Res, 2012, 27：S487.

［63］MCCLOSKEY EV, ODEN A, HARVEY NC, et al. A Meta-Analysis of Trabecular Bone Score in Fracture Risk Prediction and Its Relationship to FRAX［J］. J Bone Miner Res, 2016, 31（5）：940-948.

［64］LESLIE WD, JOHANSSON H, KANIS JA, et al. Lumbar spine texture enhances 10-year fracture probability assessment［J］. Osteoporos Int, 2014, 25（9）：2271-2277.

［65］LESLIE W, KANIS J, LAMY O. Adjustment of FRAX probability according to lumbar spine trabecular bone score（TBS）：The Manitoba BMD Cohort［J］. J Clin Densitom, 2013, 16（3）：267-268.

［66］HANS D, STENOVA E, LAMY O. The Trabecular Bone Score（TBS）Complements DXA and the FRAX as a Fracture Risk Assessment Tool in Routine Clinical Practice［J］. Curr Osteoporos Rep, 2017, 15（6）：521-531.

［67］LESLIE WD, SHEVROJA E, JOHANSSON H, et al. Risk-equivalent T-score adjustment for using lumbar spine trabecular bone score（TBS）：the Manitoba BMD registry［J］. Osteoporos Int, 2018, 29（3）：751-758.

［68］KIM JH, CHOI HJ, KU EJ, et al. Trabecular bone score as an indicator for skeletal deterioration in diabetes［J］. J Clin Endocrinol Metab, 2015, 100（2）：475-482.

［69］DHALIWAL R, CIBULA D, GHOSH C, et al. Bone quality assessment in type 2 diabetes mellitus［J］. Osteoporos Int, 2014, 25（7）：1969-1973.

［70］LESLIE WD, AUBRY-ROZIER B, LAMY O, et al. TBS（trabecular bone score）and diabetes-related fracture risk［J］. J Clin Endocrinol Metab, 2013, 98（2）：602-609.

［71］POIANA C, CAPATINA C. Fracture Risk Assessment in Patients With Diabetes Mellitus［J］. J Clin Densitom, 2017, 20（3）：432-443.

［72］DE LIEFDE II, VAN DER KLIFT M, DE LAET CEDH, et al. Bone mineral density and fracture risk in type-2 diabetes mellitus：the Rotterdam Study［J］. Osteoporos Int, 2005, 16（12）：1713-1720.

［73］STROTMEYER ES, CAULEY JA, SCHWARTZ AV, et al. Nontraumatic fracture risk with diabetes mellitus and impaired fasting glucose in older white and black adults：the health, aging, and body composition study［J］. Arch Intern Med, 2005, 165（14）：1612-1617.

［74］JANGHORBANI M, FESKANICH D, WILLETT WC, et al. Prospective study of diabetes and risk of hip fracture: the Nurses' Health Study [J]. Diabetes Care, 2006, 29 (7): 1573-1578.

[75] NEUMANN T, LODES S, KASTNER B, et al. Trabecular bone score in type 1 diabetes--a cross-sectional study [J]. Osteoporos Int, 2016, 27 (1): 127-133.

[76] BREBAN S, BRIOT K, KOLTA S, et al. Identification of rheumatoid arthritis patients with vertebral fractures using bone mineral density and trabecular bone score [J]. J Clin Densitom, 2012, 15 (3): 260-266.

[77] DE GERONIMO S, ROMAGNOLI E, DIACINTI D, et al. The risk of fractures in postmenopausal women with primary hyperparathyroidism [J]. Eur J Endocrinol, 2006, 155 (3): 415-420.

[78] VIGNALI E, VICCICA G, DIACINTI D, et al. Morphometric vertebral fractures in postmenopausal women with primary hyperparathyroidism [J]. J Clin Endocrinol Metab, 2009, 94 (7): 2306-2312.

[79] ROMAGNOLI E, CIPRIANI C, NOFRONI I, et al. "Trabecular Bone Score" (TBS): an indirect measure of bone micro-architecture in postmenopausal patients with primary hyperparathyroidism [J]. Bone, 2013, 53 (1): 154-159.

[80] ELLER-VAINICHER C, FILOPANTI M, PALMIERI S, et al. Bone quality, as measured by trabecular bone score, in patients with primary hyperparathyroidism [J]. Eur J Endocrinol, 2013, 169 (2): 155-162.

[81] NAYLOR KL, LIX LM, HANS D, et al. Trabecular bone score in kidney transplant recipients [J]. Osteoporos Int, 2016, 27 (3): 1115-1121.

[82] NAYLOR KL, PRIOR J, GARG AX, et al. Trabecular Bone Score and Incident Fragility Fracture Risk in Adults with Reduced Kidney Function [J]. Clin J Am Soc Nephrol, 2016, 11 (11): 2032-2040.

[83] LEIB E, STOLL D, WINZENRIETH RDH. Lumbar spine microarchitecture impairment evaluation in chronic kidney disease: a TBS study [J]. J Clin Densitom, 2013, 16 (3): 266.

[84] LEIB ES, WINZENRIETH R. Bone status in glucocorticoid-treated men and women [J]. Osteoporos Int, 2016, 27 (1): 39-48.

[85] PAGGIOSI MA, PEEL NF, EASTELL R. The impact of glucocorticoid therapy on trabecular bone score in older women [J]. Osteoporos Int, 2015, 26 (6): 1773-1780.

[86] Eller-Vainicher C, Morelli V, Ulivieri FM, et al. Bone quality, as measured by trabecular bone score in patients with adrenal incidentalomas with and without subclinical hypercortisolism [J]. J Bone Miner Res, 2012, 27 (10): 2223-2230.

[87] COLSON F, PICARD A, RABIER B, et al. Trabecular bone microarchitecture alteration in glucocorticoids treated women in clinical routine? A TBS evaluation[J]. J Bone Miner Res,2009,24: 1.

[88] YU W, GLUER CC, FUERST T, et al. Influence of degenerative joint disease on spinal bone mineral measurements in postmenopausal women [J]. Calcif Tissue Int, 1995, 57 (3): 169-174.

[89] LIU G, PEACOCK M, EILAM O, et al. Effect of osteoarthritis in the lumbar spine and hip on bone mineral density and diagnosis of osteoporosis in elderly men and women [J]. Osteoporos Int, 1997, 7 (6): 564-569.

[90] KOLTA S, BRIOT K, FECHTENBAUM J, et al. TBS result is not affected by lumbar spine osteoarthritis [J]. Osteoporos Int, 2014, 25 (6): 1759-1764.

[91] WINZENRIETH R, DUFOUR, R, ENGINEER YP, et al. Spine osteo-arthrosis has no effect

on TBS assessment: a site matched study with BMD［J］. J Clin Densitom, 2010, 13: 130-131.

［92］HSU CP, CHANG SH, YUNG MC, et al. The effect of pathophysiology on the outcome of mitral valve repair for mitral regurgitation［J］. Heart Vessels, 2004, 19（1）: 27-32.

［93］BOLOTIN HH. DXA in vivo BMD methodology: an erroneous and misleading research and clinical gauge of bone mineral status, bone fragility, and bone remodelling［J］. Bone, 2007, 41（1）: 138-154.

［94］AMNUAYWATTAKORN S, SRITARA C, UTAMAKUL C, et al. Simulated increased soft tissue thickness artefactually decreases trabecular bone score: a phantom study［J］. BMC Musculoskelet Disord, 2016, 17（1）: 17.

［95］MAZZETTI G, BERGER C, LESLIE WD, et al. Densitometer-Specific Differences in the Correlation Between Body Mass Index and Lumbar Spine Trabecular Bone Score［J］. J Clin Densitom, 2017, 20（2）: 233-238.

［96］AARON JE, MAKINS NB, SAGREIYA K. The microanatomy of trabecular bone loss in normal aging men and women［J］. Clin Orthop Relat Res, 1987（215）: 260-271.

［97］KHOSLA S, RIGGS BL, ATKINSON EJ, et al. Effects of sex and age on bone microstructure at the ultradistal radius: a population-based noninvasive in vivo assessment［J］. J Bone Miner Res, 2006, 21（1）: 124-131.

第十八章

双能X线吸收测量仪其他功能的应用及进展

自从1987年双能X线吸收测量仪（DXA）在国际上问世和我国于1990年初引进了首台DXA以来，DXA在我国临床工作中的应用已达30余年。此间，为满足日益增长的临床和科研需求，DXA设备及相关测量软件也在不断更新和完善。从扫描成像方式的改善到骨密度测量以外功能的扩展等，均使DXA的应用范围不断扩大。了解和认识DXA新开发的功能，是合理解释其测量结果的前提。前面章节就DXA骨密度测量、体成分测量及TBS测量方面的应用及进展进行了相关介绍，本章节仅就DAX其他的功能（如椎体形态及其骨折的评估、腹主动脉钙化评估、非典型股骨骨折的评估、股骨近端结构分析、有限元分析、假体周围的骨密度评估等）相关应用及进展分别简介如下。

第一节　椎体形态及其骨折的评估

2000年，DXA厂家推出了依据DXA脊柱侧位成像进行椎体骨折评估（vertebral fracture assessment，VFA）的技术，进而使DXA单纯的骨密度定量数字测量功能扩展为可依据DXA影像进行椎体形态的半定量评估，使受检者腰椎BMD测量和胸腰椎椎体骨折的同时评估成为现实。VFA技术的实现主要归功于DXA扇形线束扫描成像分辨率的提高（$0.5 \sim 1.0$ line pairs/mm）。DXA椎体骨折评估功能是在高分辨率的DXA胸腰椎侧位影像上，通过软件进行半自动或手动标定椎体的前、中、后高度后，再通过软件计算诸椎体高度降低的百分比进行椎体形态评估。评估胸腰椎椎体形态的范围从T_4到L_4。椎体骨折评估标准同胸腰椎X线侧位影像的评估标准相同，即Genant提出的目视半定量评估方法，具体标准为轻度椎体骨折是椎体高度减少20%～25%，中度椎体骨折是椎体高度减少25%～40%，重度椎体骨折是椎体高度减少超过40%；另外，DXA的软件还可进行椎体形态的定量评估。

VFA的主要优势是快速评估椎体形态，同时测量骨密度，检查费用相对较低，据此可用于骨质疏松高风险者的椎体骨折筛查及干预效果的评估。尽管放射影像学仍然是评估椎体骨折的"金标准"，但国外应用DXA的VFA功能日趋增长。Oh等报道，VFA可作为慢性背痛人群的常规筛查工具，进而再进行传统X线影像检查，这种综合检查评估的特点是效率高，检查费用低及辐射剂量低。然而，DXA的VFA也有相应的局限性，其成像局限性表现为T7以上的椎体结构常显示欠清，主要是因纵隔及其内胸主动脉钙化与椎体影像重叠所致。椎体高度自动定位的局限性表现为定位可受椎体骨折程度的影响，中度和重度骨折椎体高度的自动定位常不准确，此时须手动校正骨折椎体高度标定的位置；椎体骨折评估的局限性表现为对轻度椎体骨折的判定不如胸腰椎X线侧位影像灵敏。另外，严重脊柱退行性改变者成像评估灵敏度和特异度也均低于X线影像评估。值得指出的是，目前在国内应用DXA的VFA功能评估椎体骨折的报道极少，推测原因除上述所及的局限性外，其他原因包括医师对椎体骨折的认识有限及DXA椎体高度的自动标定功能有限、手动标定费时等。

第二节　腹主动脉钙化的评估

动脉钙化在老年人群中常见。就主动脉钙化而言，腹主动脉钙化（abdominal aortic calcification，AAC）的患病率明显高于胸主动脉，且随着年龄的增长而增加，并与冠状动脉钙化及以外部位的钙化相关。多项大型流行病学研究表明，腹主动脉钙化在常规危险因素校正后可作为独立预测心血管事件的指标，与心肌梗死和脑卒的风险高度相关；特别是肾移植患者腹部主动脉钙化的评估有助于对其心血管事件风险进行预测；在慢性肾病晚期腹膜透析治疗的患者中，严重的腹主动脉钙化是预测其死亡原因的强有力指标。高分辨率DXA可清楚地在腰椎侧位成像上显示出腹主动脉的钙化形态，并可通过ACC的不同评分方法评估腹主动脉钙化的程度。Schousboe研究表明，DXA腹主动脉钙化的评估与X线评估的结果一致。还有作者研究认为，在DXA胸腰椎侧位成像评估椎体骨折的同时可行ACC评估，进而有助于对心血管疾病发生及死亡风险的评估。

第三节　非典型股骨骨折的评估

非典型股骨骨折（atypical femur fracture，AFF）通常与长期应用双膦酸盐药物治疗有关。该骨折双侧发生者多见，临床上可有腿部和腹股沟疼痛等症状，可持续几周甚至几个月，甚至可出现完全骨折。因非典型股骨完全骨折可影响骨质疏松症的治疗，且其术后愈合时间也相对较长，故结合临床症状和影像所见对AFF进行早期诊断至关重要。除常规X线影像可显示AFF外，随访时长期应用双膦酸盐类药物的患者在行DXA骨密度测量的同时可行DXA股骨成像检查。新机型的DXA有两种测量技术可用于AFF检查。第一种是使用单能X射线吸收测量法（single-energy X ray absorptiometry，SEA）进行股骨全长成像（full-length imaging，FFI）。该技术的优势是在确保图像分辨率类似于X线影像的基础上，以比常规DXA扫描快5倍的速度（仅15秒）进行全股骨扫面成像。行股骨全长成像主要是因为非典型股骨骨折可能发生在股骨从小粗隆至远端的任何区域。DXA检查AFF的第二种方法是将标准股骨DXA骨密度测量扫描范围扩展至股骨远端。ISCD建议对使用抗骨吸收治疗累计3年以上的患者可考虑行股骨全长成像检查。非典型股骨骨折X线影像可见股骨外侧骨膜局限性增生或皮质局限性增厚凸起，这种皮质的局部增厚形似鸟嘴，是股骨受损后局部反应性骨质修复所致。另一影像特征是皮质局部增生内可见横行的低密度线影，有文献称之为"可怕的黑线"（dreaded black line）。Van de Laarschot等报道表明，DXA的AFF诊断的阳性预测值为83.3%。而Ahlman等认为，尽管DXA检测AFF有其限度，但应用DXA对AFF进行检测还是可行的。

第四节　股骨近端结构分析

股骨近端结构分析（hip structure analysis，HSA）是在股骨近端DXA扫描影像获取的截面的几何数据，通过计算机分析用以评估其骨强度。HSA测量分析的区域分别是股骨颈最窄区、粗隆间区和股骨干区，在此3区内的主要参数有横截面积（cross-sectional area，CSA；单位：cm^2）、截面模量（section modulus，Z；单位：cm^3）、皮质平均厚度（average cortical thickness，CT；单位：cm）、屈曲比（buckling ratio）、截面转动惯量（cross-sectional moment of inertia，CSMI；单位：cm^4）、髋部轴长度（hip axis length，HAL；单位：cm）、颈干角（neck-shaft angle，NSA）、股骨颈外径（outer diameter，OD，单位：cm）和股骨强度指数（femoral strength index，FSI）等。CSA与去除软组织后横截面处的骨表面积相当，且与相应横截面的骨矿物质含量成正比，就机械力而言，CSA是骨骼阻抗股骨颈长轴载重的指标。CT是以股骨颈横截面的皮质建模为同心圆计算而得，据此估计股骨颈区60%是骨皮质、40%是骨松质，该算法依据是假定70%和100%测量的CSA分别位于粗隆间和股骨干区域的骨皮质；粗隆间建模则假定粗隆间的前后外径即是测量层面的股骨干的外径。屈曲比是薄管状壁稳定的机械指标，其计算方式是从骨骼中心到皮质的内侧或外侧的距离除以估计的平均CT，屈曲比高表明骨质疏松的骨皮质结构不稳。CSMI是经质点（center of mass）距离平方后加权骨量的积分，CSMI与DXA图像的平面结构的弯曲相关。股骨颈外径是股骨颈最窄处外径线。截面模量，又称截面抵抗矩，是指被弯曲物体的横截面绕其形心轴的惯性矩除以由形心轴到截面最外边缘的距离。FSI是经年龄、身高和体重调整后估计加载在股骨颈部的压力的强度与预期摔倒压在大粗隆区强度之比。有关DXA的HAS在骨质疏松方面的研究主要集中在股骨近端骨折及其风险评估和骨质疏松治疗后的参数改变。

就股骨近端骨折及其风险评估而言，研究表明CSMI、Z、HAL和FSI与髋部骨折有关，且可作为独立于BMD的评估指标。前瞻性队列研究表明，预测模型结合BMD髋部骨折风险的评估好于HSA衍生参数的评估。屈曲比评估髋部骨折风险比截面参数评估好，但屈曲比预测髋部骨折风险的能力与BMD基本相同，并不能提供额外更多的信息。有关骨质疏松性骨折人群前瞻性的研究结果表明，HSA的几何参数评估髋部骨折风险优于BMD。HAL已被证明是评估髋部骨折风险的指标，且与其面密度无关，HAL长者其髋部骨折风险增高。而Leslie等随访研究报道显示，虽然HAL和FSI可作为独立于年龄和BMD的评估指标预测髋部骨折风险，且有统计学意义，但其预测能力较小。总之，现已明确HSA结构参数与BMD高度相关，虽可预测髋部骨折的风险，但目前还不能作为骨折风险评估的良好指标。

有关HAS在骨质疏松药物治疗后评估的研究报道也较多。股骨近端各区及其几何结构参数的变化与治疗密切相关并有所不同。就股骨近端3个主要区域而言，治疗后的显著变化多见于股骨颈和粗隆间区，相对而言，股骨干区多不易受到骨折以及药物的影响。例如，药物特立帕肽直接增加CSA、减小屈曲比的变化在股骨颈区最为明显，其次是粗隆间区的变化，而在股骨干区几乎未见改变。据此表明，特立帕肽可提高股骨颈抗弯曲和轴向力、增加骨皮质厚度、股骨颈和粗隆间区的稳定性。特立帕肽对股骨近端几何参数的影响也取决于用药剂量。但也有报道表明，男性每个月使用1次伊班膦酸盐（ibandronate）治疗1年后，其股骨近端粗隆间和股骨干区的骨皮质厚度和CSA均增加、屈曲比下降，但在股骨颈区几何参数没有显著的变化；而绝经后骨质疏松症妇女每周使用1次阿伦膦酸盐和利塞膦酸盐的比较结果显示，股骨近端3个主要区域（股骨颈粗隆间和股骨干区）的几何参数均可得到全面改善，但阿伦膦酸盐治疗效果比利塞膦酸盐更好。另有报道表明：绝经后骨质疏松妇女服用地舒单抗3年后可见上述所有3个重要区同安慰剂比较骨皮质厚度，CSA、CSMI等均显著增加，屈曲比则显著下降，其他股骨近端的几何学参数也可见到显著改善

DXA的HSA主要局限性是受DXA二维成像的限制。尽管上述不同研究显示通过股骨近端几何学分析，HAS可提供有关骨折的生物力学和病理生理学方面重要信息，但ISCD认为DXA的股骨近端几何参数中的CSA、OD、Z、BR、CSMI、NSA既不能用于髋部骨折风险的评估，也不能作为启动治疗的指标和评估疗效的指标。然而，DXA股骨近端几何参数测量的准确性和骨密度测量及CT测量的准确性相似，又因DXA辐射剂量相对较低，这些优势有助于未来DXA股骨近端结构测量的研究和应用。

第五节 有限元分析

有限元（finite element，FE）分析是工程力学中开发的一种先进的结构应力分析计算机技术，于1972年首次被引入骨科生物力学，用以评估人体骨骼中的压力，随后这种方法被用于研究人类骨骼的力学。在20世纪90年代初，三维CT的FE评估骨折风险的分析方法得以问世。

有限元分析（finite element analysis，FEA）是评估股骨强度和预测骨折的较为新的研究方法。早在20世纪70年代初，学者们便将工程力学中的结构应力分析计算机技术引入到骨生物力学领域，并用于评估人体骨骼力学方面的研究。至20世纪90年代初，学者们开始在三维CT影像数据及骨密度测量基础上应用FEA进行骨折风险评估方面的研究。Naylor等于2013年提出了DXA评估股骨强度参数的二维模型，随后的相关的报道多用于评估股骨近端骨强度及骨折风险方面的研究。

DXA的FEA是在股骨近端扫描基础上通过数学方法对骨骼结构与相关载荷的应力反应进行评估，是借助DXA股骨近端扫描图像，通过软件将股骨近端分为段、亚段，乃至每个像素，进而测量股骨的面积骨密度（aBMD）及相应的股骨长度，再通过软件计算出相应的体积骨密度（vBMD）模型。根据vBMD和Morgan等推导的公式可计算出材料属性。基于这些参数和Huber-von Misess衰竭标准（failure criteria），可计算出

段、亚段乃至每个像素的各自应力。进而创建每个像素的应力分布和应力因子图。如已知的段或段组的应力比（stress ratio）大于1，则表明冲击力所致的破损概率很高。峰值冲击力可根据患者的身高和体重计算而得。冲击力根据最常见的摔倒机制定在股骨的大粗隆。峰值冲击力和应力比的计算结果可表明股骨强度。由于大粗隆外软组织的保护作用可降低最大冲击力（减少高达1775N），因此，评估摔倒导致骨折可能性的较好参数是负荷强度比（load-to-strength ratio，LSR）。负荷是指峰值冲击力减去软组织抵抗强度力的差值。研究表明，如LSR大于1，表明骨折风险高，结合LSR和BMD评估骨折风险比单独用BMD评估骨折风险更好。虽然DXA股骨强度评估的LSR可作为髋部骨折风险评估中另一可用参数，但CT三维影像评估仍是股骨强度参数评估的"金标准"。

第六节　假体周围的骨密度评估

DXA通过测量假体周围的BMD可评估假体的稳定状况。假体周围BMD的测量是软件在感兴趣区（ROI）的像素图上计算平均BMD。在干骺端和骨干置入的假体周围的感兴趣区通常分为五个区。高分辨率的成像技术有助于假体周围的骨密度测量及评估，并可提供假体周围有关骨组织的重塑信息。如假体周围的BMD降低表明假体有松动和假体周围骨折风险大；如股骨远端BMD在膝关节成形术后降低约10%，则与股骨远端假体周围股骨骨折风险增加有关。另外，DXA还可用于测量全腕关节成形术后假体周围的BMD。

第七节　其他应用

乳腺的良恶性病变是中老年妇女的常见疾病，乳腺密度的测量和评估是不同乳腺病变检查的评估指标之一。DXA用于乳腺密度测量也在初步的研究阶段；另外，在动物方面，DXA也可测量兔、大鼠、犬、猫、猪和羊等动物的骨密度、骨矿物质含量、假体周围骨密度和体成分等，有助于相关的实验研究和兽医相关疾病的研究和分析。

本章节就DXA的其他功能分别进行简介，但值得指出的是DXA主要功能仍是骨密度测量及其T-值诊断骨质疏松症。随着骨质疏松症老年人发病率的增加、DXA新的功能研发、DXA扇形线束扫描技术的进一步完善和多探测器的应用，尽管目前低辐射剂量的DXA在人体BMD测量评估的同时还可分别进行其他许多方面的测量，其应用范围日益扩大，但除DXA的骨密度测量及评估较为成熟外，其他功能（如HAS、TBS、FEA、非典型股骨骨折检测、全身体成分测量、假体周围骨密度测量和儿童骨密度及体成分测量等）还多限于临床初步应用或临床研究阶段，其临床应用价值值得期待。

参　考　文　献

［1］BLAKE GM，Fogelman I．The role of DXA bone density scans in the diagnosis and treatment of osteoporosis［J］. Postgrad Med J，2007，83（982）：509-517.

［2］GLUER CC. 30years of DXA technology innovations［J］. Bone，2017，104：7-12.

［3］LINK TM，GUGLIELMI G，VAN KUIJK C，et al. Radiologic assessment of osteoporotic verte-bral fractures：diagnostic and prognostic implications［J］. Eur Radiol，2005，15（8）：1521-1532.

［4］REA JA，STEIGER P，BLAKE GM，et al. Optimizing data acquisition and analysis of morpho-metric X-ray absorptiometry［J］. Osteoporos Int，1998，8（2）：177-183.

［5］REA JA，LI J，BLAKE GM，et al. Visual assessment of vertebral deformity by X-ray absorptiom-etry：a highly predictive method to exclude vertebral deformity［J］. Osteoporos Int，2000，11（8）：660-668.

［6］VAN DER VELDE R，OZANIAN T，DUMITRESCU B，et al. Performance of statistical models of shape and appearance for semiautomatic segmentations of spinal vertebrae T4-L4 on digitized verte-bral fracture assessment images［J］. Spine J，2015，15（6）：1248-1254.

［7］GENANT HK，WU CY，VAN KUIJK C，et al. Vertebral fracture assessment using a semiquanti-tative technique［J］. J Bone Miner Res，1993，8（9）：1137-1148.

［8］MUSZKAT P，CAMARGO MB，PETERS BS，et al. Digital vertebral morphometry performed by DXA：a valuable opportunity for identifying fractures during bone mass assessment［J］. Arch Endo-crinol Metab，2015，59（2）：98-104.

［9］CLARK EM，CARTER L，GOULD VC，et al. Vertebral fracture assessment（VFA）by later-al DXA scanning may be cost-effective when used as part of fracture liaison services or primary care screening［J］. Osteoporos Int，2014，25（3）：953-964.

［10］DIACINTI D，GUGLIELMI G，PISANI D，et al. Vertebral morphometry by dual-energy X-ray absorptiometry（DXA）for osteoporotic vertebral fractures assessment（VFA）［J］. Radiol Med，2012，117（8）：1374-1385.

［11］DIACINTI D，GUGLIELMI G. Vertebral morphometry［J］. Radiol Clin North Am，2010，48（3）：561-575.

［12］KUNITOKI K，MUTOH T，TATEWAKI Y，et al. Clinical Utility of a Semiquantitative Method Using Lumbar Radiography as a Screening Tool for Osteoporosis in Elderly Subjects［J］. Med Sci Monit，2019，25：6928-6934.

［13］OH SH，KIM D，LEE YE，et al. Comparison of screening strategies for prevalent vertebral frac-tures in South Korea：vertebral fracture assessment vs. spine radiography［J］. BMC musculoskele-tal disorders，2018，19（1）：46.

［14］MROCZEK B，LUBKOWSKA W，JARNO W，et al. Occurrence and impact of back pain on the quality of life of healthcare workers［J］. Ann Agric Environ Med，2020，27（1）：36-42.

［15］CHEN Z，CHEN Z，WU Y，et al. Risk Factors of Secondary Vertebral Compression Fracture Af-ter Percutaneous Vertebroplasty or Kyphoplasty：A Retrospective Study of 650 Patients［J］. Med Sci Monit，2019，25：9255-9261.

［16］SCHOUSBOE JT，DEBOLD CR. Reliability and accuracy of vertebral fracture assessment with densitometry compared to radiography in clinical practice［J］. Osteoporos Int，2006，17（2）：281-289.

［17］OYAMA N，GONA P，SALTON CJ，et al. Differential impact of age，sex，and hypertension on aortic atherosclerosis：the Framingham Heart Study［J］. Arterioscler Thromb Vasc Biol，2008，28（1）：155-159.

［18］WONG ND, LOPEZ VA, ALLISON M, et al. Abdominal aortic calcium and multi-site atherosclerosis: the Multiethnic Study of Atherosclerosis ［J］. Atherosclerosis, 2011, 214（2）: 436-441.

［19］HOLLANDER M, HAK AE, KOUDSTAAL PJ, et al. Comparison between measures of atherosclerosis and risk of stroke: the Rotterdam Study ［J］. Stroke, 2003, 34（10）: 2367-2372.

［20］VAN DER MEER IM, BOTS ML, HOFMAN A, et al. Predictive value of noninvasive measures of atherosclerosis for incident myocardial infarction: the Rotterdam Study ［J］. Circulation, 2004, 109（9）: 1089-1094.

［21］WALSH CR, CUPPLES LA, LEVY D, et al. Abdominal aortic calcific deposits are associated with increased risk for congestive heart failure: the Framingham Heart Study ［J］. Am Heart J, 2002, 144（4）: 733-739.

［22］WILSON PW, KAUPPILA LI, O'DONNELL CJ, et al. Abdominal aortic calcific deposits are an important predictor of vascular morbidity and mortality ［J］. Circulation, 2001, 103（11）: 1529-1534.

［23］SCHOUSBOE JT, TAYLOR BC, KIEL DP, et al. Abdominal aortic calcification detected on lateral spine images from a bone densitometer predicts incident myocardial infarction or stroke in older women ［J］. J Bone Miner Res, 2008, 23（3）: 409-416.

［24］BENJAMENS S, POL RA, GLAUDEMANS A, et al. A high abdominal aortic calcification score by dual X-ray absorptiometry is associated with cardiovascular events after kidney transplantation ［J］. Nephrol Dial Transplant, 2018, 33（12）: 2253-2259.

［25］MAKELA S, ASOLA M, HADIMERI H, et al. Abdominal Aortic Calcifications Predict Survival in Peritoneal Dialysis Patients ［J］. Perit Dial Int, 2018, 38（5）: 366-373.

［26］TOUSSAINT ND, LAU KK, STRAUSS BJ, et al. Determination and validation of aortic calcification measurement from lateral bone densitometry in dialysis patients ［J］. Clin J Am Soc Nephrol, 2009, 4（1）: 119-127.

［27］TOUSSAINT ND, LAU KK, STRAUSS BJ, et al. Using vertebral bone densitometry to determine aortic calcification in patients with chronic kidney disease ［J］. Nephrology（Carlton）, 2010, 15（5）: 575-583.

［28］CECELJA M, FROST ML, SPECTOR TD, et al. Abdominal aortic calcification detection using dual-energy X-ray absorptiometry: validation study in healthy women compared to computed tomography ［J］. Calcif Tissue Int, 2015, 92（6）: 495-500.

［29］SCHOUSBOE JT, WILSON KE, KIEL DP. Detection of abdominal aortic calcification with lateral spine imaging using DXA ［J］. J Clin Densitom, 2006, 9（3）: 302-308.

［30］EL MAGHRAOUI A, HAMZA T, SADNI S, et al. Vitamin D status and abdominal aortic calcification in postmenopausal women ［J］. J Bone Miner Metab, 2018, 36（2）: 229-237.

［31］KIM KK, PARK YW, KIM TH, et al. Atypical femoral neck fracture after prolonged bisphosphonate therapy ［J］. J Pathol Transl Med, 2020, 54（4）: 346-350.

［32］SCHNEIDER JP, HINSHAW WB, SU C, et al. Atypical femur fractures: 81 individual personal histories ［J］. J Clin Endocrinol Metab, 2012, 97（12）: 4324-4328.

［33］BOGDAN Y, TORNETTA P, 3RD, EINHORN TA, et al. Healing Time and Complications in Operatively Treated Atypical Femur Fractures Associated With Bisphosphonate Use: A Multicenter Retrospective Cohort ［J］. J Orthop Trauma, 2016, 30（4）: 177-181.

［34］SHANE E, BURR D, ABRAHAMSEN B, et al. Atypical subtrochanteric and diaphyseal femoral fractures: second report of a task force of the American Society for Bone and Mineral Research ［J］. J Bone Miner Res, 2014, 29（1）: 1-23.

［35］SCHILCHER J, MICHAELSSON K, ASPENBERG P. Bisphosphonate use and atypical fractures of the femoral shaft ［J］. N Engl J Med, 2011, 364（18）: 1728-1737.

［36］MCKENNA MJ, VAN DER KAMP S, HEFFERNAN E, et al. Incomplete atypical femoral fractures: assessing the diagnostic utility of DXA by extending femur length ［J］. J Clin Densitom, 2013, 16（4）: 579-583.

［37］CHEUNG AM, MCKENNA MJ, VAN DE LAARSCHOT DM, et al. Detection of Atypical Femur Fractures ［J］. J Clin Densitom, 2019, 22（4）: 506-516.

［38］MOHAN PC, HOWE TS, KOH JS, et al. Radiographic features of multifocal endosteal thickening of the femur in patients on long-term bisphosphonate therapy ［J］. Eur Radiol, 2013, 23（1）: 222-227.

［39］PNG MA, MOHAN PC, KOH JSB, et al. Natural history of incomplete atypical femoral fractures in patients after a prolonged and variable course of bisphosphonate therapy-a long-term radiological follow-up ［J］. Osteoporos Int, 2019, 30（12）: 2417-2428.

［40］VAN DE LAARSCHOT DM, SMITS AA, BUITENDIJK SK, et al. Screening for Atypical Femur Fractures Using Extended Femur Scans by DXA ［J］. J Bone Miner Res, 2017, 32（8）: 1632-1639.

［41］AHLMAN MA, RISSING MS, GORDON L. Evolution of bisphosphonate-related atypical fracture retrospectively observed with DXA scanning ［J］. J Bone Miner Res, 2012, 27（2）: 496-498.

［42］BECK TJ, RUFF CB, WARDEN KE, et al. Predicting femoral neck strength from bone mineral data. A structural approach ［J］. Invest Radiol, 1990, 25（1）: 6-18.

［43］IMAI K. Recent methods for assessing osteoporosis and fracture risk ［J］. Recent Pat Endocr Metab Immune Drug Discov, 2014, 8（1）: 48-59.

［44］BECK TJ, LOOKER AC, RUFF CB, et al. Structural trends in the aging femoral neck and proximal shaft: analysis of the Third National Health and Nutrition Examination Survey dual-energy X-ray absorptiometry data ［J］. J Bone Miner Res, 2000, 15（12）: 2297-2304.

［45］CRABTREE N, LUNT M, HOLT G, et al. Hip geometry, bone mineral distribution, and bone strength in European men and women: the EPOS study ［J］. Bone, 2000, 27（1）: 151-159.

［46］KHOO BC, BECK TJ, QIAO QH, et al. In vivo short-term precision of hip structure analysis variables in comparison with bone mineral density using paired dual-energy X-ray absorptiometry scans from multi-center clinical trials ［J］. Bone, 2005, 37（1）: 112-121.

［47］YATES LB, KARASIK D, BECK TJ, et al. Hip structural geometry in old and old-old age: similarities and differences between men and women ［J］. Bone, 2007, 41（4）: 722-732.

［48］BECK TJ. Extending DXA beyond bone mineral density: understanding hip structure analysis ［J］. Curr Osteoporos Rep, 2007, 5（2）: 49-55.

［49］FAULKNER KG, WACKER WK, BARDEN HS, et al. Femur strength index predicts hip fracture independent of bone density and hip axis length ［J］. Osteoporos Int, 2006, 17（4）: 593-599.

［50］LESLIE WD, PAHLAVAN PS, TSANG JF, et al. Prediction of hip and other osteoporotic fractures from hip geometry in a large clinical cohort [J]. Osteoporos Int, 2009, 20 (10): 1767-1774.

[51] AHLBORG HG, NGUYEN ND, NGUYEN TV, et al. Contribution of hip strength indices to hip fracture risk in elderly men and women [J]. J Bone Miner Res, 2005, 20 (10): 1820-1827.

[52] RIVADENEIRA F, ZILLIKENS MC, DE LAET CE, et al. Femoral neck BMD is a strong predictor of hip fracture susceptibility in elderly men and women because it detects cortical bone instability: the Rotterdam Study [J]. J Bone Miner Res, 2007, 22 (11): 1781-1790.

[53] KAPTOGE S, BECK TJ, REEVE J, et al. Prediction of incident hip fracture risk by femur geometry variables measured by hip structural analysis in the study of osteoporotic fractures [J]. J Bone Miner Res, 2008, 23 (12): 1892-1904.

[54] FAULKNER KG, CUMMINGS SR, BLACK D, et al. Hip Axis Length Predicts Hip Fracture Independent of Age and Femoral Bone Density [R]. Hong Kong: Hong Kong Fourth International Symposium on Osteoporosis, 1993.

[55] UUSI-RASI K, SEMANICK LM, ZANCHETTA JR, et al. Effects of teriparatide [rhPTH (1-34)] treatment on structural geometry of the proximal femur in elderly osteoporotic women [J]. Bone, 2005, 36 (6): 948-958.

[56] GENANT HK, LEWIECKI EM, FUERST T, et al. Effect of monthly ibandronate on hip structural geometry in men with low bone density [J]. Osteoporos Int, 2012, 23 (1): 257-265.

[57] BONNICK SL, BECK TJ, COSMAN F, et al. DXA-based hip structural analysis of once-weekly bisphosphonate-treated postmenopausal women with low bone mass [J]. Osteoporos Int, 2009, 20 (6): 911-921.

[58] SONE T, KON N, GAITHER KW, et al. Effects of 3-year denosumab treatment on hip structure in Japanese postmenopausal women and men with osteoporosis [J]. Bone Rep, 2017, 7 (C): 164-171.

[59] DANIELSON ME, BECK TJ, KARLAMANGLA AS, et al. A comparison of DXA and CT based methods for estimating the strength of the femoral neck in post-menopausal women [J]. Osteoporos Int, 2013, 24 (4): 1379-1388.

[60] BREKELMANS WA, POORT HW, SLOOFF TJ. A new method to analyse the mechanical behaviour of skeletal parts [J]. Acta Orthop Scand, 1972, 43 (5): 301-317.

[61] HUISKES R, CHAO EY. A survey of finite element analysis in orthopedic biomechanics: the first decade [J]. J Biomech, 1983, 16 (6): 385-409.

[62] NAYLOR KE, MCCLOSKEY EV, EASTELL R, et al. Use of DXA-based finite element analysis of the proximal femur in a longitudinal study of hip fracture [J]. J Bone Miner Res, 2013, 28 (5): 1014-1021.

[63] YANG S, LESLIE WD, LUO Y, et al. Automated DXA-based finite element analysis for hip fracture risk stratification: a cross-sectional study [J]. Osteoporos Int, 2018, 29 (1): 191-200.

[64] LESLIE WD, LUO Y, YANG S, et al. Fracture Risk Indices From DXA-Based Finite Element Analysis Predict Incident Fractures Independently From FRAX: The Manitoba BMD Registry [J]. J Clin Densitom, 2019, 22 (3): 338-345.

[65] DALL'ARA E, EASTELL R, VICECONTI M, et al. Experimental validation of DXA-based finite element models for prediction of femoral strength [J]. J Mech Behav Biomed Mater, 2016, 63: 17-25.

［66］WESTBURY LD，SHERE C，EDWARDS MH，et al. Cluster Analysis of Finite Element Analysis and Bone Microarchitectural Parameters Identifies Phenotypes with High Fracture Risk［J］. Calcif Tissue Int，2019，105（3）：252-262.

［67］AHMAD O，RAMAMURTHI K，WILSON KE，et al. Volumetric DXA（VXA）：A new method to extract 3D information from multiple in vivo DXA images［J］. J Bone Miner Res，2010，25（12）：2744-2751.

［68］MORGAN EF，KEAVENY TM. Dependence of yield strain of human trabecular bone on anatomic site［J］. J Biomech，2001，34（5）：569-577.

［69］MORGAN EF，BAYRAKTAR HH，KEAVENY TM. Trabecular bone modulus-density relationships depend on anatomic site［J］. J Biomech，2003，36（7）：897-904.

［70］YANG S，LUO Y，YANG L，et al. Comparison of femoral strength and fracture risk index derived from DXA-based finite element analysis for stratifying hip fracture risk：A cross-sectional study［J］. Bone，2018，110：386-391.

［71］VAN DEN KROONENBERG AJ，HAYES WC，MCMAHON TA. Dynamic models for sideways falls from standing height［J］. J Biomech Eng，1995，117（3）：309-318.

［72］ROBINOVITCH SN，MCMAHON TA，HAYES WC. Force attenuation in trochanteric soft tissues during impact from a fall［J］. J Orthop Res，1995，13（6）：956-962.

［73］GRASSI L，VAANANEN SP，RISTINMAA M，et al. Prediction of femoral strength using 3D finite element models reconstructed from DXA images：validation against experiments［J］. Biomech Model Mechanobiol，2017，16（3）：989-1000.

［74］DRAGOMIR-DAESCU D，SALAS C，UTHAMARAJ S，et al. Quantitative computed tomography-based finite element analysis predictions of femoral strength and stiffness depend on computed tomography settings［J］. J Biomech，2015，48（1）：153-161.

［75］WILKINSON JM，PEEL NF，ELSON RA，et al. Measuring bone mineral density of the pelvis and proximal femur after total hip arthroplasty［J］. J Bone Joint Surg Br，2001，83（2）：283-288.

［76］PARKER AM，YANG L，FARZI M，et al. Quantifying Pelvic Periprosthetic Bone Remodeling Using Dual-Energy X-Ray Absorptiometry Region-Free Analysis［J］. J Clin Densitom，2017，20（4）：480-485.

［77］WILKINSON JM，MORRIS RM，MARTIN-FERNANDEZ MA，et al. Use of high resolution dual-energy x-ray absorptiometry-region free analysis（DXA-RFA）to detect local periprosthetic bone remodeling events［J］. J Orthop Res，2015，33（5）：712-716.

［78］FARZI M，MORRIS RM，PENNY J，et al. Quantitating the effect of prosthesis design on femoral remodeling using high-resolution region-free densitometric analysis（DXA-RFA）［J］. J Orthop Res，2017，35（10）：2203-2210.

［79］ALBANESE CV，SANTORI FS，PAVAN L，et al. Periprosthetic DXA after total hip arthroplasty with short vs. ultra-short custom-made femoral stems：37 patients followed for 3 years［J］. Acta Orthop，2009，80（3）：291-297.

［80］SHUHART CR，YEAP SS，ANDERSON PA，et al. Executive Summary of the 2019 ISCD Position Development Conference on Monitoring Treatment，DXA Cross-calibration and Least Significant Change，Spinal Cord Injury，Peri-prosthetic and Orthopedic Bone Health，Transgender Medicine，and Pediatrics［J］. J Clin Densitom，2019，22（4）：453-471.

［81］MORRIS RM，YANG L，MARTIN-FERNANDEZ MA，et al. High-spatial-resolution bone densitometry with dual-energy X-ray absorptiometric region-free analysis［J］. Radiology，2015，274（2）：532-539.

［82］PEITGEN DS，INNMANN MM，MERLE C，et al. Periprosthetic Bone Mineral Density Around Uncemented Titanium Stems in the Second and Third Decade After Total Hip Arthroplasty：A DXA Study After 12，17 and 21 Years［J］. Calcif Tissue Int，2018，103（4）：372-379.

［83］HAKET LM，FROLKE JPM，VERDONSCHOT N，et al. Periprosthetic cortical bone remodeling in patients with an osseointegrated leg prosthesis［J］. J Orthop Res，2017，35（6）：1237-1241.

［84］SKOLDENBERG OG，SJOO H，KELLY-PETTERSSON P，et al. Good stability but high periprosthetic bone mineral loss and late-occurring periprosthetic fractures with use of uncemented tapered femoral stems in patients with a femoral neck fracture［J］. Acta Orthop，2014，85（4）：396-402.

［85］BLATY T，KRUEGER D，ILLGEN R，et al. DXA evaluation of femoral bone mineral density and cortical width in patients with prior total knee arthroplasty［J］. Osteoporos Int，2019，30（2）：383-390.

［86］HOLM-GLAD T，GODANG K，BOLLERSLEV J，et al. Assessing Periprosthetic Bone in Total Wrist Arthroplasty：The Validity of DXA［J］. J Clin Densitom，2021，24（3）：433-441.

［87］MASKARINEC G，MORIMOTO Y，DAIDA Y，et al. Comparison of breast density measured by dual energy X-ray absorptiometry with mammographic density among adult women in Hawaii［J］. Cancer epidemiology，2010，35（2）：188-193.

［88］SHEPHERD JA，HERVE L，LANDAU J，et al. Clinical comparison of a novel breast DXA technique to mammographic density［J］. Med Phys，2006，33（5）：1490-1498.

［89］SHEPHERD JA，KERLIKOWSKE KM，SMITH-BINDMAN R，et al. Measurement of breast density with dual X-ray absorptiometry：feasibility［J］. Radiology，2002，223（2）：554-557.

［90］SHEPHERD JA，MALKOV S，FAN B，et al. Breast density assessment in adolescent girls using dual-energy X-ray absorptiometry：a feasibility study［J］. Cancer Epidemiol Biomarkers Prev，2008，17（7）：1709-1713.

［91］GRIER SJ，TURNER AS，ALVIS MR. The use of dual-energy x-ray absorptiometry in animals［J］. Invest Radiol，1996，31（1）：50-62.

第十九章

QCT骨密度测量

目前，许多骨密度测量方法已广泛地用于骨质疏松症的诊断、骨折风险性的预测和骨量变化监测的药物研究和临床实际工作中。定量CT（quantitative computered tomography，QCT）为众多骨密度测量方法之一，是一种依赖临床CT设备和特有的体模（phantom）进行骨密度测量的方法。随着CT设备的改进，QCT测量方法也有所改进，但使用QCT进行骨密度测量的医院或研究机构为数不多。尽管如此，了解有关QCT的骨密度测量的研究及应用，有助于进一步扩展CT在该领域的应用。本章仅就QCT测量机制、骨密度测量及其应用（主要是腰椎QCT）进行简介。

第一节　QCT骨密度测量机制

定量CT（QCT）的骨密度测量始于1980年。因骨质内含致密电子的无机盐（羟基磷灰钙）的存在，CT影像中矿化骨组织与软组织之间的对比度从形态上较易区分。QCT测量骨密度的机制：以已知密度体模为参照物，先进行体模上不同密度值和测量的CT值的相关性分析，再进行受检部位感兴趣区CT值线性回归分析，进而求得相应的受检部位感兴趣区的骨密度值。QCT研究初期应用的体模内不同密度参照物是由液体构成，体模内含有不同浓度的磷酸氢二钾（K_2HPO_4）代表不同的骨密度类似物。因该体模内的参照物为液体状态，长期稳定性较差，故现已用固体类似物（经校正的固态羟基磷灰石）取代不同浓度的磷酸氢二钾。固体体模测量时，有的是将固体体模与受检部位同步扫描，也有的是非同步扫描，即先扫描要测量的部位，然后扫描人椎体形态（anthropomorphic）的固体体模。体模与测量部位同步扫描的目的是克服CT机不稳及与受检部位大小和形态有关的射线硬化造成的测量误差。另外，以往也有应用椎旁的肌肉和脂肪为参照物的研究报道，试图取代QCT体模进行内校准的QCT骨密度测量；还有学者采用螺旋CT常规腹部平扫和增强扫描测量骨量，虽然这些不用CT体模的QCT测量较为简易，但其准确性和精确性及正常人群的参照值等因素的局限性，临床应用价值仍有待进一步的研讨。另外，上述QCT骨密度测量多指常规单能QCT（single-energy QCT，SEQCT）测量，因测量感兴趣区的脂肪（或黄骨髓）增加可影响单能QCT测量的准确性，准确误范围可达5%～15%，主要取决于受检者的年龄和椎体内脂肪含量所占的百分比。成人腰椎椎体内脂肪含量是随年龄增加而增加的、红骨髓的含量是随年龄增加而减少的，故脂肪的增加会增加QCT测量的准确误。另外，也有报道因脂肪含量的影响，单能QCT测量结果低估了年轻者骨密度的20%，低估年长者骨密度的30%。为消除脂肪含量对QCT测量的影响，Dunnill应用骨髓随年龄变化的数据对QCT测量结果进行校正；Genant和Boyd等也研发了双能（dual-energy QCT，DEQCT）进行骨密度测量，旨在消除脂肪因素对骨密度测量的影响。DEQCT消除脂肪因素对测量影响的机制与DXA消除软组织影响的机制相似。尸检测量结果表明，DEQCT测量的准确性可减至1.4%，活体测量的准确性为3%～6%。然而，虽然DEQCT测量准确性得到提高，但其测量的精确性明显下降，3%～5%；另外，DEQCT测量时的辐射剂量也明显增加，是常规单能QCT的10倍，因此限制了其临床的实际应用。目前较为广泛应用的仍是单能QCT骨密度测量。

QCT既可测量中轴骨骨密度，也可测量外周骨的骨密度。中轴骨通常是指腰椎和股骨近端，外周骨是指桡骨远端、胫骨。中轴骨QCT是在常规全身CT机配以专用的参照体模进行测量的，而外周骨QCT（peripheral QCT，pQCT）多是在特制的专用CT机上进行前臂或胫骨测量，但也有少数研究应用全身CT进行外周骨的测量，可笼统称为pQCT测量。因其测量是在骨骼的横截面影像上进行的，所测的骨密度是真正的体积骨密度，单位为g/cm^3。虽理论上认为QCT可分别测量骨松质和骨皮质的骨密度，但常规腰椎QCT测量的层厚为8～10mm，其分辨率有限，不能进行单纯的骨皮质测量，而螺旋CT可将层厚减至1～3mm、多层扫描，进而可分别测量椎体和股骨近端骨皮质的厚度，但这也多用于骨结构等方面的研究，其单独骨皮质密度测量的意义有限。

第二节　QCT扫描及骨密度测量

QCT扫描及测量应注意：扫描前应先根据具体情况设置CT扫描的相关参数（如电压、电流、床高、FOV、层厚等）及扫描部位的感兴趣区。目前尚无统一的扫描参数，因扫描参数和测量感兴趣区的不同可影响测量结果，应选择固定的扫描参数和测量感兴趣区等扫描条件。以腰椎骨密度常规测量为例介绍具体步骤：CT扫描的相关参数设定后，扫描获取腰椎定位像，依据腰椎定位像和尽量减少受检者接收辐射剂量的原则选取或定位T_{12}至L_4中的3个或4个椎体中央层面感兴趣区进行扫描，ISCD建议单层QCT扫描部位为L_1-L_3（如L_1-L_3无法扫描测量，可扫描T_{12}或L_4），层厚选为8～10mm；螺旋QCT扫描部位为L_1-L_2（如L_1或L_2无法扫描测量，可扫描T_{12}或L_3），层厚为1～3mm。常规QCT扫描的辐射剂量较小，若扫描4个椎体断面，剂量约小于0.2mSv，而2个椎体三维扫描的辐射剂量则为1.5mSv。受检部位感兴趣区采集成像（螺旋CT可进行影像重建后获取感兴趣区的图像）后，应用专用骨密度测量软件自动定位感兴趣区图像中椎体骨松质位置，测量时应注意避免将椎体的椎底静脉和椎体内的硬化灶包含在ROI内，ROI确定后即可获得3个椎体的平均骨密度。

另外，也可通过专用软件分别测量椎体的骨松质、骨皮质和二者的共同密度。单层QCT扫描测量结果和螺旋QCT扫描测量结果高度相关，相关系数（r^2）高达0.99，故两者测量结果的差异可忽略不计，虽然两种测量方法在骨折预测和疗效监测方面作用相似，但因两者测量感兴趣区的确切位置和大小不同，骨松质测量的BMD值之间存在绝对差异，故两者测量结果不能互相转换。

目前，股骨近端QCT骨密度测量的临床应用还极少，已有的报道也多集中在体外QCT测量骨密度与生物力学股骨强度之间的关系。

第三节　QCT 的应用及其临床意义

临床上，腰椎QCT的骨质疏松症的诊断标准尚未见到全球范围内的统一的共识或具体的诊断阈值。2007年ISCD有关QCT的共识中，在探讨腰椎QCT的诊断作用中，ISCD提及了有关腰椎QCT测量结果与DXA诊断标准的对比研究，即腰椎单层QCT骨松质BMD低于120mg/cm^{3}为骨量低下（osteopenia），相当于腰椎DXA测量的-2.5＜T-值＜-1.0；低于80mg/cm^{3}为骨质疏松症（osteoporosis），相当于腰椎DXA测量的T-值≤-2.5。另外，ISCD还建议QCT股骨颈和全髋测量的T-值可等同于DXA测量的T-值，并可用于骨质疏松症的诊断。

腰椎是目前QCT临床应用的常见测量部位，其临床应用日趋成熟。QCT股骨近端骨密度测量的研究报道也有增多，但仅限于研究阶段，还没有常规用于临床的骨密度测量。

QCT的应用报道多集中在评估骨折风险、年龄性骨量丢失率、随访骨质疏松症和其他骨代谢性疾病的骨密度变化。QCT测量结果反映骨密度的变化优于DXA，主要是因为腰椎代谢活性敏感的骨松质含量或所占比例高，加之QCT可选择性地测量椎体的骨松质。QCT和DXA测量的骨量丢失率比较的研究表明：绝经后妇女骨量丢失率QCT测量结果为1.96%/年，腰椎侧位DXA为0.97%/年，腰椎正位DXA则为0.45%/年。由此可见，QCT可更灵敏地反映早期骨量丢失的状况。关于QCT和DXA对骨质疏松性骨折评估比较研究也有许多报道。Yu等研究结果表明，QCT测量椎体骨松质区分椎体骨折与非骨折人群的能力优于腰椎正位DXA和腰椎侧位DXA。Yu等研究结果还显示，QCT骨松质BMD评估椎体骨折的相对风险性的能力（优势比3.67）高于腰椎侧位DXA（优势比2.00）和腰椎正位DXA（优势比1.54）。腰椎QCT测量结果预测绝经后妇女椎体骨折的能力至少等同于DXA腰椎测量，但对男性的比较评估的依据尚不充分。虽然QCT测量腰椎较为灵敏，且与其他方法测量其他部位的结果显著相关，但还不足以用QCT测量的结果推测其他部位的骨密度，也不能用QCT测量结果推测DXA的测量结果。

腰椎QCT测量质控对其临床应用至关重要。QCT测量质控的原则与DXA相同。初次测量和随访测量所选用的扫描参数、测量部位、感兴趣区位置应一致。纵向质控通常也应每周至少扫描测量一次QCT的QA模块，并根据测量结果评估其纵向测量的稳定性。2015年ISCD发布的有关QCT的共识中仅提及了上述的纵向质控，尚未提及QCT的横向质控的建议，可能是与多中心QCT测量研究或临床药物试验研究的需求有限有关。尽管如此，如进行多中心QCT测量研究或临床药物试验研究，笔者根据QCT测量质控与DXA测量质控相同的原则，建议可用欧洲脊椎体模（ESP）进行不同医疗单位、不同QCT设备测量的横向质控。

CT腰椎体积测量结果的精确性较低，改善其测量的精确性主要取决于三维影像解剖结构上感兴趣体积（volumes of interest，VOI）的定位，并可用影像排列校准（alignment）技术保证在随访测量时VOI准确定位的一致性。常规椎体单层QCT感兴趣区（ROI）的定位对操作者的依赖性很强，而腰椎的体积骨密度的VOI的范围是全部的椎体，其定位依赖于软件选择性地定位骨松质或全骨的VOI，测量体积较大结构的精确性好。虽骨松质体积骨密度与常规QCT椎体中部结构测量的骨密度高度相关，但其对椎体强度并未提供更有意义的信息。也有研究表明，椎体的骨皮质测量对骨质疏松症患者椎体骨强度的评估有重要意义，但也有待进一步研究。

CT定量测量股骨近端的体积骨密度可避免股骨DXA测量的面积骨密度结果受股骨结构大小因素的影响，同腰椎体积测量相同，股骨近端体积骨密度活体测量的精确性也与其VOI有关，有报道其精确性为0.6%～1.1%。无论如何，CT定量测量股骨近端的体积骨密度有助于骨质疏松的判定和骨密度变化的随访观察。但股骨近端体积骨密度测量需有能处理较大体积影像数据的特殊工作站及软件，目前仍处在研究阶段，其临床应用价值有待进一步证实。

pQCT虽可测量外周骨骼的骨密度，但多用于骨密度以外的骨结构分析。

综上所述，QCT已成为诊断骨和随访骨质疏松性椎体骨折和代谢性骨病的骨密度测量方法。目前，CT机多已普及，添加校准用的体模、相应的软件和正常数据库即可进行腰椎的骨密度测量分析。QCT测量的腰椎骨密度结果与椎体骨折高度相关，并可反映骨量的年龄性变化和治疗后的变化。选择性测量椎体内的骨松质，区分椎体骨折的能力优于腰椎正位和侧位DXA。QCT测量骨量丢失率也很灵敏，也是随访应用的有力证据。虽然QCT同DXA比较有其优越性，但也有其局限性，如对操作者的依赖性较大、CT机型的限制、辐射剂量相对较高、尚不能常规评估股骨等，这些局限性限制了其临床的实际应用。然而，体积QCT测量有精确性高、速度快、并可分别测量腰椎和股骨近端等优点，随其测量软件的进一步开发，有望可扩展QCT的应用范围和改善骨微结构的评估。

参 考 文 献

[1] CANN CE, GENANT HK. Precise measurement of vertebral mineral content using computed tomography [J]. J Comput Assist Tomogr, 1980, 4（4）：493-500.

[2] CANN CE. Quantitative CT applications：comparison of current scanners [J]. Radiology, 1987, 162（1 Pt 1）：257-261.

[3] BODEN SD, GOODENOUGH DJ, STOCKHAM CD, et al. Precise measurement of vertebral bone density using computed tomography without the use of an external reference phantom [J]. J Digit Imaging, 1989, 2（1）：31-38.

[4] GUDMUNDSDOTTIR H, JONSDOTTIR B, KRISTINSSON S, et al. Vertebral bone density in

Iceland women using quantitative computed tomography without an external reference phantom [J]. Osteoporos Int, 1993, 3 (2): 84-89.

[5] HOPPER KD, WANG MP, KUNSELMAN AR. The use of clinical CT for baseline bone density assessment [J]. J Comput Assist Tomogr, 2000, 24 (6): 896-899.

[6] LINK TM, KOPPERS BB, LICHT T, et al. In vitro and in vivo spiral CT to determine bone mineral density: initial experience in patients at risk for osteoporosis [J]. Radiology, 2004, 231 (3): 805-811.

[7] GENANT HK, BLOCK JE, STEIGER P, et al. Quantitative Computed Tomography in assessment of osteoporosis [J]. Sem Nucl Med, 1987, 17: 316-333.

[8] LAVAL-JEANTET AM, ROGER B, BOUYSEE S, et al. Influence of vertebral fat content on quantitative CT density [J]. Radiology, 1986, 159 (2): 463-466.

[9] REINBOLD W, ADLER CP, KALENDER WA, et al. Accuracy of vertebral mineral determination by dual-energy quantitative computed tomography [J]. Skeletal Radiol, 1991, 20 (1): 25-29.

[10] GENANT HK, BLOCK J, STEIGER P, et al. Quantitative computed tomography in the assessment of osteoporosis [C]. // Seminars in Nuclear Medicine. Semin Nucl Med. . California: University of California Press, 1987.

[11] DUNNILL MS, ANDERSON JA, WHITEHEAD R. Quantitative histological studies on age changes in bone [J]. J Pathol Bacteriol, 1967, 94: 274-291.

[12] GENANT HK, BOYD D. Quantitative bone mineral analysis using dual energy computed tomography [J]. Invest Radiol, 1977, 12 (6): 545-551.

[13] AVIOLI AV. The osteoporotic syndrom. Detection, prevention, and tretment [M]. New York: Wiley-Liss, 1993.

[14] PACIFICI R, RIFAS L, TEITEBAUM S, et al. Spontaneous release of interleukin1 from human blood monocytes reflects bone formation in idiopathic osteoporosis [J]. Proc Natl Acad Sci USA, 1987, 84: 4616-4620.

[15] BONNICK SL. Bone densitiometry in clinical practice [M]. 2 edn. Totowa, New Jersey: Humana Press, 2004.

[16] GLUER CC, REISER UJ, DAVIS CA, et al. Vertebral mineral determination by quantitative computed tomography (QCT): accuracy of single and dual energy measurements [J]. J Comput Assist Tomogr, 1988, 12 (2): 242-258.

[17] GENANT HK, CANN CE, ETTINGER B, et al. Quantitative computed tomography of vertebral spongiosa: a sensitive method for detecting early bone loss after oophorectomy [J]. Ann Intern Med, 1982, 97 (5): 699-705.

[18] GUGLIELMI G, GLUER CC, MAJUMDAR S, et al. Current methods and advances in bone densitometry [J]. Eur Radiol, 1995, 5 (2): 129-139.

[19] RUEGSEGGER P, ELSASSER U, ANLIKER M, et al. Quantification of bone mineralisation using computed tomography [J]. Radiology, 1976, 121: 93-97.

[20] ENGELKE K, ADAMS JE, ARMBRECHT G, et al. Clinical use of quantitative computed tomography and peripheral quantitative computed tomography in the management of osteoporosis in adults: the 2007 ISCD Official Positions [J]. J Clin Densitom, 2008, 11 (1): 123-162.

[21] KALENDER WA, BRESTOWSKY H, FELSENBERG D. Bone mineral measurements: automated determination of the midvertebral CT section [J]. Radiology, 1988, 168: 219-221.

［22］STEIGER P，BLOCK JE，STEIGER S，et al. Spinal bone mineral density measured with quanti-tative CT：effect of region of interest，vertebral level，and technique［J］. Radiology，1990，175（2）：537-543.

［23］THEODOROU DJ，THEODOROU SJ，ANDRE MP，et al. Quantitative computed tomography of spine：comparison of three-dimensional and two-dimensional imaging approaches in clinical prac-tice［J］. J Clin Densitom，2001，4（1）：57-62.

［24］ESSES SI，LOTZ JC，HAYES WC. Biomechanical properties of the proximal femur determined in vitro by single-energy quantitative computed tomography［J］. J Bone Miner Res，1989，4（5）：715-722.

［25］ALHO A，HOISETH A，HUSBY T. Bone-mass distribution in the femur. A cadaver study on the relations of structure and strength［J］. Acta Orthop Scand，1989，60（1）：101-104.

［26］SMITH MD，CODY DD，GOLDSTEIN SA，et al. Proximal femoral bone density and its cor-relation to fracture load and hip-screw penetration load［J］. Clin Orthop Relat Res，1992（283）：244-251.

［27］SHEPHERD JA，SCHOUSBOE JT，BROY SB，et al. Executive Summary of the 2015 ISCD Position Development Conference on Advanced Measures From DXA and QCT：Fracture Prediction Beyond BMD［J］. J Clin Densitom，2015，18（3）：274-286.

［28］KERR R，RESNICK D，SARTORIS DJ，et al. Computerized tomography of proximal femoral trabecular patterns［J］. J Orthop Res，1986，4（1）：45-56.

［29］REISER UJ，GENANT HK. Determination of bone mineral content in the femoral neck by quanti-tative "computed tomography［C］. Washington，DC：70th Scientific Assembly and Annual Meeting of the Radiological Society of North America，1984.

［30］PACIFICI R，RUPICH R，GRIFFIN M，et al. Dual energy radiography versus quantitative com-puter tomography for the diagnosis of osteoporosis［J］. J Clin Endocrinol Metab，1990，70（3）：705-710.

［31］GUGLIELMI G，GRIMSTON SK，FISCHER KC，et al. Osteoporosis：diagnosis with lateral and posteroanterior dual x-ray absorptiometry compared with quantitative CT［J］. Radiology，1994，192（3）：845-850.

［32］BLOCK JE，SMITH R，GLUEER CC，et al. Models of spinal trabecular bone loss as determined by quantitative computed tomography［J］. J Bone Miner Res，1989，4（2）：249-257.

［33］KALENDER WA，KLOTZ E，SUESS C. Vertebral bone mineral analysis：an integrated approach with CT［J］. Radiology，1987，164（2）：419-423.

［34］RICHARDSON ML，GENANT HK，CANN CE，et al. Assessment of metabolic bone diseases by quantitative computed tomography［J］. Clin Orthop，1985（195）：224-238.

［35］YANG SO，HAGIWARA S，ENGELKE K，et al. Radiographic absorptiometry for bone mineral measurement of the phalanges：precision and accuracy study［J］. Radiology，1994，192（3）：857-859.

［36］CANN CE，GENANT HK，KOLB FO，et al. Quantitative computed tomography for prediction of vertebral fracture risk［J］. Bone，1985，6（1）：1-7.

［37］HEUCK AF，STEIGER P，STOLLER DW，et al. Quantification of knee joint fluid volume by MR imaging and CT using three-dimensional data processing［J］. J Comput Assist Tomogr，1989，13（2）：287-293.

［38］SAMBROOK PN，BARTLETT C，EVANS RRH，et al. Measurement of lumbar spine bone mineral：a comparison of dual photon absorptiometry and computed tomography［J］. Br J Radiol，1985，58（691）：621-624..

［39］ROSS PD，GENANT HK，DAVIS JW，et al. Predicting vertebral fracture incidence from prevalent fractures and bone density among non-black，osteoporotic women［J］. Osteoporos Int，1993，3（3）：120-126.

［40］LARNACH TA，BOYD SJ，SMART RC，et al. Reproducibility of lateral spine scans using dual energy X-ray absorptiometry［J］. Calcif Tissue Int，1992，51（4）：255-258.

［41］RUPICH R，PACIFICI R，GRIFFIN M，et al. Lateral dual energy radiography：a new method for measuring vertebral bone density：a preliminary study［J］. J Clin Endocrinol Metab，1990，70（6）：1768-1770.

［42］SLOSMAN DO，RIZZOLI R，DONATH A，et al. Vertebral bone mineral density measured laterally by dual-energy X-ray absorptiometry［J］. Osteoporos Int，1990，1（1）：23-29.

［43］REID IR，EVANS MC，STAPLETON J. Lateral spine densitometry is a more sensitive indicator of glucocorticoid-induced bone loss［J］. J Bone Miner Res，1992，7（10）：1221-1225.

［44］YU W，GLUER CC，GRAMPP S，et al. Spinal bone mineral assessment in postmenopausal women：a comparison between dual X-ray absorptiometry and quantitative computed tomography［J］. Osteoporos Int，1995，5（6）：433-439.

［45］JAEGER P，DEVOGELAER JP，MEUNIER P，et al. Treatment of Postmenopausal Osteoporosis with Oral Alendronate［J］. Calcified Tissue International，1995（56）：495.

［46］AVIOLI LV. The osteoporotic syndrome［M］. New York：Grune & Stratton，1983.

［47］REINBOLD WD，GENANT HK，REISER UJ，et al. Bone mineral content in early-postmenopausal and postmenopausal osteoporotic women：comparison of measurement methods［J］. Radiology，1986，160（2）：469-478.

［48］LANG TF，AUGAT P，HEITZ M，et al. Volumetric QCT of the spine：comparison to single-slice QCT and DXA［J］. J Bone Miner Res，1996，11：479.

［49］GUGLIELMI G，LANG TF，CAMMISA M，et al. Quantitative computered tomography at the axial skeleton［M］. Berlin：Springer，1998.

［50］CODY DD，GOLDSTEIN SA，FLYNN MJ，et al. Correlations between vertebral regional bone mineral density（rBMD）and whole bone fracture load［J］. Spine，1991，16（2）：146-154.

［51］HANGARTNER TN，GILSANZ V. Measurement of cortical bone by computed tomography［J］. Calcif Tissue，1993，52：160.

［52］CUMMINGS SR，MARCUS R，PALERMO L，et al. Does estimating volumetric bone density of the femoral neck improve the prediction of hip fracture? A prospective study［J］. J Bone Miner Res，1994，9（9）：1429-1432.

［53］JERGAS M，BREITENSEHER M，GLUER CC，et al. Which vertebrae should be assessed using lateral dual-energy X-ray absorptiometry of the lumbar spine［J］. Osteoporos Int，1995，5（3）：196-204.

第二十章

高分辨率影像的骨结构测量及分析

骨结构的变化是骨质疏松性骨折发生的主要因素，尽管骨量丢失可通过骨密度的下降加以测量和评估，但骨密度的下降最终还是使骨的结构发生变化进而导致骨折的发生。由此可见，较早地发现骨结构的变化，有利于早期骨质疏松症的发现。因在骨松质或骨皮质内哈弗系统是骨质疏松症最先累及的骨结构，因此，评估骨质疏松骨结构的变化多集中在骨松质或骨皮质内哈弗系统。然而，目前临床上的影像学检查方法多因其分辨率较低难以显示骨小梁和骨皮质哈弗系统内的微结构变化。随着影像设备的不断改进和相应软件的开发，近来开发的高分辨率成像技术已可早期地显示骨小梁和骨皮质哈弗系统内的微结构变化，为研究骨质疏松症骨折发生的形态学以及相应的生物力学另辟一条新路。较为先进的高分辨率技术包括高分辨率CT（high resolution CT，HRCT）和高分辨率MR（high resolution MR，HR-MR），国外有关方面的研究较多，国内的研究相对较少。值得指出的是，同临床常规应用的CT和MRI相比，用于骨微结构研究的高分辨率CT和MR成像技术相对更为复杂，不同影像设备生产厂家定义的名词也略有不同，无论是国外还是国内，骨质疏松高分辨率成像的有关研究几乎都是在非临床的技术人员或医学工程专业人员参与或指导下完成的。由此可见，高分辨率成像技术在了解骨微结构影像评估中的重要地位，本章也仅就这方面的研究分别对HRCT和HRMR的报道进行简介。

第一节　HRCT骨结构测量及分析

临床及科研中使用的CT机的种类较多，有的是依据扫描和图像采集方式加以命名，如螺旋CT（spiral CT）、多排CT（multi-detector CT，MDCT）；也有依据影像后处理方式不同加以命名，如三维CT（或称3D CT）；有的是依据分辨率加以命名，如高分辨率CT等，但高分辨率CT的骨骼影像分辨率有多种，虽均可称为高分辨率CT，不同文献依据分辨率称谓又有所不同，如将分辨率500～700μm称为高辨率，将分辨率20～200μm称为超高分辨率（μCT），体积QCT（vQCT）的分辨率多大于500μm，微QCT（micro QCT）分辨率为1～50μm。结合CT设备的种类和分辨率的程度，现用于评估骨骼皮质和松质微结构的高分辨率CT有几种，主要是全身多排CT（MDCT）和外周骨CT。另一种是将标准的MDCT机架与2D平板探测器技术相结合，可快速连续采集各向同性的高空间分辨率影像。也有专门用于外周骨研究的高分辨率外周骨QCT（HR pQCT）。通过高分辨率影像的生物力学骨结构分析可直接评估骨骼内在的力学强度，甚至通过骨骼的结构分布还可改善骨折风险预测和骨质疏松症防治措施的实施。高分辨率CT骨松质的微结构测量的主要是骨小梁的排列，而不是骨量或骨密度。尽管体积骨密度对评估骨强度非常重要，但高分辨率影像的研究主要是通过对骨微结构的分析进而评估相应的骨强度。因此，本章主要就有关测量评估骨微结构方面的研究介绍如下。

一、CT的骨结构测量分析

常规体部CT的高分辨率薄层影像可更清晰地显示骨松质的结构，其影像的像素大小为0.18～0.3mm，层厚为1～1.5mm。而小梁结构的显示取决于扫描的空间分辨率，多为600μm左右，虽获取该影像的剂量较低，但这种影像并不能准确地代表骨松质的结构（骨小梁厚度在100～150μm，空间分辨率在500～700μm）。虽分辨率为500～700μmCT即可评估骨松质的骨结构。超高分辨率CT（μCT）的分辨率在20～200μm，主要用于骨标本或周围骨特别是桡骨远端或指骨结构的测量，但本文所指的是用体部CT进行的高分辨率测量。不同的影像处理方法所得结果也不同。Chevaliver等在薄层影像上测量了骨小梁结构指数（trabecular fragmentation index），并用此指数在正常人中区分出骨质疏松症患者，然而，该指数并不能在正常人和绝经后骨质疏松症女性中区分出椎体骨折的患者。Ito等和Wang等分析了骨质疏松症患者（正位腰椎T-值≤-2.5）及椎体骨折患者的骨松质结构（BV/TV、I.Th、N.Br）。结果显示：这些参数与骨松质BMD呈中度相关（r^2为0.55～0.75），并同BMD一样，可区分骨折和非骨折个体（$P < 0.03$），但经BMD校正后，骨折组和非骨折组的差异无统计学上的显著意义。

QCT也可评估骨的结构，但因其测量椎体ROI内的灰阶不同，其内的骨小梁结构显示也有所不同，Braillon等建议用骨密度的标准差作为反映腰椎椎体骨小梁结构的参数。Engelke等应用这种方法分析了218例正常和椎体骨折妇女的椎体结构，结果显示骨密度的标准差评估椎体骨折的能力并不优于仅用BMD结果评估。但如提高放射剂量并提高放大率改善骨小梁结构的显示，也可提高其应用的价值。

MDCT是临床常见的影像学检查技术，但该技术的空间分辨率有限，临床扫描的最薄层厚度为0.6mm，最小像素尺寸范围为0.25～0.30mm。这些空间分辨率不足以显示骨小梁的维度结构，也受测量部位感兴趣区内部分体积效应的影响。尽管如此，MDCT测量的骨松质参数与标本骨组织测量和μCT测量结果相关，相关系数为0.70（$P < 0.01$）。MDCT技术的优点是可测量评估骨质疏松性骨折好发的中轴骨，如椎体和股骨近端，这些部位的测量结果对监测治疗的疗效也很重要。

MDCT在人体腰椎骨松质的研究表明，其测量结果可区分骨质疏松性骨折组和非骨折组，还可显示治疗后的椎体微结构变化。Ito等研究表明，同DXA测量腰椎BMD相比，MDCT测量的L_3椎体骨骼结构参数可更好地区分脊椎骨折组和非骨折组。Graeff等评估特立帕肽（teriparatide）疗效的观察试验表明，MDCT测量脊柱的结构参数优于BMD。MDCT测量的局限性是测量的影像不是骨松质内每个骨小梁的真实结构，只是椎体和股骨近端内骨松质网状的大致构形，主要是由于MDCT成像的噪声等因素的影响。另外，影像分辨率的提高是以辐射剂量的增加为代价的，为了达到足够的空间分辨率和图像质量，所需的辐射剂量也相对增大，与DXA腰椎骨密度的辐射剂量（0.01 ～ 0.05mSv有效剂量）相比，腰椎2D CT骨密度测量辐射剂量较高（0.3 ～ 0.6mSv），但高分辨率MDCT检查椎体微结构辐射剂量更高（有效剂量约为3mSv），相当于1.5年自然背景的辐射剂量，这限制了其临床应用和研究。

体积QCT（volumetric QCT，vQCT）又称为三维QCT（3D QCT）。三维体积结构成像感兴趣区的选取有助于分析细微骨结构的形态分布及椎体和股骨近端相应的生物力学分析，这种体积测量方法是选取骨骼的某一段结构进行体积测量分析，或用螺旋CT定位被测结构的范围，扫描后选取所测结构的轴向进行重建和分析。问题是目前还没有关于体积感兴趣区（volume of intresting，VOI）统一的定位、大小、形态等方面的报道，不同机型3D QCT分析测量的骨密度结果也不能直接同椎体中央层面测量的骨密度结果相比较。虽现有的螺旋CT的工作站可满足影像的数据处理，但仍需特殊或专用的软件进行分析测量。Heitz等研发了通过固定股骨颈的轴向并边缘检测技术定位VOI。Sartoris等和Bhasin等则通过阈值边缘检测方法选取股骨近端的骨松质进行分析。Lang等半自动地定位股骨颈和粗隆间亚区的全骨和骨松质的VOI，并还可进行几何结构的测量，如股骨颈横截面积和转动惯量。同腰椎体积测量相同，股骨近端体积骨密度活体测量的精确性也与其VOI有关，有报道其精确性在0.6% ～ 1.1%。

在反映椎体的微结构方面，Sandor等将椎体中部层面的骨小梁分布分为放射状的亚区，形似蜘蛛网，相应的骨密度分布以椎体的前方和外方为主，其年龄性骨量丢失也最快。Cody和Flynn测量了椎体内18个不同亚区体积影像的骨密度，这些椎体内的骨密度高度相关，但各区之间相互比较结果并没有显示预测椎体骨折风险性能力较强的特异性亚区。随后，Flynn报道椎体内结构的骨密度分布可潜在地增强骨折检出能力。

虽上述骨小梁结构的测量可区分骨折和非骨折人群，但还没有证据表明其可改善BMD本身对椎体骨强度的评估，这可能与测量技术的改善有关。

二、高分辨率外周定量计算机断层扫描

高分辨率外周定量计算机断层扫描（high-resolution peripheral quantitative CT，HRpQCT）是外周四肢骨松质结构成像研究的专用设备，现已广泛用于人体骨松质标本和小动物骨骼的基础研究。与MDCT和MRI相比，HRpQCT的信噪比（signal to noise ratio，SNR）更高、空间分辨率更好，比全身CT辐射剂量也更低，且可避免其他敏感器官的辐射。虽然HRpQCT设备相对较小，但其影像采集和测量分析的过程较为复杂，不同厂家HRpQCT的扫描方案也在不断地修订完善。

以往的前臂pQCT测量参数有BMC、BMD、横截面积、应力应变指数（stress strain index，SSI）和转动惯量等。压力测试研究表明，桡骨超远端的骨强度和BMC高度相关，相关系数为0.83 ～ 0.87；BMC、骨皮质横截面积和BMD与转动惯量共同预测桡骨

超远端骨折的能力 r 值分别为 0.94、0.84 ～ 0.89 及 0.93。随着 CT 设备的不断完善和不同机型的不断推出，近年来在微 CT 基础上研发的 HRpQCT 主要用于测量感兴趣区的骨皮质和骨小梁的细微结构的分析。同多排 CT 分辨率（250 ～ 300μm；层厚 0.5 ～ 0.7mm）和高分辨率 MR 的分辨率（150 ～ 200μm；层厚 0.3 ～ 0.5mm）相比，HRpQCT 分辨率（82μm）更高，加之高信噪比的特点可更清晰地显示骨骼的细微结构。另外，HRpQCT 检查部位远离对辐射较为敏感的器官，其辐射的有效剂量（< 3μSv）也明显低于全身 CT 的有效剂量。HPpQCT 的主要优点：在用与 QCT 相似的体模测量感兴趣区的骨密度的同时，还可测量骨小梁和骨皮质等结构的参数；其形态学测量参数与组织学形态学测量参数相似，如通过影像计算出骨皮质厚度（Ct.Th）和骨小梁数目（Tb.N）及结构的连接性（connectivity）、结构模型指数（structure model index），即杆状（rod）结构或盘状（platelike）结构等及其各向异性或非匀质性（anisotropy）等参数；另外，可通过这些数据进行有限元分析（FEA），还可通过计算机将骨小梁结构以立方元素即体素（voxel）进行分解，测量出与力学相关的参数，如硬度（stiffness）和弹性模量（modulus）等。虽 HRpQCT 的生物力学和骨骼的形态学测量可重复性的变异系数（CV）为 4% ～ 5%。但其骨密度测量的可重复性较好（CV < 1%）。

越来越多的临床研究文献报道应用 HRpQCT 对骨质的评估作用。最初 HRpQCT 研究的重点是对绝经后骨质疏松和低骨量的调查，随后的研究多集中在骨质量和骨折风险的分析及骨量丢失的继发原因，以及骨质流失的次要原因。Boutroy 等和 Khosla 等横截面研究表明不同性别骨微结构的年龄性变化有显著的差异，另有骨微结构研究报道东亚和高加索妇女骨强度存在着种族差异。还有研究表明 HRpQCT 测量结果有助于区分绝经后妇女和老年男性的骨折和非骨折人群及骨质疏松药物治疗后的疗效观察。Sornay-Rendu 等证明骨皮质和骨松质的形态测量是除 BMD 以外区分低骨量女性骨折的另一指标。另外，HRpQCT 检测的骨皮质松化或孔化（porosity）结果有助于糖尿病患者骨折风险评估，特别是对骨折风险较高的 2 型糖尿病患者更为适用，可能是因 2 型糖尿病患者 DXA 测量 BMD 结果较高，因而 DXA 测量 BMD 结果不适用于骨折风险评估的缘故。

有些学者从 HRpQCT 图像中研究了骨微结构和拓扑学的其他测量，包括连接性、结构模型指数（杆状或盘状外表测量）和各向异性等。然而，它们在体内分辨率的可靠性。也有学者提出了更复杂的骨皮质分割方法，可直接三维评估皮质厚度（Ct.Th）以及量化皮质微结构，如皮质内孔隙。HRpQCT 的结构测量也存在几个潜在问题。首先，Sekhon 等研究表明骨松质 vBMD 与皮质厚度的生物变异相关，体模在测量骨松质 vBMD 上有显著的误差，很可能与 X 射线散射效应有关。另外，HRpQCT 也没有校准探测器来阻止 X 线的康普顿散射和残余线束硬化伪影。当皮质厚度和骨松质 vBMD 测量分散很广时，这些误差便是横截面研究的主要关注点。在纵向研究中，由于年龄、病理改变及治疗后皮质厚度和骨松质 vBMD 的变化相对较小，因此，以百分比变化作为主要终点，很可能变化不显著，故意义不大。其次是假定基质矿化的变化与许多常见的抗骨折治疗药物的既定作用不一致，不管骨体积的变化如何，预计骨密度的变化将导致 vBMD 的增加，因此可导致对 BV/TV 结果的高估，并也影响到骨骼厚度和空间的衍生测量值，混涉了相关药物对骨松质体积和结构的效应。

纵向测量分析是HRpQCT测量分析中另一值得关注的问题。实际随访的研究工作中应考虑下面的重要因素。首先，由于骨骼结构和几何形状可以沿轴向发生较大的变化，因此基线和随访扫描的图像匹配至关重要。随访测量时，将自动显示带有原始参考位置的基线图像，作为随访定位参考线的可视辅助工具。即便是这样，也是一个主观的过程，可能会出现操作者误差。因此，需要自动化方法确保图像分析感兴趣区域匹配完好。有的制造商提供的软件可自动匹配基线和随访扫描测量的所有层面。同设定层面匹配方法相比，MacNeil等证明3D图像配准技术可以提供更好的短期和中期测量的可重复性，这种方法在纵向研究中可能更合适，因为皮质厚度的变化是严格基于横截面积评估的。另外，对快速生长发育的儿童或青少年，有效的纵向随访测量比较并非易事，需要更仔细地考虑扫描定位和分析的标准化。

HRpQCT还有另外的局限，主要是HRpQCT测量仅限于外周骨骼的检测，不能评估腰椎或股骨近端等骨折好发部位的骨骼；该设备射线管球的寿命有限和运动伪影对骨结构测量的影响也是其设备应予改进之处。

三、CT的有限元分析

有限元分析（FEA）是经典工程领域对设计和故障进行分析的至关重要的常用计算工具。有限元分析是物体在虚拟环境中建模，据此可查找或解决可能存在的结构或功能方面的问题。FEA是通过软件对复杂物体的结构等问题进行数学建模和数值求解。有限元（FE）模型可通过点或"节点"系统形成建模的轮廓。这些节点是有限元本身，连接到这些节点形成的有限元网格可包含物体模型的材料和结构属性，进而分析模型如何对某些条件作出反应。有限元网格的密度在整个物体材料中有所不同，取决于某特定区域应力水平的预期变化。同应力变化较小或没有应力变化的区域相比，应力变化较大的区域通常有更高的网格密度。这些特点应包括物体可测试的材料断裂点、圆角、拐角以及高应力区域等。通过模型的建立可以向FE模型施加各种类型的载荷，包括节点载荷力、力矩、位移、速度、加速度等，并计算出包括节点位移、速度和加速度以及自然力、应变和应力等结果。现今无论是全身高分辨率CT还是外周骨高分辨率CT及其特殊的软件开发，均可用于骨质疏松及骨折方面的研究。骨骼的有限元分析也是依据上述机制，具体是在模拟加载条件下将复杂骨骼结构细分为较小的构成元素进而确定生物力学特征。应用上述骨骼的高分辨率图像，将骨骼结构影像分解为小立方元素（即体素），然后计算其复杂微观结构的表观生物力学特性（如硬度、弹性模量）。现已证实：QCT的腰椎FEA分析的骨强度可用于预测绝经后妇女的椎骨骨折，其预测老年男性椎体骨折的能力等同于腰椎DXA。QCT的股骨FEA的骨强度预测绝经后妇女和老年男性的髋部骨折风险的能力与髋部DXA相似；腰椎和股骨QCT的FEA分析结果结合临床风险因素可用于监测随访的变化和疗效评估。虽一些体外研究表明，基于QCT的FEA是整个骨强度的强有力的预测因子，但目前还没有证据证明有限元法优于综合QCT骨密度和几何参数评估。对髋部而言，QCT密度和几何参数的综合评估优于QCT中的单一参数对载荷衰竭的评估。Dalzell等和Burghardt等FEA生物力学方面的研究，均可见男女两性的骨微结构的年龄性变化。Boutroy等研究表明μFEA的机械性评估可区分低骨量女性桡骨的骨折组和非骨折组。Keaveny等应用多探测器CT对腰椎椎体强度及腰椎和股骨近端和药物治疗后的变化进行有限元分析，结果表明其疗效和骨折风险评估的灵敏度优于DXA。

还有应用HRpQCT技术在高分辨率模型（μCT）进行骨强度测量的研究报道。除了整个骨骼力学分析外，μFEA还可用于确定骨皮质和骨松质之间的相对载荷分布，并估计特殊结构的机械影响等（如皮质内孔隙）。但就诊断而言，FEA分析结果还不能依据WHO推荐的T-值标准进行骨质疏松症的诊断。

第二节　MR骨结构测量及分析

随着影像技术的不断研发和完善，作为现代影像成像技术，磁共振成像（MRI）以其无创伤、无辐射、高分辨率成像技术以及特有软件的优点，现可显示活体骨骼的骨皮质和骨松质的细微结构，有助于对骨质疏松及其骨折发生的形态学和生物力学方面的进一步研究。

与常见的X线和CT的骨骼正对比影像不同（骨结构为"高密度或高衰减"的"白影"），MR提供的是骨骼反对比影像（骨结构为"无或低信号"的"黑影"）。常规MRI影像上，骨结构在所有序列上形成低信号的机制是由于固态骨骼内质子T2弛豫时间非常短（＜1ms）。MR骨结构的"黑影"是由相对较高的骨髓信号衬托所致，而骨髓的信号则取决于使用的脉冲序列和骨髓内红骨髓和黄骨髓（脂肪）构成。MR成像再经数字化处理后可从影像中提取有关骨骼网络的结构信息，如骨小梁的方向、皮质厚度和面积等，而这些骨微结构信息或参数与骨质疏松性骨折风险和治疗后的变化密切相关。

以往的研究多注重外周部位骨骼MRI成像，如桡骨、胫骨和跟骨，因股骨近端位置的SNR限制及脉冲信号通过脂肪和肌肉等周围组织衰减，进而无法进行股骨近端的成像，而股骨近端是骨质疏松性骨折易发部位，故其成像对相关的研究至关重要。近来通过脉冲序列和线圈的优化，提高了SNR，改善了股骨近端的MR图像质量，空间分辨率可达234μm×234μm×500μm，使股骨近端的影像可用于骨小梁结构的分析。

应用不同场强MR进行骨微结构研究的报道有所不同。以往多数研究是用1.5T场强的MR进行。现用高场强（3T）和超高场强（7T及以上）MR进行骨骼成像的研究也日趋增多。有学者报道用超高分辨率CT（μCT）作为参考标准，3T MR上测量15个股骨标本的骨松质结构，结果与μCT之间存在高相关。也有学者将1.5T与3T MRI区分椎体骨折的能力进行了比较，结果表明3T MR成像提供的骨松质结构信息优于1.5T MR。Bannerjee等比较和优化了不同的梯度回波脉冲序列的1.5T与3T MR的骨松质影像，通过8个健康受试者股骨近端的成像表明场强较高，其SNR也显著增加，顺磁性骨和骨髓之间易感性诱发的效应也增加。Krug等研究了7T场强MR对骨松质成像的影响，通过3T和7T以及HRpQCT上的6个健康受试者影像评估比较，7T MR的SNR显著增加，并可使骨结构参数产生变化。

纵向随访测量分析相同骨松质结构、检测细纹结构的微小变化对监测疗效至关重要，高分辨率MR影像随访的关键是图像匹配（image registration）。在基线和随访中，具体图像匹配的分析方法有两种：一是将采集后图像对齐、配比；二是随访的影像采集过程，包括视野（field of view，FOV）等应与基线扫描完全匹配。后一种技术称为前瞻性匹配，该方法已用于骨松质的影像分析。Newitt等将高分辨率冠状定位像作为纵向成像参照点，以保证随访前后成像的一致性。同一部位的随访扫描，图像匹配也可通过身体的移位或旋转、图像插配等方法加以实施，即使用躯体平移和旋转进行回顾性注册，并使用最近邻插值生成对齐的图像。Magland等开发了一种算法，该算法将骨松质随机选取近100个点构成局部模式进行3D图像匹配。Blumenfeld等率先进行了骨松质高分辨率磁共振图像的前瞻性匹配，高分辨率MRI的一个显著优势是可以消除层厚和部分体积效应的影响。因该方法在图像采集过程已相互对齐，故不需要后期的图像插配，据此可避免图像插配过程中的图像信息和结构丢失。该技术也可确保将ROI放在基线和后续的相同层面上，从而简化了后续图像的处理。

Blumenfeld等提出的方法具体如下，基线图像采集的是3D低分辨率扫描图像和高分辨率图像。随访图像则采集一个低空间分辨率图像以备图像匹配用。然后，依据基线和随访图像的相互信息进行图像的低分辨率横向匹配。此匹配过程很快，小于1分钟，受检者在扫描床上即可完成，包括上传基线的时间。该方法在5个健康受试者中进行了验证，图像匹配的旋转误差为0.2°，水平误差为1.1mm，变异系数为2%～4.5%。

高分辨MR骨微结构测量分析的研究报道较多，有骨松质、骨皮质、骨皮质孔隙、拓扑等方面的研究。

一、骨松质结构测量

骨松质结构测量可通过3类参数进行分析，包括结构参数（scale）、拓扑（topology）参数和方向参数。结构参数主要是指ROI内的骨骼体积、骨小梁厚度和骨小梁间距；拓扑参数指网状骨小梁的盘状（plate）或杆状（rode）结构信息；方向参数是指结构各向异性的程度。以往评估骨小梁是依据立体结构的原则进行分析的。MRI的分析中，骨小梁的厚度可通过提取多角度ROI的平行测试线的平均截距长度（mean intercept length，MIL）而获得。Majumdar等通过MIL和BV/TV测量获得骨小梁厚度（trabecular thickness，Tb.Th）、骨小梁间距（trabecular spacing，Tb.Sp）和骨小梁数目（trabecular number，Tb.N）。Krug等提出了另一种应用小波（wavelet）的3D方法计算出骨小梁厚度图，并在骨小梁厚度图用不同厚度值计数像素数，将此数字除以相应ROI中的像素总数，进而求得BV/TV。

Saha等提出了一个模糊距离转换的骨松质分析方法，该方法是通过计算沿骨松质中轴模糊的距离获得Tb.Th。Carballido-Gamio等用模糊聚类方法分割骨松质并进行BV/TV测量的评估。Folkesson等结合多个灰阶局部骨骼增强特征（local bone enhancement feature at multiple scales，BE-FMC）技术扩展了上述方法。该方法抑制噪声同时提高了局部相对强度各向异性，另外，还考虑了部分体积效应、噪声和信号强度不均匀性。实践证明，该方法优于模糊聚类和双阈值方法。BE-FCM对30个跟骨标本的分析可显著区分出对照组和骨折组。

现已证实骨质疏松骨量流失与骨拓扑结构参数变化密切相关，骨小梁盘状间隙增宽和连接性中断，有学者将数字拓扑分析（digital topological analysis，DTA）方法用于骨小梁的拓扑分析。这种方法是将每个体素分为3类：曲线（curvee）、平面（surface）或交合（junction）。这种方法的缺点是需要二元化图像，主要是因为在DTA之前必须对二元化图像进行骨骼化。如前所述，确定适当的阈值很关键，这会改变最终结果。Gomberg等在BVF=0.25处用的是固定的阈值。Pothuaud等提出了一种基于拓扑恒定的3D骨骼化技术，并通过采用顺序细化算法加以实现。然后，通过3D骨骼图分析、计数和分离骨骼图中的所有顶点和分支。Carballido-Gamio等采用测地拓扑分析（geodesic topological analysis，GTA）对结构、拓扑和各向异性进行全面评估。GTA根据交点（在骨骼连接中起着核心作用）和测地距离（定义为两点之间的最短距离）对骨骼网状结构进行量化分析，结果表明，结合GTA参数，通过逻辑回归分析，骨折鉴别能力得到了改善；GTA与BMD相结合的骨折区分能力优于单独BMD（AUC=0.95；P=0.001）。

为了最大化骨骼强度的评估，骨松质分析应集中在主要应力线结构的分析。已有应用MIL（mean intercept length）分析骨小梁结构及其与骨强度和骨质丢失的相关性，还有拓扑的骨松质网状结构和3D空间自相关函数（spatial autocorrelation function，SACF）的定向分析等方法。Wald等选取了10名健康绝经后妇女，比较了ACF和MIL计算的结构张力与各向异性及主方向，结果表明，两种方法之间一致性很好，但ACF在噪声方面更快、更坚固，ACF分析在骨小梁厚度和间距方面比MIL的各向异性更大。

二、骨皮质结构测量

骨皮质结构测量的优点是能够沿垂直于股骨颈部的视野，准确地显示三维皮质结构。同HRpQCT相比，其虽可在更短的时间和各向同性体素进行皮质扫描成像，但仅限于外周部位，如桡骨远端和胫骨远端等。如前所述，传统MRI是以骨髓高信号为背景衬托出的影像，皮质与骨髓很容易区分，骨髓提供高信号强度。但骨皮质与周围长T1信号的肌肉和短T2信号的肌腱和韧带等结构的对比度差。有学者应用半自动分割算法，将骨皮质的内膜和外膜与周围组织分开，并分别经1.5T、分辨率为0.16mm×0.16mm×2mm的MR猪股骨标本图像与体素为0.07mm×0.07mm×0.8mm的CT图像进行的准确性评估。皮质面积计算为同心轮廓所包围的区域。平均厚度按面积除以平均轮廓长径计算。结果表明，皮质骨体积的可重复性非常好（CV=2.19%），皮质厚度可的重复性较差（CV=1.96%）。Kazakia等采用距离转换方法，通过将球体分段放入皮质周围，可进一步改善皮质厚度的测量，将MR测量皮质的厚度与HRpQCT测量的厚度比较，表现出显著相关性。Gomberg等提出的半自动分割方法是在手动勾画皮质轮廓后，进一步处理再计算横截面积和厚度，同样可得到类似的CV约2%的可重复性。皮质区分的另一个问题是需要高分辨率的影像解决部分体积的影响。另外，脂肪骨髓的化学位移也是影响因素。有学者分析了41例低骨量的绝经后妇女（58.6岁±6.4岁）和22名绝经后骨质疏松妇女脊柱骨折的女性（65.7岁±9.95岁）的皮质厚度，结果表明，其年龄性骨量丢失的趋势相似，但两组皮质的厚度有显著差异，进而表明骨皮质几何测量的重要性。

三、骨皮质孔隙测量

骨皮质孔隙测量分析对骨质疏松性骨折发生的研究也很重要。Goldenstein等应用MRI研究了皮质孔隙度。并将HRpQCT与MRI进行比较，两种影像既可显示骨髓又可量化评估骨皮质内含骨髓的孔隙。在研究中，共采集了49例低骨量绝经后妇女（56岁±3.7岁）桡骨远端和胫骨远端影像，分辨率均为$156\mu m \times 156\mu m \times 500\mu m$。使用规范化的相互信息进行两种模式的图像匹配，作者测量了MR图像皮质内包含骨髓的每个孔所占的百分比、数量和大小。结果表明：不同受试者的皮质孔隙度没有很大差异，但含骨髓的皮质孔与不含骨髓的皮质孔的差异很大。另外，含骨髓的皮质孔的数量不取决于孔隙度，皮质孔隙大小与骨髓之间没有关系。因数据表明皮质孔隙空间包含不同的成分，故推测皮质孔隙的生成可能有多个机制，并且皮质孔隙中存在多种类型的骨液。但必须指出，这种影像方法只能依据影像分辨率显示相对较大的皮质孔隙。

另有研究测量骨皮质的哈弗微观孔隙中的定量骨水，骨皮质的骨孔隙系统以体积计算，水约占20%。嵌入在矿物的晶体结构胶原蛋白和基质中也含有少量的水分。这些微孔通常太小（仅几微米），很难通过影像的一个体素加以显示或进行单个孔隙的评估，但MRI可通过骨水定量分析骨皮质内的总的孔隙。这主要是因为孔隙水质子具有非常短的T2（T2<500μs）信号，采用超短回波时间（ultra short echo times，UTE）序列，这样，在射频激发后即捕获到这种衰变信号。骨的这种水化状态对于其骨骼材料独特的黏弹性至关重要。Techawiboonwong等在绵羊和人的尸体标本中应用UTE脉冲序列进行了骨内水的定量测量，并评估该方法对不同年龄和疾病状态的受试者的灵敏度；该研究还分别对DXA和外周骨定量CT的骨密度进行了对比观察。骨含水量通过外部参照物（D_2O中加入10% H_2O和27mmol/L $MnCl_2$）进行校准，该参照物置于受试者的胫骨中部骨干前上方。使用D_2O交换和参照样品测量的水，在试样中的一致性为$r^2=0.99$。结果表明：绝经后组骨含水量比绝经前组增加65%。另有学者通过提高3D-UTE MRI的空间分辨率，其各向异性体素尺寸为0.4mm×0.4mm×0.4mm，在人离体股骨近端进行了成像，骨髓大部分在成像前被移除。分别使用与Techawiboonwong研究相似的两个含有10% H_2O和20% H_2O的27mmol/L $MnCl_2$的体模进行校准。

四、骨骼拓扑研究

骨骼拓扑研究也可全面地反映测量部位骨的全貌。除BMD外，定量磁共振成像骨结构信息可改善骨折鉴别能力。Wehrli等观察了79例妇女的骨折（29例椎骨骨折者）鉴别能力，结果表明骨骼拓扑参数区分非骨折组和骨折组的能力优于BMD。Benito等调查了10例严重睾丸激素缺乏男性，经过睾丸激素治疗后对胫骨远端干骺端骨松质结构的影响，结果显示治疗后拓扑变化很显著，进而表明抗骨质吸收治疗可以改善结构完整性。Chestnut等研究了鲑鱼降钙素在2年内对91例绝经后妇女桡骨远端和跟骨骨骼结构的影响。与安慰剂组相比，治疗组表现出骨松质结构的改善，但未发现其BMD显著变化。Wehrli等报道了绝经后骨松质拓扑参数变化以及雌二醇的保护作用，该学者观察到了绝经后妇女骨松质结构的短期变化及雌二醇维持骨松质盘状结构的保护作用，据此认为，磁共振成像活体骨松质评估有望作为监测骨质疏松症治疗的指标。Zhang等测试了男性睾丸激素替代物能改善骨骼的机械性能的假说，结果表明，24个月的男性睾丸激素治疗后可通过增加骨松质骨小梁厚度改善胫骨的弹性模量。

综上所述，高分辨率骨成像的两种成像模式，即CT和MR成像技术不断发展和完善，如HRpQCT可在活体短时间内测量外周骨结构的有关信息；MR则以高分辨的成像测量中轴骨的结构信息。新的分析方法可以依据这些高分辨率影像直接评估骨骼的生物力学性质与骨骼拓扑相关的重要信息，以及几何和方向的参数。这些研究对于骨质疏松症和骨折风险的无创评估至关重要。它们还有助于深入了解骨量丢失的机制，并将越来越多地作为评估治疗效果的工具发挥作用。

参 考 文 献

［1］ITO M，IKEDA K，NISHIGUCHI M，et al. Multi-detector row CT imaging of vertebral microstructure for evaluation of fracture risk［J］. J Bone Miner Res，2005，20（10）：1828-1836.

［2］BAUER JS，LINK TM，BURGHARDT A，et al. Analysis of trabecular bone structure with multidetector spiral computed tomography in a simulated soft-tissue environment［J］. Calcif Tissue Int，2007，80（6）：366-373.

［3］GRAEFF C，TIMM W，NICKELSEN TN，et al. Monitoring teriparatide-associated changes in vertebral microstructure by high-resolution CT in vivo：results from the EUROFORS study［J］. J Bone Miner Res，2007，22（9）：1426-1433.

［4］DIEDERICHS G，LINK T，MARIE K，et al. Feasibility of measuring trabecular bone structure of the proximal femur using 64-slice multidetector computed tomography in a clinical setting［J］. Calcif Tissue Int，2008，83（5）：332-341.

［5］ISSEVER AS，LINK TM，KENTENICH M，et al. Trabecular bone structure analysis in the osteoporotic spine using a clinical in vivo setup for 64-slice MDCT imaging：comparison to microCT imaging and microFE modeling［J］. J Bone Miner Res，2009，24（9）：1628-1637.

［6］REICHARDT B，SARWAR A，BARTLING SH，et al. Musculoskeletal applications of flat-panel volume CT［J］. Skeletal Radiol，2008，37（12）：1069-1076.

［7］GUPTA R，GRASRUCK M，SUESS C，et al. Ultra-high resolution flat-panel volume CT：fundamental principles，design architecture，and system characterization［J］. Eur Radiol，2006，16（6）：1191-1205.

［8］KAZAKIA GJ，HYUN B，BURGHARDT AJ，et al. In vivo determination of bone structure in postmenopausal women：a comparison of HR-pQCT and high-field MR imaging［J］. J Bone Miner Res，2008，23（4）：463-474.

［9］BOUTROY S，BOUXSEIN ML，MUNOZ F，et al. In vivo assessment of trabecular bone microarchitecture by high-resolution peripheral quantitative computed tomography［J］. J Clin Endocrinol Metab，2005，90（12）：6508-6515.

［10］KHOSLA S，RIGGS BL，ATKINSON EJ，et al. Effects of sex and age on bone microstructure at the ultradistal radius：a population-based noninvasive in vivo assessment［J］. J Bone Miner Res，2006，21（1）：124-131.

［11］MACNEIL JA，BOYD SK. Accuracy of high-resolution peripheral quantitative computed tomography for measurement of bone quality［J］. Med Eng Phys，2007，29（10）：1096-1105.

［12］GUGLIELMI G，LANG TF，CAMMISA M，et al. Quantitative computered tomography at the axial skeleton［M］. Berlin：Springer，1998.

［13］CHEVALIER F，LAVAL-JEANTET AM，LAVAL-JEANTET M，et al. CT image analysis of the vertebral trabecular network in vivo［J］. Calcif Tissue Int，1992，51（1）：8-13.

［14］ITO M，OHKI M，HAYASHI K，et al. Trabecular texture analysis of CT images in the relationship with spinal fracture［J］. Radiology，1995，194（1）：55-59.

［15］WANG X，LANG TF，HEITZ M，et al. Comparison of spinal trabecular structure analysis and QCT spinal BMD：an in vivo，low-dose pilot study［J］. J Bone Miner Res，1996，11：S474.

［16］BRAILLON PM，BOCHU M，MENUNIER PJ. Quantitative computed tomography（QCT）：a new ananlysis of bone quality in osteoporosis and osteomalacia［J］. Calcif Tissue Int，1993，52：166.

［17］ENGELKE K，GRAMPP S，GLUER CC，et al. Significance of QCT bone mineral density and its standard deviation as parameters to evaluate osteoporosis［J］. J Comput Assist Tomogr，1995，19（1）：111-116.

［18］ISSEVER AS，VIETH V，LOTTER A，et al. Local differences in the trabecular bone structure of the proximal femur depicted with high-spatial-resolution MR imaging and multisection CT［J］. Acad Radiol，2002，9（12）：1395-1406.

［19］LINK TM，VIETH V，STEHLING C，et al. High-resolution MRI vs multislice spiral CT：which technique depicts the trabecular bone structure best?［J］. Eur Radiol，2003，13（4）：663-671.

［20］KRUG R，BURGHARDT AJ，MAJUMDAR S，et al. High-resolution imaging techniques for the assessment of osteoporosis［J］. Radiol Clin North Am，2010，48（3）：601-621.

［21］ENGELKE K，ADAMS JE，ARMBRECHT G，et al. Clinical use of quantitative computed tomography and peripheral quantitative computed tomography in the management of osteoporosis in adults：the 2007 ISCD Official Positions［J］. J Clin Densitom，2008，11（1）：123-162.

［22］HEITZ M，KALENDER WA. Evaluation of femoral density and strength using volumetric CT and anatomical coordinate systems［J］. Bone，1994，25：S11.

［23］SARTORIS DJ，ANDRE M，RESNIK CS，et al. Trabecular bone density in the proximal femur：quantitative CT assessment：Work in progress［J］. Radiology，1986，160（3）：707-712.

［24］BHASIN S，SARTORIS DJ，FELLINGHAM L，et al. Three-dimensional quantitative CT of the proximal femur：relationship to vertebral trabecular bone density in postmenopausal women［J］. Radiology，1988，167（1）：145-149.

［25］LANG TF，AUGAT P，HEITZ M，et al. Volumetric QCT of the spine：comparison to single-slice QCT and DXA［J］. J Bone Miner Res，1996，11：479.

［26］CODY DD，GOLDSTEIN SA，FLYNN MJ，et al. Correlations between vertebral regional bone mineral density（rBMD）and whole bone fracture load［J］. Spine，1991，16（2）：146-154.

［27］HANGARTNER TN，GILSANZ V. Measurement of cortical bone by computed tomography［J］. Calcif Tissue，1993，52：160.

［28］SANDOR T，FELSENBERG D，KALENDER WA，et al. Global and regional variations in the spinal trabecular bone：single and dual energy examinations［J］. J Clin Endocrinol Metab，1991，72（5）：1157-1168.

［29］SANDOR T，FELSENBERG D，KALENDER WA，et al. Compact and trabecular components of the spine using quantitative computed tomography［J］. Calcif Tissue Int，1992，50（6）：502-506.

［30］CODY DD，FLYNN MJ，VICKERS DS. A technique for measuring regional bone mineral density in human lumbar vertebral bodies［J］. Med Phys，1989，16（5）：766-772.

［31］FLYNN MJ，CODY DD. The assessment of vertebral bone macroarchitecture with X-ray computed tomography［J］. Calcif Tissue Int，1993，53（S1）：S170-S175.

［32］KOHLBRENNER A，KOLLER B，HAMMERLE S，et al. In vivo micro tomography［J］. Adv Exp Med Biol，2001，496：213-224.

［33］MULLER R，RUEGSEGGER P. Micro-tomographic imaging for the nondestructive evaluation of trabecular bone architecture［J］. Stud Health Technol Inform，1997，40：61-79.

［34］KIRMANI S，CHRISTEN D，VAN LENTHE GH，et al. Bone structure at the distal radius during adolescent growth［J］. J Bone Miner Res，2009，24（6）：1033-1042.

［35］BAILEY DA，WEDGE JH，MCCULLOCH RG，et al. Epidemiology of fractures of the distal end of the radius in children as associated with growth［J］. J Bone Joint Surg Am，1989，71（8）：1225-1231.

［36］BURROWS M，LIU D，MCKAY H. High-resolution peripheral QCT imaging of bone micro-structure in adolescents［J］. Osteoporos Int，2010，21（3）：515-520.

［37］LOCHMULLER EM，LILL CA，KUHN V，et al. Radius bone strength in bending，compression，and falling and its correlation with clinical densitometry at multiple sites［J］. J Bone Miner Res，2002，17（9）：1629-1638.

［38］MULLER ME，WEBBER CE，BOUXSEIN ML. Predicting the failure load of the distal radius［J］. Osteoporos Int，2003，14（4）：345-352.

［39］SPADARO JA，WERNER FW，BRENNER RA，et al. Cortical and trabecular bone contribute strength to the osteopenic distal radius［J］. J Orthop Res，1994，12（2）：211-218.

［40］MYERS ER，HECKER AT，ROOKS DS，et al. Geometric variables from DXA of the radius predict forearm fracture load in vitro［J］. Calcif Tissue Int，1993，52（3）：199-204.

［41］AUGAT P，REEB H，CLAES LE. Prediction of fracture load at different skeletal sites by geometric properties of the cortical shell［J］. J Bone Miner Res，1996，11（9）：1356-1363.

［42］BURGHARDT AJ，KAZAKIA GJ，SODE M，et al. A longitudinal HR-pQCT study of alendronate treatment in postmenopausal women with low bone density：Relations among density，cortical and trabecular microarchitecture，biomechanics，and bone turnover［J］. J Bone Miner Res，2010，25（12）：2558-2571.

［43］BURGHARDT AJ，KAZAKIA GJ，RAMACHANDRAN S，et al. Age-and gender-related differences in the geometric properties and biomechanical significance of intracortical porosity in the distal radius and tibia［J］. J Bone Miner Res，2010，25（5）：983-993.

[44] LIU XS, ZHANG XH, SEKHON KK, et al. High-resolution peripheral quantitative computed tomography can assess microstructural and mechanical properties of human distal tibial bone [J]. J Bone Miner Res, 2010, 25 (4): 746-756.

[45] MACNEIL JA, BOYD SK. Bone strength at the distal radius can be estimated from high-resolution peripheral quantitative computed tomography and the finite element method [J]. Bone, 2008, 42 (6): 1203-1213.

[46] BURGHARDT AJ, BUIE HR, LAIB A, et al. Reproducibility of direct quantitative measures of cortical bone microarchitecture of the distal radius and tibia by HR-pQCT [J]. Bone, 2010, 47 (3): 519-528.

[47] MACNEIL JA, BOYD SK. Improved reproducibility of high-resolution peripheral quantitative computed tomography for measurement of bone quality [J]. Med Eng Phys, 2008, 30 (6): 792-799.

[48] BURROWS M, LIU D, MOORE S, et al. Bone microstructure at the distal tibia provides a strength advantage to males in late puberty: an HR-pQCT study [J]. J Bone Miner Res, 2010, 25 (6): 1423-1432.

[49] CHEVALLEY T, BONJOUR JP, FERRARI S, et al. Deleterious effect of late menarche on distal tibia microstructure in healthy 20-year-old and premenopausal middle-aged women [J]. J Bone Miner Res, 2009, 24 (1): 144-152.

[50] BACCHETTA J, BOUTROY S, GUEBRE-EGZIABHER F, et al. The relationship between adipokines, osteocalcin and bone quality in chronic kidney disease [J]. Nephrol Dial Transplant, 2009, 24 (10): 3120-3125.

[51] BACCHETTA J, BOUTROY S, VILAYPHIOU N. Early Impairment of Trabecular Microarchitecture Assessed With HR-pQCT in Patients With Stage II-IV Chronic Kidney Disease [J]. J Bone Miner Res, 2009, 25 (4): 849-857.

[52] WANG XF, WANG Q, GHASEM-ZADEH A, et al. Differences in macro-and microarchitecture of the appendicular skeleton in young Chinese and white women [J]. J Bone Miner Res, 2009, 24 (12): 1946-1952.

[53] SZULC P, BOUTROY S, VILAYPHIOU N, et al. Cross-sectional analysis of the association between fragility fractures and bone microarchitecture in older men: the STRAMBO study [J]. J Bone Miner Res, 2011, 26 (6): 1358-1367.

[54] LI EK, ZHU TY, HUNG VY, et al. Ibandronate increases cortical bone density in patients with systemic lupus erythematosus on long-term glucocorticoid [J]. Arthritis Res Ther, 2010, 12 (5): R198.

[55] SORNAY-RENDU E, BOUTROY S, MUNOZ F, et al. Alterations of cortical and trabecular architecture are associated with fractures in postmenopausal women, partially independent of decreased BMD measured by DXA: the OFELY study [J]. J Bone Miner Res, 2007, 22 (3): 425-433.

[56] BURGHARDT AJ, ISSEVER AS, SCHWARTZ AV, et al. High-resolution peripheral quantitative computed tomographic imaging of cortical and trabecular bone microarchitecture in patients with type 2 diabetes mellitus [J]. J Clin Endocrinol Metab, 2010, 95 (11): 5045-5055.

[57] SCHWARTZ AV, SELLMEYER DE. Women, type 2 diabetes, and fracture risk [J]. Curr Diab Rep, 2004, 4 (5): 364-369.

[58] BURGHARDT AJ, KAZAKIA GJ, MAJUMDAR S. A local adaptive threshold strategy for high

resolution peripheral quantitative computed tomography of trabecular bone ［J］. Ann Biomed Eng, 2007, 35（10）: 1678-1686.

［59］SODE M, BURGHARDT AJ, NISSENSON RA, et al. Resolution dependence of the non-metric trabecular structure indices ［J］. Bone, 2008, 42（4）: 728-736.

［60］BUIE HR, CAMPBELL GM, KLINCK RJ, et al. Automatic segmentation of cortical and trabecular compartments based on a dual threshold technique for in vivo micro-CT bone analysis ［J］. Bone, 2007, 41（4）: 505-515.

［61］NISHIYAMA KK, MACDONALD HM, BUIE HR, et al. Postmenopausal women with osteopenia have higher cortical porosity and thinner cortices at the distal radius and tibia than women with normal aBMD: an in vivo HR-pQCT study ［J］. J Bone Miner Res, 2010, 25（4）: 882-890.

［62］SEKHON K, KAZAKIA GJ, BURGHARDT AJ, et al. Accuracy of volumetric bone mineral density measurement in high-resolution peripheral quantitative computed tomography ［J］. Bone, 2009, 45（3）: 473-479.

［63］BOIVIN GY, CHAVASSIEUX PM, SANTORA AC, et al. Alendronate increases bone strength by increasing the mean degree of mineralization of bone tissue in osteoporotic women ［J］. Bone, 2000, 27（5）: 687-694.

［64］BOYD SK. Site-specific variation of bone micro-architecture in the distal radius and tibia ［J］. J Clin Densitom, 2008, 11（3）: 424-430.

［65］LAIB A, HAUSELMANN HJ, RUEGSEGGER P. In vivo high resolution 3D-QCT of the human forearm ［J］. Technol Health Care, 1998, 6（5-6）: 329-337.

［66］VAN RIETBERGEN B, WEINANS H, HUISKES R, et al. A new method to determine trabecular bone elastic properties and loading using micromechanical finite-element models ［J］. J Biomech, 1995, 28（1）: 69-81.

［67］MULLER R, RUEGSEGGER P. Three-dimensional finite element modelling of non-invasively assessed trabecular bone structures ［J］. Med Eng Phys, 1995, 17（2）: 126-133.

［68］SHEPHERD JA, SCHOUSBOE JT, BROY SB, et al. Executive Summary of the 2015 ISCD Position Development Conference on Advanced Measures From DXA and QCT: Fracture Prediction Beyond BMD ［J］. J Clin Densitom, 2015, 18（3）: 274-286.

［69］BOUSSON V, LE BRAS A, ROQUEPLAN F, et al. Volumetric quantitative computed tomography of the proximal femur: relationships linking geometric and densitometric variables to bone strength. Role for compact bone ［J］. Osteoporos Int, 2006, 17（6）: 855-864.

［70］DALZELL N, KAPTOGE S, MORRIS N, et al. Bone micro-architecture and determinants of strength in the radius and tibia: age-related changes in a population-based study of normal adults measured with high-resolution pQCT ［J］. Osteoporos Int, 2009, 20（10）: 1683-1694.

［71］BOUTROY S, VAN RIETBERGEN B, SORNAY-RENDU E, et al. Finite element analysis based on in vivo HR-pQCT images of the distal radius is associated with wrist fracture in postmenopausal women ［J］. J Bone Miner Res, 2008, 23（3）: 392-399.

［72］KEAVENY TM. Biomechanical computed tomography-noninvasive bone strength analysis using clinical computed tomography scans ［J］. Ann N Y Acad Sci, 2010, 1192: 57-65.

［73］KEAVENY TM, HOFFMANN PF, SINGH M, et al. Femoral bone strength and its relation to cortical and trabecular changes after treatment with PTH, alendronate, and their combination as assessed by finite element analysis of quantitative CT scans ［J］. J Bone Miner Res, 2008, 23（12）:

1974-1982.

[74] MAWATARI T, MIURA H, HAMAI S, et al. Vertebral strength changes in rheumatoid arthritis patients treated with alendronate, as assessed by finite element analysis of clinical computed tomography scans: a prospective randomized clinical trial [J]. Arthritis Rheum, 2008, 58 (11): 3340-3349.

[75] KRUG R, BANERJEE S, HAN ET, et al. Feasibility of in vivo structural analysis of high-resolution magnetic resonance images of the proximal femur [J]. Osteoporos Int, 2005, 16 (11): 1307-1314.

[76] BANERJEE S, HAN ET, KRUG R, et al. Application of refocused steady-state free-precession methods at 1.5 and 3 T to in vivo high-resolution MRI of trabecular bone: simulations and experiments [J]. J Magn Reson Imaging, 2005, 21 (6): 818-825.

[77] KRUG R, CARBALLIDO-GAMIO J, BANERJEE S, et al. In vivo bone and cartilage MRI using fully-balanced steady-state free-precession at 7 tesla [J]. Magn Reson Med, 2007, 58 (6): 1294-1298.

[78] KRUG R, CARBALLIDO-GAMIO J, BANERJEE S, et al. In vivo ultra-high-field magnetic resonance imaging of trabecular bone microarchitecture at 7 T [J]. J Magn Reson Imaging, 2008, 27 (4): 854-859.

[79] KRUG R, STEHLING C, KELLEY DA, et al. Imaging of the musculoskeletal system in vivo using ultra-high field magnetic resonance at 7 T [J]. Invest Radiol, 2009, 44 (9): 613-618.

[80] BLUMENFELD J, CARBALLIDO-GAMIO J, KRUG R, et al. Automatic prospective registration of high-resolution trabecular bone images of the tibia [J]. Ann Biomed Eng, 2007, 35 (11): 1924-1931.

[81] BLUMENFELD J, STUDHOLME C, CARBALLIDO-GAMIO J, et al. Three-dimensional image registration of MR proximal femur images for the analysis of trabecular bone parameters [J]. Med Phys, 2008, 35 (10): 4630-4639.

[82] RAJAPAKSE CS, MAGLAND JF, WEHRLI FW. Fast prospective registration of in vivo MR images of trabecular bone microstructure in longitudinal studies [J]. Magn Reson Med, 2008, 59 (5): 1120-1126.

[83] NEWITT DC, VAN RIETBERGEN B, MAJUMDAR S. Processing and analysis of in vivo high-resolution MR images of trabecular bone for longitudinal studies: reproducibility of structural measures and micro-finite element analysis derived mechanical properties [J]. Osteoporos Int, 2002, 13 (4): 278-287.

[84] MAGLAND JF, JONES CE, LEONARD MB, et al. Retrospective 3D registration of trabecular bone MR images for longitudinal studies [J]. J Magn Reson Imaging, 2009, 29 (1): 118-126.

[85] WEHRLI FW, SONG HK, SAHA PK, et al. Quantitative MRI for the assessment of bone structure and function [J]. NMR Biomed, 2006, 19 (7): 731-764.

[86] WEHRLI FW. Structural and functional assessment of trabecular and cortical bone by micro magnetic resonance imaging [J]. J Magn Reson Imaging, 2007, 25 (2): 390-409.

[87] MAJUMDAR S, GENANT HK, GRAMPP S, et al. Correlation of trabecular bone structure with age, bone mineral density, and osteoporotic status: in vivo studies in the distal radius using high resolution magnetic resonance imaging [J]. J Bone Miner Res, 1997, 12 (1): 111-118.

[88] KRUG R, CARBALLIDO-GAMIO J, BURGHARDT AJ, et al. Wavelet-based characteriza-

tion of vertebral trabecular bone structure from magnetic resonance images at 3 T compared with micro-computed tomographic measurements [J]. Magn Reson Imaging, 2007, 25 (3): 392-398.

[89] SAHA PK, WEHRLI FW. Measurement of trabecular bone thickness in the limited resolution regime of in vivo MRI by fuzzy distance transform [J]. IEEE Trans Med Imaging, 2004, 23 (1): 53-62.

[90] FOLKESSON J, CARBALLIDO-GAMIO J, ECKSTEIN F, et al. Local bone enhancement fuzzy clustering for segmentation of MR trabecular bone images [J]. Med Phys, 2010, 37 (1): 295-302.

[91] GOMBERG BR, SAHA PK, SONG HK, et al. Topological analysis of trabecular bone MR images [J]. IEEE Trans Med Imaging, 2000, 19 (3): 166-174.

[92] POTHUAUD L, VAN RIETBERGEN B, CHARLOT C, et al. A new computational efficient approach for trabecular bone analysis using beam models generated with skeletonized graph technique [J]. Comput Methods Biomech Biomed Engin, 2004, 7 (4): 205-213.

[93] CARBALLIDO-GAMIO J, KRUG R, HUBER MB, et al. Geodesic topological analysis of trabecular bone microarchitecture from high-spatial resolution magnetic resonance images [J]. Magn Reson Med, 2009, 61 (2): 448-456.

[94] ROTTER M, BERG A, LANGENBERGER H, et al. Autocorrelation analysis of bone structure [J]. J Magn Reson Imaging, 2001, 14 (1): 87-93.

[95] WALD MJ, VASILIC B, SAHA PK, et al. Spatial autocorrelation and mean intercept length analysis of trabecular bone anisotropy applied to in vivo magnetic resonance imaging [J]. Med Phys, 2007, 34 (3): 1110-1120.

[96] GOMBERG BR, SAHA PK, WEHRLI FW. Method for cortical bone structural analysis from magnetic resonance images [J]. Acad Radiol, 2005, 12 (10): 1320-1332.

[97] GOLDENSTEIN J, KAZAKIA G, MAJUMDAR S. In vivo evaluation of the presence of bone marrow in cortical porosity in postmenopausal osteopenic women [J]. Ann Biomed Eng, 2010, 38 (2): 235-246.

[98] TECHAWIBOONWONG A, SONG HK, LEONARD MB, et al. Cortical bone water: in vivo quantification with ultrashort echo-time MR imaging [J]. Radiology, 2008, 248 (3): 824-833.

[99] WEHRLI FW, GOMBERG BR, SAHA PK, et al. Digital topological analysis of in vivo magnetic resonance microimages of trabecular bone reveals structural implications of osteoporosis [J]. J Bone Miner Res, 2001, 16 (8): 1520-1531.

[100] BENITO M, VASILIC B, WEHRLI FW, et al. Effect of testosterone replacement on trabecular architecture in hypogonadal men [J]. J Bone Miner Res, 2005, 20 (10): 1785-1791.

[101] CHESNUT CH, 3RD, MAJUMDAR S, NEWITT DC, et al. Effects of salmon calcitonin on trabecular microarchitecture as determined by magnetic resonance imaging: results from the QUEST study [J]. J Bone Miner Res, 2005, 20 (9): 1548-1561.

[102] WEHRLI FW, LADINSKY GA, JONES C, et al. In vivo magnetic resonance detects rapid remodeling changes in the topology of the trabecular bone network after menopause and the protective effect of estradiol [J]. J Bone Miner Res, 2008, 23 (5): 730-740.

[103] ZHANG XH, LIU XS, VASILIC B, et al. In vivo microMRI-based finite element and morphological analyses of tibial trabecular bone in eugonadal and hypogonadal men before and after testosterone treatment [J]. J Bone Miner Res, 2008, 23 (9): 1426-1434.

第二十一章

定量超声（QUS）

　　骨质疏松是老年人群（特别是绝经后妇女）常见的代谢性骨病，骨折则是骨质疏松发展的最终结果。患者的低骨量和骨结构的衰变（deterioration）使骨折风险进一步增加。60岁及以上女性近2人中有1人、男性3人中有1人在其后生存期间至少患有一次骨质疏松所致的脆性骨折。骨质疏松性骨折多发生在椎体、髋部、前臂等部位，但骨质疏松最严重的骨折并发症是发生在髋部的骨折。50岁妇女生存期（life time）髋部骨折的风险性约为18%，至2050年全世界骨质疏松性骨折的风险将提高3倍，而这种骨质疏松性骨折一旦发生，致残率明显增高，髋部骨折和椎体骨折的致死率也明显升高。现已明确这种严重地影响着老年人日常生活质量和预期寿命的骨病是全球的公共健康问题，其重要性与日俱增，相应的社会经济负担也备受关注。早在1989年，美国骨质疏松所占的公共健康费用就已达100亿美元。因此，早期检出或诊断不仅有助于骨质疏松症和其骨折的及时防治，进而提高老年人群晚年的生活质量并延长其生存时间，而且还可在减少骨质疏松症和/或骨折人群的基础上减轻社会及相关政府机构的经济负担。骨质疏松症的诊断基本上包括两方面：一是临床诊断，即依据患者椎体或髋部等部位的非外伤性或低外力的骨折；二是骨密度测量诊断，诊断标准依据为世界卫生组织（WHO）推荐的双能X射线吸收测量仪（DXA）结果。然而，严重骨质疏松症的临床诊断因其骨折已发生，故诊断为时已晚；虽然DXA骨密度测量结果作为世界卫生组织推荐的骨质疏松症诊断标准一直用于临床和相关研究工作中，但DXA因设备相对较大、检查费用相对较高，且有些国家和地区的保险尚未覆盖，限制了其应用范围。也有报道约50%女性和70%男性骨折患者BMD并不低于WHO推荐的骨质疏松症诊断标准；另有研究表明，老年女性髋部骨折的BMD与年龄和性别匹配的非骨折对照组的BMD之间重叠较大。甚至有报道髋部骨折的发生率与其骨密度呈负相关。另外，骨强度是骨质疏松性骨折的重要因素，而骨密度仅解释骨强度的70% ～ 75%，还有其他导致骨强度变化的因素，如反复的疲劳损伤、骨内微结构和骨重建状况等。无论如何，上述有关报道均可表明仅DXA的骨密度测量还不能满足骨质疏松症诊断和骨折评估的需要。据此，有关学者试图寻找检查费用低廉、测量结果与DXA测量结果相关并可用于评估骨质疏松症及其骨折的简易测量方法。骨定量超声（quantitative ultrasound，QUS）便应运而生。

　　超声技术最早是以非破坏性方法用于评估工业上结构连接的完整性，如建筑工业上利用超声技术探测评估桥梁等金属构架两端焊接的完整性等。据此原理，医学生物工程则将超声用于了骨的测量及结构的评估。早期的研究显示QUS不仅可提供有关骨密度的信息，也可提供骨的结构和弹性信息。

第一台定量超声设备是在20世纪80年代末期开始应用的，是测量跟骨的声速和波宽衰减。随后出现了更多跟骨测量的超声设备。新型设备还改善了操作和计算过程，并增加了测量部位（如胫骨、指骨等部位）和扩展儿童人群的测量等。目前定量超声设备已缩短了测量时间并改善了测量结果的精确性，但其精确性还是限制其临床测量随访应用的主要因素。另外，目前的超声设备之间的差异比骨密度测量设备之间的差异大，进而导致不同超声技术和/或仪器以及不同部位所测量的超声参数或结果大不相同，使不同超声测量结果评估的骨折风险性预测值之间不能相互替代，这也反映了不同的QUS设备之间相互比较的挑战性很大。为较全面地了解QUS的工作特点，本章仅从QUS工作原理、测量参数、离体和/或活体相关测量研究、测量的质控和骨折风险评估等方面的研究报道进行简述。

第一节　超声的基本知识

声波是声源振动产生的波。人类听觉器官能够感觉到的声波频率范围为20～20 000Hz。超声波是指超过20 000Hz的人听觉器官感觉不到的声波，超声波除具有声波相同的物理性质外，因其频率高、波长短等还具有其他特性，如束射性，与通常的声波不同，但同光波的性质相似，具有聚焦、能量集中的传播特点。超声波仪发出的呈窄束的柱形声波，称为超声束。

一、超声波的传播形式

声波有纵波、横波和表面波。纵波是质点的振动方向与波的传播方向平行的波，可在固体、液体、气体中传播。横波是质点的振动方向与波的传播方向垂直的波，仅可在固体中传播。表面波是指沿介质表面传播的波，介质表面的质点做椭圆运动，椭圆的长轴垂直于波的传播方向、短轴平行于传播方向，可视为纵波与横波的组合。为便于理解，以地震和海啸波的变化加以说明：地震中心向远处传播是纵向传播，在传播路径的建筑物上震感是"水平"摇摆（传播方向与震动方向一致）；而在地震累及的建筑物"上下"颠簸的震感则为横波所致。地震引起海底地壳剧烈地升降变化形成了海啸，海啸波向远处传播即为纵向波，海啸波所致的海浪上下波动即为横波。当然，无论是地震或其引起的海啸波均听不见，不是声波，但均是机械波并同时含有纵向波和横向波，这里将其分开阐述仅是为了便于对纵向波和横向波的理解。临床常用的超声影像波多为纵向波，波的发生和接收均由同一探头完成；骨定量超声多用横向波，波的发生和接收分别位于受测部位的两侧，如跟骨的定量超声测量，也有应用纵向波的骨定量超声，如胫骨皮质的定量超声测量等，这种胫骨皮质的定量超声也是通过一个探头完成的。

二、声阻抗

声阻抗是指介质对声波传导时位移所产生的阻力。密度较大介质中的声速因声阻抗小，故比密度较小介质中的声速传导快，弹性较大的介质中声速比弹性较小的介质中快，声阻抗用公式表示为：声阻抗 = 介质密度 × 声速。

三、超声波的频率

超声波的频率是指单位时间内声波振动的次数，单位是赫兹（Hz）。一次完整的波动即为波长，声速也可通过频率和波长计算而得，即声速 = 频率 × 波长，如某一传播频率为5次/分，波长为2mm，则其声速为：5次/分 × 2mm = 10mm/min。

临床常用超声影像的超声波频率和骨定量测量超声波的频率也有所不同，临床常用超声影像超声波频率多在2.5 ～ 10MHz，而骨定量超声波的频率则在20 ～ 100kHz，这主要是因为人体骨骼的声阻抗较大，需要较强的超声穿透力，而超声波频率越高，其穿透深度就越小，故骨定量超声为增强其穿透力，超声频率远小于临床常用影像超声的频率。超声波的机械能经过所测骨标本并与其骨皮质和骨小梁产生振动，波的形态和声速在此传播中发生了改变。不同的骨结构机械性质其声波的形态、强弱和速度有所不同。这样，可通过超声速度和衰减的变化评估超声所经过的骨结构状况，以此进一步推断或评估所测量的骨结构的机械性质，如骨的硬度、承受力的骨折阈值（failure load）和骨折的风险性等。

第二节　QUS测量机制、测量参数及传导方式

通常骨超声测量的结果所用的参数包括超声速度（ultrasound velocity或speed of sound，SOS，简称声速）和/或超声宽带衰减（broadband ultrasound attenuation，BUA）。SOS的单位为米/秒（m/s）；BUA的单位为分贝/兆赫（dB/MHz）。另外，除SOS和BUA外，有的超声厂家生产的QUS测量结果还使用了其他参数，如硬度指数（stiffness index，SI）或定量指数等（quantitative index，QUI），这些指数分别依据SOS和BUA等通过相关系数换算而得。由此可见，这里的强度"stiffness"并不是生物力学的强度。这些参数的提出旨在用单一参数简化BUA和SOS两个测量结果，并改善测量的精确性、提高评估骨折风险的能力。另外，以往的国外文献关于SOS还用了其他的术语，如超声表面速度（apparent velocity of ultrasound，AVU）、超声传播速度（ultrasound transmission velocity，UTV）等，但现今这些术语已极少见。

一、衰减、反射、折射、衍射

衰减（attenuation）是指超声波在介质中传播时，入射超声能量会随着传播距离的增加和通过不同介质而逐渐减小，这种超声波能量减小的现象即为衰减。这种能量的衰减包括两方面原因：一是超声波通过介质时，声能转变成热能，这可认为是能量的吸收；二是介质对超声波的反射、折射、衍射（diffraction）和散射（scattering）等使得入射超声波的能量向其他方向转移，进而可使超声波的能量越来越小。反射和折射是超声波在传播过程中遇到声阻抗不同的介质时发生的。超声传导波与较长的介质波长相交时易产

生反射，反射波是指超声波在介质分界面上一部分能量被反射回原介质的能量波；折射波是另外一部分声波穿透界面并在介质中继续传导的能量波，即当一束超声波入射到比自身波长大很多倍的两种介质的交界面上时，就会发生反射和折射。反射遵循反射定律，折射遵循折射定律。由于入射角等于反射角，因此超声波探查疾病时要求声束尽量与组织界面垂直。超声波的反射还与界面两边的声阻抗有关，两介质声阻抗差越大，入射超声束反射越强；声阻抗差越小反射越弱。折射是由于所穿过的两种介质内声速的不同，使超声波偏离入射声束的方向而致的能量或波的传播。如超声波长远大于所经物体的直径，则超声波在通过这种小物体时大部分超声波向前继续传播，小部分超声波或能量则被这种小物体"阻挡"使之向四面八方辐射，这种现象称为散射。如超声波长小于或近似于所经物体的直径，则部分超声波绕过物体以后又以原来的方向传播，此时反射波很少，这种现象叫衍射。另外，超声波信号的衰减不仅取决于所测量的传播介质的性质，还取决于超声波所发出的频率，同X线的衰减一样，超声的衰减也可用下列公式表示：

$$I（x）=I_0 e^{-\mu（f）x}$$

式中，$\mu（f）$ 为频率（f）依赖的衰减系数（attenuation coefficient，单位dB/cm）；I_0 为信号强度；$I（x）$ 为距离为x的强度。

　　松质骨衰减的主要是超声束的散射衰减。散射的量主要取决于超声波长（wavelength）与散射粒子的大小之比及散射粒子的声阻抗。皮质骨的衰减主要是以能量吸收方式进行的。可形象地解释为超声波的衰减是超声波经过被测物体（骨结构）后其振幅的下降和速度的减低，振幅的下降可通过超声宽带衰减（BUA）加以表达，而速度的减低可通过声速的变化表达。

二、宽带衰减

　　超声宽带（broadband）并没有很严格的定义，在电子通信上，宽带是描述信号包含或能够同时处理的频率范围。也可认为宽带是描述频率相对的方式，频率的范围越大，带宽就越高，能够发送的信号数据也相对增多。超声宽带衰减是指超声经过骨结构后其波幅随不同频率增加所致的不同程度的衰减，这种随不同频率增加所致的波幅不同衰减的斜率，即为骨超声宽带衰减（BUA）。在骨超声常用的0.1 ~ 1MHz频率范围，超声的对数衰减与其频率变化是线性相关的。

三、声速

　　声速（SOS）是指通过骨的声波的传导速度，是用超声所经过骨结构的距离（骨的直径或长度）除以时间计算而得的，单位为米/秒（m/s）。声速取决于所通过物质的传导性质和传导方式。超声经过组织的传导常常是以纵波的方式进行的。弹性系数高的物质如骨骼的传导也可以横波的方式进行的。骨骼结构的复杂性，如各向异性（anisotropic）、不均质性、分散性（dispersive），使通过超声评估骨的机械性和声速的关系更为困难。但SOS在一定的条件下可通过下列公式表示：

$$SOS = （E/p）^{1/2}$$

式中，E为弹性系数（阻抗变形的能力）；p为骨骼的生理密度（physical density）。

临床上的声速可用直径较大（约19mm）的压电传导器（piezoelectric transducers）通过反射（reflection）方式或传导（transmission）方式进行测量。反射技术是通过同一传感器（transducer）发射（transmit）和接收（receive）信号，超声波经过被测物体并在其界面（interface）反射后通过同一探头（或传感器）被接收（图21-1）。这种反射方式的缺点是反射的信号少，使声速和衰减的准确测量较为困难。

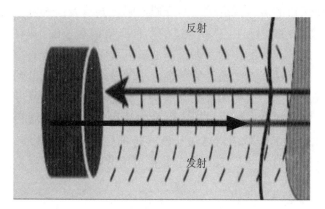

图21-1　骨超声反射方式示意

而超声传导方式是由一个传感器发射超声波，通过被测物体后由另一个传感器接收超声信号，这是临床上骨超声测量技术最常见的传导方式（图21-2）。超声声速测量的工作原理不同也是不同的QUS测量结果不能相互比较的主要原因之一。

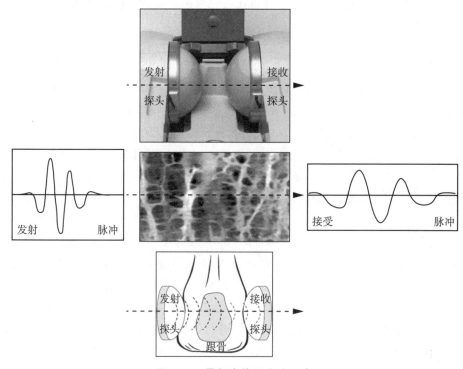

图21-2　骨超声传导方式示意

从上述BUA和SOS的机制不难解释BUA和SOS中度相关，相关系数约为0.7的结果。由此也不难推测两种测量参数反映的骨结构信息是不同的。

四、QUS传送方式

根据骨超声检测的骨结构或测量部位不同，可将QUS传送方式分为以下3类。

1. 骨松质横向传导方式测量　是最常见的类型，是超声波通过骨小梁的传导方式。这类QUS通常是超声通过相应部位表面水介质或直接接触相应部位进行测量，直接接触式的测量也称为"干式"测量，或通过胶状的耦合剂进行测量。超声通过聚焦和非聚焦式的传感器（transducer）转换成相关的测量参数或带有超声影像的参数。该类QUS的测量部位和感兴趣区是跟骨的骨松质，应用该方式测量的研究报道也较多。

2. 骨皮质横向传导方式测量　是指超声通过骨皮质进行传导。目前这种方式QUS测量部位只有指骨。虽然这类指骨的QUS测量已被批准用于欧洲地区，但直至2017年的文献报道，其尚未被美国FDA批准。另外，支持该测量方式的研究报道也较少，尽管有些关于儿童的测量报道，但尚未见到官方的正式指南，使其应用范围受到限制。

3. 骨皮质纵向反射传导方式测量　是指超声沿骨皮质纵向传导，另有些QUS结合脉冲反射（pulse-echo）技术测量骨皮质的厚度。这类QUS常见的测量部位有指骨、桡骨和胫骨，但目前美国FDA仅批准跟骨QUS用于临床，其他部位QUS的临床测量均未被批准。所有的QUS中，Sunlight Omnisense（BeamMed Ltd，TelAviv，Israel）系列的不同产品可分别测量胫骨和桡骨。尽管曾有相关研究报道，但目前支持其应用于骨折风险评估的证据尚不充分。

第三节　离体标本、动物标本和活体QUS测量的研究

一、离体标本和动物标本的QUS测量研究

以往理论和经验表明QUS与骨的机械性质有关，所谓骨的机械性质也包括骨BMD和骨的结构。尽管许多离体标本研究表明骨超声测量参数的波宽衰减和声速的减低均取决于骨密度，但这些研究还不能解释骨密度和骨结构在BUA和SOS变化中所起的详细作用。因此，许多研究分别探讨了定量超声测量的这两个主要参数与骨松质标本骨结构之间的关系。骨松质标本研究的评估参数主要有骨密度（BMD）下降（脱钙）程度、骨结构的各向异性、物质的被穿透性、标本的组织形态参数、骨标本的厚度等。现将相关研究简介如下。

QUS与骨密度：QUS虽然不是直接测量感兴趣区的骨密度，但测量结果与骨密度关系极为密切，QUS测量结果和BMD的相关程度可通过相关系数（correlation coefficient，r）加以表达，通常离体标本测量的相关系数高于活体测量，可能是软组织、超声耦联以及离体标本测量的感兴趣区与活体测量的感兴趣不同等因素所致。离体标本的测量

结果发现，QUS和DXA及QCT测量的BMD相关系数在0.59～0.88，表明BMD可解释BUA变异的50%～75%，BMD还不能完全反映QUS的测量结果，QUS的测量结果可能反映除骨密度以外的其他性质的信息。

QUS评估骨量变化的研究也可通过超声测量不同程度脱钙的骨松质标本加以评估。Yavakoli和Evans等用酸逐步去除牛骨松质矿物质的20%，并分别进行了超声测量，结果显示：BMD的逐步减低与波宽衰减和声速之间呈线性关系。而Wu等用甲酸脱钙的方法逐步使牛骨松质的骨块标本脱钙，直至其骨块标本完全脱钙，逐步脱钙过程中也分别进行超声测量，结果显示：BUA的下降与骨块逐步脱钙并不是线性关系。上述两个研究结果的差异可能是由于所用骨松质标本几何性质不同和标本脱钙的程度不同所致。但无论如何，骨密度与和宽带衰减及声速的正相关关系是明确的。

骨结构可通过骨的孔隙、连接性（骨小梁纤维的连接程度）、各向异性（取决于连接的方向）等因素加以诠释。由此可见，骨结构与骨小梁的三维排列有关。骨松质标本骨结构的性质（包括骨小梁排列的方向、疏密等）可通过骨的各向异性加以反映，而骨的各向异性可通过骨超声测量研究加以评估。有研究表明：离体的骨松质骨块标本超声的BUA测量结果取决于骨松质内骨小梁的方向，沿承重的压力方向骨小梁测量骨松质骨块标本的BUA结果可增高50%，这种骨结构各向异性在马蹄骨（equine tarsal）、牛股骨和桡骨、人的椎体和跟骨的超声测量中均可见到。但因这些骨块标本的密度并不受测量的轴向影响，因此，可以想象出超声测量结果的各向异性是由于骨松质内骨小梁排列各向异性所致。Glüer等用定量超声测量了3个正交方向的牛桡骨近端骨松质骨块，并分别将不同方向的超声束与高分辨率X线影像的骨小梁排列的半定量评估结果进行比较，结果发现超声测量的BUA结果取决于骨松质骨块内骨小梁的排列方向。为进一步评估骨松质结构的松化或疏密状况，Njeh等引用了穿透性（permeability）作为评估参数。穿透性是指气体或液体通过疏松介质（如骨松质）的速率，用此可定量评估骨松质标本的结构状况。也有通过组织计量学评估骨松质结构与QUS的关系，研究结果与穿透性的评估结果一致。Bouxsein等证实了QUS测量结果和跟骨标本的组织形态有关，但该报道未研究与骨密度之间的关系。Hans等通过跟骨标本测量研究报道了同样的结果，并用组织学参数比较了BMD与BUA和SOS之间的关系，结果表明：经BMD校正后任一组织学参数均与BUA或SOS无关，这与以往Gluer的报道结论不同，Gluer的研究结果显示作为独立因素，SOS与骨小梁间隔相关，BUA和骨小梁间隔及连接性相关，但因其标本的数目少、骨结构的参数也仅仅是二维的等原因，有待于进一步研究。

超声波传导的路径即骨松质标本的厚度，可通过超声测量的结果加以评估。超声经过的路径中能量吸收和散射越高，其衰减就越高。有关超声通过路径的长度或所测物体厚度的离体标本和活体测量的研究报道也不少，但结论并不完全相同。Serpe和Rho等研究表明：BUA和离体牛骨标本厚度和体模测量结果呈线性关系。Wu等通过牛骨骨松质的标本报道了其大小对超声的影响，将整个标本（24mm宽）的衰减同其一半（12mm宽）的衰减相比，前者的BUA高于后者32%～92%。该研究还显示：整个标本的BUA总小于两个一半标本的BUA总和，表明骨的大小和BUA之间的关系是很复杂的，且不是线性关系。

超声的机械波与骨的机械性质之间的关系也备受有关学者关注，有学者通过机械试验研究进行了这种关系的探讨，进而评估其相应的骨强度和骨质疏松性骨折的风险。这些研究结果显示：离体骨松质标本的骨机械性质（如弹性向量和最终强度）与BUA和SOS均相关，这些试验结果与预期结果也相符。超声所反映的骨结构的各向异性同样可通过机械试验的弹性向量的测量进行评估。Bouxsein等研究报道了跟骨的QUS与尸体髋部骨折之间的关系，结果显示：跟骨的BUA和SOS分别是预估股骨负重衰竭（failure loads）的良好指标（r分别为0.51和0.40），QUS这些预估参数略低于跟骨的BMD（$r=0.63$）及股骨颈的BMD（$r=0.79$）；该研究进而证实了QUS用于评估骨强度和骨折风险性的可行性。

二、活体的QUS测量研究

上面所述的是标本测量研究的结果，但基于人体实际测量的研究报道有所不同。QUS的人体研究主要集中在QUS测量结果和不同方法骨密度测量结果的对比以及跟骨解剖参数对QUS测量结果的影响。除结合QUS和BMD可改善预测骨折风险的能力等研究外，许多学者多集中在对QUS测量结果与BMD测量结果的相关研究，这些研究结果显示QUS测量的BUA和SOS与DXA或QCT在腰椎、股骨、前臂和跟骨等部位测量的BMD均呈线性相关，BUA和SOS与骨密度的相关系数为0.3～0.9，虽然这些研究结果差异较大，但相同部位的BMD和QUS的相关性有所改善，相关系数约为0.7。由此可见，BMD仅可部分解释QUS测量结果，还不能解释其他有关骨强度方面的问题。当然，上述中度相关的结果也可用两种测量方法的误差加以解释。

Hans等研究了选取271例健康妇女的BUA的测量结果与不同人体信息的关系，结果表明：经年龄校正后，足的宽度是SOS显著预测指标，体重是BUA显著预测指标。Wu等研究了28例绝经后妇女跟骨BUA测量结果和跟骨宽度的关系，虽结果表明BUA结果和跟骨的大小呈正相关，但无统计学意义。Kotaki等也报道足的宽度与BUA无显著相关，BUA的结果并不依赖妇女足的大小及宽度。以往的研究也显示跟骨宽度的BUA标化后对区分椎体骨折能力无改进作用。这些研究结果均表明临床上超声测量部位骨骼的大小对BUA的影响很小，除非儿童的跟骨差异较大。

第四节　定量超声的质控

质控对骨密度测量和骨定量超声均至关重要，同依赖X线的骨密度测量设备一样，骨超声的测量也需要相应的质控程序，以确保测量结果的可靠性。因骨定量超声结果在疾病病程中和/或治疗前后的数值变化较小，每年的变化仅在1%或更小，因此更需要严格的质控确保测量结果的准确性、精确性和稳定性。操作者仔细阅读和充分了解厂家提供的QC程序和QC测量的体模及其相应的操作手册，并严格按照其相应程序或步骤进行测量操作是骨定量超声质控的前提。而超声厂家对操作者的规范化培训则是质控的关键工作，培训中应使操作者充分了解设备的维护、受检者的准备和测量体位的重要性，尤其是应了解体位的误差是骨定量超声测量精确性误差的主要因素，特别是强调胫骨和指骨的测量相比跟骨的测量，体位更易影响测量的精确性，更应严格要求。值得指出的是，尽管目前各超声厂家几乎均可提供骨定量超声的质控程序或要求，但这些质控程序或要求也仅仅限于各厂家骨定量超声的测量或纵向质控。有关不同厂家QUS测量结果差异的横向质控一直备受关注，虽然理论上讲有必要对不同的QUS进行标化性研究，以减少它们之间的测量差异，但目前尚未见用于评估各厂家骨定量超声测量的统一或标准体模，故各个厂家骨定量超声测量的横向质控或多中心不同骨超声测量结果比较的工作还难以完成，各厂家之间测量结果的标化也同样难以实行。理论上因骨超声测量无辐射的危害，可选择相关的受检者或志愿者进行短期内多中心的测量，进而进行相应的横向质控和多中心测量结果的比较，但在临床实际工作中还是难以开展。

　　QUS精确性的影响因素有软组织、介质、感兴趣区的定位等。例如，跟骨宽度测量误差是声速的精确性差的主要原因；跟骨不均匀，随定位不同而变，足的旋转和移位是跟骨测量BUA精确性的主要影响因素。另外，影响测量精确性的因素还有足部水浸泡的时间、水槽深度和水温等。不同部位QUS的测量也是评估其精确性的重要因素，有些学者报道了不同测量部位和不同QUS测量结果的短期精确性（精确性用CV表示），通常SOS测量的精确性明显优于BUA，足、胫骨、指骨和髌骨SOS的精确性范围在0.5% ～ 1.5%，而BUA为2% ～ 5%。如上所述，测量的部位和测量的方式不同均可影响测量的精确性和灵敏度，所以提及具体的精确性时应同时注明测量部位和测量方式（QUS生产厂家、机型、分析软件版本等）。

第五节　骨定量超声在评估骨质疏松症中的应用价值

一、年龄性变化

　　同骨密度测量的研究和应用相同，了解超声测量结果的年龄性变化是其应用的前提。许多横断面研究报道了超声测量随年龄变化的正常参照数据，结果显示QUS的参数与年龄均呈反向相关，绝经后妇女的BUA和SOS均显著降低，绝经前妇女的BUA和SOS相对稳定。国外的研究相对较多，有报道表明，BUA和SOS在20岁后开始下降；足、髌骨和胫骨的BUA年下降率为0.5 ～ 1.0dB/MHz（0.5% ～ 1.0%），SOS年下降率为1 ～ 5m/s（0.1% ～ 0.3%），但不同的设备的测量结果也有差异。第一个纵向研究是Schott等报道的140例绝经后妇女跟骨等测量结果，BUA和SOS两年内分别下降1.0%±4.3%和0.8%±0.6%，SOS在绝经期的下降速度显著大于绝经后其他年龄组，BUA的结果也相似，但无显著性。Krieg等的报道对此也给予了证实。了解上述定量超声测量结果年龄性变化有助于骨质疏松症患者测量结果的评估。

二、骨质疏松症及骨折风险的评估

目前骨超声测量结果还不能用于骨质疏松症的诊断，其主要应用价值在于骨质疏松人群筛选及骨折风险的评估。较早的横断面研究证实QUS同BMD一样可用于区分正常人群和骨质疏松患者。随后的前瞻性研究显示，跟骨、髌骨和胫骨QUS可用于骨折风险性的评估，且足QUS的评估能力同BMD相同，且是独立于骨量的骨折风险评估指标。

然而，研究报道中所选用的人群不同、定量超声测量的部位不同、预估的骨折部位不同，其研究结论中的不同定量超声的测量结果其预估不同部位骨折的能力也有所不同。虽已有的研究报道多集中在跟骨的测量结果分别对脊柱椎体骨折和髋部骨折预估评估能力的分析，所选人群也多是欧美绝经后妇女，但这些研究也并不影响其他部位和人群的测量结果对相关部位骨折预估能力的分析，主要是因为其他部位的QUS测量结果也可区分骨折人群（脊椎、髋部或其他任何骨质疏松性骨折）和非骨折人群（年龄匹配的对照组）。尽管如此，QUS不同部位的测量也有各自的特点。

1. 跟骨　是最常见的超声测量部位。从技术方面看，跟骨的测量较容易，其表面覆盖的软组织少，超声测量相对准确；另外，从结构上看，跟骨的内外两面相对较平且相互平行，有利于超声波的传导。跟骨的骨松质所占比例高（近90%），对代谢变化较为敏感。跟骨的这些优势均可作为选择跟骨作为定量超声首选测量部位的依据。常见的跟骨超声测量仪多是通过超声的传导方式进行测量的，也有厂家的跟骨超声测量仪可在显示跟骨感兴趣区的影像基础上进行QUS的测量，其优点是可辨认并避免测量中的伪影，并可使所有受检者测量的感兴趣区标准化，且用较大的感兴趣区改善其测量的精确性。

跟骨的BMD测量结果已被证实是预测围绝经期及绝经后妇女骨折风险性的良好指标，可与股骨骨密度测量评估相提并论。横断面研究和前瞻性研究表明：虽然QUS可用于骨折风险的评估，但并不适用于对所有人群（包括不同性别、年龄、种族等）骨折风险的评估。目前已有的研究证实跟骨QUS可评估髋部和脊椎骨折的风险，如有数以万计受检者跟骨测量的研究结果表明，硬度指数（stiffness index，SI）每下降一个SD，其髋部和脊椎的骨折风险相应地增加1.6 ～ 2.0倍、所有骨折风险增加1.3 ～ 1.5倍，这种跟骨QUS的髋部和脊椎骨折风险评估同DXA的BMD下降一个SD的骨折风险评估结果相似。另有研究进一步分析跟骨QUS测量结果在预测髋部骨折中的股骨颈骨折和粗隆间骨折的差异。Bauer等早期研究显示：BUA与股骨粗隆间骨折的相关性（RR = 3.3，CI：2.2 ～ 5.5）高强于BUA和股骨颈骨折的相关性（RR = 1.3，CI：0.9 ～ 2.0）。Schott等研究结果显示粗隆间骨折者BUA低于股骨颈骨折者。Hans等研究表明，BUA和SOS预测粗隆间骨折的相对风险性几乎是近于股骨颈骨折相对风险性的2倍。Schott等认为上述的差异主要是因为跟骨和粗隆间的骨构成更相似，均主要是由骨松质组成所致。但也有不同的研究报道，Dretakis等研究结果显示，粗隆间骨折BUA与股骨颈骨折组BUA无显著差异。这些研究也表明髋部股骨颈和粗隆间不同类型骨折发生的复杂性。

尽管不同人种的骨质疏松症和其骨折的风险有所不同，如西班牙裔高加索人、非西班牙裔高加索人和其他种族人群的骨质疏松症和所有骨折风险有所不同，但跟骨的QUS测量仍可用于不同人种的骨折风险评估，有足够的研究证据表明跟骨QUS测量的硬度指数可评估所有高加索和亚裔55岁以上妇女的髋部骨折风险、高加索55岁以上妇女的任何部位的骨折风险；也有研究表明，跟骨QUS测量的硬度指数可评估高加索和亚裔70岁以上男性的髋部骨折风险、高加索和亚裔55岁以上妇女脊椎骨折风险、亚裔和高加索妇女或70岁以上亚裔男性的任何部位骨折风险。

尽管上述研究表明跟骨QUS可用于不同人种及不同部位骨折风险的评估，但跟骨QUS测量结果分别有SOS、BUA、SI和QUI等参数，跟骨的这些参数评估骨折风险的能力也有所不同。Moayyeri等通过对21项应用这4个跟骨QSU测量参数的前瞻性研究的荟萃分析表明，每下降一个SD，BUA评估髋部骨折的相对风险性增加1.69（95% CI：1.43～2.00）、SOS为1.96（95% CI：1.64～2.34）、SI为2.26（95% CI：1.71～2.99）、QUI为1.99（95% CI：1.49～2.67）。虽然BUA较低，但通过DXA骨密度SD校正后发现，BUA仍可作为评估髋部骨折独立的有显著意义指标［RR/SD＝1.34（95% CI：1.22～1.49）］。该作者通过荟萃分析结果还认为，QUS测量结果（SOS、BUA、SI和QUI）可用于评估老年男女性（特别是高加索绝经后妇女和65岁以上男性）不同部位骨折的风险。

SI和QUI评估骨折风险的能力优于SOS和BUA，但无统计学差异。有关亚裔和中东地区种族人群的跟骨测量应用还尚需前瞻性研究加以证实。为进一步比较BUA和SOS测量结果对骨折风险评估的异同，McCloskey等通过对源于亚洲、欧洲和北美洲等9个单位的前瞻性研究进行了荟萃分析，结果表明：每下降一个SD的梯度风险（gradient of risk，GR），BUA和SOS评估骨折风险的结果相似，评估所有部位骨折风险的数据为，BUA为1.45（95% CI：1.40～1.51）、SOS为1.42（95% CI：1.36～1.47）；评估髋部骨折风险的数据，BUA为1.69（95% CI：1.56～1.82）、SOS为1.60（95% CI：1.48～1.72）。该作者还指出，QUS评估所有年龄男女性骨折风险的能力相同，可作为评估骨折的独立指标，但评估髋部骨折的能力仍不及股骨BMD。Hans等结果显示跟骨的SOS和BUA预测髋部骨折的能力同股骨颈BMD一样灵敏，股骨颈BMD或跟骨SOS每下降1SD，髋部骨折的风险性增加2.0倍，BUA每下降1SD髋部骨折的相对风险性为2.2。BUA和SOS经股骨颈BMD校正后的回归分析显示，BUS和SOS的评估结果均有显著意义，均可作为预测髋部骨折的指标。Bauer等研究显示了相似结果，年龄校正后足BUA、足BMD和股骨颈BMD评估髋部骨折的相对风险性分别为2.0、2.2和2.6。

Stewart等报道，BUA和SOS区分正常和脊椎骨折的灵敏度同腰椎或前臂的BMD相同。Logistic回归分析显示BUA或SOS每下降1SD，骨折的风险性增加1.5～2.5倍。此结果可同DXA相比，DXA不同人群和不同部位结果的BMD下降1SD致骨折风险性增加是1.5～3.0倍。Chan等报道：跟骨QUS测量的BUA可作为评估女性非骨质疏松人群（股骨颈DXA测量骨密度的T-值＞-2.5）髋部和椎体骨折风险的独立指标，结合BUA和BMD可提高评估骨折风险的能力，但BUA与男性骨折风险无显著相关。又因该研究

SOS的骨折组和非骨折组无显著差异，且结合SOS和BUA并不能改善骨折风险的评估，故该作者未进一步分析SOS评估骨折风险的能力。

2. 胫骨　是超声沿胫骨中段前方皮质长轴以纵波传导方式进行测量。之所以选择胫骨中段是因为该部位骨结构较平直且表面光滑，且因其表面覆盖的软组织少。虽然骨质疏松累积骨皮质和骨松质程度不同，但骨皮质在决定骨强度方面起着重要的作用。超声测量结果是取决于皮质密度还是厚度或是骨的其他性质还不十分清楚。有作者通过对4175例年龄大于65岁人群的胫骨SOS测量研究，结果显示SOS与髋部、椎体和前臂骨折显著相关但较弱（优势比为1.1～1.2），但用腰椎或股骨颈BMD校正后发现这种相关性消失。Orgee等研究结果表明，正常人和椎体骨质疏松者的胫骨声速有显著差异。然而，另有研究表明胫骨SOS和椎体骨折并无显著性相关。Stegman等证实，胫骨SOS与外周骨骨折显著相关（男女性优势比分别为1.9和1.7），同前臂BMD相同。有研究测量了11例近期髋部骨折妇女的胫骨SOS，结果显示骨折组的SOS显著低于同龄对照组。

3. 指骨　是超声通过指骨骨皮质以横波传送方式的测量，参数为依赖振幅的声速（amplitude dependent speedofsound，ad-SOS），测量部位为第2～5近节指骨远端的骨端，该部位的内外侧表面近于平行，有利于超声的传导和减少超声的散射。另外，该部位的骨皮质和骨松质对年龄性的骨吸收敏感，随年龄的增加，其骨皮质和骨松质的丢失也增加，骨皮质的变薄是由骨内膜吸收大于成骨所致。这种骨皮质和骨松质的丢失增加了骨骼的脆性。有研究表明，老年妇女指骨ad-SOS从峰值丢失的比例大于腰椎的QCT和股骨颈、前臂和腰椎DXA测量所丢失的比例。Guglielmi等研究结果发现骨质疏松组QUS指骨Z-值和T-值均低于对照组，Alenfeld等研究结果对此也予以证实。

4. 其他部位　超声测量部位还包括以传送方式测量的髌骨和发射方式测量的前臂。虽然这些部位的超声测量也有阳性结果的研究报道，如髌骨的声速与男性外周骨折相关，但与女性无关，但其商业化超声测量仪及应用的研究报道尚不多见。

前述只是单一部位的测量研究报道，也有将多部位测量比较的研究报道。Olszynski等研究表明，桡骨远端、胫骨、指骨QUS测量的SOS均可作为独立于BMD以外的评估骨折风险指标，结合QUS和BMD测量结果可改善评估妇女骨折风险的准确性。加拿大多中心骨质疏松症研究（Canadian Multicenter Osteoporosis Study）应用非跟骨QUS评估妇女骨折风险的观察结果表明，评估全部部位骨折的SOS每下降一个SD，桡骨评估的骨折风险比（HR）增加83%［HR 1.83，（1.56～2.17）］、胫骨评估骨折风险比增加65%［HR 1.65，（1.41～1.92）］、指骨评估骨折风险比增加52%［HR 1.52，（1.30～1.79）］；评估髋部骨折的SOS每下降一个SD，桡骨评估的骨折风险比为2.00（1.39～2.86）、胫骨评估骨折风险比为2.00（1.41～2.86）、指骨评估骨折风险比为2.30（1.59～3.33）；评估非椎体骨折的SOS每下降一个SD，桡骨评估的骨折风险比为1.85（1.56～2.17）、胫骨评估骨折风险比为1.67（1.41～1.96）、指骨评估骨折风险比为1.54（1.30～1.82）。非校正模式（non adjusted model）分析结果表明，桡骨SOS的骨折梯度风险评估优于胫骨和指骨；经CRFs、FRAX和股骨颈BMD校正后结果显示，这些部位的评估能力均有所下降，如指骨的SOS不能作为任何部位骨折风险的评估指标，桡骨和胫骨SOS评估骨折的能力也较低，骨折风险增加的范围仅为25%～30%。据此认为：仅桡骨和胫骨QUS测量结果可作为独立于CRFs和BMD的评估骨折风险指标；虽桡骨和胫骨QUS的绝经后妇女骨折（脊椎、髋部和所有骨折）风险评估优于指骨，但评估的能力低于跟骨QUS。然而，也有研究表明：因这些相关研究中存在组间数量差异明显和样本量有限等限度，故这些非跟骨的其他部位QUS测量结果尚不能评估骨折的风险。总之，有关超声定量测量仍需有关的大样本、多人种、多中心、多测量部位的研究以明确不同QUS及其测量参数评估不同人群（包括年轻女性和男性）骨折风险的能力。

第六节　儿童QUS测量

因2008年后至今还没有足够的数据能得出QUS儿童测量的指导性建议，故ISCD还未见有关儿童QUS测量的共识。但骨质疏松的发生和发展是个动态过程，峰值骨量或骨密度是骨质疏松发生的重要因素之一，终生骨的脆性也主要取决于骨密度和骨的结构。然而，儿童时期骨骼的生长发育及骨量积累对峰值骨量的提高也至关重要。因此，儿童时期的骨骼发育状态评估及骨质疏松的预防的重要性已逐渐受到学者们的关注。多数儿童骨测量的研究是通过DXA的骨量和骨密度测量评估，但DXA测量的是面密度，无疑会受到儿童骨结构生长变化的影响，另外，DXA测量分析也需要特殊的儿童专用软件。虽然外周骨定量CT（peripheral quantitative computed tomography，pQCT）可测量儿童的体积骨密度（包括骨松质和骨皮质）和骨的结构，但测量时的辐射使其应用受到了限制。对比之下，QUS避免了上述DXA和pQCT的局限性，可用于新生儿至青春期儿童的骨测量，有许多学者报道了的儿童跟骨或骨皮质测量的研究结果，结果显示，经年龄、性别、青春期发育和其他因素校正后的多数超声结果是有意义的。目前困难的是还没有关于儿童在临床上何时进行或如何进行QUS测量的一致建议，仍需要设计完整的纵向研究证实儿童QUS测量的指征。

第七节　QUS筛查应用流程

首选跟骨QUS进行骨质疏松症的筛查，其他部位测量结果的评估依据尚不充分。跟骨筛查测量结果可根据评估骨折风险的程度分为高、中、低风险，骨折高风险者则应按骨质疏松症进行相应的干预，骨折中风险者应进一步检查评估，骨折低风险者可不必进一步检查或随诊观察。跟骨QUS的筛查人群：65岁以上高加索和亚裔妇女，对这些人群的跟骨测量有助于检出骨质疏松高风险的个体，但目前评估男性人群及其他人种的骨折风险的依据尚不充分，还有待于进一步研究。另外，可结合骨折主要临床危险因素（clinical risk factor，CRF），包括BMI＜20、糖尿病、既往骨折史、1年内跌倒史、借助扶手从椅子站立、吸烟。≥65岁女性和≥70岁男性受检者QUS测量结果结合CRF的骨质疏松筛查评估流程简介如图21-3所示。

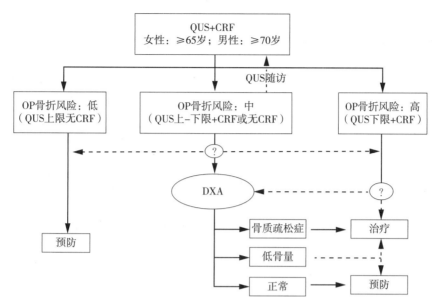

图21-3　结合骨折主要临床危险因素和QUS测量结果的评估流程

第八节　QUS随访的研究及应用限度

　　虽然目前QUS的主要作用是骨折风险的评估或人群筛查中骨折高风险个体的检出，但QUS在随访过程中的应用价值也一直受到学者们的关注。因许多研究表明QUS和BMD相关，所以推测影响BMD的随访或有关干预因素也会使骨QUS波宽衰减和声速发生相应的变化。Schott等对140例妇女的BUA和SOS随访2年的纵向研究结果显示，BUA和SOS年下降率分别为0.5%和0.4%；Jones等随访了步行运动对BUA的影响，结果显示1年步行运动后（16～18km/w），运动组的BUA可增加12%，与对照组下降6%有显著不同（$P < 0.05$），但因该研究的总平均年龄为44岁，其对照组下降的6%是绝经后妇女年丢失率的3倍的结果尚难解释，且此研究结果未见其他学者的研究给予所证实。QUS在抗骨质疏松药物疗效随访的纵向研究也不多见。Giorgino等随访治疗骨质疏松研究结果显示，降钙素治疗组的BUA和SOS分别较对照组增加4.2%和0.8%；激素替代治疗后治疗组BUA和SOS分别较对照组增加3.62%和0.7%。Alendronate治疗组的BUA显著较对照组增加（3.4%）。降钙素、阿仑膦酸和激素替代治疗后均有显著性差异。虽上述的研究结果支持QUS可用于纵向监测及评估治疗后的变化，但QUS的变化是BMD增加还是骨的其他性质（如结构和皮质等影响骨强度的因素）变化的结果，有待于进一步研究。另外，QUS测量的精确性较差，使其监测作用更为困难，因此，ISCD并不建议应用QUS测量进行抗骨质疏松药物随访观察或疗效的评估。

　　总之，QUS具有无辐射、设备和操作简易、价格低廉以及无须固定的设备房间等优点，其测量结果可提供与骨密度相关的、骨密度测量所不能反映的骨结构信息，虽然目前尚不能用于骨质疏松症的诊断和随访监测，但可用于对绝经后妇女骨质疏松性骨折风险的评估，结合简易的CRF更有助于骨质疏松症的快速评估。特别是在缺少或不能进行DXA测量时，可作为评估骨质疏松的筛查方法。虽然QUS可作为个体筛查骨质疏松症的简易方法，但用作群体的普查尚存争议，儿童方面的QUS测量和应用价值也有待进一步研究。

参 考 文 献

［1］Consensus development conference: diagnosis, prophylaxis, and treatment of osteoporosis［J］. Am J Med, 1993, 94（6）: 646-650.

［2］NGUYEN ND, AHLBORG HG, CENTER JR, et al. Residual lifetime risk of fractures in women and men［J］. J Bone Miner Res, 2007, 22（6）: 781-788.

［3］MELTON LJ, CHRISCHILLES EA, COOPER C, et al. How many women have osteoporosis?［J］. J Bone Miner Res, 1992, 7: 1005-1010.

［4］CENTER JR, NGUYEN TV, SCHNEIDER D, et al. Mortality after all major types of osteoporotic fracture in men and women: an observational study［J］. Lancet, 1999, 353（9156）: 878-882.

［5］CUMMINGS SR, KELSEY JL, NEVITT MC, et al. Epidemiology of osteoporosis and osteoporotic fractures［J］. Epidemiol Rev, 1985, 7: 178-208.

［6］CUMMINGS SR, RUBIN SM, BLACK D. The future of hip fractures in the United States. Numbers, costs, and potential effects of postmenopausal estrogen［J］. Clin Orthop, 1990（252）: 163-166.

［7］COOPER C, CAMPION G, MELTON LJR. Hip fractures in the elderly: a world wide projection［J］. Osteoporos Int, 1992, 2（6）: 285.

［8］HANS D, BAIM S. Quantitative Ultrasound（QUS）in the Management of Osteoporosis and Assessment of Fracture Risk［J］. J Clin Densitom, 2017, 20（3）: 322-333.

［9］KANIS JA. Assessment of fracture risk and its application to screening for postmenopausal osteoporosis: a synopsis of a WHO report［J］. Osteoporosis Int, 1994, 4: 368-381.

［10］KANIS JA, BURLET N, COOPER C, et al. European guidance for the diagnosis and management of osteoporosis in postmenopausal women［J］. Osteoporos Int, 2008, 19（4）: 399-428.

［11］NGUYEN ND, EISMAN JA, CENTER JR, et al. Risk factors for fracture in nonosteoporotic men and women［J］. J Clin Endocrinol Metab, 2007, 92（3）: 955-962.

［12］MELTON LJ, 3RD, WAHNER HW, RICHELSON LS, et al. Osteoporosis and the risk of hip fracture［J］. Am J Epidemiol, 1986, 124（2）: 254-261.

［13］KLEEREKOPER M, VILLANUEVA AR, STANCIU J, et al. The role of three-dimensional trabecular microstructure in the pathogenesis of vertebral compression fractures［J］. Calcif Tissue Int, 1985, 37（6）: 594-597.

［14］MOSEKILDE L. Sex differences in age-related loss of vertebral trabecular bone mass and structure--biomechanical consequences［J］. Bone, 1989, 10（6）: 425-432.

［15］KAUFMAN JJ, EINHORN TA. Ultrasound assessment of bone［J］. J Bone Miner Res, 1993, 8（5）: 517-525.

［16］HANS D, SCHOTT AM, MEUNIER PJ. Ultrasonic assessment of bone: a review［J］. Eur J

Med, 1993, 2（3）: 157-163.

[17] GENANT HK, GUGLIELMI G, JERGAS M. Bone Densitiometry and Osteoporosis [M]. Berlin: Springer, 1998.

[18] GLUER CC. Quantitative ultrasound techniques for the assessment of osteoporosis: expert agreement on current status [J]. The International Quantitative Ultrasound Consensus Group. J Bone Miner Res, 1997, 12（8）: 1280-1288.

[19] ABENDSCHEIN W, HYATT GW. Ultrasonics and selected physical properties of bone [J]. Clin Orthop Relat Res, 1970, 69（1）: 294-301.

[20] ASHMAN RB, CORIN JD, TURNER CH. Elastic properties of cancellous bone: measurement by an ultrasonic technique [J]. J Biomech, 1987, 20（10）: 979-986.

[21] ASHMAN RB, COWIN SC, VAN BUSKIRK WC, et al. A continuous wave technique for the measurement of the elastic properties of cortical bone [J]. J Biomech, 1984, 17（5）: 349-361.

[22] RHO JY, ASHMAN RB, TURNER CH. Young's modulus of trabecular and cortical bone material: ultrasonic and microtensile measurements [J]. J Biomech, 1993, 26（2）: 111-119.

[23] BAMBER JC, TRISTAM M. Diagnostic ultrasound [M]. Bristol: Hilger, 1988.

[24] LANGTON CM, PALMER SB, PORTER RW. The measurement of broadband ultrasonic attenuation in cancellous bone [J]. Eng Med, 1984, 13（2）: 89-91.

[25] KARJALAINEN JP, RIEKKINEN O, TOYRAS J, et al. New method for point-of-care osteoporosis screening and diagnostics [J]. Osteoporos Int, 2016, 27（3）: 971-977.

[26] MOILANEN P, MAATTA M, KILAPPA V, et al. Discrimination of fractures by low-frequency axial transmission ultrasound in postmenopausal females [J]. Osteoporos Int, 2013, 24（2）: 723-730.

[27] GNUDI S, MALAVOLTA N, RIPAMONTI C, et al. Ultrasound in the evaluation of osteoporosis: a comparison with bone mineral density at distal radius [J]. Br J Radiol, 1995, 68（809）: 476-480.

[28] ROSS P, HUANG C, DAVIS J. Predicting vertebral deformity using bone densitometry at various skeletal sites and calcaneus ultrasound [J]. Bone, 1995, 16（3）: 325-332.

[29] FUNKE M, KOPKA L, VOSSHENRICH R, et al. Broadband ultrasound attenuation in the diagnosis of osteoporosis: correlation with osteodensitometry and fracture [J]. Radiology, 1995, 194（1）: 77-81.

[30] ROSENTHALL L, TENENHOUSE A, CAMINIS J. A correlative study of ultrasound calcaneal and dual-energy x-ray abosorptiometry bone measurements of the lumbar spine and femur in 1000 women [J]. Eur J Nucl Med, 1995, 22（5）: 402-406.

[31] SCHOTT AM, WEILL-ENGERER S, HANS D, et al. Ultrasound discriminates patients with hip fracture equally well as dual energy X-ray absorptiometry and independently of bone mineral density [J]. J Bone Miner Res, 1995, 10（2）: 243-249.

[32] TAVAKOLI MB, EVANS JA. Dependence of the velocity and attenuation of ultrasound in bone on the mineral content [J]. Phys Med Biol, 1991, 36（11）: 1529-1537.

[33] WU C, GLUER CC, FUERST T, et al. Ultrasound characterization of bone deminneralization [J]. J Bone Miner Res, 1995, 10: S347.

[34] LANG T. Recent advances in the ultrasonic assessment of bone [C]. Both: Proceeding of current research in osteoporosis and bone mineral measurement II, 1992.

［35］GLUER CC, WU CY, JERGAS M, et al. Three quantitative ultrasound parameters reflect bone structure ［J］. Calcif Tissue Int, 1994, 55（1）: 46-52.

［36］GLUER CC, WU CY, GENANT HK. Broadband ultrasound attenuation signals depend on trabecular orientation: an in vitro study ［J］. Osteoporos Int, 1993, 3（4）: 185-191.

［37］NICHOLSON P, HADDAWAY M, DAVIE M. The dependence of ultrasonic properties on orientation in human vertebral bone ［J］. Phys Med Biol, 1994, 39: 1013-1024.

［38］HANS D, FUERST T, GUGLIELMI G, et al. Quantitative ultrasound for assessing bone properties ［M］. Berlin: Springer, 1998.

［39］BOUXSEIN ML, RADLPFF SE, HAYES WC. Quantitative ultrasound of the calcaneus reflects trabecular bone strenghth, modulus, and morphology ［J］. J Bone Miner Res, 1995, 10: S175.

［40］HANS D, ARLOT ME, SCHOTT AM, et al. Do ultrasound measurements on the os calcis reflect more the bone microarchitecture than the bone mass? a two-dimensional histomorphometric study ［J］. Bone, 1995, 16（3）: 295-300.

［41］WU CY, GLUER CC, JERGAS M, et al. The impact of bone size on broadband ultrasound attenuation ［J］. Bone, 1995, 16（1）: 137-141.

［42］SERPE L, RHO J. Broadband ultrasound attenuation values depend on bone path length: an in vitro study ［J］. J Bone Miner Res, 1994, 9: S278.

［43］BOUXSEIN ML, RADLOFF SE, TOLEDANO TR, et al. Calcaneal ultrasound measurement are moderately correlated with trabecular bone density and independent of foot geometry ［J］. J Bone Miner Res, 1994, 9: S208.

［44］SERPE LJ, RHO JY. Broadband ultrasound attenuation value dependence on bone width in vitro ［J］. Phys Med Biol, 1996, 41（1）: 197-202.

［45］BLAKE GM, HERD RJ, MILLER CG, et al. Should broadband ultrasonic attenuation be normalized for the width of the calcaneus? ［J］. Br J Radiol, 1994, 67（804）: 1206-1209.

［46］GLUER CC, CUMMINGS SR, BAUER DC, et al. Osteoporosis: association of recent fractures with quantitative US findings ［J］. Radiology, 1996, 199（3）: 725-732.

［47］BAUER DC, GLUER CC, GENANT HK, et al. Quantitative ultrasound and vertebral fracture in postmenopausal women. Fracture Intervention Trial Research Group ［J］. J Bone Miner Res, 1995, 10（3）: 353-358.

［48］FUNKE M, KOPKA L, VOSSHENRICH R, et al. Broadband Ultasound Attenuation in the Diagnosis of Osteoporosis: Correlation with Osteodensitometry and Fracture ［J］. Radiology, 1995, 194（1）: 77-81.

［49］FAULKNER KG, MCCLUNG MR, COLEMAN LJ, et al. Quantitative ultrasound of the heel: correlation with densitometric measurements at different skeletal sites ［J］. Osteoporos Int, 1994, 4（1）: 42-47.

［50］GLUER CC, VAHLENSIECK M, FAULKNER KG, et al. Site-matched calcaneal measurements of broad-band ultrasound attenuation and single X-ray absorptiometry: do they measure different skeletal properties? ［J］. J Bone Miner Res, 1992, 7（9）: 1071-1079.

［51］SALAMONE LM, KRALL EA, HARRIS S, et al. Comparison of broadband ultrasound attenuation to single X-ray absorptiometry measurements at the calcaneus in postmenopausal women ［J］. Calcif Tissue Int, 1994, 54（2）: 87-90.

［52］HEANEY RP, AVIOLI LV, CHESNUT CHD, et al. Osteoporotic bone fragility. Detection by ultrasound transmission velocity [J]. JAMA, 1989, 261 (20): 2986-2990.

[53] SCHOTT AM, HANS D, SORNAY-RENDU E, et al. Ultrasound Measurements on Os Calcis: Precision and Age-Related Changes in a Normal Female Population [J]. Osteoporos Int, 1993, 3 (5): 249-254.

[54] SCHOTT AM, HANS D, GARNERO P, et al. Age-related changes in Os calcis ultrasonic indices: a 2-year prospective study [J]. Osteoporos Int, 1995, 5 (6): 478-483.

[55] KRIEG MA, THIEBAUD D, BURCKHARDT P. Quantitative ultrasound of bone in institutionalized elderly women: a cross-sectional and longitudinal study [J]. Osteoporos Int, 1996, 6 (3): 189-195.

[56] PORTER RW, MILLER CG, GRAINGER D, et al. Prediction of hip fracture in elderly women: a prospective study [see comments] [J]. BMJ, 1990, 301 (6753): 638-641.

[57] DRETAKIS EK, KONTAKIS GM, STERIOPOULOS K, et al. Broadband ultrasound attenuation of the os calcis in female postmenopausal patients with cervical and trochanteric fracture [J]. Calcif Tissue Int, 1995, 57 (6): 419-421.

[58] GLUER CC, FUERST T, WU C. Diagnostic sensitivity of various quantitative ultrasound and dual X-ray absorptiometry approaches [J]. J Bone Miner Res, 1995, 10: S373.

[59] STEWART A, FELSENBERG D, KALIDIS L, et al. Vertebral fractures in men and women: how discriminative are bone mass measurements? [J]. Br J Radiol, 1995, 68 (810): 614-620.

[60] WUSTER C, PAETZOLD W, SCHEIDT-NAVE C, et al. Equivalent diagnostic validity of ultrasound and dual X-ray absorptiometry in a clinical case-comparison study of women with vertebral osteoporosis [J]. J Bone Miner Res, 1994, 9: 211.

[61] HANS D, SCHOTT AM, ARLOT ME, et al. Influence of anthropometric parameters on ultrasound measurements of Os calcis [J]. Osteoporos Int, 1995, 5 (5): 371-376.

[62] KOTZKI PO, BUYCK D, HANS D, et al. Influence of fat on ultrasound measurements of the os calcis [J]. Calcif Tissue Int, 1994, 54 (2): 91-95.

[63] EVANS WD, JONES EA, OWEN GM. Factors affecting the in vivo precision of broad-band ultrasonic attenuation [J]. Phys Med Biol, 1995, 40 (1): 137-151.

[64] PAGGIOSI MA, BARKMANN R, GLUER CC, et al. A European multicenter comparison of quantitative ultrasound measurement variables: the OPUS study [J]. Osteoporos Int, 2012, 23 (12): 2815-2828.

[65] GENANT HK, GUGLIELMI G, JERGAS M. Bone Densitiometry and Osteoporosis [M]. Berlin: Springer, 1998.

[66] ORGEE JM, FOSTER H, MCCLOSKEY EV, et al. A precise method for the assessment of tibial ultrasound velocity [J]. Osteoporos Int, 1996, 6 (1): 1-7.

[67] MAUTALEN C, VEGA E, GONZALEZ D, et al. Ultrasound and dual X-ray absorptiometry densitometry in women with hip fracture [J]. Calcif Tissue Int, 1995, 57 (3): 165-168.

[68] TURNER CH, PEACOCK M, TIMMERMAN L, et al. Calcaneal ultrasonic measurements discriminate hip fracture independently of bone mass [J]. Osteoporos Int, 1995, 5 (2): 130-135.

[69] NAESSEN T, MALLMIN H, LJUNGHALL S. Heel ultrasound in women after long-term ERT compared with bone densities in the forearm, spine and hip [J]. Osteoporos Int, 1995, 5 (3): 205-210.

[70] VAN DAELE PL, BURGER H, ALGRA D, et al. Age-associated changes in ultrasound meas-

urements of the calcaneus in men and women: the Rotterdam Study [J]. J Bone Miner Res, 1994, 9（11）: 1751-1757.

[71] FUNCK C, WUSTER C, ALENFELD F, et al. Ultrasound velocity of the tibia in normal german women and hip fracture patients [J]. Calcif Tis Int, 1996, 58: 390-394.

[72] MORIS M, PERETZ A, TJEKA R, et al. Quantitative ultrasound bone measurements: normal values and comparison with bone mineral density by dual X-ray absorptiometry [J]. Calcif Tis Int, 1995, 57（1）: 6-10.

[73] SCHOTT AM, HANS D, SORNAY-RENDU E, et al. Ultrasound measurements on os calcis: precision and age-related changes in a normal female population [J]. Osteoporos Int, 1993, 3（5）: 249-254.

[74] 朱国英, 王莉华, 王洪复. 上海地区正常人群胫骨定量超声骨量的分布及临床应用研究 [J]. 中国骨质疏松杂志, 1999, 5（4）: 49-52.

[75] 董进, 南冀萍, 张志利, 等. 西部地区正常人群定量超声骨量分布的研究 [J]. 中国骨质疏松杂志, 1997, 3（1）: 60-63.

[76] BLACK D, CUMMINGS S, GENANT H, et al. Axial and appendicular bone density predict fractures in older women [J]. J Bone Miner Res, 1992, 7（6）: 633-638.

[77] HANS D, DARGENT-MOLLINA P, SCHOTT A, et al. Ultrasonographic heel measurements to predict hip fracture in elderly women: the EPIDOS prospective study [J]. Lancet, 1996, 348（9026）: 511-514.

[78] BAUER D, GLUER C, CAULEY J, et al. Broadband ultrasound attenuation predicts fractures strongly and independently of densitometry in older women [J]. Arch Intern Med, 1997, 157（6）: 629-634.

[79] HEANEY RP, AVIOLI LV, CHESNUT CH, 3RD, et al. Ultrasound velocity, through bone predicts incident vertebral deformity [J]. J Bone Miner Res, 1995, 10（3）: 341-345.

[80] VOGEL JM, WASNICH RD, ROSS PD. The clinical relevance of calcaneus bone mineral measurements: a review [J]. Bone Miner, 1988, 5（1）: 35-58.

[81] LAUGIER P, GIAT P, BERGER G. Broadband ultrasonic attenuation imaging: a new imaging technique of the os calcis [J]. Calcif Tissue Int, 1994, 54（2）: 83-86.

[82] ROUX C, FOURNIER B, LAUGIER P. Ultrasound bone imaging: clinical evaluation of skeletal status [J]. Osteoporos Int, 1996, 6: 84.

[83] WASNICH RD, ROSS PD, HEILBRUN LK, et al. Selection of the optimal skeletal site for fracture risk prediction [J]. Clin Orthop, 1987（216）: 262-269.

[84] DUROSIER C, HANS D, KRIEG MA, et al. Prediction and discrimination of osteoporotic hip fracture in postmenopausal women [J]. J Clin Densitom, 2006, 9（4）: 475-495.

[85] HANS D, DARGENT P, SCHOTT AM, et al. Ultrasound parameters are better predictors of trachanteric than cervical hip fracture: the EPIDOS Prospective Study [J]. Osteoporos Int, 1996, 6（1）: S24.

[86] BAUER RL. Ethnic differences in hip fracture: a reduced incidence in Mexican Americans [J]. Am J Epidemiol, 1988, 127（1）: 145-149.

[87] BAUER RL, DEYO RA. Low risk of vertebral fracture in Mexican American women [J]. Arch Intern Med, 1987, 147（8）: 1437-1439.

[88] KRIEG MA, BARKMANN R, GONNELLI S, et al. Quantitative ultrasound in the management

of osteoporosis: the 2007 ISCD Official Positions [J]. J Clin Densitom, 2008, 11 (1): 163-187.

[89] MOAYYERI A, ADAMS JE, ADLER RA, et al. Quantitative ultrasound of the heel and fracture risk assessment: an updated meta-analysis [J]. Osteoporos Int, 2012, 23 (1): 143-153.

[90] MCCLOSKEY EV, KANIS JA, ODEN A, et al. Predictive ability of heel quantitative ultrasound for incident fractures: an individual-level meta-analysis [J]. Osteoporos Int, 2015, 26 (7): 1979-1987.

[91] CHAN MY, NGUYEN ND, CENTER JR, et al. Quantitative ultrasound and fracture risk prediction in non-osteoporotic men and women as defined by WHO criteria [J]. Osteoporos Int, 2013, 24 (3): 1015-1022.

[92] FOLDES AJ, RIMON A, KEINAN DD, et al. Quantitative ultrasound of the tibia: a novel approach for assessment of bone status [J]. Bone, 1995, 17 (4): 363-367.

[93] FAN B, ZUCCONI F, FUERST T, et al. Precision assessment: ultrasonic velocity measurement of the mid-tibia versus other techniques [J]. J Bone Miner Res, 1995, 10: S368.

[94] STEGMAN MR, HEANEY RP, TRAVERS-GUSTAFSON D, et al. Cortical ultrasound velocity as an indicator of bone status [J]. Osteoporos Int, 1995, 5 (5): 349-353.

[95] UFFMANN M, BAUER DC, FUERST TP, et al. Is tibial ultrasound velocity associated with previous fractures? [J]. J Bone Miner Res, 1996, 11 (S1): S247.

[96] STEGMAN MR, HEANEY RP, RECKER RR. Comparison of speed of sound ultrasound with single photon absorptiometry for determining fracture odds ratios [J]. J Bone Miner Res, 1995, 10 (3): 346-352.

[97] GUGLIELMI G, GIANNATEMPO GM, SCILLITANI A, et al. Phalangeal QUS and computed X-ray images of hand radiographs [J]. Osteoporos Int, 1996, 6 (1): 207.

[98] CADOSSI R, CANE V. Pathways of transmission of ultrasound energy through the distal metaphysis of the second phalanx of pigs: an in vitro study [J]. Osteoporos Int, 1996, 6 (3): 196-206.

[99] MAULONI M, MURA MPF, VENTURA V, et al. Bone health evaluation in the female population by an ulttrasound instrument on proximal phalanxes [J]. Osteoporos Int, 1995, 10: S471.

[100] DUBOEUF F, HANS D, SCHOTT AM, et al. Ultrasound velocity measured at the proximal phalanges: precision and age-related changes in normal females [J]. Rev Rhum Engl Ed, 1996, 63 (6): 427-434.

[101] ALENFELD FE, WUSTER C, BECK C, et al. Quantitative Ultrasound at the phalanges: separation of soteoporotic and non-osteoporotic fractures [J]. J Bone Miner Res, 1995, 10: S273.

[102] BENITEZ CL, SCHNEIDER EL. QUS assessment of bone in normal and osteoporotic subjects: ability to distinguish between those with and without HRT [J]. Osteoporos Int, 1996, 6 (1): 129.

[103] ALENFELD FE, EGGENS U, DIESSEL E, et al. Quantitative ultrasound and bone mineral density measurement at the proximal phalanges in rheumatoid arthritis [J]. Osteoporos Int, 1996, 6 (1): 170.

[104] VENTURA V, MAULONI M, MURA M, et al. Ultrasound velocity changes at the proximal phalanxes of the hand in pre-, peri-and postmenopausal women [J]. Osteoporos Int, 1996, 6 (5): 368-375.

[105] RICO H, AGUADO F, REVILLA M, et al. Ultrasound bone velocity and metacarpal radiogrametry in hemodialyzed patients [J]. Miner Electrolyte Metab, 1994, 20 (3): 103-106.

［106］KLEEREKOPER M, NELSON DA, FLYNN MJ, et al. Comparison of radiographic absorptiometry with dual-energy x-ray absorptiometry and quantitative computed tomography in normal older white and black women ［J］. J Bone Miner Res, 1994, 9 (11): 1745-1749.

［107］LEHMANN R, WAPNIARZ M, KVASNICKA HM, et al. Velocity of ultrasound at the patella: influence of age, menopause and estrogen replacement therapy ［J］. Osteoporos Int, 1993, 3 (6): 308-313.

［108］ZERWEKH JE, ANTICH PP, SAKHAEE K, et al. Assessment by reflection ultrasound method of the effect of intermittent slow-release sodium fluoride-calcium citrate therapy on material strength of bone ［J］. J Bone Miner Res, 1991, 6 (3): 239-244.

［109］OLSZYNSKI WP, ADACHI JD, HANLEY DA, et al. Comparison of Speed of Sound Measures Assessed by Multisite Quantitative Ultrasound to Bone Mineral Density Measures Assessed by Dual-Energy X-Ray Absorptiometry in a Large Canadian Cohort: the Canadian Multicentre Osteoporosis Study (CaMos) ［J］. J Clin Densitom, 2016, 19 (2): 234-241.

［110］OLSZYNSKI WP, BROWN JP, ADACHI JD, et al. Multisite quantitative ultrasound for the prediction of fractures over 5 years of follow-up: the Canadian Multicentre Osteoporosis Study ［J］. J Bone Miner Res, 2013, 28 (9): 2027-2034.

［111］LEE SH, KHANG YH, LIM KH, et al. Clinical risk factors for osteoporotic fracture: a population-based prospective cohort study in Korea ［J］. J Bone Miner Res, 2010, 25 (2): 369-378.

［112］DOBNIG H, PISWANGER-SOLKNER JC, OBERMAYER-PIETSCH B, et al. Hip and non-vertebral fracture prediction in nursing home patients: role of bone ultrasound and bone marker measurements ［J］. J Clin Endocrinol Metab, 2007, 92 (5): 1678-1686.

［113］BIANCHI ML, BAIM S, BISHOP NJ, et al. Official positions of the International Society for Clinical Densitometry (ISCD) on DXA evaluation in children and adolescents ［J］. Pediatr Nephrol, 2010, 25 (1): 37-47.

［114］NEMET D, DOLFIN T, WOLACH B, et al. Quantitative ultrasound measurements of bone speed of sound in premature infants ［J］. Eur J Pediatr, 2001, 160 (12): 736-740.

［115］ELIAKIM A, NEMET D, WOLACH B. Quantitative ultrasound measurements of bone strength in obese children and adolescents ［J］. J Pediatr Endocrinol Metab, 2001, 14 (2): 159-164.

［116］ZADIK Z, PRICE D, DIAMOND G. Pediatric reference curves for multi-site quantitative ultrasound and its modulators ［J］. Osteoporos Int, 2003, 14 (10): 857-862.

［117］HARTMAN C, BRIK R, TAMIR A, et al. Bone quantitative ultrasound and nutritional status in severely handicapped institutionalized children and adolescents ［J］. Clin Nutr, 2004, 23 (1): 89-98.

［118］ZADIK Z, SINAI T, BORONDUKOV E, et al. Longitudinal monitoring of bone accretion measured by quantitative multi-site ultrasound (QUS) of bones in patients with delayed puberty (a pilot study) ［J］. Osteoporos Int, 2005, 16 (9): 1036-1041.

［119］LIAO XP, ZHANG WL, HE J, et al. Bone measurements of infants in the first 3 months of life by quantitative ultrasound: the influence of gestational age, season, and postnatal age ［J］. Pediatr Radiol, 2005, 35 (9): 847-853.

［120］ZADIK Z, SINAI T, ZUNG A, et al. Longitudinal monitoring of bone measured by quantitative multisite ultrasound in patients with Crohn's disease ［J］. J Clin Gastroenterol, 2005, 39 (2): 120-123.

［121］LIAO XP, ZHANG WL, HE JM, et al. Examination of infant bone status with quantitative ultrasound at birth［J］. Chinese J Pediatrics, 2005, 43（2）: 128-132.

［122］TOMLINSON C, MCDEVITT H, AHMED SF, et al. Longitudinal changes in bone health as assessed by the speed of sound in very low birth weight preterm infants［J］. J Pediatr, 2006, 148（4）: 450-455.

［123］PETTINATO AA, LOUD KJ, BRISTOL SK, et al. Effects of nutrition, puberty, and gender on bone ultrasound measurements in adolescents and young adults［J］. J Adolesc Health, 2006, 39（6）: 828-834.

［124］ASHMEADE T, PEREDA L, CHEN M, et al. Longitudinal measurements of bone status in preterm infants［J］. J Pediatr Endocrinol Metab, 2007, 20（3）: 415-424.

［125］MCDEVITT H, TOMLINSON C, WHITE MP, et al. Changes in quantitative ultrasound in infants born at less than 32 weeks' gestation over the first 2 years of life: influence of clinical and biochemical changes［J］. Calcif Tissue Int, 2007, 81（4）: 263-269.

［126］GOKCE-KUTSAL Y, ATALAY A, SONEL-TUR B. Effect of socio-economic status on bone density in children: comparison of two schools by quantitative ultrasound measurement［J］. J Pediatr Endocrinol Metab, 2007, 20（1）: 53-58.

［127］KOO WW, BAJAJ M, MOSELY M, et al. Quantitative bone US measurements in neonates and their mothers［J］. Pediatr Radiol, 2008, 38（12）: 1323-1329.

［128］LIAO XP, ZHANG WL, YAN CH, et al. Reduced tibial speed of sound in Chinese infants at birth compared with Caucasian peers: the effects of race, gender, and vitamin D on fetal bone development［J］. Osteoporos Int, 2010, 21（12）: 2003-2011.

［129］BAJAJ M, KOO W, HAMMAMI M, et al. Effect of subcutaneous fat on quantitative bone ultrasound in chicken and neonates［J］. Pediatr Res, 2010, 68（1）: 81-83.

［130］TANSUG N, YILDIRIM SA, CANDA E, et al. Changes in quantitative ultrasound in preterm and term infants during the first year of life［J］. Eur J Radiol, 2011, 79（3）: 428-431.

［131］CHRISTOFORIDIS A, ECONOMOU M, PAPADOPOULOU E, et al. Bone status of children with hemophilia A assessed with quantitative ultrasound sonography（QUS）and dual energy X-ray absorptiometry（DXA）［J］. J Pediatr Hematol Oncol, 2010, 32（7）: e259-e263.

［132］HOLMES BL, LUDWA IA, GAMMAGE KL, et al. Relative importance of body composition, osteoporosis-related behaviors, and parental income on bone speed of sound in adolescent females［J］. Osteoporos Int, 2010, 21（11）: 1953-1957.

［133］KORAKAKI E, DAMILAKIS J, GOURGIOTIS D, et al. Quantitative ultrasound measurements in premature infants at 1 year of age: the effects of antenatal administered corticosteroids［J］. Calcif Tissue Int, 2011, 88（3）: 215-222.

［134］KOO WW, BAJAJ M, HOCKMAN EM, et al. Bone ultrasound velocity in neonates with intrauterine growth deficit reflects a growth continuum［J］. J Clin Densitom, 2011, 14（1）: 28-32.

［135］PEREIRA-DA-SILVA L, COSTA A, PEREIRA L, et al. Early high calcium and phosphorus intake by parenteral nutrition prevents short-term bone strength decline in preterm infants［J］. J Pediatr Gastroenterol Nutr, 2011, 52（2）: 203-209.

［136］CHEN HL, LEE CL, TSENG HI, et al. Assisted exercise improves bone strength in very low birthweight infants by bone quantitative ultrasound［J］. J Paediatr Child Health, 2010, 46（11）: 653-659.

[137] JONES PR, HARDMAN AE, HUDSON A, et al. Influence of brisk walking on the broadband ultrasonic attenuation of the calcaneus in previously sedentary women aged 30-61 years [J]. Calcif Tissue Int, 1991, 49 (2): 112-115.

[138] GIORGINO R, PAPARELLA P, LORUSSO D, et al. Effects of oral alendronate treatment and discontinuance on ultrasopunf measurement of the heel in postmenopausal osteoporosis [J]. J Bone Miner Res, 1996, 11: S639.

[139] GIORGINO R, LORUSSO D, PAPARELLA P. Ultrasound bone densitometry and 2-year hormonal replacement therapy efficacy in the prevention of early postmenopausal bone loss [J]. Osteopororsis Int, 1996, 6 (Suppl 1): 569.

[140] NJEH CF, HODGSKINSON R, CURREY JD, et al. Orthogonal relationships between ultrasonic velocity and material properties of bovine cancellous bone [J]. Med Eng Phys, 1996, 18 (5): 373-381.

[141] CORTET B, BOUTRY N, DUBOIS P, et al. Does quantitative ultrasound of bone reflect more bone mineral density than bone microarchitecture? [J]. Calcif Tissue Int, 2004, 74 (1): 60-67.

第二十二章

椎体骨质疏松及其骨折的影像学评估

椎体骨质疏松及其骨折的影像学检查方法较多，包括传统的X线影像和现代的CT和MRI等。传统的X线影像仍是目前骨关节疾病判断骨结构是否受累的最常见和首选的影像学检查方法，也是骨质疏松症的影像学评估的重要组成部分。椎体骨质疏松同全身其他部位骨骼的骨质疏松病理形态学改变相同，均是骨量减少所致的骨结构形态的退变、减小或部分结构消失，这是解释各种X线表现的病理基础。影像学检查椎体骨质疏松和/或椎体骨折程度的方法较多，也较为复杂。本章仅就椎体骨质疏松X线征象、X线和其他影像学在脊柱侧位椎体形态及椎体骨折中的评估进行简介。

第一节　椎体骨质疏松的X线征象

椎体骨质疏松的X线征象主要如下：①椎体密度弥漫性减低，密度减低明显者椎体的密度与周围软组织密度相似；②骨皮质或终板厚度变薄；③椎体内非承重力方向的骨小梁（张力组骨小梁）减少或消失，承重力方向的骨小梁（压力组骨小梁）稀疏或相对增粗；④椎体骨折。

Aitken等综合椎体骨皮质的厚薄、张力组骨小梁减少的程度、压力组骨小梁增加的程度将其分为1～4度，据此评估受检者的骨质疏松状况。但值得指出的是，依靠上述X线征象诊断骨质疏松症常不灵敏或不可靠，主要是因为骨质疏松症骨量减少至30%～50%时才可出现上述骨质疏松的X线征象。另外，X线片的密度与摄片的曝光条件、受检部位软组织的多寡有关。而阅片医师主观性或工作经验也不同程度地影响对上述异常骨质疏松X线征象的辨认。X线征象评估的另一局限性是不能进行定量评估。上述椎体骨质疏松症X线征象的局限性使之不能满足临床上对骨质疏松症的早期诊断以及随访观察的需要。

第二节　脊柱椎体形态评估

脊柱椎体的骨质疏松性骨折是骨质疏松症最常见的并发症，脊柱的某个椎体一旦发生骨质疏松性骨折，其他椎体未来发生骨质疏松性骨折的风险性明显增加，这将严重影响患者生存期内的工作和生活质量。另外，临床上，脊柱椎体骨折又是严重骨质疏松症诊断的重要参考指标，但因其发病隐匿、症状部位不特异或无明显的症状，故临床上仅靠询问病史或体检而不行X线检查常难以确认。因此，检出脊柱椎体的压缩性骨折对骨质疏松症的诊治有重要的临床意义。目前常用脊柱侧位X线摄片，并根据椎体侧位X线的形态变化进行椎体骨折与否的评估和判断。因此，脊柱侧位X线影像检查及脊椎侧位X线判定椎体骨折的方法对临床工作和临床药物试验研究中椎体骨折的检出均至关重要。

一、脊柱椎体的X线检查

正确的椎体侧位X线成像是观察椎体形态及评估椎体骨折的前提。椎体形态学评估的X线成像通常是分别采集胸椎及腰椎侧位像。因为$T_1 \sim T_3$椎体与肩胛骨及部分软组织重叠以及T_5椎体与部分髂骨重叠，又因为T_4至L_4椎体也是骨质疏松性骨折常见的受累部位，所以胸腰椎侧位像的评估范围是从T_4至L_4椎体。然而，椎体骨折评估的准确性受胸腰椎成像时投照因素的影响，为避免因摄片操作不当所致的X线侧位影像上椎体变形，胸、腰椎成像时的X线束中心应分别对准T_7椎体及L_3椎体，且受检者与X线管球的距离应保持一致。研究表明：受检者与X线管球距离每增加10.2cm，将会导致椎体后部高度降低约6.4%，前部高度降低约5.5%，椎体面积减少约3.5%。某些情况下，由于椎体与肋骨、纵隔及肺部软组织的相互重叠，使X线影像上的椎体边缘显示不清，如遇这种情况可通过摄片时嘱受检者保持体位静止且匀速呼吸（即不需屏气）加以改善。另外，伴有严重脊柱后凸的受检者，其脊柱难以与X线摄片板平行，所以此类受检者椎体形态学评估难以进行。综上所述，如果受检者的体位正确、呼吸均匀，且X线束的中心分别对准T_7及L_3椎体，得到的影像上椎体的四边应显示为均无"双边"的椎体影像，椎体的终板应显示为一条重叠的致密线，椎间隙也可清晰显示。如果患者的体位不正确或X线束偏斜，则椎体终板会表现出凹凸形变等，进而会影响椎体的评估。

具体胸、腰椎侧位X线摄片要点如下。

1. 胸椎侧位摄片要点　投照中心位于T_7椎体（约为前臂高举时肩胛骨下两指，棘突前约5cm），投照范围应包括T_2至L_1。注意投照水平过高或过低，或侧位体位不标准均可使椎体边缘影像呈"双边"影像。

2. 腰椎侧位摄片要点　投照中心位于L_2椎体（约为髂棘上约5cm，棘突前约10cm），投照范围应包括T_{12}至L_5。注意投照水平过高或过低，或侧位体位不标准可使椎体边缘影像呈"双边"影像。

3. 胸腰椎诸椎体标记或判定要点　通常选择最下方肋骨为T_{12}，或髂棘水平为L_4-L_5水平。若有腰肋（即"4"个腰椎）、T_{12}肋缺如（即"6"个腰椎），或移行椎等变异个体，其椎体水平定位原则应先定位L_4-L_5，如选择髂棘水平为L_4-L_5水平，然后分别向上计数并定位相应的胸腰椎诸椎体。值得指出的是，对上述变异胸腰椎椎体的定位无论是以何解剖结构作为相应的椎体定位标志，在随访过程中前后两次胸腰椎侧位X线片椎体定位应相同，或每次随访胸腰椎侧位X线片椎体定位均参照其基线（初次），以保证各次随访的胸腰椎侧位X线片椎体定位与基线（初次）相同。据此可见，基线（初次）胸腰椎侧位X线片椎体定位的准确性较为重要。

二、胸、腰椎椎体骨折侧位X线影像形态判定方法

椎体骨质疏松和/或骨折的X线影像评估方法较多，主要依据是X线影像上椎体密度、椎体骨结构（骨小梁、骨松质或椎体终板的变化）、椎体形态（楔形变、凹形变和压缩变形）、椎体高度（椎体前、中、后部等高度）等的变化。评估的方法包括目视上述椎体的各种变化或直接测量椎体的上述高度。评估的结果分别以分度或分级（grade）、指数（index）、分数（score）等表示。不同的X线椎体形态评估方法介绍如下。

椎体侧位影像的形态通常有多种改变，包括椎体楔形变、凹形变及椎体压缩性改变等，椎体楔形变是最常见的椎体骨折形态。早在1947年，Fletcher首次依据椎体前部高度较后部高度降低的程度提出了"楔形指数（index of wedging）"的概念，并依此评估椎体楔形变的程度。另一种常见的椎体形态改变是椎体凹形变，1960年，Barnett和Nordin指出当椎体中部高度与同一椎体前部高度相比比值小于0.8时，则提示骨质疏松。与Barnett和Nordin的方法相似，Smith等进一步将椎体形态改变的程度进行分度，并且引入骨密度及骨小梁等的变化共同来评估骨质疏松的程度。这种分度标准为，当椎体形态无改变，有可疑的骨密度减低及骨小梁稀疏、变细时，则视为可疑骨质疏松；轻度骨质疏松是指全身骨密度减低、骨小梁变细，椎体终板密度增高伴形态改变，椎体出现轻微楔形变；中度骨质疏松是指骨密度进一步减低，骨小梁明显变细，椎体出现凹形变，有一个或多个椎体的楔形变；重度骨质疏松是指严重的骨密度减低，椎体凹形变程度增加，多个椎体明显的楔形变和压缩性改变。当然，上述依据椎体形态、骨密度及骨小梁的变化来评估骨质疏松的方法受到X线摄片技术、受检者体重及阅片者的主观因素等均影响其临床的实际应用。

1968年Meunier等依据椎体的不同形态将椎体分为4个级别：1级为正常，2级为椎体凹形变，3级为椎体楔形变，4级为椎体终板骨折或椎体压缩性骨折，依此分别计算出所有椎体所处级别的数量或是每个级别所占的比例，即放射学椎体指数（radiological vertebral index，RVI）。随后，Kleerekoper等对RVI做了一些改良，依据每个椎体高度减少的部位及程度将T_4至L_4每个椎体分别赋予0～3分不同的分值，据此得出椎体畸形分数（vertebral deformity score，VDS）。Kleerekoper等还认为真正的椎体骨折是指椎体高度降低超过4mm或15%。

Hurxthal等也曾对椎体在侧位X线影像上可能出现的形态以及椎体前、中部高度和椎间隙高度的测量方法做出了详细描述。此外，多种流行病学及临床试验进一步阐述了椎体高度评估椎体骨折的标准，也有作者利用椎体前、中、后部的高度较正常参考人群椎体高度减少的百分比来评估椎体骨折的程度。但由于摄片时，受检者与X线管球的距离会对椎体解剖结构的影像产生影响，并且椎体高度与其身高也密切相关，因此认为评价椎体高度减少的标准差更准确。因此，Eastell用椎体高度标准差的减少取代了椎体高

度百分比的减少用来评估椎体骨折。目前临床常用的椎体骨折评估方法，包括半定量法及定量法。

1. 椎体形态及骨折半定量评估法　椎体形态及骨折半定量（semi-quantitative，SQ）评估法由Genant提出的。该方法是通过对椎体的视觉观察，将T_4至L_4椎体的形态变化分为正常（0度），轻度（1度）、中度（2度）和重度（3度）骨折。骨折程度判定是椎体减少最明显之处的上下高度与同一椎体后部高度之比，若全椎体压缩时，则压缩最明显之处的上下高度与其邻近的上一椎体后部高度之比。1度椎体骨折相当于椎体前、中或后部的任一高度降低20% ～ 25%或面积减少10% ～ 20%；2度椎体骨折相当于上述椎体任一高度降低26% ～ 40%或面积减少21% ～ 40%；3度椎体骨折相当于上述椎体任一高度降低超过40%或面积减少超过40%。根据椎体形态变化可分为：楔形骨折主要是椎体前高变短；双凹形骨折主要是椎体上下高度变短，使椎体双凹变形；压缩性骨折主要是椎体的后高变短或椎体前中后高均变短（图22-1）。目前该法已广泛应用于临床及各种临床药物试验研究，是评估椎体骨折最常用的方法之一。

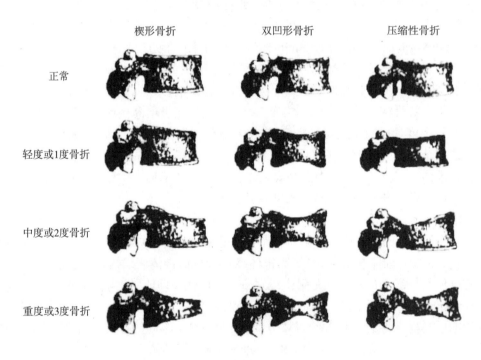

图22-1　胸腰椎椎体骨折的分度及形态分类

Minne等在研究中应用SQ法评估椎体骨折时提出脊柱畸形指数（spinal deformity index，SDI），该研究认为T_4椎体很少发生骨折，以T_4椎体高度为基准评估同一个体其他骨折椎体的原始高度，通过比较骨折椎体现有高度及原始高度之间的差距来评估椎体骨折的程度，从而计算出椎体骨折程度总和的指数SDI。

Genant等也提出了SDI，但与上述含义有一定差别，该方法将T_4至L_4全部椎体的评估信息总和成SDI。具体是依据半定量评估方法，将每一个椎体赋予不同的分值，即0分（正常）、1分（轻度骨折）、2分（中度骨折）和3分（重度骨折），最终将T_4至L_4共计13个椎体的分值相加得出SDI值。SDI值增加可表明患者出现新发椎体骨折或原有椎体骨折严重程度增加。Genant等通过研究还指出，SDI值可以预测将来骨折发生的风险，若基线SDI值较高，则椎体将来发生骨折的风险也会增加。

在应用SQ法评估椎体骨折时，经验丰富的放射科医师可以准确地鉴别椎体正常变异、椎体退行性变及椎体骨折，但有报道指出SQ法在进行椎体骨折分度判定时可重复性相对较低。

Jiang等提出的ABQ（algorithm-based qualitative）法也旨在用于胸腰椎椎体侧位形态评估及骨折的辨认。该方法主要是鉴别高度轻度减低的椎体是骨质疏松性骨折所致还是其他原因（如正常变异和退行性改变等因素）所致。与定量法及半定量法等以椎体高度为标准来评估椎体骨折的方法比较，Jiang等认为由ABQ法诊断椎体骨折的患病率较低。近年来，Yu等通过大样本（10 720例，年龄范围0.5～97岁）胸部侧位像观察研究显示，小于40岁人群中椎体楔形变或高度减低者极为少见。据此该作者认为老年人群椎体高度降低仍可视为骨质疏松所致或至少视为椎体骨质疏松性骨折的危险因素之一。然而，无论是Genant的SQ法还是Jiang的ABQ法，阅片者在进行胸腰椎椎体侧位形态评估前均需经过严格培训，进一步了解胸腰椎侧位X线影像及椎体形态变异等因素对评估的影响，以减少实际工作中对胸腰椎椎体侧位形态评估的误差。另外，上述胸腰椎侧位X线的形态评估方法也可用于DXA胸腰椎侧位扫描的椎体影像以及CT胸腰椎扫描定位的侧位影像上的椎体形态评估。

2. 椎体形态及骨折定量评估法　胸、腰椎诸椎体骨质疏松性骨折X线片椎体形态的定量（quantitative morphometry，QM）评估法，是对胸、腰椎诸椎体前、中、后高度的直接测量。诸椎体的前、中、后高共6个定位点（图22-2）。

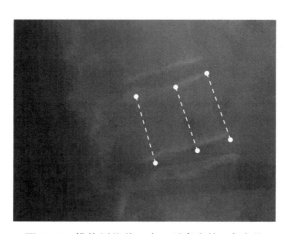

图22-2　椎体侧位前、中、后高度的6点定位

　　椎体前、中、后6点定位后，由计算机软件测量分析，将椎体高度减少相应正常椎体高度的2.5个或3个标准差以上视为椎体骨折。目前，尚未见到有关国人正常胸腰椎椎体前中后高度的数据报道。

　　但不同的报道也有所不同，Hurxthal等是在胸腰椎侧位像上选取前、中、后高的6个参照点，即每一个椎体选取前后高的上下两点及椎体中部高度的两点，当由于某些原因终板边缘不重叠时（如投照方向倾斜或受检者脊柱侧弯等），则选取终板上下缘之间的中点。依此测出椎体前、中及后部的高度（分别记为ha、hm和hp）以及计算出各高度之间的比值。而McCloskey等提出了8个参考点，椎体前后高的上下两点的选取同前所述，不同的是在椎体侧位像上终板出现"双边"时，将两上边及两下边椎体高度的平均值作为椎体中部的高度。因为不同水平的椎体形状有轻微差别，所以椎体高度应与相应水平椎体的正常值进行比较。定量法评估椎体骨折常用的标准为，与正常人群相比ha/hp或hm/hp减少3SD及以上者被认为是椎体骨折。

　　Jiang等在上述QM评估法的基础上提出标准化的QM（standardised quantitative morphometry，SQM）法。该方法的步骤如下：首先，确定T_4至L_5每一个椎体前、中及后部高度正常的参考数据库，不同人群要计算不同的正常参考数据库；其次，将观察到的椎体后部高度与参考数据库椎体后部的高度进行比较，从而减少不同个体椎体高度正常差异带来的影响，如二者比值≥0.85可视为正常椎体高度；然后计算所有正常椎体高度的中位数，将中位数的倒数作为标准化因子，而标准化椎体高度即为观察到的椎体高度与标准化因子的乘积。SQM的诊断标准：①椎体压缩变形，即标准化的Ha、Hp相比较参考数据库减少15%；②椎体楔形变，即标准化的Ha相比较参考数据库减少15%或者标准化的Ha/Hp较参考数据库减少10%；③椎体凹形变，即为标准化的Hm相比较参考数据库减少15%或者标准化的Hm/Hp相比较参考数据库减少10%。该作者的SQM法应用研究表明，在骨折发生率较高的人群中椎体骨折的评估更加准确。

　　3. 半定量评估法和定量评估法的比较及应用注意事项　　上述椎体形态的半定量和定量评估虽均可为椎体骨质疏松性骨折提供客观的量化依据及数据，但两种判定方法均有各自的局限性。半定量的判定看似容易迅速，且简单易行，但需由有经验的X线影像医师并经过专门培训后方可应用半定量方法进行判定，否则阅片者之间的差异较大；椎体定量的形态学测量虽对椎体高度的判定较为准确，且操作者的培训较为简单，但所需时间相对较长，尽管是手工定位椎体上下前、中、后高，但其判定结果需特有的计算机软件辅以计算分析。近年来的双能X射线吸收测量仪脊柱侧位扫描和所采集的脊柱椎体图像也可在检测腰椎骨密度的同时进行胸腰椎椎体的定量和半定量分析，其判定结果与X线的定量和半定量分析结果基本相似。另外，也有根据CT脊柱扫描的侧位定位像进行椎体形态的半定量评估，半定量的评估方法与X线椎体半定量评估方法相同。

　　总之，无论是半定量法还是定量法的判定都是基于脊椎的侧位X线影像的形态进行评估的。因此，放射影像科医师在这方面的判定或评估较其他科室的医务人员更有优势，因为放射影像科医师对脊椎或椎体的X线影像解剖较为熟悉，并在判定椎体骨质疏松性骨折的同时可凭其临床影像经验鉴别出脊椎或椎体的其他病变或先天变异和畸形等改变。当然，非放射影像科医师在经过系统培训后，也能进行脊柱椎体形态的半定量或定量评估。

三、正位胸、腰椎椎体形态及骨折程度的半定量评估方法

前面所述的Genant侧位胸、腰椎椎体形态及骨折程度的半定量评估方法已是较为成熟的椎体骨折及其程度的判定手段，且已广泛地应用于流行病学、药物试验和临床实际工作中。然而，从临床影像实际工作方面观察，骨骼疾病常规影像检查应是摄取受检部位的正、侧位，上述所及的侧位胸、腰椎X线影像仅是用在已知骨质疏松症人群（用于流行病学和药物试验）普查或个体（即临床椎体骨折风险高危者）检查的摄取部位，而不是临床评估脊柱或椎体病变常规X线影像的摄取部位，临床常规X线影像检查应添加脊柱或椎体正位（即正、侧位）。另外，临床上因术前检查或需要排除心肺疾病等常行胸部正位X线影像检查或因除外腹部疾病常规性腹部正位X线检查，而目前的行胸部正位和/或腹部正位检查的X线影像设备（如DR等），多可根据阅片者所观察的目的适当地调节影像的灰度和/或锐度以更好地显示病变的影像。因此，在上述胸像正位和/或腹部正位影像上也很容易观察到椎体正位形态的变化。骨质疏松性椎体压缩骨折是椎体三维结构的变化，除可在椎体侧位X线影像加以辨认和评估外，椎体正位X线影像是否可显示这种压缩骨折的椎体形态变化也是同道们所关注的问题之一。近年来，Wang等报道表明在常规胸像正位和/或腹部正位X线影像可明确地显示椎体压缩性骨折的异常改变，并据此强调胸像正位和/或腹部正位X线影像上鉴别出椎体骨折不仅可避免临床日常工作中椎体压缩性骨折的漏诊，也有助于临床检出的椎体骨折患者相关的骨质疏松的诊、防、治方案的制定。但上述Wang等的报道中仅提及的是胸像正位和/或腹部正位X线影像可明确地显示椎体压缩骨折，尚未提及通过胸像正位和/或腹部正位X线影像评估椎体骨折的压缩程度。因不同程度的椎体压缩性骨折其未来骨折发生的风险有所不同，椎体骨折程度越重或越高，其未来骨折风险越大。因此，椎体骨折及其程度的评估无疑有助于未来骨折发生风险的评估及相应的诊、防、治方案的制订。最近，作者就脊椎正位X线影像上椎体骨折及其程度的判定报道了一种新的评估方法，并通过该方法评估与Genant椎体骨折侧位X线影像评估的相似结果表明：正位脊椎X线影像上椎体骨折及其程度的评估是可行的，该椎体骨折及其不同程度的正位X线影像评估方法如下。

1. 正常胸、腰椎椎体正位X线影像　　胸、腰椎由上至下椎体形态越来越大。若将诸椎体沿椎体上、下终板的中点连线进行纵向分割，使其分为两个纵向的半椎体，具体椎体分割X线影像及分割线的划分示意见图22-3。

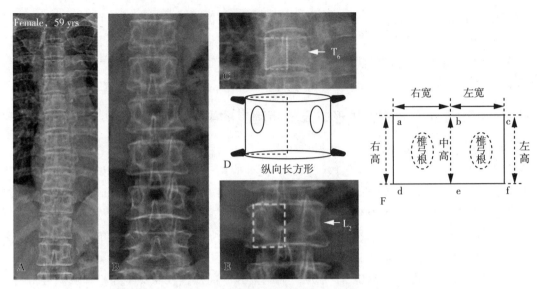

图22-3　女性，59岁。椎体分割X线影像及分割线的划分示意

注：正常胸（图A）、腰（图B）椎正位X线影像所见。C.T$_6$（箭头）右半椎体分割影像：椎体分割中线为椎体上、下终板中点的垂直连线，据此中线将椎体分为左、右两半。椎体外侧缘线界限为沿椎体中部凹陷的切线点、并平行于中线或垂直的纵向线。虚线框为椎体右半部影像；D.图C椎体X线影像椎体分割线的示意图；E.虚线框为腰2（箭头）椎体X线影像椎体分割影像；F.椎体X线影像分割线（包括左宽、右宽以及左高、中高和右高）的示意图；a-b和b-c连线分别为椎体的左宽和右宽的长度；a-d、b-e和c-f连线分别为椎体的左高、中高和右高的长度。

　　2. 胸、腰椎骨折正位X线影像评估　图22-4分别为正常椎体及椎体不同程度骨折正位评估的示意图及相应的椎体正位X线影像。

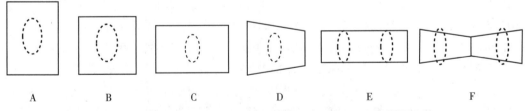

A　　　　　　B　　　　　　C　　　　　　D　　　　　　E　　　　　　F

图22-4　正常椎体及椎体不同程度骨折正位X线影像评估的示意

注：A.正常半椎体纵向长方形示意图；B.椎体中高和右高或左高减低所致半椎体为方形的示意图；该方形半椎体形态相当于Genant侧位椎体骨折分度中的1度（或轻度）；C或D.椎体中高和右高或左高高度进一步减低后半椎体为横向长方形（C）或横向梯形（D）的示意图；该横向长方形或横向梯形半椎体形态相当于Genant侧位椎体骨折分度中的2度（或中度）；E或F.椎体中高和右高或左高高度明显减低（＞50%）后全椎体为横向条带状（E）或西式领结状（F）的示意图；该横向条带状或领结状全椎体形态相当于Genant侧位椎体骨折分度中的3度（或重度）。

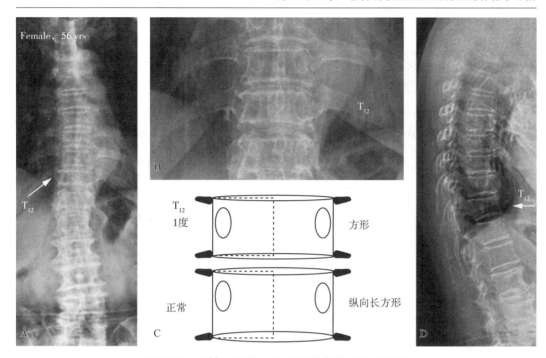

图 22-5 女性，56 岁。T₁₂ 方形半椎体影像及示意

注：A. 正位胸腰椎 X 线影像包括 T₁₂（箭头）椎体影像；B. 同一患者正位 T₁₂ 椎体局部放大影像；C. T₁₂ 方形半椎体（上）和正常 T₁₂ 纵向长方形半椎体（下）示意图；D. 同一患者侧位胸腰椎 X 线影像包括 T₁₂（箭头）椎体影像证实 T₁₂ 椎体为 Genant 侧位椎体骨折分度中的 1 度（或轻度）。

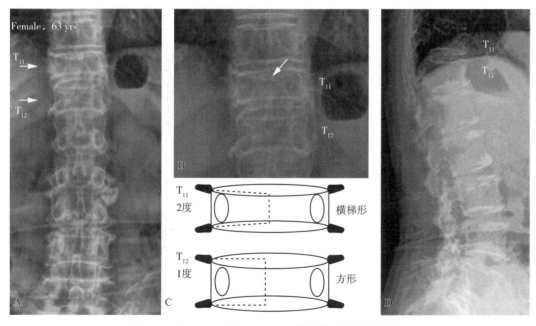

图 22-6 女性，63 岁。T₁₁、T₁₂ 半椎体骨折影像及示意

注：A. 正位胸腰椎 X 线影像包括 T₁₁（2 度椎体骨折）、T₁₂（2 度椎体骨折）椎体影像（箭头）；B. 同一患者正位 T₁₁、T₁₂ 椎体局部放大影像，箭头示 T₁₁ 椎体上终板凹陷影像；C. T₁₁ 横向梯形半椎体（上）和 T₁₂ 方形半椎体（下）示意图；D. 同一患者侧位胸腰椎 X 线影像包括 T₁₁、T₁₂ 椎体影像证实 T₁₁ 椎体为 Genant 侧位椎体骨折分度中的 2 度（或中度）、T₁₂ 椎体 1 度（或轻度）。

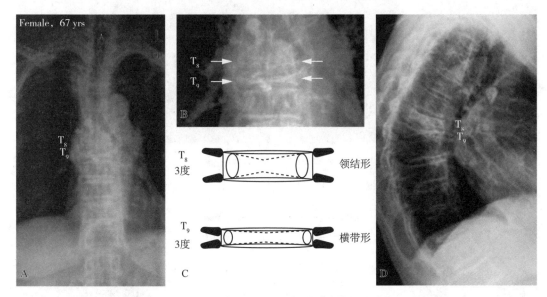

图22-7　女性，67岁。T₈、T₉椎体3度骨折影像及示意

注：A.正位胸腰椎X线影像包括T₈（3度椎体骨折）、T₉（3度椎体骨折）椎体影像（箭头）；B.同一患者正位T₈、T₉椎体（箭头）局部放大影像；C.T₈领结状椎体（上）和T₉横向条带状椎体（下）示意图；D.同一患者侧位胸腰椎X线影像包括T₈、T₉椎体影像证实T₈、T₉椎体均为Genant侧位椎体骨折分度中的3度（或重度）。

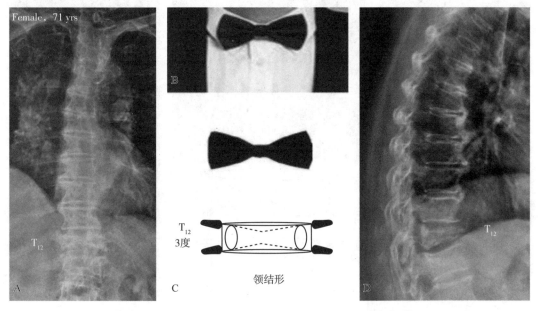

图22-8　女性，71岁。T₁₂椎体3度骨折领结影像及示意

注：A.正位胸腰椎X线影像包括T₁₂椎体3度骨折领结影像；B.西式领结图像；C.T₁₂领结状椎体示意图；D.同一患者侧位胸椎X线影像包T₁₂椎体影像证实T₁₂椎体均为Genant侧位椎体骨折分度中的3度（或重度）。

上述正位胸、腰椎椎体形态及骨折程度半定量评估的局限性与侧位胸、腰椎椎体形态及骨折程度半定量评估的局限性相似，正位胸、腰椎椎体形态及骨折程度的半定量评估虽看似容易、判定迅速，且简单易行，但阅片者仍需有胸、腰椎 X 线影像经验，并经过专门培训后方可应用半定量方法进行判定，否则也会出现不同阅片者判读结果间的较大差异。据此，放射影像医师在这方面的判定或评估可能较其他科室的医务人员更有优势，这也是因为放射影像医师对正位脊椎或椎体的 X 线影像解剖较为熟悉，且可在判定正位椎体骨质疏松性骨折的同时，凭其临床 X 线影像经验鉴别出脊椎或椎体的其他病变或先天变异和畸形等改变。另外，若正位胸、腰椎 X 线影像因严重的脊椎退行性骨关节病、脊柱侧凸等病变难以显示椎体形态，应行侧位胸、腰椎 X 线进一步检查和侧位椎体形态的评估。诚然，同临床应用较为广泛的 Genant 侧位胸、腰椎椎体形态及骨折程度的半定量评估方法相比，正位胸、腰椎椎体形态及骨折程度的半定量评估是作者近来刚刚提出的新的椎体骨折评估方法，还需进一步的临床推广和应用，且在临床实际应用的同时不断地加以改进或完善。

第三节　其他椎体成像技术

一、DXA 脊柱侧位成像

双能 X 射线吸收测量仪（DXA）主要用于骨质疏松症的诊断，1994 年 WHO 将 DXA 测量骨密度的结果作为诊断骨质疏松症的"金标准"。随着技术的发展，DXA 除了可以用于骨密度的测定外，还可以进行椎体形态学评估。

应用 DXA 进行椎体骨折的评估，通常采集包括 T_4 至 L_4 椎体的胸腰椎侧位像，有时需要采集后前位图像以便观察椎体的解剖结构是否有异常，有助于更准确地确定椎体水平或椎体序数的标记。

同 X 线成像比较，DXA 可将胸腰椎侧位椎体呈现在同一影像上。另外，DXA 脊柱侧位成像具有很多优势。首先，DXA 最主要的优势在于受检者接受的效应剂量较 X 线成像低很多，如 DXA 腰椎成像效应剂量为 0.2 ~ 2.0μSv，而腰椎侧位 X 线成像的效应剂量为 700μSv，即便是空气中的自然背景剂量（5 ~ 8μSv）也高于 DXA 腰椎测量。其次，有的 DXA 机型的扫描臂可以旋转 90°，在受检者仰卧位测量骨密度的同时，可不改变体位进行脊柱侧位成像。另外，DXA 的扇形线束，可以避免传统 X 线摄片产生的放大效应。目前国外已在临床研究中应用 DXA 脊柱侧位影像评估椎体骨折。Rea 等用 Genant 半定量法比较了 161 例绝经后妇女的 X 线脊柱侧位影像与 DXA 脊柱侧位影像评估椎体骨折的数据，结果表明对于 2 度和 3 度椎体骨折，DXA 评估准确率达 91.9%，但对于 1 度椎体骨折的评估不如 X 线影像。

二、计算机断层扫描

计算机断层（computed tomography，CT）主要用于椎体形态变化和椎体骨性的定性评估，这主要是因为CT具有较高的空间分辨率，且图像中组织重叠较少，尤其是薄层CT，可以清晰地显示骨皮质及骨小梁结构，从而提高了对微小骨折的检出能力。此外，CT可以较清楚地显示骨质破坏、软组织肿块，因此，在良恶性等病因鉴别中具有重要意义。但无论如何，行CT检查时，受检者受到的辐射剂量相对较大，这仍然是CT评估椎体骨折的局限性。近几年，有研究表明，用CT定位像评估，可减少受检者所接受的辐射剂量。

三、磁共振成像

磁共振成像（MRI）可用于椎体形态的评估和椎体骨折的判定。因其具有较高的组织分辨率，除可显示X线影像所不能显示的椎体隐性骨折外，还可以清晰地显示出近期骨折较既往骨折特有的骨髓水肿征象，并且在对骨质疏松性椎体骨折及恶性肿瘤导致的病理性椎体骨折的鉴别中具有重要意义。MRI是磁场成像，无电离辐射，但扫描时间较长，花费较高，目前MRI评估椎体骨折尚未应用于临床或临床药物试验研究中。

四、骨闪烁显像

骨闪烁显像（bone scintigraphy）对椎体形态评估主要用于各种恶性肿瘤骨转移的诊断，但也可将其用于代谢性骨病的诊断。当局部骨骼发生病变时，将导致该区域骨代谢发生改变及骨血流灌注的异常，通常骨质疏松性骨折病灶在骨闪烁显像上表现出异常的放射性浓聚，但需要注意的是，骨闪烁显像只能显示近期骨折，对既往骨折不灵敏。Kleerekoper等在研究中将X线影像与骨闪烁显像评估椎体骨折的结果进行比较，该结果显示X线诊断的椎体骨折仅有25%出现放射性浓聚，可能是由于该研究中多数椎体骨折为既往骨折或X线认定的部分骨折为椎体正常变异所致。

综上所述，X线脊柱侧位成像是进行椎体形态变化或骨质疏松性骨折评估的基础，恰当的摄片条件及受检者摄片体位又是合格的椎体成像的前提，正确的X线影像可以清晰地显示椎体的形态及其变化，为椎体骨质疏松性骨折的评估提供相对准确的影像学依据。半定量法和/或定量法是目前临床常用的椎体骨质疏松性骨折的评估方法，国际骨质疏松协会推荐两方法综合应用以提高椎体骨折诊断的准确率。近年来，随着DXA的发展，DXA脊柱侧位成像也可用来进行椎体骨折评估。CT和MRI侧位重建影像也可用于椎体形态评估和骨折的判定。另外，CT和MRI影像在鉴别椎体骨质疏松性骨折及其他病理性椎体骨折时可以提供X线影像所不能显示的信息。因此，了解上述各种椎体骨折的评估方法及技术，有助于椎体形态的变化和骨质疏松性骨折的正确判定。

上述脊柱椎体形态的骨质疏松性骨折的判定，只是椎体骨折及其程度的评估，尚不足以根据椎体的形态进行椎体骨折的影像学定性诊断。因骨质疏松症及其椎体骨折是老年人常见病和多发病，椎体骨质疏松性骨折也可视为原发性骨折，但临床工作中也不能忽视同时合并其他疾病或继发性骨质疏松所致的椎体骨折。骨质疏松症患者行胸腰椎侧位像主要是了解有无骨质疏松性椎体骨折，为进一步防治干预提供客观依据。但值得指出的是，这种胸、腰椎侧位像仅用于骨质疏松症患者有、无椎体骨折的筛查或评估，并不是胸腰背病变的常规检查。常规胸、腰椎的X线影像学检查应分别包括胸、腰椎的正位和侧位X线片。另外，仅胸、腰椎侧位所见还不足以满足临床的影像学诊断和鉴别诊断需要。在骨质疏松症患者中进行脊椎椎体侧位形态评估时，除观察椎体形态变化外，还应注意胸腰椎侧位X线片是否有骨质破坏等其他继发性椎体压缩性骨折的可疑征象。如有骨质破坏等其他可疑征象，应视具体情况选择行常规正侧位X线、CT、MR或骨闪烁显像等其他影像学方法进一步检查，避免遗漏其他疾病。特别是临床上老年人椎体压缩性骨折还可为骨转移和多发性骨髓瘤所致。如仅为椎体压缩性骨折，X线影像无骨质破坏征象时，根据X线影像常难以区分原发性骨质疏松性压缩性骨折与骨转移或多发性骨髓瘤所致的椎体压缩性骨折时，应根据临床具体情况选择MR等影像学检查加以区分。虽然脊柱结核也可导致椎体的形态学变化，但脊柱结核多伴有椎体的终板破坏和椎间隙狭窄等改变，常规X线影像及临床表现等与原发性骨质疏松性压缩性骨折不难鉴别。另外，骨质软化也可使受累骨骼的密度普遍减低、椎体呈双凹变形，与骨质疏松症的X线表现相似，但仔细观察可见骨质软化受累骨骼的骨结构模糊不清，此点有助于同骨质疏松症相鉴别。当然，如见有骨结构变形（如骨盆变形）和/或假骨折等骨质软化征象时，则不难与骨质疏松相鉴别（有关其他椎体良恶性骨折的影像鉴别诊断可详见第二十三章）。

　　总之，胸、腰椎X线侧位影像在检查或评估椎体是否骨折及骨折的程度方面至关重要，是临床评估椎体是否骨折及骨折程度的首选影像学方法。然而，在评估骨质疏松性椎体形态变化或骨折的同时，应注意继发性骨质疏松症所致的其他异常影像征象及临床相关信息，并据此行其他影像学和相关的临床检查，为准确判定原发性或继发性骨质疏松性骨折提供可靠的影像依据。

参 考 文 献

［1］AITKEN M. Measurement of bone mass and turnover. Osteoporosis in clinical practice［M］. Bristol：John：Wright & Sons Ltd，1984.

［2］JOHNSTON CC，EPSTEIN S. Clinical，biochemical，radiographic，epidemiologic，and economic features of osteoporosis［J］. Orthop Clin North Am，1981 12（3）：559-569.

［3］ROSS PD，DAVIS JW，EPSTEIN RS，et al. Pre-existing fractures and bone mass predict vertebral fracture in women［J］. Ann Intern Med，1991，114：919-923.

［4］ROSS PD，GENANT HK，DAVIS JW，et al. Predicting vertebral fracture incidence from prevalent fractures and bone density among non-black，osteoporotic women［J］. Osteoporos Int，1993，3（3）：120-126.

［5］DAVIS JW，GROVE JS，WASNICH RD，et al. Spatial relationships between prevalent and incident spine fractures［J］. Bone，1999，24（3）：261-264.

［6］MCKIERNAN FE. The broadening spectrum of osteoporotic vertebral fracture［J］. Skeletal Radiol，2009，38（4）：303-308.

［7］CUMMINGS SR，XU L，CHEN X，et al. Bone mass，rates of osteoporotic fractures，and prevention of fractures：are there differences between China and Western countries?［J］. Chin Med Sci J，

1994, 9 (3): 197-200.

[8] ROSS PD. Clinical consequence of vertebral fractures [J]. Am J Med, 1997, 103 (2A): S30-S43.

[9] GUGLIELMI G, DIACINTI D, VAN KUIJK C, et al. Vertebral morphometry: current methods and recent advances [J]. Eur Radiol, 2008, 18 (7): 1484-1496.

[10] GALLAGHER JC, HEDLUND LR, STONER S, et al. Vertebral morphometry: normative data [J]. Bone Miner, 1988, 4 (2): 189-196.

[11] BLACK DM, PALERMO L, NEVITT MC, et al. Comparison of methods for defining prevalent vertebral deformities: the Study of Osteoporotic Fractures [J]. J Bone Miner Res, 1995, 10 (6): 890-902.

[12] SUZUKI N, OGIKUBO O, HANSSON T. The prognosis for pain, disability, activities of daily living and quality of life after an acute osteoporotic vertebral body fracture: its relation to fracture level, type of fracture and grade of fracture deformation [J]. European Spine Journal, 2009, 18 (1): 77-88.

[13] FLETCHER H. Anterior vertebral wedging-frequency and significance [J]. AJR, 1947, 57: 232-238.

[14] BARNETT E, NORDIN BE. The radiological diagnosis of osteoporosis: a new approach [J]. Clin Radiol, 1960, 11 (3): 166-174.

[15] SMITH RW, JR, EYLER WR, MELLINGER RC. On the incidence of senile osteoporosis [J]. Ann Intern Med, 1960, 52 (1): 773-781.

[16] MEUNIER P, VAUZELLE JL, VIGNON G. Quantitative reading of bone biopsy. Method of diagnosis and study of diffuse decalcifying osteosis [J]. Rhumatologie, 1968, 20 (8): 301-312.

[17] KLEEREKOPER MAMP, ELLIS BI. Measurement of vertebral fracture rates in osteoporosis [J]. Christiansen C, Arnaud CD, Nordin BEC, Parfitt AM, PECK WA, Riggs BL, editors. Copenhagen International Symposium on Osteoporosis, 1984.

[18] HURXTHAL LM. Measurement of anterior vertebral compressions and biconcave vertebrae [J]. Am J Roentgenol Radium Ther Nucl Med, 1968, 103 (3): 635-644.

[19] CHAPURLAT RD, DUBOEUF F, MARION-AUDIBERT HO, et al. Effectiveness of instant vertebral assessment to detect prevalent vertebral fracture [J]. Osteoporosis Int, 2006, 17 (8): 1189-1195.

[20] MCCLOSKEY EV, SPECTOR TD, EYRES KS, et al. The assessment of vertebral deformity: a method for use in population studies and clinical trials [see comments][J]. Osteoporosis Int, 1993, 3 (3): 138-147.

[21] EASTELL R, CEDEL SL, WAHNER HW, et al. Classification of vertebral fractures [J]. J Bone Min Res, 1991, 6 (3): 207-215.

[22] GENANT HK, WU CY, VAN KUIJK C, et al. Vertebral fracture assessment using a semiquantitative technique [J]. J Bone Min Res, 1993, 8 (9): 1137-1148.

[23] EL MAGHRAOUI A, REZQI A, MOUNACH A, et al. Vertebral fractures and abdominal aortic calcification in postmenopausal women. A cohort study [J]. Bone, 2013, 56 (1): 213-219.

[24] BORGES CN, DE ALMEIDA JM, LIMA D, et al. Prevalence of morphometric vertebral fractures in old men and the agreement between different methods in the city of Recife, Brazil [J]. Rheumatol Int, 2014, 34 (10): 1387-1394.

［25］MINNE HW，LEIDIG G，WUSTER C，et al. A newly developed spine deformity index（SDI）to quantitate vertebral crush fractures in patients with osteoporosis［J］. Bone Miner，1988，3（4）：335-349.

［26］GENANT HK，SIRIS E，CRANS GG，et al. Reduction in vertebral fracture risk in teriparatide-treated postmenopausal women as assessed by spinal deformity index［J］. Bone，2005，37（2）：170-174.

［27］CRANS GG，GENANT HK，KREGE JH. Prognostic utility of a semiquantitative spinal deformity index［J］. Bone，2005，37（2）：175-179.

［28］OEI L，RIVADENEIRA F，LY F，et al. Review of radiological scoring methods of osteoporotic vertebral fractures for clinical and research settings［J］. Eur Radiol，2013，23（2）：476-486.

［29］JIANG G，EASTELL R，BARRINGTON NA，et al. Comparison of methods for the visual identification of prevalent vertebral fracture in osteoporosis［J］. Osteoporos Int，2004，15（11）：887-896.

［30］YU W，LIN Q，ZHOU X，et al. Reconsideration of the relevance of mild wedge or short vertebral height deformities across a broad age distribution［J］. Osteoporos Int，2014，25（11）：2609-2615.

［31］FUERST T，WU C，GENANT HK，et al. Evaluation of vertebral fracture assessment by dual X-ray absorptiometry in a multicenter setting［J］. Osteoporos Int，2009，20（7）：1199-1205.

［32］SAMELSON EJ，CHRISTIANSEN BA，DEMISSIE S，et al. Reliability of vertebral fracture assessment using multidetector CT lateral scout views：the Framingham Osteoporosis Study［J］. Osteoporos Int，2011，22（4）：1123-1131.

［33］BLACK DM，CUMMINGS SR，STONE K，et al. A new approach to defining normal vertebral dimensions［J］. J Bone Miner Res，1991，6（8）：883-892.

［34］MELTON LJ，LANCE AW，COOPER C，et al. Prevalence and incidence of vertebral deformities［J］. Osteoporos Int，1993，3（3）：113-119.

［35］MCCLOSKEY EV，SPECTOR TD，EYRES KS，et al. Assessment of vertebral deformity validation of a new method with high specifity［J］. Osteoporos Int，1993，3（3）：138-147.

［36］JIANG G，FERRAR L，BARRINGTON NA，et al. Standardised quantitative morphometry：a modified approach for quantitative identification of prevalent vertebral deformities［J］. Osteoporos Int，2007，18（10）：1411-1419.

［37］KANIS JA，MELTON LJ，CHRISTAINSEN C，et al. The Diagnosis of Osteoporosis［J］. J Bone and Min Res，1994，9（8）：1137-1141.

［38］KALENDER WA，EIDLOTH H. Determination of geometric parameters and osteoporosis indices for lumbar vertebrae from lateral QCT localizer radiographs［J］. Osteoporos Int，1991，1：197.

［39］HIND K，BIRRELL F，BECK B. Prevalent morphometric vertebral fractures in professional male rugby players［J］. PLoS One，2014，9（5）：e97427.

［40］KANTEREWICZ E，PUIGORIOL E，GARCIA-BARRIONUEVO J，et al. Prevalence of vertebral fractures and minor vertebral deformities evaluated by DXA-assisted vertebral fracture assessment（VFA）in a population-based study of postmenopausal women：the FRODOS study［J］. Osteoporos Int，2014，25（5）：1455-1464.

［41］REA JA，CHEN MB，LI J，et al. Vertebral morphometry：a comparison of long-term precision of morphometric X-ray absorptiometry and morphometric radiography in normal and osteoporotic subjects [J]. Osteoporos Int, 2001, 12 (2): 158-166.

[42] ERLEMANN R. Imaging and differential diagnosis of primary bone tumors and tumor-like lesions of the spine [J]. Eur J Radiol, 2006, 58 (1): 48-67.

[43] KIM YM, DEMISSIE S, GENANT HK, et al. Identification of prevalent vertebral fractures using CT lateral scout views: a comparison of semi-automated quantitative vertebral morphometry and radiologist semi-quantitative grading [J]. Osteoporos Int, 2012, 23 (3): 1007-1016.

[44] MARONGIU G, CONGIA S, VERONA M, et al. The impact of magnetic resonance imaging in the diagnostic and classification process of osteoporotic vertebral fractures [J]. Injury, 2018, 49 (S3): S26-S31.

[45] SPIEGL UJ, BEISSE R, HAUCK S, et al. Value of MRI imaging prior to a kyphoplasty for osteoporotic insufficiency fractures [J]. Eur Spine J, 2009, 18 (9): 1287-1292.

[46] PIZONES J, IZQUIERDO E, ALVAREZ P, et al. Impact of magnetic resonance imaging on decision making for thoracolumbar traumatic fracture diagnosis and treatment [J]. Eur Spine J, 2011, 20 (Suppl 3): 390-396.

[47] PARK SY, LEE SH, SUH SW, et al. Usefulness of MRI in determining the appropriate level of cement augmentation for acute osteoporotic vertebral compression fractures [J]. J Spinal Disord Tech, 2013, 26 (3): E80-E85.

[48] KANCHIKU T, TAGUCHI T, KAWAI S. Magnetic resonance imaging diagnosis and new classification of the osteoporotic vertebral fracture [J]. J Orthop Sci, 2003, 8 (4): 463-466.

[49] CHAN JH, PEH WC, TSUI EY, et al. Acute vertebral body compression fractures: discrimination between benign and malignant causes using apparent diffusion coefficients [J]. Br J Radiol, 2002, 75 (891): 207-214.

[50] SCHWAIGER BJ, GERSING AS, BAUM T, et al. Distinguishing Benign and Malignant Vertebral Fractures Using CT and MRI [J]. Semin Musculoskelet Radiol, 2016, 20 (4): 345-352.

[51] KARAM M, LAVELLE WF, CHENEY R. The role of bone scintigraphy in treatment planning, and predicting pain relief after kyphoplasty [J]. Nucl Med Commun, 2008, 29 (3): 247-253.

[52] KLEEREKOPER M, NELSON DA. Vertebral fracture or vertebral deformity [J]. Calcif Tissue Int, 1992, 50 (1): 5-6.

[53] NOF. National Osteoporosis Foundation. Osteoporosis: review of the evidence for prevention, diagnosis and treatment and cost-effectiveness analysis [J]. Osteoporos Int, 1998, 8 (S4): S7-S80.

[54] ABDEL-WANIS ME, SOLYMAN MT, HASAN NM. Sensitivity, specificity and accuracy of magnetic resonance imaging for differentiating vertebral compression fractures caused by malignancy, osteoporosis, and infections [J]. J Orthop Surg (Hong Kong), 2011, 19 (2): 145-150.

第二十三章

椎体骨折影像的良恶性鉴别诊断

　　骨质疏松症为老年人常见病和多发病，椎体骨折是骨质疏松症的常见并发症，也是诊断严重骨质疏松症的重要指标之一。然而，老年骨质疏松性椎体骨折的发生既可是隐匿性的，也可是症状性的。虽有作者认为临床信息在鉴别椎体骨折的性质方面作用有限，但笔者认为无论是隐匿性还是症状性的椎体骨折，临床相关信息对分析椎体骨折性质的作用均应给予充分的重视。

　　椎体骨折的临床信息主要包括年龄、性别、主诉（主要症状及伴随症状和发病的时间）、实验室检查结果等。患者椎体骨折的年龄因素可从30岁前和50岁后两个主要年龄段分析，30岁前椎体骨折或变形以良性多见，特别是外伤后的椎体骨折，代谢系统和血液性系统疾病所致的继发性病理性骨折的发病年龄也多见于30岁以前。而50岁以后的椎体骨折若无明确的外伤史，多见于原发性骨质疏松性椎体骨折。当然，骨转移和多发性骨髓瘤也可在无外伤的情况下发生椎体压缩性骨折，故临床上应将骨转移和多发性骨髓瘤放在50岁以上患者鉴别诊断中的首要位置，并加以分析或排除。椎体骨折的性别因素主要是在鉴别多发性骨髓瘤中的作用较为突出；主诉中的症状主要是椎体骨折引起的疼痛症状，骨质疏松性椎体骨折多无症状，有些有症状的椎体骨折患者也多难以说出症状出现的具体时间。有文献依据椎体骨折的持续时间将其分为急性、亚急性和慢性骨折。急性骨折的时限定为2周内，亚急性骨折的时限定为2周至3个月，慢性骨折的时限定为3个月以上保持不变。如上所述，临床上椎体骨折患者常难以确定背部疼痛症状发生的具体时间，因此，依据上述时间的划分，对慢性骨折常不难判定，但对急性骨折和/或亚急性骨折的判定有时较为困难。目前，在全球范围内也尚未见到有关学术机构对急性骨折的明确界定。另外，椎体骨折疼痛症状持续的时间长短和是否缓解等也有助于椎体骨折性质的判定，如椎体骨折所致的持续性背部疼痛时间超过1年，多可排除恶性因素或骨转移所致；椎体骨转移所致的疼痛不仅难以缓解，且疼痛的程度逐渐严重；临床常见实验室检查结果中，血碱性磷酸酶对骨质破坏病变的评估相对重要，如椎体病变患者的血碱性磷酸酶明显升高应积极排查恶性疾病或骨转移。如其他骨代谢指标明显异常，应主动寻求内分泌科医师协助分析。本章涉及的仅是椎体骨折影像的良恶性诊断及鉴别诊断，所谓良性椎体骨折多指骨质疏松性椎体压缩性骨折。骨质疏松性椎体骨折表现为椎体骨结构的连续性中断，常规X线、CT和MR影像均可显示骨结构不连续的骨折线。如X线影像阴性，而CT和/或MR影像可显示椎体骨折线者，称为隐性骨折。临床上椎体压缩性骨折的影像诊断和鉴别诊断不应仅是针对影像异常征象的单独分析，而多是依据所见的异常影像分析可能造成的病因。然后，结合上述临床信息和其他相关的检查结果进行综合的分析，进而提出相应的影像学诊断。由此可见，切勿忽视临床信息在影像学诊断和鉴别诊断过程中的重要性。

影像学检查常是诊断椎体病变的重要手段，不仅可为椎体病变的诊断和鉴别诊断提供客观的影像学依据，还可根据不同的影像学改变推测其病理学变化或病变的发生机制。目前显示椎体病变的影像学检查方法主要有：传统的X线影像和现代影像学技术，包括CT、MR和骨闪烁成像等。随着CT和MR技术的不断发展和完善，传统的病灶断层摄影、椎管造影被现代影像技术所取代。现有的不同影像学检查方法有其各自的特点，且在评估椎体骨折性质及其程度的作用也不尽相同。因此，了解这些影像学检查方法的要点可有助于在椎体骨折的影像学诊断或鉴别诊断过程中，合理地选择不同的影像学检查方法，并有助于对不同方法所显示的异常征象进行合理的解析。

第一节　脊椎各种影像学检查方法简介

一、X线检查

尽管CT和MR技术发展迅速，但传统的X线摄片因其简便易行、费用相对低廉，故仍作为目前显示椎体病变的最常见、首选的检查方法。临床上椎体X线摄片应注意以下几方面问题。

1. 尽管单独胸腰椎侧位X线摄片可用于骨质疏松性骨折的判定及其程度的评估，但从临床椎体病变影像学诊断和鉴别诊断方面分析，应依据椎体病变所在位置行脊椎的正位和侧位检查，如病变位于腰椎，若需进行椎体骨折病变的影像学鉴别诊断，则应行腰椎正、侧位检查。

2. 就摄片范围而言，因X线投照野和X线片的大小有限，显示椎体病灶的脊椎摄片多不是全脊椎正侧位摄片，通常是颈椎正侧位、胸椎正侧位或腰椎正侧位，但为定位病变的椎体，摄片部位应包含有解剖标志的椎体，如颈椎正侧位摄片的下方应包括胸1椎体，胸椎正侧位摄片的下方应包括腰1椎体，腰椎正侧位摄片的上方应包括胸12椎体、下方应包括骶1椎体等。

3. 就摄片时患者体位而言，虽然患者立位和卧位摄片均可满足椎体病变的影像学诊断或鉴别诊断，但对急性外伤或椎体病变可疑累及椎管脊髓的患者，应谨慎选择患者的摄片体位，以不导致椎管、脊髓进一步损伤为摄片原则。

4. 就观察组织结构方面而言，以往传统的X线常规摄片主要是观察骨结构，若要观察软组织或关节周围关节囊等改变则需降低投照条件。但目前随着数字摄像技术的进展，现可在同一条件下摄片，然后根据观察的需要，调节影像的灰阶度和/或对比度用以分别在一定程度上显示软组织（包括椎体病变周围）和骨结构的变化。

不同X线检查成像原理是不同的。计算机X线摄片（computed radiography，CR）在X线穿过投照体后不是曝光在胶片上，而是在成像板（image plate，IP）上，成像板再经读出器激光扫描获取数字化信号，然后经计算机图像处理后将图像显示在荧屏或监视器上。所显示的图像可分别通过磁盘或光盘加以存储，也可将这种数字化的图像打印在胶片上。

数字化X线摄片（digital radiography，DR）是X线在穿过投照体后透照在平板检测器（flat panel detector，FPD）上，平板检测器将X线转变成可见光，再经过光电转换装置将可见光转换为视频的电信号，然后再经过一系列数字化处理将图像显示在荧屏或监视器上。所显示的图像同CR一样可分别通过磁盘或光盘加以存储，也可将这种数字化的图像打印在胶片上。

二、CT

CT是通过受检部位对X线吸收的差异并通过计算机处理所形成的断层影像。由此可见，CT影像大致可从两个方面进行分析：从密度角度分析可推测受检部位的组织成分；从影像形态变化可推测病变的性质。推测受检部位的组织成分主要是通过CT值的测量实现的。CT值即为亨氏单位（Hounsfield unit，Hu）。气体的CT值最低，为-1000Hu，骨和金属的CT值最高，为1000Hu，水的CT值为0Hu。因此可通过测量CT值来推测某些结构的组织成份，如液体、脂肪和钙化等。但有时不能仅靠CT值结果推测其组织成份，需结合临床和其他影像学检查进行综合分析。通过CT测量进行椎体骨密度的评估请参照本书的有关章节。

CT影像是将脊椎三维结构的断层逐层地显示在二维影像上，其显示脊椎病变的优越性是因其空间分辨率高，故可显示二维X线影像所不能显示的微小病灶及细微结构。另外，在显示椎旁软组织方面也优于X线影像。随着近年来CT图像技术的不断进展和完善，目前已可将CT上所有脊椎轴位断层的原始图像在计算机上处理整合，通过不同视角可重建出三维立体的结构影像。

CT成像也有一定限度，如体内的金属异物可在常规CT图像上产生伪影，进而影响脊椎内病灶的显示和观察。但随着CT软件的开发，已有许多厂家生产的CT通过成像的处理可不同程度地消除这种伪影。值得指出的是，高质量的图像和多层面立体成像均以增加扫描时间或后处理时间以及增加受检者接受的放射剂量作为代价，虽近年来随着螺旋CT技术的飞速发展、多排CT技术的不断完善，使扫描和成像时间明显缩短，但其辐射剂量仍较高，还有待进一步完善。

三、MR影像

同CT成像相似，MR影像也是将人体三维结构的断层逐层地显示在二维影像上。随着该技术的不断进展，MR也可将断层的原始图像在计算上处理整合成立体结构的影像。但不同于X线和CT的是，MR成像原理不是通过组织对X线的吸收，而主要是通过组织内氢质子在磁场中的变化而产生的图像。因此MR检查可避免辐射所致的生物副作用。另外，除MR影像显示椎体骨髓内病变方面明显优于常规X线和CT外，MR还可进行任何轴向的断层成像，更有助于脊椎病变的显示。增强MR与增强CT的成像机制有所不同，增强CT是通过造影剂对射线的吸收与周围组织对射线吸收不同进行对比成像的，而增强MR是通过造影剂缩短所结合组织结构的T1弛豫时间进而与周围组织进行对比成像的。

MR成像的序列选择是根据不同病变的性质而定，常规MR序列应包括T1和T2（或快速回波T2或梯度回波序列）及脂肪抑制像；脊椎MR影像的灰度的判定是以信号强度大小为依据，视觉上的观察通常是以肌肉的信号为等信号，高于肌肉的信号为高信号，低于肌肉的信号为低信号。一般含水较少的组织结构，如脊椎的骨结构在MR的任何序列上均表现为低信号或无信号（影像上为黑色）。有些序列对水或渗出浸润成分显示较为灵敏，如短反转时间反转恢复（short TI inversion recovery，STIR）序列或脂肪抑制T2像等，通过对骨髓内脂肪信号的抑制来衬托出含水成分或渗出、浸润等病灶的高信号，对肿瘤或炎症病变的性质判定有所帮助。

当然，脊椎的MR检查也有其局限性，如费用相对高昂、检查时间较长以及少数患者的幽闭恐惧症等，这些局限性使其应用受到一定程度上的限制。然而，因MR组织分辨率高，是目前其他影像学检查方法难以达到的，故脊椎的MR影像有助于其病变的诊断或鉴别诊断。

四、骨闪烁显像

全身骨闪烁显像（bone scintigraphy）是通过注入放射性核素示踪剂显示全身骨骼及其病变的影像学检查方法，脊柱的影像是全身骨闪烁显像的一个部分。全身骨闪烁成像多用于骨多病灶的检出和评估。近来在核闪烁显像基础上的单光子发射计算机断层显像（single photon emission computed tomography，SPECT）可更进一步显示病灶局部影像特征。而更为先进的正电子发射计算机断层显像（positron emission tomography-computed tomography，PET-CT）则可将病灶的代谢和/或血流灌注状况、病灶多寡及其分布和病灶的形态等一并显示，丰富了全身包括脊椎病变的诊断和鉴别诊断影像信息。

总之，上述种种检查方法有其各自的特点，X线影像简易可行，是常规的脊椎病变的检查方法；CT有助于发现脊椎内病变的细微结构及周围软组织的变化；MR以其组织分辨率高的特点，有助于脊椎的病变，特别是骨髓内病变范围的显示和性质的判定。由此可见，上述影像学检查方法各有特点，各种方法的影像只是信息上的互补，而不是相互取代，X线仍可作为脊椎病变的首选影像学检查手段。据此，可根据临床需要决定是否选择CT、MR或PET-CT等进一步检查。值得指出的是，影像学观察是以X线影像中的异常征象（或基本病变的X线表现）为基础，但这些基本X线表现有时不适于CT和MR的影像分析。因此，应了解各种影像学检查方法的原理，结合临床表现，综合分析各种影像上的异常所见，有助于对脊椎病变性质做出相应的影像学诊断。

第二节　脊柱骨折影像学诊断及鉴别诊断

虽然椎体压缩性骨折多见于骨质疏松症患者，特别是老年人群及绝经后妇女，其中绝经后妇女椎体压缩性骨折的发病率可高达25%，但椎体压缩性骨折还可由其他许多病因所致，如良恶性肿瘤、代谢性骨病、创伤、血液系统疾病等，其中10%～15%骨转移部位是脊椎，也有报道指出脊椎占所有骨转移部位的比例可达39%。而就恶性病变累及脊椎的部位而言，胸、腰椎受累多于颈椎，腰椎受累多于胸椎。就脊椎椎体受累的数目而言，良性病变中，多发椎体骨折多见于骨质疏松，恶性病变中，多发性骨髓瘤可累及多个椎体，骨转移的多发椎体受累相对少见。当然，有的患者也可同时并有骨质疏松性椎体压缩性骨折和椎体骨转移病变。无论如何，仅从脊椎受累部位和椎体受累数目判定椎体骨折的良恶性尚难以满足临床的需求。由此可见，椎体压缩性骨折性质的判定不仅仅是临床上的常见问题，其诊断和鉴别诊断也可能是较为棘手的问题。另外，因椎体骨折的临床症状及有关的实验室检查对病变性质的判定和病变具体位置的明确也常缺乏特异度。因此，脊椎的影像学检查在椎体病变的诊断和鉴别诊断中可起着较为重要的作用。临床上，椎体骨折的常规影像学检查主要是X线、CT和MR影像，在此基础上也有分别行增强MR、弥散加权成像（diffusion weighted imaging，DWI）、灌注加权成像（perfusion weighted imaging，PWI）、化学位移（chemical shift）、全身闪烁成像、SPECT和PET-CT等其他方法进一步检查。本文依据临床上常规椎体影像学检查所见，并从影像鉴别方面考虑，从病变椎体的轮廓变化、椎体内结构的变化、椎体附件的异常变化及椎旁软组织病变等逐一介绍。然后，对上述其他影像学检查方法在椎体骨折性质的影像鉴别中的作用进行简介。

一、椎体轮廓的异常改变

椎体轮廓无论是X线所示的正位、CT和MR影像所示的冠状面，还是X线所示的侧位、CT和MR影像所示的矢状面，均几乎近似方形。椎体骨折的轮廓异常改变通常是在X线的侧位和/或CT、MR矢状面的影像上加以评估，其异常影像的主要征象有椎体后缘凸出征、椎体角凸征、椎体前上角内凹征和椎体终板多发压迹征等，这些征象有助于椎体骨折性质的判定。

1. 椎体后缘凸出征　是推测恶性病因所致的有力的影像依据，其灵敏度和特异度分别为70%和80%。椎体后缘后凸的机制是椎体内肿瘤组织侵润、破坏后缘骨皮质，并在纵向重力的作用下向后突入硬膜腔。如椎体后缘骨结构尚未完全破坏，CT和MR显示椎体内肿瘤占位的影像较X线所见清晰（图23-1、图23-2）。另有文献报道：急性外伤性椎体压缩性骨折所致的血肿也可产生类似的椎体后缘后凸影像，会增加影像鉴别诊断的难度，但综合临床病史并注意影像上肿瘤组织和血肿成分的分析有助于影像的鉴别诊断。与椎体后缘后凸相反的是椎体后缘前凹，多见于神经纤维瘤的占位性病变，该影像征象较为特异，影像诊断多不困难。

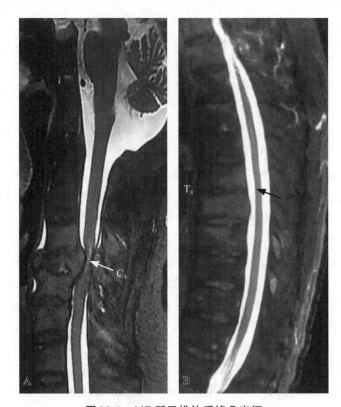

图23-1　MR所示椎体后缘凸出征

注：男性，68岁，肺癌骨转移。A. 颈椎MR矢状面脂肪抑制T2像；B. 胸椎矢状面MR脂肪抑制T2像。骨转移病变所致C_4和T_8椎体后缘后凸、相应水平硬膜囊受压（箭头所示）。

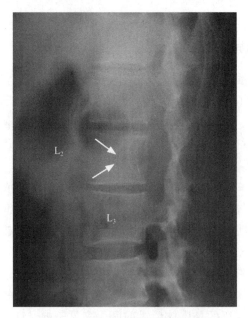

图23-2　X线所示椎体后缘凸出征

注：男性，47岁，神经纤维瘤。腰椎X线侧位片示椎体后缘前凹，L_2椎体后缘为著（箭头所示）。

2. 椎体角凸征　多见位于椎体后上缘的骨性角凸，是良性病变所致的特征性影像改变，多见于纵向施加的重力所致的椎体骨折，特别是爆裂骨折（图23-3、图23-4）。该征象特异度强（可达100%），但灵敏度较低（16%）。椎体骨折压缩明显、角凸较大者诊断常不困难；若椎体变形不明显，角凸较小者，有时易被忽视，应予注意。

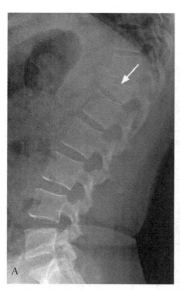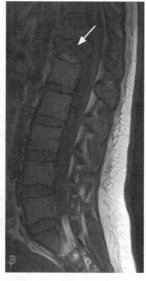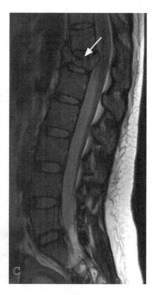

图23-3　胸12椎体角凸征

注：女性，33岁，工地坠落伤。T_{12}椎体爆裂压缩性骨折。A. 胸腰椎X线侧位片；B、C. 分别为胸腰椎矢状面MR影像的T1加权像和T2加权像。箭头所示为T_{12}椎体后上角凸出征。

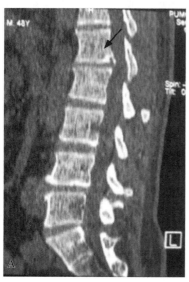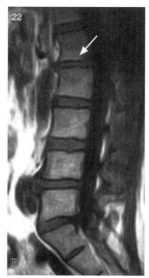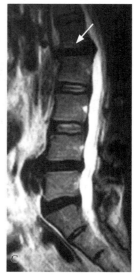

图23-4　腰1椎体角凸征

注：男性，48岁，椎体外伤骨折后数年。A. 腰椎CT矢状面影像；B、C. 分别为MR影像的T1加权像和T2加权像。CT（A）和MR（B、C）均可显示L_1椎体后下角凸出征（箭头所示）。

3. 椎体前上角内凹征　是由椎体二次骨化中心骨骺在椎体前上角局限性未闭合所致，椎体前上角内凹的附近可见局限性、块状骨结构影像，此为永存骨骺（图23-5）。因椎体前上角内凹，椎体侧位影像可呈楔形改变，应注意与骨质疏松性椎体压缩性骨折的楔形改变相鉴别。鉴别要点是骨质疏松性椎体压缩性骨折楔形变的前上"角"的形态是完整的。

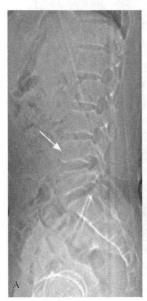
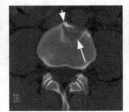
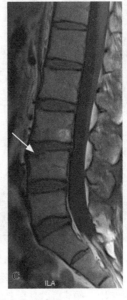
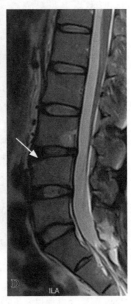

图23-5　椎体前上角内凹征

注：男性，36岁。A. 腰椎CT矢状面定位像；B. L₄椎体上缘CT冠状面影像；C，D. 分别为腰椎矢状面MR影像的T1加权像和T2加权像。箭头所示为L₄椎体前上角内凹征像。图B箭头所指的椎体前上角内凹附近的骨块影即永存骨骺。

4. 椎体终板多发压迹征　为椎体二次骨骺骨软骨炎所致，见于青少年性驼背，也称舒尔曼病（Scheuermann disease）。该病的病因还不十分清楚，是发生在椎体周围的环状骨骺板还是在椎间盘软骨内还有争议。也可笼统地认为是椎体在生长发育过程中的骨软骨病使椎体终板周边骨骺不规则愈合，造成椎体终板失去正常的光滑形态，而呈不规则的、多发的髓核压迹样改变（图23-6）。与此同时，还可见到椎间隙狭窄和椎体呈楔形样改变。与老年骨质疏松性压缩性骨折影像不同的是，这种椎体终板多发压迹伴随的椎体楔形变多位于脊柱的胸段，椎体终板多发压迹、椎间隙狭窄和椎体楔形变的改变是连续的、多发的（至少是连续3个椎体以上），且椎体楔形变的程度也较轻。另外，患者多为青少年或青壮年，也可从年龄方面与老年性骨质疏松性压缩性骨折加以鉴分。

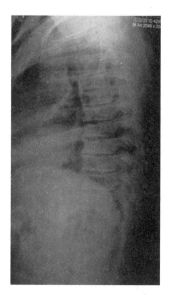

图23-6　椎体终板多发压迹征

注：男性，22岁。胸椎侧位X线片示诸椎体终板不规则、椎间隙狭窄、椎体变扁及楔形变。

二、椎体内结构的异常

椎体内结构的变化较为复杂，在此所述的椎体骨结构主要是指骨松质（或骨小梁）和其间骨髓组织。临床上有助于判定椎体骨折病变性质的椎体内结构异常征象主要如下。

1. 拼图征（puzzle sign）　主要是CT影像上椎体骨折时可见的较为特异的征象。椎体骨折的拼图征是指CT椎体冠状面影像上所见的锐利骨折移位线，并将椎体断层影像分为多个不规则的"拼图"样骨结构（图23-7），这种骨折征象多在椎体的前外方，有

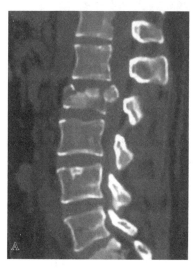 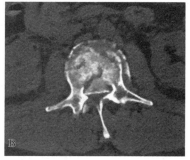

图23-7　拼图征

注：男性，31岁，L_2椎体爆裂骨折。A. 腰椎矢状面CT重建影像示椎体碎裂、楔形变；B. L_2椎体冠状面CT示多发骨折线致椎体结构呈多个不规则的"拼图"样改变。

文献报道94%～96%的良性椎体骨折可见到这种征象，而恶性椎体骨折出现这种征象仅有9%～30%。

2. 骨质破坏征　多数恶性椎体骨转移并不导致椎体压缩性骨折，其病灶所致的椎体骨质破坏可产生异常的MR信号（图23-8）。就椎体内骨髓的异常信号而言，无论其病因如何，急性椎体骨折病变和椎体骨转移的MR影像均可呈现T1加权像上的低信号和T2加权像上的高信号。因此，仅凭信号的强度还难以鉴别椎体骨折的性质。然而，可从信号的均匀性等其他方面进一步分析。恶性椎体骨折骨结构变化的影像表现主要是因为肿瘤对椎体骨结构侵蚀所导致的骨质破坏，X线和CT影像上椎体骨质破坏均表现为椎体正常骨结构消失，虽然MR影像上椎体骨质破坏可表现为椎体内信号异常，但其异常信号多不均匀、边界不清或形态不规则，且多有占位征象；而骨质疏松性骨折的异常信号多是由于骨折所致水肿信号，其信号多是均匀弥漫样，边界相对清晰，形态也相对规整。另外，恶性椎体骨折T1加权像低信号的形态多为圆形，而骨质疏松性良性椎体骨折T1加权像低信号的形态多为带状或条形，此点也有助于两者的鉴别。以上是就椎体异常信号在骨转移等恶性病变所致骨折和急性椎体骨折鉴别中的作用加以阐述。当然，若椎体变形的骨髓信号无异常（即与邻近正常椎体内骨髓信号强度相同），则表明其椎体变形是由陈旧的骨质疏松性骨折所致。

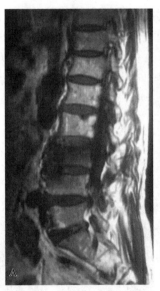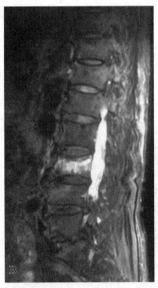

图23-8　骨质破坏征

注：女性，77岁，L$_3$椎体压缩性骨折合并骨髓水肿。A. 腰椎矢状面MR影像的T1加权像示L$_3$椎体弥漫性低信号；B. 胸椎矢状面MR的T2脂肪抑制加权像示L$_3$椎体弥漫性低信号。

3. 终板下条带征　主要是指椎体终板下平行终板的条带状影像（图23-9）。MR影像上所显示的椎体终板下平行的、边界清晰的信号带（T1和T2加权像上多均为低信号）是良性椎体骨折的特异征象。T1和T2加权像上带状低信号的组织学基础是骨折线和/或骨折线周围致密的骨松质。CT可有助于显示这些细微的骨结构改变。

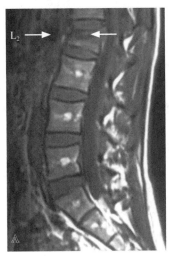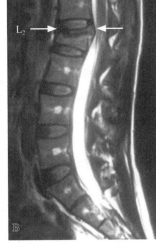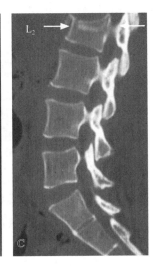

图23-9　终板下条带征

注：男性，32岁，L$_2$椎体压缩性骨折。A. 腰椎矢状面MR的T1加权像；B. 腰椎矢状面MR的T2脂肪抑制加权像。MR影像可见L$_2$椎体上终板下平行的、边界清晰的信号带，T1和脂肪抑制T2加权像上均为低信号（图A、图B中箭头所示）；C. 腰椎CT矢状面重建影像，条带状松质骨聚集、重叠影像（箭头所示）。

4. 气体征　是指在椎体压缩性骨折内可见有形态不规则的气体影像（图23-10），15%～16%的良性椎体骨折可见到这种气体征象，以此气体征象鉴别椎体压缩性骨折

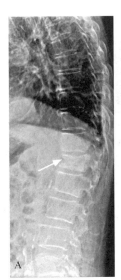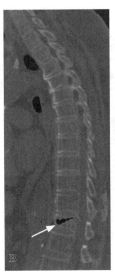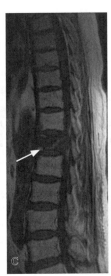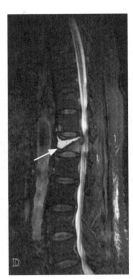

图23-10　气体征

注：男性，82岁，椎体压缩性骨折。A. 胸腰椎侧位X影像；B. 胸椎CT矢状面重建影像；C. 腰椎矢状面MR T1加权像；D. 胸椎矢状面MR T2脂肪抑制加权像。X线和CT影像T$_{12}$椎体内分别可见线形或条形气体样低密度影像（图A、图B中箭头所示）；腰椎矢状面MR影像的T1加权像和T2脂肪抑制加权像可见L$_{12}$椎体内液体为主样影像（图C、图D中箭头所示）。

的良恶性尚存争议。多数报道认为椎体压缩性骨折如见到气体影像，即表明是良性病变所致，恶性病变所致的椎体压缩性骨折未见有气体征象，但Cicala等认为极少数恶性病变的椎体内也可见到气体征象。

5. 液体征　是椎体压缩性骨折的MR影像征象，具体是指T2加权像上椎体内灶性、线性或三角形的液体样高信号，脂肪抑制的T2加权像上这种高信号更为清晰（图23-11）。该征象可见于急性、亚急性或慢性椎体骨折，约40%骨质疏松性压缩性骨折可见到这种液体征象。Baur等认为这种T2加权像上高信号的液体是急性骨折水肿后骨质缺血坏死液化所致。因这种征象在椎体塌陷的终板下，故有作者将该征象同股骨头无菌坏死关节面下的半月征（crescent sign）相提并论。CT影像上可见局限性死骨征象；MR影像上可见与股骨头坏死相似的双边征象。关于这种椎体骨坏死的发生机制有两种可能的解释：一种解释是椎体的缺血坏死所致，称为"库梅尔病"（Kummell disease）。这种缺血坏死主要发生在椎体轻微创伤所致的微小骨折之后，在修复微小骨折时因动脉粥样硬化等因素产生局部缺血而导致修复受阻，进而促成了骨坏死的发生。另一种解释是椎体终板在外力作用下，终板下方的微血管受损，使骨折修复过程中的血供受损，进而导致了椎体内的骨坏死。另外，有时椎体骨折内的液体征象可并有气体的存在（T1和T2加权像均为信号缺失"黑影"），CT影像更有助于椎体内气体的显示。尽管有文献表明这种征象可见于极少数恶性病变所致的椎体骨折，但许多文献报道表明，液体征多表明椎体骨折的性质是良性的，几乎很少是恶性的。虽然椎体骨折内这种液体和/或气体的存在并不一定伴有骨坏死，但可除外该椎体骨折是由于感染和恶性病变所致。

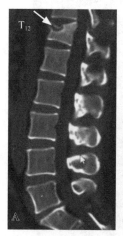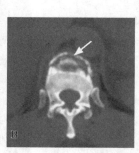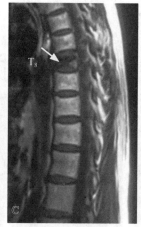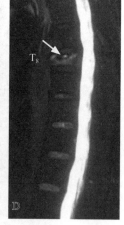

图23-11　液体征

注：椎体压缩性骨折并Kumell病。A和B为同一患者，男性，40岁。C和D为另一患者，女性，65岁。A. 腰椎CT矢状面重建像；B. T12椎体上方冠状面影像。T12椎体楔形变，椎体前上方可见局限性死骨影像（图A、图B中箭头所示）。C. 胸椎矢状面MR影像的T1加权像；D. 胸椎矢状面MR影像的T2加权像。T8椎体压缩性骨折，椎体内可见局限性死骨异常信号（图C、图D中箭头所示）及双边征（图D中箭头所示）。

三、脊椎附件的异常改变

同常规X线和CT一样，椎体病变MR影像的形态变化应重点观察脊椎的椎弓根及附件是否受累。椎弓根和附件的受累在X线和CT影像上表现为骨质结构破坏、正常椎弓根和附件结构消失；椎弓根和附件的受累在MR影像上多为长T1和长T2的异常信号取代椎弓根和附件内的正常骨髓信号（图23-12）。许多文献表明，椎弓根和/或附件受累的椎体骨折多是由恶性病变所致。有关其评估恶性椎体骨折的灵敏度和特异度的报道略有不同，有的报道其灵敏度为50%、特异度为100%，而另有报道表明其灵敏度为80%、特异度为94%。虽然骨质疏松所致的椎体骨折很难见到椎弓根的骨质破坏，但有文献报道表明骨质疏松性骨折也可累及椎弓根和/或附件，6% ～ 29%的良性椎体骨折可见椎弓根的异常信号，如为急性椎体骨折其出现率可增至51%。有学者推测可能是与生物力学应力改变和/或直接损伤所致的炎症反应有关。因其不是恶性病变所致，故椎体及椎弓根水肿样信号经随访2 ～ 4个月多可恢复至周围正常的骨髓信号，少数（10% ～ 18%）椎体及椎弓根水肿信号可持续6个月以上。另外值得指出的是，恶性肿瘤累及椎弓根和/或附件通常发生在病理性椎体骨折之前。因此，若出现椎体压缩性骨折鉴别困难时，询问患者疼痛病史和索取既往脊椎影像资料进行比较分析可有助于鉴别诊断。

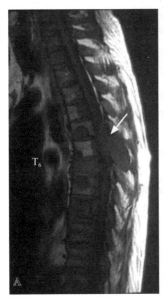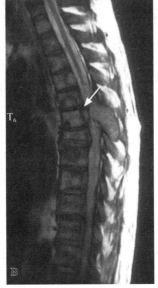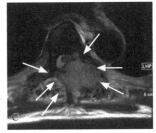

图23-12　脊柱附件所侵的异常影像

注：男性，67岁，肺癌多发骨转移。A. 胸椎矢状面MR的T1加权像；B. 胸椎矢状面MR的T2脂肪抑制加权像；C. T_6椎体附件冠状面MR的T1加权像。骨转移病变侵及T_6左侧附件，呈不规则团块状骨质破坏，T1和T2加权像均为等信号（箭头所示）。

四、椎旁软组织病变

包括椎旁和/或硬膜外软组织肿块，其对椎体骨折及病变的良恶性鉴别也有帮助。通常X线影像难以显示椎旁和/或硬膜外软组织肿块，CT和MR影像均可清楚地显示椎旁和/或硬膜外软组织肿块（图23-13）。骨质疏松性骨折所致出血和椎旁软组织水肿可与椎旁和/或硬膜外软组织肿块相似，但其范围多较小，厚度多＜1cm。恶性病变所致的椎旁和/或硬膜外软组织肿块多是由肿瘤组织浸润所致，范围也相对较大，厚度多大于1cm，其特异度可高达97%。但另有报道认为：椎体骨折旁的局灶性肿块多是由于骨转移所致，弥漫性椎旁肿块无助于椎体骨折的性质判定。就椎旁软组织成分而言，MR影像有助于区分椎旁和/或硬膜外软组织内水肿、出血或肿瘤成分。另外，如椎体骨折旁软组织肿块伴有邻近椎间盘信号的异常，应考虑感染因素所致。

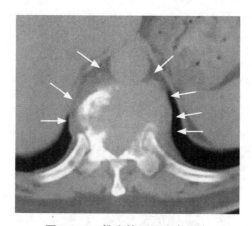

图23-13　椎旁软组织病变影像

注：男性，63岁，肝癌椎体骨转移。T_{10}椎体冠状面示椎体骨质破坏和椎体周围软组织肿块，软组织肿块略不规则且较厚（箭头所示）。

第三节　其他影像学检查

一、增强MR

有时上述检查仍表现不突出或难以判定时，也可行椎体增强MR进一步检查。有关增强MR是否有助于椎体骨折的良恶性鉴别有许多不同报道。有报道表明：良性病变增强后T1脂肪抑制像上椎体病变区不强化，或与椎体内邻近骨髓信号强化强度相似，即所谓的"回复正常信号"（return to normal signal intensity），恶性病变T1脂肪抑制像上椎体病变内可见不均匀的强化影像，但也有许多研究报道表明，无论是良性还是恶性椎体骨折MR增强影像上均可见到不均匀强化影像，仅依据此点无助于椎体骨折性质的判定。另有报道表明在椎体骨折的早期，增强MR所见并非是区分椎骨骨折良恶性的可靠指标。

二、弥散加权成像

弥散加权成像（diffusion weighted imaging，DWI）是在MR成像基础上的另一种影像评估技术，该技术最初用于评估中枢神经系统病变的性质。机制是通过评估病变组织中水分子布朗运动的能力进而推测病变的性质。理论上，水分子在细胞外空间中的弥散性大于在细胞内的流体，这是因为细胞内水分子的运动受到细胞膜和/或细胞器的限制。良性椎体压缩性骨折骨髓水肿使细胞外水分子运动自由、弥散增加，因而DWI影像上的信号增高，而恶性病变所致的椎体压缩性骨折，由于恶性肿瘤组织细胞的侵入引起的细胞增多、细胞外流体成分相对较少，进而水分子弥散受限，则DWI影像上呈低信号表现。

椎体病变内水分子弥散的程度也可通过在不同b值的两个或多个图像的定置椎体内病变区ROI，并计算其表观扩散系数（apparent diffusion coefficient，ADC）值（或ADC图）进行定量评估。ADC值是每单位时间的水分子位移，单位为平方毫米/秒（mm²/s）。许多MR成像序列均可通过良性和恶性椎体压缩性骨折的信号强度和ADC值之间进行最优化的区分，这些序列包括稳态自由进动（steady-state free precession，SSFP）、自旋回波（spin-echo）、快速自旋回波（fast spin echo）、回波平面成像（echo-planar imaging，EPI）和单次激发快速自旋回波弥散加权技术（single-shot fast spin-echo diffusion weighted），以及b值的优化等。以往的研究中EPI在区分良性和恶性骨折的灵敏度和特异度不一致，可能是由于使用不同的扫描方案或参数所致。随后又有许多序列用于脊柱病变的评估，如多次激发（multi-shot）EPI序列、读出分段（readout-segmented）EPI序列以及通过扩散梯度脉冲扩展的SSFP序列等。

值得指出的是，DWI鉴别椎体压缩性骨折的性质还有争议。有些研究表明其鉴别椎体骨折良恶性的作用与传统的MR成像作用相似，而有些研究则表明DWI尚难以区分椎体骨折的性质。据此，就鉴别椎体骨折良恶性而言，DWI是否比传统MR成像更有优势尚难以断定。有研究比较了低强度外伤、高强度外伤和转移性因素所致的椎体骨折之间的差异，结果表明，高强度外伤椎体骨折的ADC值与转移性椎体骨折的ADC值相似。另外，也有研究表明，ADC值无助于区分恶性肿瘤和感染性病变，主要是二者的弥散受限极为相似。Sung等研究还表明在常规MR成像基础上，DWI可提供额外的信息，两者结合应用可改善诊断的灵敏度、特异度和准确性。

三、灌注加权成像

灌注加权成像（perfusion weighted imaging，PWI）是通过注射造影剂后随时间变化测量病变信号强度的动态增强成像技术。据此可对病变的血管和血管动力学进行定性和定量评估，故也将此技术称为血管灌注成像技术。灌注的参数较多，包括峰值对比度百分比（peak contrast percentage）、增强斜率（enhancement slope）、时间强度曲线（time-intensity curves）、间质体积（interstitial volume）、血浆流量（plasma flow）、血浆容量（plasma volume）、渗透性（permeability）、充盈斜率（wash-in slope）和曲线下面积（area under the curve）等。

Mauch等认为这些灌注参数在区分椎体的良恶性方面与传统MR成像的作用未见显著差异。Tokuda等研究表明，时间强度曲线在分析良性和恶性椎间骨折方面没有显著差异。还有研究表明，PWI尚难以明确椎体骨折的性质，特别是急性的椎体骨折。然而，也有研究应用较为复杂的分析方法表明，尽管有些灌注参数结果略有冲突，但其仍可区分急性良恶性椎体骨折。另有研究表明PWI后病变的快进和随后的快出多表明是恶性病变，其阳性预测值高达100%，而快进后又有相对较慢的继续充盈多表明是良性压缩性骨折，其阳性预测值为85.7%。

四、化学位移成像

化学位移成像是通过同相位（in-phase）和去相位（opposed-phase）的MR成像技术，在影像体素的基础上定量评估椎体内骨髓的脂肪和水含量，进而区分椎体骨折的病变性质。

在场强1.5T的MR设备和TE参数为4.6ms的同相位成像上，脂肪和水质子都有助于射频信号和信号强度的增加，而在场强1.5T的MR设备和TE参数为4.6ms的去相位成像上，水和脂肪的相互作用使两者的净信号强度降低。正常椎体内红、黄骨髓含有不同数量的脂肪和水成分，这些成分在去相位成像时可使信号强度丢失。然而，椎体骨折内恶性病变取代了骨髓，去相位成像时骨髓内水和脂肪的相互作用不复存在，进而不会导致信号下降或仅导致轻微的信号强度降低。另外，还可通过计算去相位与同相位的信号强度比评估椎体骨折病变的性质，将比值0.75～0.8视为恶性病变，如比值＞0.8，其恶性的灵敏度和特异度均较强，如比值≥1.0，则其特异度更强。但有作者认为：在水肿严重、严重畸形的骨折中，因椎体内几乎没有剩余的骨髓，故都可能导致化学位移成像的假阳性结果。同化学位移成像相比，基于水－脂肪定量的化学位移编码可通过量化骨折椎体的脂肪含量，进而提高判定椎体骨折性质的准确性。

五、骨闪烁显像、SPECT和PET-CT

全身骨闪烁显像一直用于评估已知恶性肿瘤和背痛患者全身骨骼受累的状况。临床上，良性病变多累1个以上的椎体，特别是在老年人更为常见。SPECT可在骨闪烁显像基础上更精准地定位病变所在椎体的位置。另外，因有的椎体骨折患者还患有幽闭恐惧症，且MR检查的时间相对较长，此时SPECT可作为替代的检查用以区分椎体骨折的良恶性。如异常摄取仅限于椎体和/或椎小关节，多表明是良性病因所致；如异常摄取同时累及椎体和椎弓根或椎体和椎弓根及棘突或冷结节周边摄取者多为恶性病变所致。在区分椎体骨折良恶性方面，SPECT评估的准确性相对较低，但其灵敏度和特异度均与MR相似。因在正常黄骨髓完全被取代的患者，两者评估的灵敏度、特异度和准确性均无显著性差异，故Tukuda等认为SPECT可用于此类患者椎体骨折病变性质的评估。

　　PET-CT可视为混合的全身成像技术，可通过其提供的代谢信息，特别是¹⁸F氟化物葡萄糖（FDG）PET-CT的影像所见可在区分椎体骨折的良恶性方面起到辅助作用，但椎体骨折良恶性病变的异病同影现象增加了该技术在鉴别方面的难度。

　　通常恶性肿瘤病变引起的椎体骨折会使FDG摄取增加，但良性骨折病变不会使FDG摄取增加到同样高的程度。可通过测量最大标准摄取值（maximum standard uptake value，SUV）进一步鉴别其病变的性质，体内其他部位骨折和椎体骨折内恶性病变的SUV值显著高于良性病变的SUV值。恶性病变SUV阈值为3～4.7，如SUV值为2～3，则难以断定病变的性质；另有将肝SUV作为对照进行比较，在肝SUV的2SD以上的病变为恶性，2SD以下的病变为良性。FDG-PET的局限性主要是有些报道显示良性病变所致的骨折，其摄取也可高于预期的SUV值，甚至在急性骨盆骨折时其SUV值可高达9.3，造成假阳性。但良性骨折这种FDG摄取的异常增高通常是在急性阶段最为明显，约3个月可恢复正常。如3个月后未能恢复正常表明是恶性病变或骨髓炎所致。该技术的另一局限性是，接受骨髓刺激治疗的患者可能因骨髓代谢活性增加也可增加SUV，因此在解释结果时，应考虑这一因素的影响。有报道认为：FDG/PET-CT的灵敏度稍高，但特异度较低。总之，FDG/PET-CT在椎体骨折良恶性的影像鉴别中的作用尚未确定。在CT或MR成像难以断定时，可能会有所帮助。

　　综上所述，各种影像学检查都有其独特的属性。CT可提供有关骨结构完整性和骨折线等细微改变的信息；MR成像是公认的较为成熟的影像鉴别技术，其影像上的多种特征性改变（椎体内占位征象、椎旁和/或硬膜外肿块、多灶性的骨质破坏等），可在鉴别椎体骨折病变的性质方面提供较为有利的证据。除上述恶性征象外，椎体骨折良性病变的影像所见主要有：椎体骨髓信号未见明显异常、骨折线周围气体/和或液体的存在、椎体皮质的角凸等以及至少部分保存正常骨髓信号、可见流体和/或充满空气的断裂线/裂断，以及椎体皮质的角凸等，已有的文献表明，PET-CT和SPECT对椎体骨折病变性质的评估结果与CT和MR的评估结果相似。

　　总之，目前在进行骨质疏松症诊防治过程中，行胸腰椎侧位像可了解有无骨质疏松性椎体骨折，为进一步防治干预提供客观依据。骨质疏松性椎体骨折的判定多采用Genant的半定量法，并可将骨质疏松性椎体骨折分为轻、中、重3度。鉴于这种胸腰椎侧位像的骨质疏松性椎体骨折判定仅用于骨质疏松症患者有无椎体骨折的筛查，并不是腰背痛病变的常规X线检查，故也还不足以满足临床上脊柱压缩性骨折影像学诊断和鉴别诊断需要，如胸腰椎侧位X线片见到可疑征象，或X线所见与其临床表现不符，应视具体情况分别选择常规脊椎正侧位X线、CT、MR或骨闪烁显像等其他影像学方法进一步检查，避免遗漏其他病因所致的椎体压缩性骨折，特别是常见的骨转移性病变（影像可见椎体和/或附件破坏）和脊柱结核（影像可见椎体终板破坏和椎间隙狭窄等改变）等。当然，就脊椎病变的影像学诊断和鉴别诊断而言，患者的临床表现和相应的实验室检查结果等也不容忽视。据此，在骨质疏松症及其椎体压缩性骨折的诊防治工作中，合理选择影像学方法、综合分析病变的影像所见、结合患者相关的临床信息，进而提出较为明确的影像学诊断，则有助于临床上对椎体病变的治疗方案的制订。

参 考 文 献

[1] CUMMINGS SR, XU L, CHEN X, et al. Bone mass, rates of osteoporotic fractures, and prevention of fractures: are there differences between China and Western countries? [J]. Chin Med Sci J, 1994, 9 (3): 197-200.

[2] ROSS PD. Clinical consequence of vertebral fractures [J]. Am J Med, 1997, 103 (2A): S30-S43.

[3] GEHLBACH SH, BIGELOW C, HEIMISDOTTIR M, et al. Recognition of vertebral fracture in a clinical setting [J]. Osteoporos Int, 2000, 11 (7): 577-582.

[4] 余卫, 姚金鹏, 林强, 等. 胸侧位像椎体压缩骨折诊断忽视原因的浅析 [J]. 中华放射学杂志, 2010, 44 (5): 504-507.

[5] HARRINGTON KD. Vertebral compression fractures: differentiation between benign and malignant causes [J]. Iowa Orthop J, 1993, 13: 85-96.

[6] SCHWAIGER BJ, GERSING AS, BAUM T, et al. Distinguishing Benign and Malignant Vertebral Fractures Using CT and MRI [J]. Semin Musculoskelet Radiol, 2016, 20 (4): 345-352.

[7] MAUCH JT, CARR CM, CLOFT H, et al. Review of the Imaging Features of Benign Osteoporotic and Malignant Vertebral Compression Fractures [J]. AJNR Am J Neuroradiol, 2018, 39 (9): 1584-1592.

[8] RIZZOLI R, BODY JJ, BRANDI ML, et al. Cancer-associated bone disease [J]. Osteoporos Int, 2013, 24 (12): 2929-2953.

[9] ROODMAN GD. Mechanisms of bone metastasis [J]. Discov Med, 2004, 4 (22): 144-148.

[10] BERGER PE, OFSTEIN RA, JACKSON DW, et al. MRI demonstration of radiographically occult fractures: what have we been missing? [J]. Radiographics, 1989, 9 (3): 407-436.

[11] WEISHAUPT D, SCHWEITZER ME. MR imaging of the foot and ankle: patterns of bone marrow signal abnormalities [J]. Eur Radiol, 2002, 12 (2): 416-426.

[12] HANRAHAN CJ, SHAH LM. MRI of spinal bone marrow: part 2, T1-weighted imaging-based differential diagnosis [J]. AJR Am J Roentgenol, 2011, 197 (6): 1309-1321.

[13] TORRES C, HAMMOND I. Computed Tomography and Magnetic Resonance Imaging in the Differentiation of Osteoporotic Fractures From Neoplastic Metastatic Fractures [J]. J Clin Densitom, 2016, 19 (1): 63-69.

[14] MELTON LJ, 3RD. The prevalence of osteoporosis [J]. J Bone Miner Res, 1997, 12 (11): 1769-1771.

[15] COLEMAN RE. Skeletal complications of malignancy [J]. Cancer, 1997, 80 (S8): 1588-1594.

[16] JUNG HS, JEE WH, MCCAULEY TR, et al. Discrimination of metastatic from acute osteoporotic compression spinal fractures with MR imaging [J]. Radiographics, 2003, 23 (1): 179-187.

[17] DAMMERS R, BIJVOET HW, DRIESSE MJ, et al. Occurrence of malignant vertebral fractures in an emergency room setting [J]. Emerg Med J, 2007, 24 (10): 707-709.

[18] MOULOPOULOS LA, YOSHIMITSU K, JOHNSTON DA, et al. MR prediction of benign and malignant vertebral compression fractures [J]. J Magn Reson Imaging, 1996, 6 (4): 667-674.

［19］RUPP RE，EBRAHEIM NA，COOMBS RJ. Magnetic resonance imaging differentiation of compression spine fractures or vertebral lesions caused by osteoporosis or tumor［J］. Spine（Phila Pa 1976），1995，20（23）：2499-2503+discussion 2504.

［20］BOUSSON V，ROYER M，CORTET B. Osteoporotic fractures：challenging cases and diagnostic pitfalls［J］. Joint Bone Spine，2012，79（S2）：S91-S95.

［21］ABDEL-WANIS ME，SOLYMAN MT，HASAN NM. Sensitivity，specificity and accuracy of magnetic resonance imaging for differentiating vertebral compression fractures caused by malignancy，osteoporosis，and infections［J］. J Orthop Surg（Hong Kong），2011，19（2）：145-150.

［22］CUENOD CA，LAREDO JD，CHEVRET S，et al. Acute vertebral collapse due to osteoporosis or malignancy：appearance on unenhanced and gadolinium-enhanced MR images［J］. Radiology，1996，199（2）：541-549.

［23］THAWAIT SK，MARCUS MA，MORRISON WB，et al. Research synthesis：what is the diagnostic performance of magnetic resonance imaging to discriminate benign from malignant vertebral compression fractures? Systematic review and meta-analysis［J］. Spine（Phila Pa 1976），2012，37（12）：E736-E744.

［24］BAKER LL，GOODMAN SB，PERKASH I，et al. Benign versus pathologic compression fractures of vertebral bodies：assessment with conventional spin-echo，chemical-shift，and STIR MR imaging［J］. Radiology，1990，174（2）：495-502.

［25］YUH WT，ZACHAR CK，BARLOON TJ，et al. Vertebral compression fractures：distinction between benign and malignant causes with MR imaging［J］. Radiology，1989，172（1）：215-218.

［26］MESZAROS WT，GUZZO F，SCHORSCH H. Neurofibromatosis［J］. Am J Roentgenol Radium Ther Nucl Med，1966，98（3）：557-569.

［27］SALERNO NR，EDEIKEN J. Vertebral scalloping in neurofibromatosis［J］. Radiology，1970，97（3）：509-510.

［28］AN HS，ANDRESHAK TG，NGUYEN C，et al. Can we distinguish between benign versus malignant compression fractures of the spine by magnetic resonance imaging?［J］. Spine（Phila Pa 1976），1995，20（16）：1776-1782.

［29］KAPLAN PA，ORTON DF，ASLESON RJ. Osteoporosis with vertebral compression fractures，retropulsed fragments，and neurologic compromise［J］. Radiology，1987，165（2）：533-535.

［30］GRASSI R，LOMBARDI G，REGINELLI A，et al. Coccygeal movement：assessment with dynamic MRI［J］. Eur J Radiol，2007，61（3）：473-479.

［31］AUFDERMAUR M. On the Pathogenesis of Scheuermann's Disease［J］. Dtsch Med Wochenschr，1964，89：73-76.

［32］BRADFORD DS，MOE JH. Scheuermann's juvenile kyphosis. A histologic study［J］. Clin Orthop Relat Res，1975（110）：45-53.

［33］COHEN S. Scheuermann's Disease［J］. S Afr Med J，1964，38：133-136.

［34］PETERSEN D. On the Differential Diagnosis of Juvenile Kyphosis［J］. Arch Orthop Unfallchir，1964，56：200-203.

［35］KUBOTA T，YAMADA K，ITO H，et al. High-resolution imaging of the spine using multidetector-row computed tomography：differentiation between benign and malignant vertebral compression fractures［J］. J Comput Assist Tomogr，2005，29（5）：712-719.

［36］LAREDO JD，LAKHDARI K，BELLAICHE L，et al. Acute vertebral collapse：CT findings in benign and malignant nontraumatic cases [J]. Radiology, 1995, 194 (1): 41-48.

[37] CICALA D, BRIGANTI F, CASALE L, et al. Atraumatic vertebral compression fractures: differential diagnosis between benign osteoporotic and malignant fractures by MRI [J]. Musculoskelet Surg, 2013, 97 (Suppl 2): S169-S179.

[38] MIROWITZ SA, APICELLA P, REINUS WR, et al. MR imaging of bone marrow lesions: relative conspicuousness on T1-weighted, fat-suppressed T2-weighted, and STIR images [J]. AJR Am J Roentgenol, 1994, 162 (1): 215-221.

[39] SHIH TT, HUANG KM, LI YW. Solitary vertebral collapse: distinction between benign and malignant causes using MR patterns [J]. J Magn Reson Imaging, 1999, 9 (5): 635-642.

[40] YAMATO M, NISHIMURA G, KURAMOCHI E, et al. MR appearance at different ages of osteoporotic compression fractures of the vertebrae [J]. Radiat Med, 1998, 16 (5): 329-334.

[41] ISHIYAMA M, NUMAGUCHI Y, MAKIDONO A, et al. Contrast-enhanced MRI for detecting intravertebral cleft formation: relation to the time since onset of vertebral fracture [J]. AJR, 2013, 201 (1): W117-W123.

[42] BAUR A, STABLER A, ARBOGAST S, et al. Acute osteoporotic and neoplastic vertebral compression fractures: fluid sign at MR imaging [J]. Radiology, 2002, 225 (3): 730-735.

[43] YU CW, HSU CY, SHIH TT, et al. Vertebral osteonecrosis: MR imaging findings and related changes on adjacent levels [J]. AJNR, 2007, 28 (1): 42-47.

[44] THEODOROU DJ. The intravertebral vacuum cleft sign [J]. Radiology, 2001, 221 (3): 787-788.

[45] RESNICK D, NIWAYAMA G, GUERRA J JR, et al. Spinal vacuum phenomena: anatomical study and review [J]. Radiology, 1981, 139 (2): 341-348.

[46] YOUNG WF, BROWN D, KENDLER A, et al. Delayed post-traumatic osteonecrosis of a vertebral body (Kummell's disease) [J]. Acta Orthop Belg, 2002, 68 (1): 13-19.

[47] THAWAIT SK, KIM J, KLUFAS RA, et al. Comparison of four prediction models to discriminate benign from malignant vertebral compression fractures according to MRI feature analysis [J]. AJR, 2013, 200 (3): 493-502.

[48] LINN J, BIRKENMAIER C, HOFFMANN RT, et al. The intravertebral cleft in acute osteoporotic fractures: fluid in magnetic resonance imaging-vacuum in computed tomography? [J]. Spine (Phila Pa 1976), 2009, 34 (2): E88-E93.

[49] YUZAWA Y, EBARA S, KAMIMURA M, et al. Magnetic resonance and computed tomography-based scoring system for the differential diagnosis of vertebral fractures caused by osteoporosis and malignant tumors [J]. J Orthop Sci, 2005, 10 (4): 345-352.

[50] TAN DY, TSOU IY, CHEE TS. Differentiation of malignant vertebral collapse from osteoporotic and other benign causes using magnetic resonance imaging [J]. Ann Acad Med Singapore, 2002, 31 (1): 8-14.

[51] ISHIYAMA M, FUWA S, NUMAGUCHI Y, et al. Pedicle involvement on MR imaging is common in osteoporotic compression fractures [J]. AJNR, 2010, 31 (4): 668-673.

[52] TAN SB, KOZAK JA, MAWAD ME. The limitations of magnetic resonance imaging in the diagnosis of pathologic vertebral fractures [J]. Spine (Phila Pa 1976), 1991, 16 (8): 919-923.

[53] LEHMAN VT, WOOD CP, HUNT CH, et al. Facet joint signal change on MRI at levels of acute/subacute lumbar compression fractures [J]. AJNR, 2013, 34 (7): 1468-1473.

［54］ TSUJIO T, NAKAMURA H, TERAI H, et al. Characteristic radiographic or magnetic resonance images of fresh osteoporotic vertebral fractures predicting potential risk for nonunion: a prospective multicenter study ［J］. Spine（Phila Pa 1976）, 2011, 36（15）: 1229-1235.

［55］ KANCHIKU T, IMAJO Y, SUZUKI H, et al. Usefulness of an early MRI-based classification system for predicting vertebral collapse and pseudoarthrosis after osteoporotic vertebral fractures ［J］. J Spinal Disord Tech, 2014, 27（2）: E61-E65.

［56］ RAYA JG, DIETRICH O, REISER MF, et al. Methods and applications of diffusion imaging of vertebral bone marrow ［J］. J Magn Reson Imaging, 2006, 24（6）: 1207-1220.

［57］ BAUR A, STABLER A, HUBER A, et al. Diffusion-weighted magnetic resonance imaging of spinal bone marrow ［J］. Semin Musculoskelet Radiol, 2001, 5（1）: 35-42.

［58］ BAUR A, STABLER A, BRUNING R, et al. Diffusion-weighted MR imaging of bone marrow: differentiation of benign versus pathologic compression fractures ［J］. Radiology, 1998, 207（2）: 349-356.

［59］ BALLIU E, VILANOVA JC, PELAEZ I, et al. Diagnostic value of apparent diffusion coefficients to differentiate benign from malignant vertebral bone marrow lesions ［J］. Eur J Radiol, 2009, 69（3）: 560-566.

［60］ TANG G, LIU Y, LI W, et al. Optimization of b value in diffusion-weighted MRI for the differential diagnosis of benign and malignant vertebral fractures ［J］. Skeletal Radiol, 2007, 36（11）: 1035-1041.

［61］ CHAN JH, PEH WC, TSUI EY, et al. Acute vertebral body compression fractures: discrimination between benign and malignant causes using apparent diffusion coefficients ［J］. Br J Radiol, 2002, 75（891）: 207-214.

［62］ CASTILLO M, ARBELAEZ A, SMITH JK, et al. Diffusion-weighted MR imaging offers no advantage over routine noncontrast MR imaging in the detection of vertebral metastases ［J］. AJNR, 2000, 21（5）: 948-953.

［63］ ZHOU XJ, LEEDS NE, MCKINNON GC, et al. Characterization of benign and metastatic vertebral compression fractures with quantitative diffusion MR imaging ［J］. AJNR, 2002, 23（1）: 165-170.

［64］ BAUR A, HUBER A, ERTL-WAGNER B, et al. Diagnostic value of increased diffusion weighting of a steady-state free precession sequence for differentiating acute benign osteoporotic fractures from pathologic vertebral compression fractures ［J］. AJNR, 2001, 22（2）: 366-372.

［65］ BAUR-MELNYK A. Malignant versus benign vertebral collapse: are new imaging techniques useful? ［J］. Cancer Imaging, 2009, 9（Special issue A）: S49-S51.

［66］ KARCHEVSKY M, BABB JS, SCHWEITZER ME. Can diffusion-weighted imaging be used to differentiate benign from pathologic fractures? A meta-analysis ［J］. Skeletal Radiol, 2008, 37（9）: 791-795.

［67］ PARK SW, LEE JH, EHARA S, et al. Single shot fast spin echo diffusion-weighted MR imaging of the spine; Is it useful in differentiating malignant metastatic tumor infiltration from benign fracture edema? ［J］. Clin Imaging, 2004, 28（2）: 102-108.

［68］ BIFFAR A, BAUR-MELNYK A, SCHMIDT GP, et al. Quantitative analysis of the diffusion-weighted steady-state free precession signal in vertebral bone marrow lesions ［J］. Invest Radiol, 2011, 46（10）: 601-609.

[69] MUBARAK F, AKHTAR W. Acute vertebral compression fracture: differentiation of malignant and benign causes by diffusion weighted magnetic resonance imaging [J]. J Pak Med Assoc, 2011, 61 (6): 555-558.

[70] SUNG JK, JEE WH, JUNG JY, et al. Differentiation of acute osteoporotic and malignant compression fractures of the spine: use of additive qualitative and quantitative axial diffusion-weighted MR imaging to conventional MR imaging at 3.0 T [J]. Radiology, 2014, 271 (2): 488-498.

[71] WONGLAKSANAPIMON S, CHAWALPARIT O, KHUMPUNNIP S, et al. Vertebral body compression fracture: discriminating benign from malignant causes by diffusion-weighted MR imaging and apparent diffusion coefficient value [J]. J Med Assoc Thai, 2012, 95 (1): 81-87.

[72] PARK HJ, LEE SY, RHO MH, et al. Single-Shot Echo-Planar Diffusion-Weighted MR Imaging at 3T and 1. 5T for Differentiation of Benign Vertebral Fracture Edema and Tumor Infiltration [J]. Korean J Radiol, 2016, 17 (5): 590-597.

[73] LUO Z, LITAO L, GU S, et al. Standard-b-value vs low-b-value DWI for differentiation of benign and malignant vertebral fractures: a meta-analysis [J]. Br J Radiol, 2016, 89 (1058): 20150384.

[74] DIETRICH O, GEITH T, REISER MF, et al. Diffusion imaging of the vertebral bone marrow [J]. NMR Biomed, 2017, 30 (3): e3333.

[75] OZTEKIN O, OZAN E, HILAL ADIBELLI Z, et al. SSH-EPI diffusion-weighted MR imaging of the spine with low b values: is it useful in differentiating malignant metastatic tumor infiltration from benign fracture edema? [J]. Skeletal Radiol, 2009, 38 (7): 651-658.

[76] BROCKSTEDT S, MOORE JR, THOMSEN C, et al. High-resolution diffusion imaging using phase-corrected segmented echo-planar imaging [J]. Magn Reson Imaging, 2000, 18 (6): 649-657.

[77] PORTER DA, HEIDEMANN RM. High resolution diffusion-weighted imaging using readout-segmented echo-planar imaging, parallel imaging and a two-dimensional navigator-based reacquisition [J]. Magn Reson Med, 2009, 62 (2): 468-475.

[78] MERBOLDT KD, BRUHN H, FRAHM J, et al. MRI of "diffusion" in the human brain: new results using a modified CE-FAST sequence [J]. Magn Reson Med, 1989, 9 (3): 423-429.

[79] RUMPEL H, CHONG Y, PORTER DA, et al. Benign versus metastatic vertebral compression fractures: combined diffusion-weighted MRI and MR spectroscopy aids differentiation [J]. Eur Radiol, 2013, 23 (2): 541-550.

[80] TOKUDA O, HAYASHI N, TAGUCHI K, et al. Dynamic contrast-enhanced perfusion MR imaging of diseased vertebrae: analysis of three parameters and the distribution of the time-intensity curve patterns [J]. Skeletal Radiol, 2005, 34 (10): 632-638.

[81] CHEN WT, SHIH TT, CHEN RC, et al. Blood perfusion of vertebral lesions evaluated with gadolinium-enhanced dynamic MRI: in comparison with compression fracture and metastasis [J]. J Magn Reson Imaging, 2002, 15 (3): 308-314.

[82] AREVALO-PEREZ J, PECK KK, LYO JK, et al. Differentiating benign from malignant vertebral fractures using T1-weighted dynamic contrast-enhanced MRI [J]. J Magn Reson Imaging, 2015, 42 (4): 1039-1047.

[83] GEITH T, BIFFAR A, SCHMIDT G, et al. Quantitative analysis of acute benign and malignant vertebral body fractures using dynamic contrast-enhanced MRI [J]. AJR, 2013, 200 (6):

W635-W643.

［84］ERLY WK, OH ES, OUTWATER EK. The utility of in-phase/opposed-phase imaging in differentiating malignancy from acute benign compression fractures of the spine［J］. AJNR, 2006, 27（6）: 1183-1188.

［85］ZAJICK DC JR, MORRISON WB, SCHWEITZER ME, et al. Benign and malignant processes: normal values and differentiation with chemical shift MR imaging in vertebral marrow［J］. Radiology, 2005, 237（2）: 590-596.

［86］RAGAB Y, EMAD Y, GHEITA T, et al. Differentiation of osteoporotic and neoplastic vertebral fractures by chemical shift {in-phase and out-of phase} MR imaging［J］. Eur J Radiol, 2009, 72（1）: 125-133.

［87］OGURA A, HAYAKAWA K, MAEDA F, et al. Differential diagnosis of vertebral compression fracture using in-phase/opposed-phase and short TI inversion recovery imaging［J］. Acta Radiol, 2012, 53（4）: 450-455.

［88］TOKUDA O, HARADA Y, UEDA T, et al. Malignant versus benign vertebral compression fractures: can we use bone SPECT as a substitute for MR imaging?［J］. Nucl Med Commun, 2011, 32（3）: 192-198.

［89］BREDELLA MA, ESSARY B, TORRIANI M, et al. Use of FDG-PET in differentiating benign from malignant compression fractures［J］. Skeletal Radiol, 2008, 37（5）: 405-413.

［90］SHIN DS, SHON OJ, BYUN SJ, et al. Differentiation between malignant and benign pathologic fractures with F-18-fluoro-2-deoxy-D-glucose positron emission tomography/computed tomography ［J］. Skeletal Radiol, 2008, 37（5）: 415-421.

［91］CHO WI, CHANG UK. Comparison of MR imaging and FDG-PET/CT in the differential diagnosis of benign and malignant vertebral compression fractures［J］. J Neurosurg Spine, 2011, 14（2）: 177-183.

［92］AGGARWAL A, SALUNKE P, SHEKHAR BR, et al. The role of magnetic resonance imaging and positron emission tomography-computed tomography combined in differentiating benign from malignant lesions contributing to vertebral compression fractures［J］. Surg Neurol Int, 2013, 4（S5）: S323-S326.

［93］RAVENEL JG, GORDON LL, POPE TL, et al. FDG-PET uptake in occult acute pelvic fracture ［J］. Skeletal Radiol, 2004, 33（2）: 99-101.

［94］ZHUANG H, SAM JW, CHACKO TK, et al. Rapid normalization of osseous FDG uptake following traumatic or surgical fractures［J］. Eur J Nucl Med Mol Imaging, 2003, 30（8）: 1096-1103.

［95］SHON IH, FOGELMAN I. F-18 FDG positron emission tomography and benign fractures［J］. Clin Nucl Med, 2003, 28（3）: 171-175.

附　录

易混淆的词汇

概念和定义

概念（conception）是反映客观事物的一般的、本质的特征。人类在认识过程中，将所感觉到的事物的共同特点抽出来，加以概括形成了概念。定义（definition）是对于一种事物的本质特征或一个概念的内涵和外延的确切而简要的说明；如骨病可以成为一个概念，它是由代谢性骨病、遗传性骨病、创伤性骨病等各种骨病抽象出来共同特征后的一个概念。但一个很明确的疾病就不能再抽象出概念，比如对骨质疏松症的阐述应用定义而不是概念。

综合征与疾病

综合征（syndrome）是指同时在同一患者出现的一群或几组症状，可代表相关器官的病变或功能的紊乱，其病因还不十分明确。可由几种疾病或由于几种不同原因的疾病所引起。但综合征不是一个独立的疾病。疾病（disease）是机体在病因损害作用下，体内自稳调节紊乱而发生的异常生命活动过程。这种过程状态的结局可以是康复、残存甚至死亡。疾病是从痛苦和不适等症状起始的。疾病也可简单的从文字加以解释，如中国甲骨文中的"疾"字涵义是出现了疼痛；"病"的字是人在床上（不能起来，活动受限）。英语中disease一词可看成是由dis（不）和ease（舒服、安逸）合成的。

患病率和发病率

患病率（prevalence rate）是指某一定的时间内，某一组特定人群患某种疾病的百分比（率），多见于横断面研究。发病率（incidence rate）又称发生率或再发率，是指在一特定的时期内，某一组特定人群中新发某种疾病的百分比，多见于纵向研究。

死亡率和病死率

主要是计算的分母不同，死亡率的分母是总人数，而病死率的分母是该疾病的人数。

正常、变异和畸形

解剖学上，如体内不同器官或结构的形态与多数人的形态相同的视为正常，少数不同者视为变异，如变异且影响相应的功能者视为畸形。

准确性、精确性或重复性、精确误

准确性（accuracy）在统计学上又称准确度，是指在试验或调查中某一试验指标或性状的观测结果（或测量值）与其真实值的接近程度。骨密度测量研究的领域，准确性也可指测量部位骨的感兴趣区的测量结果与其实际"真实量"的差异。

精确性（precision）是对同一物体的某特征重复观察值或对某参数的重复估计值彼此之间的接近程度，又称重复性（reproducibility）。如在骨质疏松骨量的评估方面，百分之百准确的测量方法只是理想的，实际上没有百分之百准确的测量方法，即便是离体骨标本的灰重测量，其骨矿含量也不是百分之百准确的，只能是将灰重结果作为参照标准。

准确性可用准确误（accuracy error，AE）表示，具体方法计算为：假设DXA测量的面积1平方厘米的骨标本结果为1.000g/cm^2，然后将所测量标本灰化，灰化后的骨灰称重结果是0.970g，则其准确误应为$\frac{1.000-0.970}{1.000}=0.03$（或0.03×100＝3%），准确误越小，说明测量越准确。

精确性（precision）又称重复性（reproducibility），是对每台DXA所测的感兴趣区重复测量结果评估的指标，也可用精确误（precis error，PE）表示。但严格地讲，两者之间也有差别，评估测量的重复性可用变异系数误均方根（root-mean-square-%coefficient variance，RMS-%CV）表示，评估测量的精确误则用（root-mean-square-standard deviation，RMS-SD）表示。由此可见，虽RMS-%CV和RMS-SD均可用于测量的重复性或精确性的评估，但RMS-%CV是经过平均值校正的精密度（标准差除以均值）。在两个比较对象的平均值已知且相等时，比较RMS-SD即可。如果两个比较对象的平均值未知或不相等，RMS-%CV是对RMS-SD的有效补充。

重复测量与复查测量

重复测量多是因某种原因使前次测量不足以满足需要而进行的再次测量。这种重复的时间间隔多在同一天，如评估测量的精确性时要求对受检者进行重新摆位进行的两次或三次重复测量。

复查测量又称随访测量，多用于评估骨密度在一定时间段的变化，多用于疗效评估和某种疾病在一定的时间段对骨密度变化的影响。就同一个体的测量，复查测量也是再次测量，这种再次测量的间隔时间较长，通常骨密度复查间隔的时间至少半年（多指服用糖皮质激素后的随访监测）或1年以上。

短期和长期的时间界定

短期和长期是相对的，短期通常是指半年或1年以内的随访观察；长期精确性的评估时间至少应进行1年或1年以上的随访观察。但现有的文献多是笼统地应用短期或长期的表述，多难严格地加以界定。

年青、年轻和青年

三个名词的英文均可笼统地译为young，但年青和年轻通常用作形容词，如年青的一代、年轻的人等等，年轻人则是相对而言，年青和年轻两个词在媒体或文学作品中常见，多不用于医学书籍及文献中。医学文献中多用是青年，然而，通常对"青年"在年龄上没有明确的界定。联合国：15～24岁的人为青年；世界卫生组织（WHO）：14～44岁的人为青年；联合国教科文组织：14～34岁的人为青年。我国不同机构对青年的界定分别是：国家统计局：15～34岁的人为青年；共青团：14～28岁的人为青年；青年联合会：18～40岁的人为青年。《现代汉语词典》对"青年"的解释是：指人十五六岁到三十岁的阶段。中国社会对"青年"界定，一般指35岁以下。1949年12月中央人民政府政务院正式宣布确定5月4日为青年节时，曾指出庆祝青年节的对象为中等以上学校学生，相应为中学生、大学生、研究生、博士生，年龄基本为13～29岁；2008年1月1日新施行的《全国年节及纪念日放假办法》第三条第二款规定，"青年节（5月4日），13周岁以上、26岁以下的青年放假半天"。然而，在各地评选"杰出青年"时，对"青年"的标准可放宽到40～45岁。据此，如在医学文献中见到"青年"字样，应进一步依据文内所及的年龄段加以分析。

小儿和儿童

词语的应用虽不同出处有所不同，但也多见混用。国际临床骨密度测量学会（International Society for Clinical Densitometry，ISCD）在评估儿童骨密度测量时将儿童笼统地分为5～19岁的"青少年"（adolescents）和0～5岁的"婴幼儿"（infants）。国内多数医学文章所及的小儿或儿童通常是指临床儿科服务的18岁以内对象，但也有根据具体年龄范围将其细分为新生儿（0～28天）、婴儿（1月龄至1岁）、幼儿（1～3

岁）、学龄前（3 ～ 6岁或7岁）、学龄期（6岁或7 ～ 18岁）。

骨生长与发育

生长（growth）通常表示形体的增加，发育（develop）是指功能的演进，两者是共进的过程，密不可分，故多在一起并用为生长发育。就骨生长发育而言，骨的生长是指其形态或体积由小至大的变化，是量的改变，而发育是指其细胞、组织和器官的分化完善或功能上成熟的变化，是质的改变。但在具体研究中究竟是研究生长因素和/或发育因素或指标，应予区分或界定。

软组织、瘦组织、肌组织

软组织一词较为笼统，顾名思义，主要是"软"，人体除坚硬的骨骼外均可笼统地称为软组织，如肌肉、脂肪等；瘦组织是DXA体成分测量的结果之一，通常是将体内除脂肪组织、骨组织除外后的体成分，其中包括内脏器官和肌组织；而肌组织是专指体内的肌肉成分。由此可见，瘦组织不同于肌组织，但肌组织含在瘦组织之内。

肌组织与肌肉

肌组织是体内四大基本组织之一，是由特殊分化的肌细胞（又称肌纤维）构成的动物的基本组织。

肌肉主要由肌组织构成。任何部位的肌肉，不仅有其各自的形态、结构及其相应的辅助装置（包括筋膜、滑膜囊、腱鞘和籽骨等），还有丰富的血管、淋巴管及其支配相应的神经。据此每块肌肉可视为器官。

肌肉质量与肌（肉的）量和肌（肉的）质

通常所及的肌肉质量的概念较为模糊，有的文内意思是指肌肉的"量"，而也有的文内意思是肌肉的"质"。肌肉量（muscle quantity，muscle mass），可简称肌量，通常是指体内的肌肉含量，常以重量的单位（如g或kg等）加以表达；肌肉质量（muscle quality），可简称肌质，是指肌肉微观和宏观的结构和组成，也可意为是每单位肌量的肌肉功能。其表达方式多种多样、较为复杂，虽其内可含有肌量的因素，但不是用单一的肌量单位加以表达，有用肌力和肢体肌量（或和肌肉体积）的比率加以表达等。

骨、骨骼和骨组织

骨是人体运动系统中的重要组成部分之一（运动系统的其他组成成分还包括关节和

肌肉），不同部位有其各自的骨名称，各骨分别是由骨膜、皮质骨、松质骨和骨髓等所组成。全身诸骨借助关节的连接构成骨骼的整体结构；由此可见，骨和骨骼也可视为局部和整体的不同，这也可能是有关文献中将之混用的原因。然而，骨组织则是人体四大组织（上皮组织、结缔组织、肌肉组织和神经组织）中结缔组织中的一种特殊组织，骨组织也是人体内最坚硬的结缔组织，由细胞、骨胶原纤维和大量无机盐基质构成。若将骨骼视为是由骨组织、血管、淋巴管、支配的神经等构成的整体结构，则骨骼也可视为器官。

骨化与钙化、骨化中心与钙化中心

影像学上的骨或软组织内骨化与钙化的区分主要是其内是否有骨小梁和骨皮质结构，如有则为骨化。

骨化中心多用于骨和骨骺发育的解剖形态学，而钙化中心虽也见于描述骨和骨骺的发育，但多用于有关组织学的描述。

中轴骨、中央骨、附属骨或外周骨

解剖上中轴（axial）骨包括颅骨、肋骨、胸骨和脊椎。附属（appendicular）骨包括四肢骨及其周围的肩胛骨和盆骨，股骨近端属附属骨。但在骨质疏松症的骨密度测量方面的所指有所不同。骨密度测量方面所谓的中轴部位通常是指腰椎和股骨近端，并又将其称为中央（central）骨；而将承重的跟骨和非承重的前臂称为外周（peripheral）骨。尽管临床上将能测量腰椎和股骨近端的DXA称为中央骨DXA（或全身DXA），但这所谓的中央骨DXA中，有的DXA机型也可测量跟骨和前臂等外周部位。

髋部与股骨近端

DXA骨密度测量报告或有关骨密度测量的文献中经常可见到髋部（hip）或股骨近端（proximal femur）两个词语，但通常均是指DXA测量的同一部位。但就解剖而言，髋部应指髋关节，股骨近端则是顾名思义，而实际DXA测量的部位不含髋骨（髂骨、坐骨及耻骨联合组成的不规则骨），只是当时DXA厂商的臆定。另外，DXA骨密度测量股骨近端感兴趣区的中可见有"全髋骨密度（total hip）"，该感兴趣区所含的骨结构是股骨颈和粗隆间的总和，而不含有髋骨构成中的任何的骨结构，虽是DXA厂商的臆定，且从已有的文献及相关书籍内容所及，该词语尽管表述不确切，但现已在"默认"的前提下广泛使用。

髋部骨折和股骨骨折

顾名思义，髋部（hip）在解剖学上是由髂骨、坐骨及耻骨联合组成的不规则骨构成；髋部骨折很笼统，但更应进一步明确具体骨折的部位。然而，文献中骨质疏松性髋部处骨折多指的是股骨近端（proximal femur）的骨折；股骨近端骨折也应更具体描述骨折部位，如股骨近端的股骨头下骨折、股骨颈骨折、粗隆间骨折等。有些骨质疏松方面的书籍或文献中经常见到将股骨骨折和髋部骨折混用，本书中引用的文献也有类似情况，应予注意。

脊椎骨折和椎体骨折

脊椎（或脊柱）骨折一词通常不明确。这里应是注意脊椎和椎体的区分，脊椎通常可分为颈椎、胸椎或腰椎及其相应部位的椎体和附件等。椎体骨折则明确的指出是脊椎中的椎体骨折，而不是附件的横突或棘突等其他处骨折。脊椎骨折可含有椎体和附件（包括椎弓根、横突、棘突等）等任何部位的骨折。

椎体骨折和椎体畸形

椎体骨折多指椎体明确的骨折。而骨质疏松文献内的椎体畸形（deformity）所指的范围较广，有的是指椎体骨折，有的是指椎体高度减少的楔形变等，这些椎体的变形可能含有先天变异的椎体高度减低的变形，应注意根据文章的内容加以区分。国外也有些文献也将这两种词混用，均用于描述椎体骨质疏松性骨折。

椎体的压缩骨折、双凹变形和楔形变

椎体的压缩（compresive）骨折、双凹（concave）变形和楔形变（wedge）是Genant椎体骨折半定量评估方法中椎体骨折形态的3种类型，其形态的分型分别是根据椎体的前高、中高和后高减低所定。椎体压缩骨折是椎体骨折所致椎体的后高减低；椎体双凹变形是椎体中部骨折所致的椎体中高减低；椎体的楔形变是椎体骨折所致椎体的前高减低。但有些国内、外作者将上述3种形态的椎体骨折均称为椎体的压缩骨折。值得指出的是，虽这3种不同类型的椎体骨折均可由骨质疏松所致，但也可由其他病因所致。然而，椎体骨折不同形态的分型还另有其临床意义，如椎体楔形骨折多见于骨质疏松症，椎体双凹变形应想到骨质软化的可能性，椎体后高降低的压缩骨折还应考虑病理性或恶性病变所致的可能性。

新鲜骨折和陈旧骨折

以往国内、外文献常可见将骨折描述为急性（acute）和慢性（chronic）骨折、新鲜（fresh）和陈旧（old）骨折、新（new）或旧（old）骨折等，但目前尚未见有关学术机构给予详细的解释或统一的界定。有作者将MR表现为椎体压缩并伴有骨髓水肿的骨折

视为急性骨折、新鲜骨折或近期（recent）骨折。若急性或新鲜骨折长时间未能及时治愈或既往"陈旧"骨折再受创伤，均可见骨髓水肿，故仅凭骨髓水肿也难界定是否是急性或新鲜骨折。若骨折部位的骨髓不伴水肿征象，则可表明骨折不是急性的、新鲜的或近期的骨折。2011年12月的国际疾病分类第十次修订关于 BJ-临床版中可见有不同部位陈旧性骨折的疾病编码，尚未见有新鲜骨折条目及疾病编码。

骨质疏松与骨质疏松症

骨质疏松与骨质疏松症的英文均为 osteoporosis，临床工作中经常看到将两者混用。严格意义上讲，骨质疏松症指的是一种疾病，而骨质疏松通常是表示骨骼的状况，但 X 线影像上所显示的骨质疏松仅仅表明骨骼基本病变的影像征象，可结合骨质疏松征象以及其他征象或 X 线基本病变做出相应的 X 线影像诊断。另外，骨质疏松不等同于骨质疏松症，如同腰椎间盘突出不等同于腰椎间盘突出症，虽"症"一字之差，但若再其后加上"症"字便可简单地表明是含有症状的临床疾病。

骨密度减低与骨量减低

骨密度减低是指其密度值减低，单位是骨密度单位；骨量减低是指其重量值减低，单位是骨重量单位。

低骨量和骨量减少

有些文献将低骨量和骨量减少混淆使用，并笼统地译为 osteopenia，准确地翻译 osteopenia 应译为低骨量，不应译为骨量减少或骨密度减低，骨量减少可译为 bone decrease，骨减低可译为 bone mineral density decrease。词义上的解释骨量减少或骨密度减低，是前、后两次测量结果的比较术语，若未进行比较，则不宜用"减少"表述。低骨量则表明骨量是处于"低"的状况，这种低的状况是同正常状况的比较，而不是自身前后状况的比较。

骨密度与骨矿含量

骨密度测量结果是以密度的单位（如线密度、面密度、体积密度）表示；骨矿含量是以重量的单位（毫克、克）表示。

密度与骨密度、线密度、面密度和体积密度

究竟什么是密度？百科全书中有关密度的概念为密度是表示为单位体积的质量，是

物体质量与体积的比值，国际单位为 kg/m³、g/cm³ 或 mg/mm³ 等，进率是 1kg/m³=1000g/cm³ 等。这里所指的是物质的密度。密度还有另外一种解释，即疏密的程度（现代汉语词典，中国社会科学院研究所词典编辑室编，现代汉语词典修订本，商务印刷，1996年修订第三版 P874）。这种解释并未强调单位体积，如人口密度是指每平方公里的人口数等。所以，目前临床上所用骨密度是含有上述两种不同的含义，已有文献报道的骨密度单位多种多样，如有线密度 g/cm、面密度 g/cm² 或体积密度 g/cm³。但不同单位的骨密度含义有所不同，应予注意。线密度可简单解释为长度单位所含的"某种量"，如某段长 10km 的路，高峰时段通行的车辆数（线密度）与非高峰时段通行的车辆数应是不同的，也可以说高峰时段这段公路通车数量（线密度）高于非高峰时段的通车数量。另外，体积密度相同的物体（或骨骼）其面积密度可不同，如体积密度均为 1g/cm³ 的正方体（即边长、宽、高均为 1cm，重量为 1g），其面积密度为 1g/（1cm×1cm）=1g/cm²。若取其中 1/8（即边长、宽、高均为 0.5cm，重量为 1/8=0.125g），其面积密度为 0.125g/（0.5cm×0.5cm）=0.5g/cm²，但体积密度是保持不变的，仍为 1g/cm³。由此可见，面积密度不能完全反应实际的体积密度。

测量部位与感兴趣区

测量部位（site）通常是指全身的某个骨骼部位，如股骨、脊椎或前臂。而感兴趣区（region of interesting）是指测量部位内更具体测量区，如测量部位为股骨近端，测量结果是股骨近端内的股骨颈和粗隆区等感兴趣区的测量结果。其他影像检查也是如此，如脑卒中的影像检查（CT 或 MR）部位应是头颅，分析感兴趣区应是卒中的具体病灶。

T-值小于 –2.5 和大于 –2.5

这种混淆主要是见于笔误或口误。根据 WHO 推荐的骨质疏松诊断标准，骨质疏松的诊断标准是 T-值小于等于 –2.5。注意是负 2.5，不是 T-值小于 2.5、也不是大于 –2.5。

WHO 诊断标准中的 T-值大于、等于和小于

注意 WHO 诊断标准中的 T-值正常、低骨量和骨质疏松的标准均是大于等于或等于小于某个数值，不应忽视或忘记 T-值同时的等于标准，如骨质疏松的诊断标准是 T-值等于或小于 –2.5，而不仅是 T-值小于 –2.5。

WHO 骨质疏松症诊断标准中骨密度和骨矿含量区分

实际工作中应用 WHO 诊断标准时常见到仅用骨密度（bone mineral density，BMD）T-值，而忽视骨矿含量（bone mineral content，BMC）T-值，如 WHO 骨质疏松的诊断

准确的标准是骨密度T-值或骨矿含量的T-值小于或等于-2.5，而不仅是骨密度T-值小于或等于-2.5。但近来ISCD在引用WHO推荐的骨质疏松症诊断中，仅提及骨密度的T-值，而未提及BMC。

-1SD和1SD、-2.5SD和2.5SD

-1SD和1SD、-2.5SD和2.5SD仅仅是文字符号上的区别，但如用文字表达是应予注意，如骨密度正常人群可说大于或等于正常青年人骨密度峰值均值的-1SD，即可称为T-值大于或等于-1SD，而不应说低于（或小于）或等于正常人峰值均值-1SD。同样，诊断骨质疏松症阈值可说低于（或小于）或等于正常人峰值均值-2.5SD，即可称为T-值小于或等于-2.5SD，也可说低于（或小于）或等于正常人峰值均值-2.5SD，换句话说骨质疏松的阈值可以说低于（或小于）或等于-2.5SD，而正常人骨密度的阈值则不能说低于（或小于）或等于-1SD。

T-分数和Z-分数及T-值和Z-值

ISCD指出T-分数和Z-分数不应写为T分数和Z分数、t-分数和z-分数或t分数和z分数。国内也有作者将T-score或Z-score分别译为T-值和Z-值，这里仅是文字和符号的差异，意思相同。诚然，应统一规范一致为妥。

骨密度测量仪与骨测量仪

骨密度测量仪测量的结果通常是以密度表示；而骨测量仪所指范围较广，如骨的超声测量虽其结果与测量部位的骨密度相关，但骨超声测量并非是测量骨密度，所以不应称之为超声骨密度测量仪或骨密度超声测量仪。尽管国内、外的有些关于骨密度测量书籍或有些文献的标题为骨密度测量，但其内容涵盖骨的定量超声测量和MR骨骼测量的评估等，对此可权当骨密度测量的广义释解或骨密度测量含义的外延。

检测与监测

检测主要是对所观察对象（如骨密度仪等）定时定点的检查或相应参数的测量评估；监测多用于对观察对象（如骨密度仪、体内骨密度或骨量等）在一定时间段的动态变化。

漂移和位移

这是用于质控中观察或评估测量仪自身的变化的术语，漂移（shift）是指测量仪的基线测量值随时间逐渐地变化（升高或降低）；位移（drift）是指测量仪的基线测量值突然的变化（升高或降低）。了解这些变化有助于校正实际的测量值。

PA腰椎DXA测量和正位腰椎DXA测量

PA腰椎DXA和正位腰椎DXA均用于描述DXA腰椎测量部位，PA腰椎DXA中的PA是指后前位（posterior-anterior）的意思，是引用X线投照的术语，PA即表明DXA扫描的X线射线是从受检者的后方通向前方。PA腰椎DXA和正位腰椎DXA两者实际上是相同的，均是相对侧位腰椎DXA测量而言。如同描述胸像中的正位胸像和后前位胸像一样，均可说为正位胸像，这也是相对侧位胸像而言。另外，传统X线投照胸像时还可根据胸部病变的部位所选择的不同投照方向，如病变接近前胸壁，也可选者前后位（anterior-posterior，AP）胸像，这也是正位胸像。这是为了使病变更接近胶片侧（不是X线源侧），使其病变图像显示的更加清晰。还有通常的胸像是立位后前位投照，床旁胸像则是前后位投照。但腰椎DXA测量中，则无前后位腰椎测量，这主要是腰椎测量是卧位，后前位腰椎是受试者仰卧位，若为前后位则需受检者俯卧位趴在检查床上，这种趴在检查床的不舒适体位显然不利DXA的测量。

脊柱或脊椎和椎体骨密度测量

如不是全身骨密度或骨量测量，脊椎或/和椎体骨密度测量通常均指腰椎椎体的骨密度和/或骨量的测量；如同时进行全身骨密度测量时应注意区分脊柱、脊椎和椎体之间的不同，脊柱和脊椎通常可分为颈椎、胸椎和腰椎及其相应部位的椎体和附件等。椎体骨密度或骨量通常测量是指腰椎的椎体骨密度和/或骨量。另外，如是腰椎正位和侧位同时测量时，椎体的测量应是指侧位的单纯椎体区测量，而正位测量因其测量的感兴趣区不仅包含椎体，还包含椎体后方的附件，所以严格的描述应为腰椎正位测量，而不是腰椎椎体测量。

大样本（large sample）和大数据（big data）

样本和大样本均是是统计学中的术语。样本是指从全及总体中抽取出并用来代表全及总体的一部分单位所构成的集合体。样本的大小即是样本容量大小，而某个样本容量则是用某个样本中所包含的单位数量加以表示；大样本通常是指在动物实验单因素分析时，研究统计的样本数量≥30称之为大样本。之所以将动物实验的样本量30定为界限可简单的释为其主要是其与统计学中的分布有关，因样本量在30以下通常所使用t分布比较准确，而样本量在30以上可视为其统计量的分布服从或接近于正态分布趋势，进而可用正态分布比较准确推断全及总体的参数性质。值得指出的是，这种样本量界定也只是在计算技术不发达普及的初期及在动物实验室所界定的，旨在让更多的人都能理解并将其运用于动物实验的统计学的分析工作中。相对动物实验而言，临床试验较为复杂，其研究的样本量随不同临床试验的目的、研究方法、研究对象等因素差异，其统计学计算的所需样本量与有所不同。因此，在临床试验中，尚无所谓大样本的统一界定的样本量，通常也不用大样本的字样加以阐述。

大数据是指所涉及的资料量大到难以通过主流软件工具，在所需合理时间内达到撷取、管理、处理的数据集合，进而整理成为研究者或分析者所需较为全面的信息。大数据技术是分别通过云计算、分布式处理技术、存储技术和感知技术的发展来完成其从采集、处理、存储到形成结果的整个过程。由此可见，大数据显然是难以用单台的计算机进行统计学处理分析的，须采用分布式架构对海量数据进行分布式数据处理，也就是说其处理分析必须依托云计算的分布式处理、分布式数据库和云存储、虚拟化技术进行。因大数据不是用随机分析法（抽样调查）、而是采用所有数据进行分析处理的信息，因此大数据具有许多特点，如：（volume，其大小决定所考虑的数据的价值和潜在的信息）、种类（variety，类型的多样性）、速度（velocity，指获得其数据的速度）、变性（variability，妨碍处理和有效地管理其数据的过程）、真实性（veracity，数据的质量）、复杂性（complexity，数据量巨大，来源于多渠道）、价值（value，其合理运用分析可降低低成本并创造较高价值）等。大数据主要用于或相互的应用分别是在人工智能、工业、医学、云计算、物联网、互联网等方面的领域；其所涉及的应用学科分别为是计算机、信息科学和统计学等；大数据所用的单位是计算机系统中的字节（byte），其最小基本单位是比特（bit），其后由小至大的顺序单位为：字节（Byte）、千字节（kB）、兆字节（MB）、千兆字节（GB）、太字节（TB），等等，其进率是按1024（2的十次方）计算的。

综上所述，无论是从"量"、采集和分析方法或处理模式、表达"单位"等，大样本和大数据之间两者截然不同，不应混淆。医学研究领域中不应仅依据其样本的量大（大样本），简单地将其归属于大数据范畴。临床有关骨质疏松方面的研究报道中的样本量（非大数据）也多是依据其各自研究目的、研究方法和研究对象等因素不同，并经过统计学计算而得。